外科医生临床基本功

【美】门柏瑞 (Barry D. Mann) 主编

熊俊　主译

SAUNDERS

中南大学出版社
www.csupress.com.cn

ELSEVIER

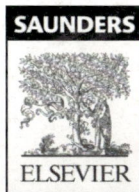

SURGERY :
A Competency-Based Companion

Barry D. Mann MD , FACS

Professor of Surgery , Jefferson Medical College
Executive Director , The Walter and Leonore Annenberg
Conference Center for Medical Education
Program Director , Surgical Residency , Lankenau Hospital
Wynnewood , Pennsylvania
Adjunct Professor of Surgery , Drexel University
College of Medicine
Philadelphia , Pennsylvania

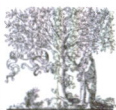

SAUNDERS

ELSEVIER

教育工作者序

　　医学中没有哪个学习曲线像住院医师的那样陡峭。实习医师和住院总医师之间的巨大差异可以说是一个旅程——一个通向正确的旅程——一个年轻医生探索临床智慧和其自身的旅程，一个成为真正外科医生的旅程。旅程之前的工作从医学院的外科见习开始，学生们了解处理常见外科问题所需要的认知技能和人际关系技能。学生和住院医师都有两种本能的恐惧：他们不想伤害任何人（外科中为了帮助一个患者可能会伤害到他，这是极为复杂的情况）；其次，他们不想显得愚蠢。面对这些恐惧时，学生和住院医师要开始培养贯彻其一生的习惯。本书可以从四个方面对此有所帮助。

　　首先，本书把所需要的能力解构为六个便于管理和持续的能力，外科医生的一生都会用到这六种能力，从住院医生到刚取得执照，到成为执业外科医生后维护认证。其次，本书提出的是常见和重要的外科问题，它阐明了一个完整的外科医生思路，并举例引导初学者上路。第三，本书的写作和组织结构格外优秀。读者能通过回顾病例来学习外科问题或提高能力。例如回顾 53 个专业精神的细节。第四，本书成功地将外科的一般原则融入了特殊的具体环境。通往能力的旅程由学习原则开始，并通过将其用于不同的甚至更为复杂的情况而得到提高。本书连接了这两个步骤，当读者面临不确定情况时，它提供了明确概念，本书告诉读者该注意什么，如何搞清楚所注意到的问题，并提供了一个有序的行动准则。古代名言"教育是创造一个遵循真理的实践空间"，它抓住了教学中人际关系的力量。本书有助于旨在探求和遵循真理的探讨，好好享受它吧。

David C. Leach MD

执行主任

研究生医学教育认证委员会

外科教育工作者序

　　研究生医学教育认证委员会(Accreditation Council for Graduate Medical Education，ACGME)规定了所有住院医师培训必须强调的六种核心能力，它们是医学知识、患者诊疗、人际关系和沟通技巧、专业精神、基于实践的学习和提高、系统化实践。住院医师培训在强化核心能力的教学活动上做了重大改变，为提供能力教育方面做了大量努力。医学生要为对核心能力有特别要求的住院医师教育做好准备。2005年，美国外科医师学院(American College of Surgeons，ACS)公布了一项资源，"成功度过外科住院医师第一年：医学生和研究生第一年住院医师必备"。该出版物以六种核心技能为框架，为所有进入研究生第一年培训的外科住院医师列出了必备的知识和技能，为医学生、外科住院医师和教员提供了有用的指导。现在迫切需要一个综合教科书，帮助医学生强调核心能力中的外科内容。

　　《外科医生临床基本功》满足了这一重要需求。由于其具备若干重要特点，本书显得中肯而及时。以基于病例的格式促进主动学习，利于将理论结构付诸于外科实践。每个病例的内容都包含了六种核心能力，强调每种能力的彩色区域有助于学习。在基于实践的学习和提高的框架之下注重循证外科，强调了临床的科学基础。对核心能力提供在线直接阅读，是一份有价值的摘要，有助于强化关键概念。这些内容的特别之处，比如视觉化教学、教授的经验、"经验之谈"中的总结信息，都有额外的教学价值。关于不同检测和影像学检查费用的内容在教育学生进行恰当的资源管理中非常重要。

　　本书通过新的方式阐述了六种核心能力框架下的重要外科内容，应作为医学生和教员的重要资源。这不仅对有志于外科的医学生，而且对所有医学生都有所帮助。Barry D. Mann医生和本书的作者们完成了这本有助于支持外科和医学教育新方向的、有价值的教材，理应得到赞扬。

Ajit K. Sachdeva MD，FRCSC，FACS
主任
美国外科医师学院教育部

前言

　　在世纪之交，研究生教育鉴定委员会在医学教育中倡导六种能力，医学教育工作者们现在要确定学生能熟练掌握这些能力：患者诊疗、医学知识、基于实践的学习和提高、人际关系和沟通技巧、系统化实践。

　　《外科医生临床基本功》是第一次尝试将这六种能力的框架吸收整合到外科教材中，其目的是让学生在外科轮转期间认识到重要的不仅是学习医学知识，还要磨练人际关系和沟通技巧、熟悉专业精神的内容、了解如何系统化的工作，留意自我评估的需要也都同样重要，这是我们提高医疗能力的必经之路。通过将这些内容融入到以病例为主的教材中，我希望《外科医生临床基本功》一书能持续提醒读者们不仅要发展和更新医学知识，还要更新与患者和同事们交流的技巧。

　　在医学院里，医学知识按器官系统和疾病分类。当学生们接触患者的经验逐渐增加时，还要将医学知识按照患者常见表现重新分类。因此，本书提供了53个外科实习学生和住院医师常见表现。

　　参与本书编写每个病例章节的外科医生都提供了关于该病例的人际关系技巧、专业精神和系统化能力的个人观点。在与编辑商讨后为避免冗繁，对内容进行了删减、修改和调整。因此，每个病例章节成为多个作者的共同工作。在内容选择和安排上总面临无数选择，感谢责任编辑的努力，将各内容有机组合从而更利于学习，而我作为编者，对所有概念选择和安排的决定负全部责任。

　　当应用于外科实践时，我们想让这为各种能力而精选的53个章节的组合，成为关于每个能力的"小讲座"。为便于实习指导老师和培训老师与学生进行讨论时使用这些"小讲座"，按照各种能力对内容进行了组织，并可从本书的网站（www. studentconsult.com）上下载单独的 PDF 文件。

　　在医学实践中，频繁而准确的自我评估至关重要。在基于实践的学习和提高的内容中，相关并发症和死亡率自我评估表穿插到全书之中（共计22章），以建立正确分析并发症的模式。我希望这些例子能激励学生和住院医师分析他们自己遇到的术后并发症。为此，在第35、36页提供了空白的并发症和死亡率自我评估表（可从www. studentconsult.com 上复印或下载 Word 文档）。

在第36页有一个总的能力自我评估表（也能从 www. studentconsult. com 上复印或下载 Word 文档）。目的是为学生和住院医师提供能主动回顾和评价自己诊疗工作的框架。鼓励实习指导老师和培训老师基于个人判断建立一个此类文件的档案。在本书每个部分的结尾，都会提醒读者这种自我评估的重要性。

本书注重过程，在重症监护章节（第十二部分）的开始部分通过展示一个简化的 ICU 流程单，让学生熟悉收集和综合 ICU 患者数据的过程，目的是减少工作本身的巨大压力。对重症监护的概述能在 2~2.5 小时内读完（虽然不能掌握），该章节以向学生介绍病例分析的过程而结束，从而回顾和整合文中的内容。

在本书的手术章节（第十四部分），读者会看到 37 种最常见的普通外科手术，每个都压缩成一面、基于能力的格式。目的是通过提出手术适应证、需要了解的相关知识点、基本手术步骤、需要警惕避免的可预见的潜在并发症，从而展示手术室的准备过程。

本书包含了五个"视觉教学"内容，鼓励学生为自己（提高医学知识）和/或患者（加强医患沟通）描绘图画。乳腺病理的显微镜下观、胰头的毗邻、Roux-en-Y 吻合、冠脉搭桥、周围血管解剖只是众多需要形象理解的外科概念中的一小部分。不了解胰管和胆管穿过胰腺实质在 Vater 壶腹汇和，就无法理智地讨论梗阻性黄疸。如果不能想象 Roux-en-Y 吻合结构，也就无法了解其功能。用"连点描画"的想法来鼓励学习并强化这些重要的形象概念。显然，可以创建更多这样的图形。希望学生习惯使用自己的图案对医学知识进行分类和强化，并增加他们的医患沟通能力。

我希望《外科医生临床基本功》一书能作为学生和指导老师的有益资源，将能力教育和日常培训有机整合。

Barry D. Mann MD

致谢

　　如果没有 Elsevier 高级策划编辑 Jim Merritt 的眼光和信任，就不会有《外科医生临床基本功》这本书。Jim 是本书完成的重要伙伴，他相信、鼓励并接受创造性。策划编辑 Christine Abshire 对本书目标有快速敏锐的理解，是一名让人愉快的合作者。Lou Forgione 对图像部分进行了令人惊叹的编辑。制作编辑 Peggy Gordon 对本书的成型和改进有巨大帮助。

　　美国外科教育协会（Association for Surgical Education，ASE）和外科主任协会（Association of Program Directors in Surgery，APDS）的众多成员是本书的主要贡献人员、章节编辑和责任编辑，没有他们的合作也无法完成这一工程。我要感谢他们不知疲倦的支持。他们大多数不仅参与章节的编写，还花了大量时间讨论本书、提出建议，使本书更有意义，学生更容易接受，并成为实习指导老师和培训老师们有价值的资源。

　　在我的众多对本书作出宝贵贡献的同事中，ASE 主席 Philip J. Wolfson 医生在本书出版之前发生悲剧，不幸去世。Wolfson 医生是费城 Jefferson 医学院令人尊敬的教师和外科教育家，深受学生爱戴，富有同情心和谦逊，是所有人的榜样，我曾向他征求小儿外科的"教授经验"，即本书的第十部分。

　　Lankenau 医院在费城周边，隶属于 Main Line 医疗系统，我深深感激医院里我的外科住院医师、同事和教员们。他们不仅对本书有所贡献，而且还是无时不在的参谋和顾问。

　　我也不会忘记感谢那些鼓舞人心的外科老师们，他们的教诲、鼓励和模范作用帮助我成就外科事业。名单很长，我只挑出两位指导者来代表那些曾教导我的人，Donald L. Morton，MD，现任 John Wayne 癌症医院外科主任，是我作为住院医师和外科肿瘤学研究员期间的良师益友，他教会我学会追寻医学知识道路上的坚持，和把研究转化为患者诊治的重要性，我为曾经是他的学生而自豪。加州圣塔莫尼卡市的 Donald E. Wagner，MD 是我外科肿瘤执业时的第一个伙伴，早在"能力"这一术语深入医学教育之前，他就是各种"能力"模范行为的榜样。

最后，也是最重要的，感谢我的家人，并将此书献给他们。献身外科事业会让自己不可避免的受到周期性地干扰。无论外科医生多么严格地把工作与生活划分开，当患者术后恢复不顺利，他就会把患者的安宁放在首位。我将此书献给我的妻子 Tilda 和孩子 Sara、Jonah、Aviva，他们多年来忍耐这种干扰，并接受将本书加到我的干扰清单之上。感谢他们的爱和宽容，以及持续的幽默，还有不间断的逗趣让我保持谦逊。

Barry D. Mann MD

致谢名录

Daria Arcaro BA
Residency Coordinator, Department of Surgery Residency Program, Lankenau Hospital, Wynnewood, Pennsylvania

Francisco Badosa MD, FACS
Associate Professor of Surgery, Jefferson Medical College, Philadelphia, Pennsylvania; Director, Kidney Transplant Program, Lankenau Hospital, Wynnewood, Pennsylvania

Julia K. Barbarisi MD
Staff Radiologist, Main Line Health System, Bryn Mawr, Pennsylvania

Darric E. Baty MD
Resident in Neurosurgery, Temple University Hospital, Philadelphia, Pennsylvania

Steve B. Behrens MD
Resident in Orthopaedic Surgery, Brown University, Rhode Island Hospital, Providence, Rhode Island

Michael Belden MD
Clinical Assistant Professor, Jefferson Medical College, Philadelphia, Pennsylvania; Obstetrics and Gynecology, Lankenau Hospital, Wynnewood, Pennsylvania

Sharon Ben-Or MD
Fellow in Cardiothoracic Surgery, University of North Carolina, Chapel Hill, North Carolina

Robert L. Benz MD, FACP
Clinical Professor of Medicine, Jefferson Medical College, Philadelphia, Pennsylvania; Chief, Division of Nephrology, Main Line Health System; Nephrology Fellowship Director, Lankenau Hospital, Wynnewood, Pennsylvania

James G. Bittner IV MD
Resident and Clinical Instructor of Surgery, Medical College of Georgia School of Medicine, Augusta, Georgia

Linda L. Blank
Robert G. Petersdorf Scholar (2005 – 2007), Association of American Medical Colleges, Washington, DC; Vice President, The Culliton Group, Washington, DC

Robert E. Booth, Jr. MD

Clinical Professor, Orthopaedic Surgery, University of Pennsylvania School of Medicine, Philadelphia, Pennsylvania; Chief, Department of Orthopaedic Surgery, Pennsylvania Hospital, Philadelphia, Pennsylvania

Contributors

Charles Bosk PhD

Professor of Sociology and Medical Ethics, University of Pennsylvania, Philadelphia, Pennsylvania

Kevin M. Bradley MD

Assistant Professor of Surgery, Temple University Hospital, Philadelphia, Pennsylvania

Christopher P. Brandt MD, FACS

Professor of Surgery, Case Western Reserve University, MetroHealth Medical Center, Cleveland, Ohio

Karen J. Brasel MD, MPH, FACS

Associate Professor, Departments of Surgery and Health Policy, Medical College of Wisconsin, Milwaukee, Wisconsin

Ari D. Brooks MD, FACS

Associate Professor of Surgery, Drexel University College of Medicine, Philadelphia, Pennsylvania

Julia Bulatova MD

Resident in Surgery, Lankenau Hospital, Wynnewood, Pennsylvania

Umber Burhan MD

Transplant Nephrology Fellow, Hospital of the University of Pennsylvania, Philadelphia, Pennsylvania

Ned Z. Carp MD, FACS

Associate Professor of Surgery, Jefferson Medical College, Philadelphia, Pennsylvania; Chief, Division of General Surgery, Lankenau Hospital, Wynnewood, Pennsylvania

Andres E. Castellanos MD, FACS

Assistant Professor of Surgery, Associate Program Director, Surgical Residency Program, Drexel University College of Medicine; Director, Bariatric Program, Hahnemann University Hospital, Philadelphia, Pennsylvania

Robin M. Ciocca DO

Fellow, Breast Surgery, Fox Chase Cancer Center, Philadelphia, Pennsylvania

Jeffrey A. Claridge MD, FACS

Assistant Professor of Surgery, MetroHealth Medical Center, Case Western Reserve School of Medicine, Cleveland, Ohio

John R. Clarke MD, FACS
Professor of Surgery, Drexel University College of Medicine, Philadelphia, Pennsylvania; Clinical Director for Patient Safety and Quality Initiatives, ECRI Institute, Plymouth Meeting, Pennsylvania

Donald R. Cooney MD, FACS
Professor of Surgery, Pediatrics and Humanities in Medicine; Director of the Division of Pediatric Surgery, Department of Surgery, Texas A&M Health Science Center, Temple, Texas

Andrew J. Curtin MD
Radiologist, Main Line Health System, Wynnewood, Pennsylvania

Contributors

Sharon Del Bono RD, CNSD, LDN
Registered Dietitian; Nutrition Support Specialist, Temple University Hospital, Philadelphia, Pennsylvania

Gabriel Del Corral MD
Resident in Surgery, Lankenau Hospital, Wynnewood, Pennsylvania

Adeline M. Deladisma MD, MPH
Resident in Surgery, Medical College of Georgia, Augusta, Georgia

Jennifer L. Denne MD
Surgical Specialists, PC, Department of Surgery, Bryn Mawr Hospital, Bryn Mawr, Pennsylvania

Rita El-Hajj MD, FACE
Clinical Assistant Professor, Lankenau Institute for Medical Research, Lankenau Hospital, Department of Endocrinology, Wynnewood, Pennsylvania

Rebecca S. Evangelista MD, FACS
Assistant Professor of Surgery, Georgetown University Medical Center, Washington, DC

Francis D. Ferdinand MD, FRCSE d, FACS, FACC
Assistant Professor of Surgery, Jefferson Medical College, Philadelphia, Pennsylvania; Associate Investigator, Lankenau Institute for Medical Research; Division of Thoracic and Cardiovascular Surgery, Lankenau Hospital, Wynnewood, Pennsylvania

Nicole D. Figueredo MD
Resident in Surgery, Lankenau Hospital, Wynnewood, Pennsylvania

Sandra Fine MBA
Vice President, Medical Education, Lankenau Hospital, Wynnewood, Pennsylvania

Julia E. Gabis Esquire
Conshohocken, Pennsylvania

Jonathan Gefen MD, FACS
Clinical Assistant Professor, Jefferson Medical College, Philadelphia, Pennsylvania

Brett C. Gilbert DO, FACOI
Clinical Instructor, Jefferson Medical College, Philadelphia, Pennsylvania

Rashna F. Ginwalla MD
Resident in Surgery, Temple University Hospital, Philadelphia, Pennsylvania

Amy J. Goldberg MD, FACS
Professor of Surgery, Section Chief, Trauma Surgical Critical Care, Temple University Hospital, Philadelphia, Pennsylvania

Matthew I. Goldblatt MD
Assistant Professor of Surgery, Wright State University, Dayton, Ohio

Scott M. Goldman MD, FACS
Clinical Professor of Surgery, Jefferson Medical College, Philadelphia, Pennsylvania; Chief of Surgery, Main Line Health System, Wynnewood, Pennsylvania

Contributors

Joseph F. Golob MD
Resident in Surgery, Case Western Reserve University School of Medicine, Department of Surgery, MetroHealth Medical Center, Cleveland, Ohio

Leo A. Gordon MD, FACS
Associate Director of Surgical Education, Cedars-Sinai Medical Center, Los Angeles, California

Stephen E. Gordon MBA
Third-Year Medical Student, Yale School of Medicine, New Haven, Connecticut

Gregg Guilfoyle DO
Resident in Surgery, Lankenau Hospital, Wynnewood, Pennsylvania

Dipin Gupta MD
Clinical Instructor, Department of Cardiothoracic Surgery, New York University School of Medicine, New York, New York

Linnea S. Hauge PhD
Assistant Professor and Educational Specialist, Department of Surgery, Department of Medical Education, University of Michigan Medical School, Ann Arbor, Michigan

Jonathan R. Hiatt MD, FACS
Robert and Kelly Day Professor of General Surgery; Chief, Division of General Surgery; Vice Chairman for Education, Department of Surgery, David Geffen School of Medicine at University of California Los Angeles, Los Angeles, California

Ryan S. Hoffman MD
Fellow in Plastic Surgery, University of Illinois at Chicago, Chicago, Illinois

Celeste M. Hollands MD, FACS
Associate Professor of Surgery, University of South Alabama, Mobile, Alabama

Mary Ann Hopkins MPhil, MD, FACS
Associate Professor of Surgery, Director of Surgical Education and Curriculum Design, New York University School of Medicine, New York, New York

Justin B. Hurie MD
Resident in Surgery, Temple University Hospital, Philadelphia, Pennsylvania

Donald M. Jacobs MD, FACS
Assistant Professor, Department of Surgery, Hennepin County Medical Center, University of Minnesota, Minneapolis, Minnesota; Chairman and CEO, Hennepin Faculty Associates, Minneapolis, Minnesota

Jason M. Johanning MD, FACS
Associate Professor of Surgery, University of Nebraska Medical Center, Omaha, Nebraska

Larry Jonas MD
Chief, Plastic Surgery; Main Line Health System, Lankenau Hospital, Wynnewood, Pennsylvania

Susan Kaiser MD, PhD, FACS
Clinical Assistant Professor, The Mount Sinai School of Medicine, New York, New York

Contributors

Lewis J. Kaplan MD, FACS, FCCM, FCCP
Associate Professor of Surgery; Director SICU and Surgical Critical Care Fellowship, Yale University School of Medicine; Section of Trauma, Surgical Critical Care and Surgical Emergencies, New Haven, Connecticut

Jeffry L. Kashuk MD, FACS
Assistant Professor of Surgery, Denver Health Medical Center and University of Colorado at Denver Health Sciences Center, Denver, Colorado

Douglas Katz MD
Assistant Professor of Surgery and Pediatrics, Jefferson Medical College, Philadelphia, Pennsylvania; Attending Surgeon, Nemours/Alfred I. duPont Hospital for Children, Wilmington, Delaware

Stephen K. Klasko MD, MBA
SVP, USF Health; Dean, College of Medicine, University of South Florida, Tampa, Florida

Jaromir Kohout MD
Resident in Surgery, Lankenau Hospital, Wynnewood, Pennsylvania

Omar Yusef Kudsi MD
Resident in Surgery, Lankenau Hospital, Wynnewood, Pennsylvania

Catherine L. Kuntz MD, MSCE
Attending, Division of Pulmonary and Critical Care, Associate Program Director, Department of Internal Medicine, Lankenau Hospital, Wynnewood, Pennsylvania

Peter F. Lalor MD
Clinical Fellow, Minimal Invasive Surgery and Bariatrics, Cleveland Clinic Florida, Weston, Florida

Leah Lande MD
Pulmonary Medicine and Critical Care, Lankenau Hospital, Wynnewood, Pennsylvania

Stephanie R. Landmesser RN, CNOR, MSN
Clinical Nurse Educator of Perioperative Services, Lankenau Hospital, Wynnewood, Pennsylvania

Nicholas P. Lang MD, FACS
Chief Medical Offi cer, UAMS Medical Center, University of Arkansas for Medical Sciences, Little Rock, Arkansas

James Lim MD, FACS
Chief, Live Donor Program, Lankenau Hospital, Wynnewood, Pennsylvania

D. Scott Lind MD, FACS
Professor and Chief Surgical Oncology, Medical College of Georgia School of Medicine, Augusta, Georgia

David M. Lingle MD, FACS
Chief of Surgery, Shore Memorial Hospital, Nassawadox, Virginia

G. Matthew Longo MD
Assistant Professor of Vascular Surgery, University of Nebraska Medical Center, Omaha, Nebraska

Contributors

Thomas G. Lynch MD, FACS
Professor of Surgery; Chief, Vascular Surgery, University of Nebraska Medical Center; Chief Surgical Service, VA Nebraska Western Iowa Health Care System, Omaha, Nebrasha

Aditi Madabhushi MD
Resident in Surgery, Temple University Hospital, Philadelphia, Pennsylvania

Anton Mahne MD
Resident in Radiology, Bryn Mawr Hospital, Bryn Mawr, Pennsylvania

Barry D. Mann MD FACS
Professor of Surgery, Jefferson Medical College; Executive Director, The Walter

and Leonore Annenberg Conference Center for Medical Education; *Program Director, Surgical Residency, Lankenau Hospital, Wynnewood, Pennsylvania*; *Adjunct Professor of Surgery, Drexel University College of Medicine, Philadelphia, Pennsylvania*

John H. Marks MD, FACS
Chief, Section of Colorectal Surgery, Main Line Health System; *Director, Fellowship in Minimally Invasive Colorectal Surgery*; *Professor, Lankenau Institute for Medical Research, Wynnewood, Pennsylvania*

Ruth D. Mayforth MD, PhD
Assistant Professor of Surgery, Southern Illinois University School of Medicine, Springfield, Illinois

Thomas G. McCarter MD
Chief Medical Officer, Main Line Health System, Bryn Mawr, Pennsylvania

Carlos R. Medina MD
Resident in Surgery, Department of Surgery, Temple University Hospital, Philadelphia, Pennsylvania

Andreas H. Meier MD, FACS
Assistant Professor for Surgery and Pediatrics, Pennsylvania State University Milton S. Hershey Medical Center, Hershey, Pennsylvania

John D. Mellinger MD, FACS
Professor of Surgery, Residency Program Director; *Chief, Gastrointestinal Surgery, Medical College of Georgia, Augusta, Georgia*

Giancarlo Mercogliano MD, MBA
Program Director, Gastroenterology Fellowship, Lankenau Hospital, Wynnewood, Pennsylvania

Thomas J. Meyer MD, FCCP
Division of Pulmonary and Critical Care, Lankenau Hospital, Wynnewood, Pennsylvania; *Clinical Educator, Jefferson Medical College, Philadelphia, Pennsylvania*

Lino F. Miele MD, MS
Resident in Surgery, Lankenau Hospital, Wynnewood, Pennsylvania; *Postdoctoral Research Fellow, Brigham and Women's Hospital, Boston, Massachusetts*

Mira Milas MD, FACS
Associate Professor of Surgery, Cleveland Clinic Lerner College of Medicine; *Staff Surgeon, Department of General Surgery, Cleveland Clinic, Cleveland, Ohio*

Contributors

John Mullarkey RRT
Certified Asthma Educator, Director of Respiratory Care and Pulmonary Testing,

Temple University Hospital, Philadelphia, Pennsylvania

Robert B. Noone, Jr. MD, FACS, FASCRS
Associate Program Director, Surgical Residency, Lankenau Hospital, Wynnewood, Pennsylvania

Meredith N. Osterman
Fourth-Year Medical Student, Jefferson Medical College, Philadelphia, Pennsylvania

James R. Ouellette DO
Assistant Professor of Surgery/Associate Program Director, Division of Surgical Oncology, Hepatobiliary and Pancreatic Surgery Program, Wright State University Boonshoft School of Medicine, Dayton, Ohio

Rohit A. Patel MD
Resident in Surgery, Temple University Hospital, Philadelphia, Pennsylvania

Abhijit S. Pathak MD
Associate Professor of Surgery, Temple University School of Medicine, Philadelphia, Pennsylvania

Douglas E. Paull MD, FACS, FCCS
Co-director, Medical Team Training, VA National Center for Patient Safety, Ann Arbor, Michigan

Gregory Peck DO
Resident in Surgery, Lankenau Hospital, Wynnewood, Pennsylvania

Clifford H. Pemberton MD
Associate, Division of Hematology/Oncology, Lankenau Hospital, Wynnewood, Pennsylvania

Marjie L. Persons MD, FACS
Associate Professor of Surgery, Case Western Reserve University School of Medicine, University Hospitals Case Medical Center, Cleveland, Ohio

Barbara J. Pettit MD, FACS, FAAP
Assistant Professor of Surgery, Emory University School of Medicine, Atlanta, Georgia

Roy Phitayakorn MD, MHPE
Resident in Surgery; Dudley P. Allen Research Scholar, Case Western Reserve University General Surgery Program, Cleveland, Ohio

Iraklis I. Pipinos MD, FACS
Associate Professor of Surgery, University of Nebraska Medical Center, Omaha, Nebraska

Dan Poenaru MD, MHPE, FRCSC, FACS, FCS(ECSA), FICS
Adjunct Professor of Surgery and Paediatrics, Bethany Kids at Kijabe Hospital, Kijabe, Kenya

Walter E. Pofahl II MD, FACS
Associate Professor, Department of Surgery; Chief, Division of Advanced Laparoscopic, Gastrointestinal, and Endocrine Surgery, Brody School of Medicine, East Carolina University; Chief, General Surgery, Pitt County Memorial Hospital, Greenville, North Carolina

Contributors

Saqib Rehman MD
Assistant Professor, Orthopaedic Surgery, Anatomy and Cell Biology, Temple University, Philadelphia, Pennsylvania

David A. Rogers MD, MHPE, FACS
Professor of Surgery and Pediatrics, Southern Illinois University School of Medicine, Springfi eld, Illinois

Benjamin J. Rogoway MD
Clinical Instructor, General Surgery, Grand Rapids Medical Education and Research Center, Michigan State University, East Lansing, Michigan

Christina M. Rose, PharmD, BCPS
Clinical Assistant Professor, Temple University School of Pharmacy, Philadelphia, Pennsylvania

Joel C. Rosenfeld MD, MEd, FACS
Associate Clinical Professor of Surgery, University of Pennsylvania School of Medicine, Philadelphia, Pennsylvania; St. Luke's Hospital and Health Network, Bethlehem, Pennsylvania

Pamela A. Rowland PhD
Director, Offi ce of Professional Development, Dartmouth Medical School, Hanover, New Hampshire

Jane Ruddell Esquire
President, Health Care Resolutions, LLC, Conshohocken, Pennsylvania

W. Randall Russell MD, FACS
Attending Surgeon, Surgical Educator, Lankenau Hospital, Main Line Health System, Wynnewood, Pennsylvania

Jennifer L. Sabol MD, FACS
Assistant Professor of Surgery, Jefferson Medical College, Philadelphia, Pennsylvania; Director, The Breast Care Center, Lankenau Hospital, Wynnewood, Pennsylvania

Louis Samuels MD, FACS
Clinical Associate Professor, Cardiothoracic Surgery; Surgical Director, Heart Failure and Transplantation; Director, Artifi cial Heart and VAD Program, Lankenau Hospital, Wynnewood, Pennsylvania

Hilary A. Sanfey MB, BCh, FACS
Professor of Surgery, University of Virginia, Charlottesville, Virginia

Thomas A. Santora MD, FACS
Professor and Vice-Chair for Clinical Affairs, Department of Surgery, Temple University, Philadelphia, Pennsylvania

Kimberly D. Schenarts PhD
Affi liate Professor, Department of Surgery, Brody School of Medicine, East Carolina University, Greenville, North Carolina

Paul J. Schenarts MD, FACS
Associate Professor, Director General Surgery Residency Program, Department of Surgery, Brody School of Medicine, East Carolina University, Greenville, North Carolina

Contributors

Catherine M. Schermer MD
Resident in Surgery, Lankenau Hospital, Wynnewood, Pennsylvania

John F. Schilling MD
Staff Radiologist, Lankenau Hospital, Wynnewood, Pennsylvania

Miren A. Schinco MD, FACS
Associate Professor of Surgery, University of Florida, Jacksonville, Florida

J. David Schmidt MD
Gastroenterology Fellow, Lankenau Hospital, Wynnewood, Pennsylvania

Mark J. Seamon MD
Assistant Professor of Surgery, Division of Trauma and Surgical Critical Care, Department of Surgery, Temple University School of Medicine, Philadelphia, Pennsylvania

Charles Shieh MD
Resident in Surgery, Lankenau Hospital, Wynnewood, Pennsylvania

Veeraiah Siripurapu MD
Resident in Surgery, Lankenau Hospital, Philadelphia, Pennsylvania

Douglas S. Smink MD, MPH
Instructor in Surgery, Brigham and Women's Hospital, Harvard Medical School, Boston, Massachusetts

Robert D. Smink, Jr. MD, FACS
Senior Clinical Lecturer in Surgery, Lankenau Hospital, Wynnewood, Pennsylvania; Assistant Clinical Professor of Surgery, Jefferson Medical College, Philadelphia, Pennsylvania

Bradford Davison Smith, Jr. MD
Otolaryngologist, Lankenau Hospital, Wynnewood, Pennsylvania

Brian P. Smith MD, FACS
Resident in Surgery, Temple University Hospital, Philadelphia, Pennsylvania

Bruce E. Stabile MD, FACS
Professor of Surgery, University of California Los Angeles School of Medicine, Los Angeles, California

Francis P. Sutter DO, FACS, FACOS
Clinical Professor of Surgery, Jefferson Medical College, Philadelphia, Pennsylvania; Chief, Cardiovascular and Thoracic Surgery, Lankenau Hospital; Director, Quality Initiatives, Cardiac Surgery, Main Line Health System, Wynnewood, Pennsylvania

Deebeanne M. Tavani DO, PhD
Clinical Assistant Professor of Medicine, Jefferson Medical College, Philadelphia, Pennsylvania

Paula M. Termuhlen MD, FACS
Program Director, General Surgery; Chief, Division of Surgical Oncology; Associate Professor of Surgery, Wright State University Boonshoft School of Medicine, Dayton, Ohio

Julia M. Toto MD
Resident in Surgery, Temple University Hospital, Philadelphia, Pennsylvania

Contributors

Christine T. Trankiem MD
Assistant Professor, Trauma/Surgical Critical Care, Georgetown University; Trauma Surgeon, Trauma Services/Surgical Critical Care, The Washington Hospital Center, Washington, DC

Alexander Uribe MD, FACS
Associate Professor of Surgery, Jefferson Medical College, Philadelphia, Pennsylvania; Attending Surgeon, Lankenau Hospital, Wynnewood, Pennsylvania

Paul Vesco MD, FACS
Senior Cardiothoracic Surgery Fellow, The Ohio State University Medical Center, Columbus, Ohio

R. Matthew Walsh MD, FACS
Vice-Chairman, Department of General Surgery, Cleveland Clinic, Cleveland, Ohio

Michael W. Weaver MD
Assistant Professor of Neurosurgery, Temple University Hospital and School of Medicine, Philadelphia, Pennsylvania

Roxane Weighall DO
Clinical Associate Professor of Surgery, Wright State University, Dayton, Ohio

Lisa R. Weisfelner MD
Resident in Surgery, Drexel University College of Medicine, Philadelphia, Pennsylvania

Philip J. Wolfson MD, FACS
Professor of Surgery, Jefferson Medical College; Attending Pediatric Surgeon, Nemours/Alfred I. duPont Hospital for Children, Wilmington, Delaware

Philip Craig Wry MD, FACS
Associate Professor of Surgery, Drexel University College of Medicine, St. Mary Medical Center, Langhorne, Pennsylvania

Dennis F. Zagrodnik II MD, FACS
Assistant Professor of Surgery, Wright State University Boonshoft School of Medicine, Dayton, Ohio

Harry G. Zegel MD, FACR
Clinical Associate Professor of Radiology, Jefferson Medical College, Philadelphia, Pennsylvania; System Chairman, Department of Radiology, Main Line Health System, Wynnewood, Pennsylvania

Michael Zucker MD
Professor of Clinical Radiology, Emeritus, David Geffen School of Medicine at University of California Los Angeles, Los Angeles, California

本书译者名录

邓　波	重庆市第三军医大学大坪医院
赵　彬	青岛大学医学院附属医院
丁雯瑾	上海交通大学新华医院
潘　凌	麻省理工学院
谢　恩	西安交通大学附属红会医院
叶马栋	浙江大学医学院附属第二医院
李一北	成都中医药大学
刘　鹏	长海医院
袁　增	山东大学齐鲁医院
钟涌涛	英国东怡出版公司
韩　宇	温州医学院附属第一医院
付必莽	昆明医学院附属第二医院
王　琳	昆明医学院附属第二医院
朱　磊	昆明医学院附属第二医院
唐映梅	昆明医学院附属第二医院
刘灿丽	昆明医学院附属第二医院
孙　勇	昆明医学院附属第二医院
方克伟	昆明医学院附属第二医院
李春满	昆明医学院附属第二医院
唐　波	昆明医学院附属第二医院
张理超	昆明医学院附属第二医院
董丽英	昆明医学院附属第二医院
熊　俊	华中科技大学附属协和医院

帅晓明　华中科技大学附属协和医院
丁文瑾　华中科技大学附属协和医院
张洪钿　华中科技大学附属协和医院
杨顺实　湖北省武汉市中心医院
杨　斌　华中科技大学附属协和医院
孙　平　华中科技大学附属协和医院
沙　凤　华中科技大学附属协和医院
张卫杰　华中科技大学附属协和医院
李　民　华中科技大学附属协和医院
郭　兵　华中科技大学附属协和医院
束　斌　华中科技大学附属协和医院
李锦锦　华中科技大学附属协和医院
王新星　华中科技大学附属协和医院
汤绍涛　华中科技大学附属协和医院
阳　历　华中科技大学附属协和医院
刘勇军　华中科技大学附属协和医院
李　康　华中科技大学附属协和医院
普佳睿　华中科技大学附属协和医院
黄　欣　华中科技大学附属协和医院
王振迪　华中科技大学附属协和医院
谈雅莉　中山大学附属第一医院
袁　茵　华中科技大学附属协和医院
王　斌　华中科技大学附属协和医院
许　涛　湖北省武汉市普爱医院
雷海燕　华中科技大学附属协和医院

目　录

第一部分
技能介绍

章节编辑：
Linnea S. Hauge PhD
Mary Ann Hopkins Mphil MD

目 录

第1章
如何学习本书

Barry D. Mann MD

无论轮转至外科实习的时间长短与否，要医学生制定一个外科轮转期间的阅读与学习计划总是很困难的。通常，学生们要忙于临床的日常琐事及手术相关事宜，所以并无足够的时间来学习掌握整本外科参考教材。学生们会感到左右为难："我应该着重阅读医学典籍以鸟瞰外科的脉络？还是应该注重于从患者身上获取临床经验？"其实，理想状况应是两者兼顾。下面我们列出本书的编写目的、概念理念及阅读次序的相关建议。

本书并不是事无巨细地将所有外科知识进行罗列。本书的编撰目的是：①带您逐步体验外科鉴别诊断及外科治疗决策的过程；②向您介绍影响患者治疗的个体和系统问题及相应解决方案；③帮助您进行一些自我评估。

本书框架

本书包括53个病例形式的章节，分布在11个章节：

腹痛

外科肿瘤

血管外科

消化道出血

术后管理

创伤

减重外科

心胸外科

小儿外科

移植

重症监护

组织结构

在世纪之交时，医学教育认证委员会（Accreditation Council on Graduate Medical Education，ACGME）就提出了医学教育中需要重视培养的 6 种能力：患者诊疗，医学知识，实践基础上的学习和提升，沟通技巧，职业素养，基于系统的实践。本书将在导论部分中对每种能力进行剖析和引申。并在每个案例章节中，对上述 6 种能力予以颜色标注以便区分。

患者诊疗

医学知识

实践基础上的学习和提升

沟通技巧

职业素养

基于系统的实践

每种能力的相关解释请参阅附件 1。

章节要素

每个章节由病例开始，紧接着为鉴别诊断。

题为"诊疗思路"的段落概括了您和同行们可能需要的纲要。接下来的是临床思维、病史、体格检查、实验室检查、影像学检查等，这些都是患者诊疗的核心要素，它们组成了评估过程中最重要的方面。

临床实例方框勾勒出在鉴别诊断中需要考虑的本质问题。每个病例列出的诊断首先强调的是最常见的诊断，而少量罕见诊断则在"斑马区"（少见病）中描述（当您听见马蹄声首先想到的是马，而不是斑马。）

每个病例都包括如下能力的相关问题和解决方案，即实践基础上的学习和提升、沟通技巧、职业素养及基于系统的实践。

阅读建议

可根据您的轮转安排制定阅读计划（例如，当您先在血管外科轮科时，可预先阅读血管外科病例相应章节）。如还无明确的轮科方案，建议先阅读腹痛病例部分。无论您以后从事什么专业，外科轮转时都必须掌握腹痛的诊疗。

常见疾病鉴别诊断的相关知识将带您进入多轮的教学讨论,由于其中关于患者的拟诊讨论是不同诊断间的区别点,如果不知道上消化道出血的鉴别诊断,参与讨论这一疾病的诊疗将非常困难。

如果您没有时间阅读整个章节,您可以先读某一疾病的鉴别诊断和相应的临床实例方框。然后通过临床思维、病史、体格检查、实验室检查及影像学检查来理解不同疾病实例间的区别。请注意许多临床实例及斑马区条目都参考了克氏外科学(Sabiston Textbook of Surgery,本书简称 Sabiston)(18 版),或 Essentials of Surgery(本书简称 Becker)。我们也标明了参见"Sabiston"或"Becker"及章节号。关于上述两本教材的详细信息请参见 Elsevier 学生咨询网站(www.studentconsult.com)。

如果您从事的外科专业涉及重症监护(ICU)患者,并且您想对这些病例进行追踪,您可自学重症监护章节起始处的 ICU 流程图。ICU 流程图包含了专家共识,可给新手提供范例并提出预期设想。重症监护章节可看作是 ICU 常见问题的概述,阅读这一章节大约需要 2 小时。危重症医学练习在这一章节的结尾处。您可以在阅读每个病例后,列出重要的问题并按轻重缓急排序,然后翻到教授评估页,了解专家是如何分析这些病例的。

教学与学习过程

教学活动亦是补充自身知识的有效途径,而利用图解给患者说明病情可增进医患关系。本书包含了五种教学活动,例如绘制临床实例图解等。

手术

手术章节简介了如何准备参与一台手术。

能力和垂直阅读

参与编纂本书的外科专家们将患者诊疗、医学知识、实践基础上的学习和提升、沟通技巧、职业素养、基于系统的实践等相关内容融入到了相应的病例中。本书也适宜垂直阅读,因为读者可能只注重于提升某项能力。如沟通技巧、职业素养、基于系统的实践等方面内容可在线垂直阅读。

实践基础上的学习和提升

"实践基础上的学习和提升"被定义划分为两部分："循证医学"与"发病率和死亡率的讨论会议"。

1. 循证医学部分概括了如何通过获取最佳证据来解决临床问题。

2. 发病率和死亡率的讨论会议是外科"个体化"及"集成化"自我评估的核心部分。本部分结尾(第35页)提供了一张空白的发病率和死亡率的自评量表以供医学生及住院医生使用。请注意本书作为范例另附的22个已完成的讨论表。

进行常规的、准确的自我评价是高效率医学实践的重要部分。本章结尾处附了一张能力自评量表，该表亦可在线获取。本表为您量身定制，可帮助您对自己在实施患者诊疗过程中的工作能力进行评估。

我们期望本书可提供一个具有价值性及趣味性的学习过程。

参考文献

1. Accreditation Council on Graduate Medical Education：General Competencies. Available at http：//www. acgme. org/outcome/comp/compFull. asp

2. http：//en. wikipedia. org/wiki/Zebra_（medical）. "Zebra" as a medical term for an unlikely diagnosis from ordinary symptoms is attributed to Nobel Prize nominee （typhus，1948）Theodore E. Woodward，University of Maryland （1914－2005）.

（邓波 译）

第 2 章
医学知识：患者护理的基础

Sandra Fine MBA & Thomas G. McCarter MD

　　本书与 ACGME 对医学生提出的 6 种能力是相辅相成的。每个类别都忠于唯一的终极目标：对患者的优良护理。即便只有少量临床经验，任何医学生都必须明白，病患护理质量的重中之重是"具备医学知识"。

　　医学知识的获取可谓多方位的"持久战"。每一步都挑战着自我——不断地汲取新讯息，不停地学习新技能，坚持不懈地掌握新技术。"多变"与"无休"是这场持久战的显著特点！

　　学习者需要接受前所未有的信息潮挑战。早在 19 世纪 90 年代，医学知识就以近乎每 10 年倍增的速度递增。今后更有可能呈现每 2～5 年就倍增的速度。从医者需要规划好"如何从容不迫地应对信息大军"抑或干脆选择"荒废术业"。作为学生，必须清醒地意识到培养最优化学习方法的重要性，即便你只是一个小小的住院医生，它都将使你的医学生涯终生受益。

　　"临床概念的变化及变化进展"是本书接下来要介绍的重要部分，其中外科领域的腹腔镜技术便是很好的例子。对于不少外科领域的住院医生而言，最低限度地进行侵入性手术或许仅仅是个口号。腹腔镜的出现这个进展表明，相比于"知道正确答案"，"熟练运用医学知识"与"提出好问题的能力"的联系更紧密。优秀的设问不会改变，变化的是所谓的"正确答案"。医学生们，享受即将要踏上的"多变""无休"之旅吧！本书愿为你护航，帮助你获取医学知识、敏捷思维、更深入细致地了解"患者护理"。

（丁文瑾　译）

第 3 章
实践基础上的学习和提升

Mary Ann Hopkins MPhil, MD

　　很显然，当今医疗实践是建立在充分的科学证据之上的！尽管这样说好像有点无需用脑的不假思索的意思，但实则并非如此。医生的经验越是丰富，他（她）就越有可能依赖其以往的经验，他们忙得没有时间去核查最新信息。医学生和住院医生的课程按照其明确的教育目标和目的早已设定好了，他们基本上是按部就班地接受教育。而在执业医生方面，他们有责任通过参与医学继续教育（Continued medical education, CME）让自己的知识保持更新。

　　不间断的自我指导的学习过程称为实践基础上的学习和提升，是 ACGME 认定的 6 种核心能力之一。实践基础上的学习和提升，是医生们用于审视其各自表现的一种模式，旨在通过自我评估来改进自身的医疗实践。它包括利用循证医学（Evidence based medicine, EBM）来评价和回顾科学证据，细致地评估他们所医治患者的后果，这常常很正规地出现在医院内召开的发病率和死亡率（Morbidity and mortality, M&M）的讨论会议上，并由质量保证委员会主持完成。出于本书的教育目的，我们把实践基础上的学习和提升分成两大要素：EBM 和 M&M 会议。

要素一：循证医学

　　EBM 依据两个重要的原则。第一，医生必须采用最新的治疗方案，解决患者的特定需求。学医不是走出教室就停止了，也不是在培训完后就一劳永逸。医生在医学院学的很多东西在 10 年之内就会过时或被否定。因此，为了患者的福祉，医生必须拥有评价现今医学知识和治疗措施的能力，并将之应用于实践。

　　EBM 的第二个重要原则是，医生必须能批判性地评价和合理地评定文献报道的证据。这个评价过程需要医生具有基本的研究设计和统计学知识来判定某项研究的内延和外延的有效性。有很多不同的方法来确定这些证据的有效水平和值得推荐的等级[1-4]。这些方法大同小异，但没有哪种单一方法能用在所有学科中。证据水平（通常分成 I 至 V 级）用于描述一个特定研究得出的证据质量。推荐等级（通常分成甲至丁等）依据的是该证据的质量和数量。Cochrane 协作网出版了相关专业术语词汇表[5]。

在互联网时代，患者来看医生前就已经获得了来自不完整或不精确资源的信息。因此，医生能否鉴别分析非专业的与学术性的文献显得尤其重要。互联网已经成为有价值的信息资源，在诊疗时让人便捷地获取信息。然而，保证互联网内容的质量可能是非常困难的。传统医学杂志能提供一定的保障，因为作者的材料已经由同行审阅，作者和审阅者之间没有经济或其他利益上的冲突（因此能保证审阅的公正性）。确定网上资料的著作权常常有困难，更不太可能确保知识的完整性和质量。医学学会的相关门户网站在帮助确保知识的完整性和资料的真实性方面已逐步成为很有价值的工具，比如美国外科医师学会（American college of Surgeons，ACS；www. facs. org）或者美国医学院协会（the Association of American Medical Colleges，AAMC；www. aamc. org）的相关网站均可向人们提供同行审阅过的教育培训资料。

除了在线医学杂志和各种医学学会网站外，查找新技术和新疗法的另一个重要工具是使用综述文献和共识报告。需要提醒的是，对于综述文献一定要仔细阅读，确保该综述进行了全面彻底的文献检索，并确保综述结果没有受作者偏见的影响。共识报告通常由全国性机构颁布，并提供简明完整的临床问题综述。在共识报告中概述的临床治疗方案着重于对患者的照护及其结果。例如，美国结肠和直肠外科医师学会（American Society of Colon and Rectal Surgeons，ASCRS）发表了"乙状结肠憩室炎的诊疗指南"这篇文章，刊登在《结肠直肠病杂志》上。ASCRS 标准委员会召集了专家组，系统回顾了能找到的最好证据，并制定出一套临床诊治指南。收集和整理归档这些指南并及时查阅，是你整个职业生涯中很有用的做法。

在搜索外科信息时有几个可以使用的重要工具。外科索引（The Surgical Index，TSI），位于 ACS 网站的"期刊"栏目下，是一份月度的现时外科文献评论，这些评论被浓缩成摘要形式，有时还带有编辑部译论。Cochrane 图书馆（www. cochrane. org），是循证医学数据库的集成，它并不限于外科。这些季度性的评论文献严密地审查了干预措施和治疗方法的有效性和合理性，并包括一个"通俗易懂的总结"。

要素二：发病率和死亡率的讨论会议：自我评估和患者安全体系

Susan Kaiser MD, PhD & Leo A. Gordon MD

并发症总是会发生的。它们甚至会发生在体质最好的患者身上。即使在最好的外科医生手中，在最严密的条件下，在最现代化的医院或诊所里，并发症都有可能发生。甚至，有些并发症是难以避免的。这些并发症的出现，可能是因为无法阻挡的病情加重，也有可能是因为先前就有的合并症。我们的目标是永远把并发症降低到绝对最少的水平。

医生有责任将并发症的数量降低到最少。为了达成这个目标，医疗行业提出了一些常规措施和防范机制来客观评价不良事件和后果，以避免我们犯同样的错误。

ACGNE 将实践基础上的学习和提升定义为"调查和评价自己针对患者的医疗行为，评价和利用科学证据，再改进自己针对患者的医疗行为"[8]。

在外科中，M&M 会议就是为了达成以上目标而专门设计的。会议的目标是根据最佳的证据确认在哪些关键点上，不同的选择可能会改进后果；或者在哪些关键点上，有可能采取措施来降低出错的概率。

并发症的分类如下：

- 相关疾病或合并症
- 疾病加重
- 诊断错误
- 技术错误
- 治疗产生的并发症
- 判断错误
- 诊断延误
- 治疗延误
- 失手损伤
- 用药引起的不良反应
- 设备故障
- 程序错误
- 弄错患者
- 部位错误

上述任何并发症有可能归入不止一个类别，有的错误甚至是很低级的。并发症也不一定是错误或延误的后果。对不良后果可作如下分类：

- 可避免的
- 几乎能避免的
- 也许能避免的
- 不可避免的

即使某个错误没有造成并发症或不良后果，仍然可用同样的方法来分析这个错误。

我们的目标是通过承认错误和从错误中学习来减少并发症，而避免采用惩罚性或批判性的方法。根据书中相关病例的手术并发症，由作者完成的 M&M 会议报告样表在书中实践基础上的学习和提升表格中随处可见。这些表格旨在说明审视和改进过程。为此目的，在本节末尾有一份空白表格，学生们可以在每次报告并发症的 M&M 会议前和住院医生一起复印、使用。这个每周一次的自我评估将使得学生能参与跟住院医生和主治医生的对话，从而积极参与到这个重要的患者安全体系中来。

M&M 自我评估表格见于下列病例中：

并发症类别	病例
相关的疾病或合并症	6, 8, 30
诊断错误	26
技术错误	2, 13, 15, 22, 37, 50, 52
治疗产生的并发症	26
判断错误	5, 16, 38, 45
诊断延误	7
治疗延误	7
程序错误	49
弄错患者	25
失手损伤	33

参考文献

1. Ebell MH, Siwek J, Weiss BD, et al: Strength of recommendation taxonomy (SORT): A patient-centered approach to grading evidence

in the medical literature. Am Board Fam Pract, 2004；17（1）：59 −67.

2. Cochrane Collaboration：Cochrane Handbook for Systematic Reviews of Interventions. Available at ww. cochrane. org/resources/handbook/

3. Oxford Centre for Evidence-Based Medicine：Levels of evidence. Available at www. cebm. net/levels_of_evidence. asp

4. Harris RP, Helfand M, Woolf SH, et al. , Methods Work Group, Third US Preventive Services Task Force：Current methods of the US Preventive Services Task Force：A review of the process. Am J Prev Med, 2001；20(3 Suppl)：21 −35.

5. Cochrane Collaboration：Glossary of Cochrane Collaboration terms. Available at www. cochrane. org/resources/glossary. htm

6. Rafferty J, Shellito P, Hyman NH, Buie WD, Standards Committee of American Society of Colon and Rectal Surgeons：Practice parameters for sigmoid diverticulitis. Dis Colon Rectum, 2006；49 (7)：939 −944.

7. American College of Surgeons：The surgical index. Available at http://www. facs. org/tsi/index. html

8. Accreditation Council on Graduate Medical Education：ACGME Outcome Project. Available at http://www. acgme. org/outcome/ comp/compFull. asp

（钟涌涛　译）

第 4 章
人际沟通技巧

Jane Ruddell Esq, Stephanie R. Landmesser RN, CNOR, MSN, Daria Arcaro BA, Nicholas P. Lang MD & Pamela A. Rowland PhD

　　交流沟通是医生技能的一个组成部分，也是医生必须擅长的核心竞争力之一。实际上，医患沟通本身就是诊疗过程的一个重要部分。不掌握好处理人际关系的技巧，医学知识就无法运用到患者护理上，医疗体系也无法为患者有效运转。

研究生 ACGME 把人际沟通技巧这一核心竞争力定义为："住院医生必须具备人际沟通技巧以有效交换信息，并能够和患者、患者的家及专业人士形成共识和团队"。

2005 年，ACS 出版了一本手册，名为《成功度过外科住院医生的第一年：医学生和第一年住院临床医师精要》。手册里列出了外科学生和住院医生需要掌握的沟通技巧，包括：

- 主动倾听。注意文化、民族、性别、种族、宗教等敏感话题。
- 能够与患者的家人及专业人士有效沟通。
- 患者就诊时，以教育和给患者建议开始，就诊结束时要让患者感受到你的关注和对他病情的感同身受。
- 开诚布公地讨论医疗差错与专业失误以促进学习。
- 能够准确地向治疗中接班的团队传递关键信息。
- 重视并和患者讨论敏感问题，包括：
  - 死亡与濒死
  - 保持健康和预防疾病
  - 滥用药物
- 能做准确、清晰、精炼的口头病例汇报。

Jane Ruddell 撰写的《有效的医患交流：改善医患关系，保障患者安全，控制医疗风险》一书，列出了针对医生的人际沟通技巧课程。与患者的良好沟通能够减少医疗事故诉讼案，改善诊疗关系，提高医护质量和患者满意度。该书中的重点都已整合到本文中。

ACS 的"精要"手册中人际沟通技巧部分的补充版本用于对每个病例的沟通技巧进行分类（表格 4.1）。这一表格可用于学习和讨论人际沟通技巧这一核心竞争力。

对于这些主题更详细的解释可以参考前文提及的 Ruddell 的书。其他资源还包括《培养交流和专业技能：外科医生指南》（《Developing Communication and Professionalism Competencies：A Guide for Surgeons》）Cine-Med，Woodbury，CT，2007；以及 ACS 课程：《外科医生作为有效的沟通者：为关键时刻磨炼技巧》（《Surgeonsas Effective Communicators：Sharpening Skills for Critical Moments》）。

表格 4.1　人际沟通技巧与病例	
技巧	**病例**
主动倾听。注意文化、民族、性别、种族、宗教等敏感话题	23, 39, 49
与患者有效交流	1, 2, 3, 5, 6, 12, 20, 21, 22, 37, 38, 39, 45
移情	10, 29, 33, 34
从患者的角度考虑	1, 2, 3, 5, 8, 11, 42
选择适当的语言	6, 10, 17, 26, 27, 39, 41, 48, 49
讨论未知因素	7, 16, 19, 43, 50
对于健康素养、语言、文化障碍的关注	14, 17, 25, 30
传达坏消息	13, 32, 44
避免沟通困境	18
非言语交流	23, 53
与患者家人有效交流	21, 24, 27, 28, 35, 36, 37
与专业人士和工作人员有效交流	15, 18, 28, 34, 40, 45
患者就诊时，以教育和给患者建议开始，就诊结束时要让患者感受到你的关注和对他病情的感同身受	48, 51
开诚布公地讨论医疗差错与专业失误，使患者从中得到学习	31, 52
能够准确地向治疗中接班的团队传递关键信息	27, 34, 36, 37
重视并和患者讨论敏感问题，包括：	
死亡与濒死	9, 13
保持健康和预防疾病	12
滥用药物	3
能做准确、清晰、精炼的口头病例汇报。	见第 9 章，汇报的艺术

参考文献

1. Accreditation Council on Graduate Medical Education: General Competencies. Available at http://www.acgme.org/outcome/comp/compFull.asp
2. American College of Surgeons: Successfully Navigating the First Yearof Surgical Residency: Essentials for Medical Students and PGY-1 Residents. Chicago, IL, American College of Surgeons, 2005.
3. Ruddell, J, Effective Patient-Physician Communication: Strengthening Relationships, Improving Patient Safety, Limiting Medical Liability, Wescott Professional Publications, Lebanon, PA, 2006.

（潘凌 译）

第 5 章
外科职业素养

Joel C. Rosenfeld MD, MEd & Linda L. Blank

职业素养是一个职业的定义层面，意味着对复杂知识体系和技能的掌握。职业素养有许多不同的定义，较常见的定义包括在能力、职业操守、道德感、他人利益优先、为社会奉献等方面的承诺。职业素养的核心教义是：医生应该坚持不懈地致力于为患者提供人性化护理。

美国 ACGME 对于职业素养的诠释是：住院医生必须展现出履行专业职责，坚守道德原则，体察并关怀不同患者群体的承诺。

1999 年，美国内科医学基金会（American Board of Internal Medicine Foundation）、美国内科医师基金会（American College of Physicians Foundation）以及欧洲内科学联合会（European Federation of Internal Medicine）共同努力开展了医学职业素养项目（Medical

Professionalism Project）。这三大机构共同制定了一个"医师纲领"，这个纲领提供了职业素养的当代定义，包含了一整套所有医师都应该立志遵循的原则。这个纲领指出了医师应该怎样履行这个职业所承担的社会责任，包括将患者的利益放在自身利益之上、拥有和提高自己的专业技能、保持正直、在医疗卫生问题上为社会提供专业性建议等。

表格5.1　职业素养和病例	
职业素养	**病例**
职业素养的原则与义务	10, 35, 42
• （ACS）成为患者需求的有效拥护者	
• （ACGME）展现出尊重、同情和正直	
患者自主原则	2, 8, 9,
• （ACS）外科护理中身患绝症患者的特殊需求	28, 33
• （ACGME）展现出坚守关于临床护理的知情同意权或者坚持隐私保护的道德原则	
社会公正原则	32, 36, 39,
• （ACS）通过与政府、医疗机构以及工业界的沟通交流，拥护支持能够改善个人和公共卫生服务的策略	51, 52
• （ACGME）显示出将患者及社会所需置于个人利益之上的责任感	
专业技能义务	20, 43
• （ACS）参与终生学习	
• （ACS）在外科职业生涯中保持专业能力	
• （ACS）通过设置、保护和执行相关实践标准来自律	
• （ACGME）致力于追求卓越以及持续的专业发展	
真诚对待患者的义务	5, 13, 15,
• （ACS）公开可选择的治疗方案，以及相应的风险和益处	20, 31, 46
• （ACS）完全公开不良事件和医学错误	53
• （ACGME）展现出坚守关于知情同意权以及商业惯例的道德原则	

表格 5.1　职业素养和病例	
职业素养	**病例**
保护患者隐私的义务	6，17，18，53
• （ACS）遵守诚信，尊重隐私以及利他主义的价值观	
• （ACGME）展现出坚守患者信息机密性的道德原则	
• （Hippocrates）我在治疗患者的过程中或其他时候，对于患者生活的见闻，无论在什么条件下都不能私下传播，我必须保护这些患者的隐私，并且认为泄露他人隐私的行为是可耻的	
保持合理医患关系的义务	1，4，14，23，24，26，28，35，37，41，45
• （ACS）体贴并且尊重患者，理解他们在手术期间的脆弱性	
• （ACS）认可患者的心理、社交、文化和精神上的需求	
• （ACS）认可并且支持患者亲属的需求	
• （ACGME）展现出对于患者的文化、年龄、性别以及生理缺陷的关怀与体贴	
• （Hippocrates）对于任何家庭，我是为了患者的疾病有利需要而来，没有不良目的和危害之意，特别是不会与患者发生不当关系，无论男女贵贱。	
改善护理质量的义务	12，14，19，21，29，38，47，48，52
• （ACS）提供最高质量的手术护理	
• （ACS）通过评估过程和结果来提高护理质量	
改善护理供求的义务	11，52
• （ACS）不考虑患者的性别、种族、残疾、宗教、社会地位或支付能力，而去提供患者所需的手术护理	
• （ACGME）对于患者以及社会的需求要展现出快速积极的反应，并且做到患者需求高于自身利益	

表格5.1　职业素养和病例	
职业素养	**病例**
致力于合理分配有限卫生资源的义务	51
• （ACS）努力在社会中建立一个公正、实用、高效的医疗资源网络	
致力于科学知识的义务	16, 19, 25
致力于通过管理利益冲突来维持信任	
• （ACS）公开任何可能影响最后做出护理决策的利益冲突，并寻求解决办法	
履行职业责任的义务	4, 22, 27,
• （ACS）尊重其他医疗专业人员的知识、尊严以及见解	30, 32, 34,
• （ACS）参与关于职业素养的教育项目	36, 40, 42,
• （ACS）向公众宣传医学相关的专业知识	44, 49, 50
• （ACGME）展现出履行专业职责、坚守道德原则、无微不至地关怀不同患者人群的承诺	

具体来说，这个纲领表述了三个基本原则和十个职责义务：

原则：1）患者利益至上原则；2）患者自主原则；3）社会公正原则。

义务：1）专业技能；2）真诚对待患者；3）保护患者隐私；4）保持合理的医患关系；5）不断改善护理质量；6）致力于科学知识；7）合理分配有限的医疗资源；8）致力于科学知识；9）通过管理利益冲突来维持信任；10）职业责任。

2003年，ACS也针对职业素养成立了专门的工作组（Task Force），并制定了一个外科医师的职业行为准则（Code of Professional Conduct for surgeons）。

表格5.1包含了医学职业素养原则与义务纲领（The Principles and Commitments of the Charter on Medical Professionalism）、ACS外科医师的职业行为准则（Code of Professional Conduct for surgeons）、希波克拉底誓言（the Oath of Hippocrates）以及ACGME对于职业素养的诠释，它们分别用不同颜色表示。这四个职业道德准则的相似性显而易见。本书中每个章节的外科医师贡献者部分（the surgeon-contributor）都有一个关于职业素养的章节，主要涉及以上提及的病例。表格 5.1 中，这些病例与其最相关的职业素养原则以及（或者）义务排列在同一排。

参考文献

1. Cruess SR, Cruess RL：Professionalism and the Social Contract. In Parsi N, Sheehan MN（eds）：Healing as Vocation. Lanham, MD, Rowman & Littlefield, 2006, 9 – 21.

2. Arnold L, Stern DT：What is Medical Professionalism? In Stern DT （ed）：Measuring Medical Professionalism. New York, Oxford Univ Press, 2006, pp 15 – 39.

3. Irvine D：The Performance of Doctors：the New Professionatism. Lancet, 1999, 353：1174 – 1177.

4. Swick H：Towards a Normative Definition of Medical Professionalism. Acad Med, 2000, 75：612 – 616.

5. Cohen JJ：Linking Professionalism to Humanism：What it Means, Why it Matters. Acad Med, 2007, 82：1029 – 1032.

6. Accreditation Council on Graduate Medical Education：General Competencies. Available at http://www. acgme. org/outcome/comp/cpmpFull. asp

7. www. abimfoundation. org/professionalism/charter. shtm

8. Medical Professionalism Project：Medical Professionalism in the New Millennium：Physicians' Charter. Lancet, 2002, 359：530 – 532.

9. ABIM Foundation, ACP Foundation, European Federation of Internal Medicine：Medical Professionalism in the New Millennium：A Physician Charter. Ann Intern Med, 2002, 136：243 – 246.

10. American College of Surgeons：Task Force on Professionalism. Code of Professional Conduct. Available at www. facs. org/memberservices/codeofconduct. html.

11. Edelstein L［translator］. The Hippocratic Oath：Text, Translation, and Interpretation. Baltimore, MD, Johns Hopkins Press, 1943.

（谢恩　译）

第 6 章
基于系统的实践

Stephen E. Gordon MBA, *John R. Clarke MD*,
Stephen K. Klasko MD, *MBA*, *Linnea S. Hauge PhD*
& Barry D. Mann MD

ACGME 将基于系统的实践（Systems-based practice，SBP）能力定义为："住院医生应具备对卫生保健大环境和系统的了解以及做出响应的能力，同时要能够有效地探寻系统资源以便提供最佳的医疗护理"。

本书中的每个病例，都包括了在大的卫生保健系统下如何提供外科护理的内容。这些 SBP 的理念被分为三个大类：系统，改进系统效能，以及卫生保健政策和经济（表 6.1）。

第一部分：系统

这一部分的病例包括医生、护士、技术人员、医院和卫生系统等这些卫生保健服务的提供方是如何在不同层面整合和输送卫生保健服务的。外科的病例中提供了大量资料来评估外科系统的许多问题，如手术室的空气动力学、各学科团队间的合作、器官移植中患者的优先选择系统等等。

卫生保健和外科手术的费用都已被标注出来，包括这些费用是如何分配和处理的。费用提高的原因是现实中资源密集的医疗活动，其不仅提供了特定服务的费用，也提升了整个卫生保健的费用。医疗费用的增加最主要的原因是住院时间、药品价格、医疗物资和员工费用的增加。

到 2007 年，美国卫生保健支出达到 2.1 万亿美元，在美国每 1 美元的开支中有 16 美分是投在了卫生保健上。系统的庞大花费使临床医生非常重视花在患者身上的巨额医疗费。对医疗费用的正确认识有助于医务人员形成整体有效的卫生保健系统，并有可能从根本上提高医疗效率。因此，医疗服务的价格呈现并贯穿于本书，来提升读者的成本意识，后者通常与患者、保险机构、医疗机构导致的某种测试和程序相关。医疗费用可能前后不尽一致，而医疗费用在全国范围内确实也是完全不同的。

成本背后的基本思路是：直接与间接、可变与固定医疗成本的区别；医院固定成本十分高昂的特性；理解现实中相对于基础设施的"机会"成本的重要性；偿还与成本之间的区别。

第二部分：改进系统效能

这部分的病例包括外科医生如何来推进这个系统，特别是：(1)医疗实践与信息的系统化；(2)应用临床信息技术提高医疗效率；(3)改进各科室间的合作；(4)采取更多有效的商务行为；(5)关心患者安全，改进治疗结果，限制不必要的护理。

第三部分：卫生保健政策和经济

基于系统理念的第三部分，强调外科实践与政府以及商务之间的联系，如公共医疗、卫生法规和药品经济。公共健康概念的形成，证明医生应该通过疾病筛查、健康教育和医疗介入来努力防止疾病的形成。卫生法规的案例强调医疗行为的规范、健康保险携带和责任法案（HIPAA）、医生的职责等。本书也介绍了营销、会计和磋商的原则。

全部基于系统的压缩包，均能够以单个的 PDF 文档从本书的在线版本上下载。

表 6.1　基于系统的实践及病例

基于系统的实践	病例
系统	
手术操作和协调	2, 4, 16, 17, 21, 27, 28, 31, 36, 37, 42, 49
成本和成本提升	1, 9, 1, 4, 19, 26, 30
偿还和保险	7, 23, 26, 41, 43, 44, 52

表6.1 基于系统的实践及病例	
基于系统的实践	**病例**
改进系统的效能	
实践的系统化	10，11，13，32，35，38，40，51
信息技术的应用	6，15
改进流程	5，25，27，30，45，47，48
患者安全	17，21，22，24，27，29，37，38，46，47，53
卫生保健政策和经济	
公共医疗	12，39
卫生法规	8，18
药品经济	2，4，20，30，33，44，50，52

参考文献

1. Accreditation Council on Graduate Medical Education：General Competencies. Available at http：//www. acgme. org/outcome/comp/compFull. asp

（李一北   译）

第 7 章
如何成功地在外科见习
对于效果预期、意见反馈和压力应对的思考

Kimberly D. Schenarts PhD & Paul J. Schenarts MD

对学生的期望

在外科见习的成功是建立在辛勤工作基础上的。取得成功需要你善于成为"高手"，并且能够进行自动数据提取及绘制表格（ADEPT）：

关注细节（Attention to Detail）。注重细节是你成功的关键。了解你的患者并关注他们每天的病情进展是你的首要责任。你需要比你的患者更了解他们的状况，并且确保对于他们的治疗是基于你有最可靠的信息。除此之外，一名称职的医生应当博览群书、知识全面，对他(她)的患者所患疾病了如指掌。

值得信赖（Dependability）。要守时，准备充分，按部就班，这些都是专业精神的基石，对于你的患者来说其重要性不言而喻。没有人要求你懂得一切，但是如果你被一个问题难倒了，诚实地回答："我不知道"，然后找到答案，并回馈给提问者。

尽心尽力（Effort）。当你加班工作时要保持你最好的精力、情绪以及才智似乎是强人所难，但是，你所投入的精力会影响到你如何体验实习的过程以及你的团队如何看待你的品格。

行使特权（Privilege）。作为一名医生将享有一种特权。你将会拥有你的患者们的一些私密的信息，而患者们也会期望你能保守秘密。患者及其亲属会记住你的话，你的语气，你的形象，这些印象的基调将会影响到你的患者如何洞察你的内心并信任你所提供的照料。

团队精神（Team Player）。成为共同为患者服务团队中人人欢迎的一员。走好要求走的每一步，再多走一段路。如果团队成员需要帮助，问一问自己能做些什么。高度同步的团队是为患者提供最优质护理的关键所在。

意见反馈

医学生们普遍关心的是他们没有收到对自己表现的足够反馈。理想状态下，你的住院医生和主治医生会把提供意见反馈看作是他们的一个重要责任，并会安排时间坐下来与你讨论他们对你的印象。但是在现实世界中并不总是如此。如果你没有收到意见反馈，你有责任要求得到。你可以简单地问"某医生，能耽误您几分钟告诉我，在剩下的一起共事的时间里面，我能做些什么以让自己表现得更好？"大多数临床带教老师会很高兴地告诉你可以怎样提高自己，并对你积极向上的态度留下深刻的印象。

你准备如何接收和使用反馈意见？当你接收到别人的反馈意见时，做好思想准备，有可能你收到的评价信息和你的自我感觉存在着天壤之别。保持一颗开放包容的心，倾听而非打断意见，并且相信反馈意见的初衷是想帮助自己做得更好。询求别人给予特定的例子，以帮助自己在某些方面实现自我提升。

应对压力

压力是不可避免的，绝大多数的学生都会有压力。针对这一点，在他们的学术生涯中需要制定恰当的应对机制。然而，作为一个医学专业的学生在见习期间的压力是非常显著的：研究复杂的材料，长时间的工作，试图满足众多导师的要求，处理危急重症，维护人际关系，同时还要满足基本需求。如此一来，则往往容易迷失自我。因此，需要区分这些压力是因为特定环境产生的，还是持续存在无所不包的。如果是后者，请立即寻求老师或学生咨询服务人员的帮助。

有时你仅仅只需要"呼吸"（BREATHE）

做你自己。超人和神奇女侠是科幻人物。做最好的自己，对得起任何人。

学习阅读。制订阅读计划，并坚持下去。如果你某一天没有达到既定目标，强迫自己第二天加倍完成。运用练习测试你的知识。知道哪种方式对你有效，小组学习或是自学。

吃好动好。不要熬夜，规律摄入高碳水化合物是每餐的基础。即使你每天都在步行，仍要进行一些体育锻炼，任何体育锻炼都可以。因为锻炼能让你热血沸腾，内啡肽能让你活力四射。

态度端正。积极的态度不仅让你感觉更好，而且会帮助你把握正确的角度。如果你希望达到最好的状态，你常常真的就能够达到。

　　抽出时间。抽出时间与朋友和/或家人在一起，哪怕只是回应一下，你会发现短暂的喘息会让你精力充沛、返老还童。

　　来点幽默。任何时候幽默都是最好的解决办法之一。大声地笑出来，每天都要开心地欣赏那些冒出来的傻事。

　　享受一切。享受你正在从事的一切，花点时间告诉自己，能在这么短的时间内学到这么多东西，应该为自己的成就感到骄傲。

（李一北　译）

第8章

住院医生教学：加快学生成功
对期望、反馈、压力的思考

Paul J. Schenarts MD & Kimberly D. Schenarts PhD

设立预期目标

- 轮转的头两天，向学生们说明你的预期目标和他们在团队中的角色。学生们的整体感越强，他们在团队中的工作就越有效率。
- 指派学生们分别负责不同的患者，让他们负责为患者记录日常病情，了解患者的治疗情况。
- 确定有教育意义的任务同样有益于团队，比如查阅新药物和治疗方案的用途。
- 为了实践教学目标进行提问。包括解决问题，评估学生的理解水平，带动学生参与决策过程。切忌通过提问的手段树立权威。
- 在每一个小组中，每周至少安排一次会议，温习重要问题（比如酸碱平衡，通气控制，循环监护）。

- 在洗手槽旁，在病房中，在手术室里，在忙忙碌碌中教学。如果一位门诊患者的病情诊疗结束，学生们能否了解此患者的手术指征和前期检查中的细节？
- 对于学生们即将要参加的手术，提前给予足够的信息，以便他们熟悉病例。
- 教学与服务相结合。如果学生帮你检索到影像资料，和学生一起回顾资料并且解释所发现的问题。

给予反馈

- 签字前请检查一下学生的病情记录。记录的文字通常可以反映一个学生的临床推理技巧，可以看出学生是简单的记录数据还是总结并完善了内容。签署记录是反馈的机会。
- 尽早告诉学生在轮转中他们是否达到了期望目标，通过何种办法可以表现得更好。
- 在你的反馈中，以积极的评价开头，然后逐步指出学生需要改进的地方。
- 对于学生的表现提出具体合理的目标。跟进学生的进度，并且指出其进步之处。

减少压力

在外科的工作中，参与患者手术，持久的体能要求和精力投入会使学生们产生很大的压力。作为住院医生，你可以用一些简单的行为来缓解他们的压力。

- 称呼学生的全名，将他们纳入团队中受欢迎的成员。
- 做个和蔼可亲的导师，不要成为他们额外的压力源。
- 经常询问他们是否还有需要了解的知识，是否还有不明白的问题。给予有帮助的、简明而准确的解释。
- 了解学生的健康状况，保证学生能够按时吃饭、休息和学习。

（张洪钿　译）

第9章
汇报的艺术

Paul J. Schenarts MD & Mary Ann Hopkins MPhil MD

沟通技巧是医学的基础。在你的整个职业生涯中，你都将会与你的同仁们就关键的医疗信息进行沟通。因此，争取进行有效的口头沟通至关重要，其重点在于根据场合的不同优先考虑和调整需要传递的信息量。

"病史+体征"通常是医学生唯一会使用的表达形式，然而用此模式来描述一个病例并不是最有效的口头传递信息的方法。你的任务是提取和总结病史和体征中的关键内容，使听众可以从一开始就集中精神，并能想象你所描述的患者，可以理解你独特的诊断和思辨过程。你可以增加或者删减具体细节，这取决于病例汇报的形式。在教学查房中，呈现你对病例细节的理解是最适合的，但是在深夜汇报中提取和总结关键点的能力最为有效和可贵。

把汇报分解成基本元素的能力取决于你对所陈述事实优先次序的理解和是否在恰当的时候把它们融入到你的汇报中。其中一个技巧就是正确使用专业术语，这样可以立刻让听众全神贯注。比如说，诸如"自主呼吸"和"疼痛的症状与体征不相符合"之类的描述，会立刻引起大多数外科医生的关注。准备一个笔记本来记录特殊含义的词组和术语。

调整细节的层次

你的目标是在短时间内勾勒出清晰和完整的画面。每一次病例汇报都应该包含最基本的信息。在某些场合中（比如说教学查房中），你可能更期望于用更多的细节点来丰富汇报。然而即使是在做简短汇报时，您也应该熟知病例中的所有信息，以便于听众询问细节。

在口头陈述病史时，切忌沉浸于描述复杂病史的细节。首先描述患者的既往病史，然后重点放在描述患者目前的临床表现。举例说明：

■ 一个患有糖尿病，动脉粥样硬化型心脏病，充血性心力衰竭，终末期肾病（end stage renal disease，ESRD），表现为阑尾炎的复杂患者。应以"患者，男性，73 岁，有糖尿病，动脉粥样硬化，心血管疾病，充血性心力衰竭，终末期肾病病史，表现为右下腹转移性疼痛"作为开头。

■ 对于一个继往有结肠切除史，进行过两次肠粘连松解手术，此次由于肠粘连发生小肠梗阻的患者，应以"患者既往有多次手术史，此次由于肠粘连发生小肠梗阻"作为开头。

提炼病史

这一步骤在复杂病例中尤为困难。一种办法是只选择影响诊断和治疗的相关病史，比如说冠心病（患者可能需要进行有创血压监测）或者终末期肾病（患者可能存在电解质失衡或者近期接受过透析治疗）。

归纳和总结

提供一份清晰简洁而有序的病史，包括阳性结果和相关的阴性指标。把病例的基本内容归纳到一起，包括病史、体征、实验室检验，影像学检查，得出统一的诊断，并记得提出诊疗计划。

在后面几页的范例中，典型病史和体格检查已被重点标注出来。需优先考虑的内容和术语用红色字符标出，次要考虑但是比较重要的细节用蓝色字符标出。注意回顾三个时间段的不同：凌晨 1 点唤醒主治医生并向其汇报，上午 7 点向总住院医生汇报，下午 3 点教学查房。注意针对不同类型的汇报，如何使用优先考虑和次要考虑的内容。

典型的手写病历和体格检查

注意：针对以下病史、体格检查以及开页中相同的数据要点进行三种不同的口头汇报

主诉：患者，男，53 岁，消化性溃疡伴腹部疼痛 2 周。

现病史：53 岁男性患者，既往有十二指肠溃疡病史，3 周前行内窥镜检查，提示十二指肠起始部前壁溃疡。给予 H_2 受体拮抗药和抗生素治疗，计划 2 周后随访。患者有间断性上腹疼痛 2 周，服用牛奶和抗酸药后略有缓解，12 小时前突发腹部剧烈疼痛。自述几乎每晚饮用 6 瓶罐装啤酒，并以增加啤酒饮用量的方

式来缓解疼痛。未遵医嘱规律服药。因疼痛难忍而在地板上打滚,被其儿子发现后急送入院。否认恶心、呕吐及发热症状。相关阳性和阴性检查结果,包括3年前的结肠镜检查结果,均回报正常,没有体重减轻或者癌变的迹象。

既往史: 有高血压病、消化性溃疡病史,否认糖尿病、冠心病病史。否认矫形手术史(plastic surgical history, PSH)。

既往用药: 氢氯噻嗪,抗酸剂,雷尼替丁(未遵医嘱服用)。否认药物过敏史。

个人史: 从事建筑工作,独居。吸烟30支/天×25年,饮啤酒6瓶/天,否认使用毒品。

婚育史: 离异,育有2子。

系统回顾: 心血管系统,泌尿生殖系统,神经系统不显著;消化系统参见现病史。

体格检查: 生命体征:T = 38.2℃,P = 120次/分,R = 20次/分,Bp = 110/60 mmHg。

一般情况: 发育良好,营养中等(well developed, well nourished, WDWN)表情痛苦,呼吸可检测到乙醇(ethyl alcohol, ETOH)。

头部: 头颅、眼、耳、鼻、喉(HEENT):未见明显异常。

颈部: 软,无颈静脉怒张(jugular venous distention, JVD)。

心血管系统: 心率正常,心律规则(regular rate and rhythm, RRR)无心脏杂音(murmur, M)/心包摩擦音(Rub, R)/奔马律(Gallop, G)。

胸部: 双侧呼吸音(breath sound, BS)清晰。

腹部: 胀,硬,板状腹;反跳痛;肠鸣音(BS, bowel sound)减弱,没有肿块/瘢痕。

直肠: 张力正常,无肿块,前列腺正常,无结节;大便:潜血(+)。

生殖器: 阴茎和睾丸正常。

四肢(extremities, EXT): 无杵状指、发绀或水肿。股动脉、足背动脉(dorsalis pedis artery, DP)、腘动脉(popliteal artery, PT)均2+。

神经系统检查: 神志清楚,定向力尚可;颅神经检查未见明显异常;没有严重的运动或感觉障碍。

实验室检查：$WBC = 18 \times 10^9/L$，$Na^+ = 135$ mmol/L，$K^+ = 3.2$ mmol/L，$Cl^- = 110$ mmol/L，$CO_2 = 19$ mmHg。

腹部 X 线（AXR）/胸部 X 线（CXR）：膈下游离气体。

评估：53 岁的男性，表现为急腹症和膈下游离气体，最可能的原因为十二指肠溃疡穿孔；需要鉴别憩室炎或其他可能导致游离气体的疾病。

诊疗计划：

1. 乳酸钠林格氏液积极补液治疗；预防性应用抗生素；补钾；立即将患者送入手术室行手术探查。

2. 术后动态监控血压情况，并在适当的时候使用氢氯噻嗪（HCTZ）控制血压。

适合于不同场景的口头病例汇报

凌晨 1 点呼叫主治医生

琼斯医生，对不起吵醒你，我是吉姆·史密斯。我收治了一名 53 岁的男性患者，目前在急诊室，检查发现膈下游离气体。他是个酒徒，3 个星期前进行过内镜检查发现十二指肠起始部前壁溃疡，医生要求他使用 H_2 受体拮抗药，但患者未遵医嘱规律服药。发病前 12 个小时，腹部出现剧烈疼痛，现在已经出现弥漫性腹膜炎的表现。平时服用氢氯噻嗪控制高血压，目前 K^+ 是 3.2 mmol/L，并存在低血容量表现，所以我给予补 K^+、扩容，同时进行术前准备。

上午 7 点早查房

昨晚急诊收治一名 53 岁老年男性患者，检查发现膈下游离气体。既往有严重酗酒史，3 星期前行内镜检查明确溃疡诊断。入院前 12 小时，患者出现严重腹痛，并出现弥漫性腹膜炎的表现。K^+ 为 3.2 mmol/L，可能与服用氢氯噻嗪有关，需要更换降压药物。进一步检查发现其存在低血容量的表现。我们将其推至手术室，灌洗腹腔，并对幽门后十二指肠前壁上大于 1.0 cm 的溃疡进行了 Graham 修补术。术后患者意识清醒，呼吸平稳。生命体征：$T = 37.2℃$，$P = 100$ 次/分，$Bp = 144/95$ mmHg，$R = 18$ 次/分。

手术以来，入量为 2500 mL 乳酸钠林格氏液。出量：500 mL 尿液；少量胃液从鼻胃管排出。目前尿量约 40 mL。使用优立新和甲硝唑抗感染治疗。在给予 10% 的 KCl 40 mL 后，复查 K^+ 为 4.3 mmol/L。由于其存在嗜酒史，我们已经开始了劳拉西泮治疗，并会监察其是否出现震颤性谵妄（Delirium Tremens, DTs）。待其病情更稳定后，我们将继续予以降压治疗。

下午 3 点教学查房

53 岁男性患者，于昨晚急诊入院，检查发现膈下游离气体。既往有严重酗酒史，入院前 3 周，内镜已明确十二指肠球部溃疡诊断，给予 H_2 受体拮抗药和抗生素，但是患者未按医嘱服用。入院前 12 小时，出现剧烈的腹部疼痛，有弥漫性腹膜炎的表现。既往高血压病史，血压增高显著，服用氢氯噻嗪片治疗。检查发现其低血容量，表现为心动过速、低血压、尿量减少。昨晚行急诊手术剖腹探查，术中发现紧邻幽门的十二指肠起始部溃疡穿孔。灌洗腹腔，对十二指肠前壁 1.0 cm 的溃疡进行 Graham 修补术。术后患者恢复良好，尿量充足，心率在 90 次/分以下。并预防性使用苯二氮䓬类药物防止出现酒精戒断症状。

术前讨论主要关注两点：其一是抑酸治疗，如迷走神经切断术 + 幽门成形术，壁细胞迷走神经切断术，或迷走神经切断术 + 胃窦切除术，选择哪一种术式？我们认为患者已经不符合 H_2 受体拮抗药治疗的指征，因此，我们首先考虑的是进行迷走神经切断术 + 幽门成形术。然而考虑到患者急腹症症状已持续 12 小时，腹腔污染严重，有文献报道穿孔后大于 6 小时不应该进行抑酸相关手术，最后我们决定只能进行 Graham 修补术。

编者提示：每次口头汇报都融入了病史和体格检查的重点内容。凌晨 1 点以"膈下游离气体"开头，迅速切中要点，这样主治医生马上了解到他（她）需要起床。上午 7 点的报告，重点在于接下来是如何处理患者以及目前患者的情况。下午 3 点的教学查房中，提出了病例中重要的两个讨论点，学生们由此可以验证书本知识，归纳总结以及实际应用循证医学。

附录 1
医学教育认证委员会通用能力版本

医学教育认证委员会通用能力版本 1.3(9.28.99)

住院医生培训计划要求培养住院医生以下 6 个方面的能力。此项目必须规定住院医生具备该能力所需要的知识、技能和思维方法，并且为培养这些能力而提供必要的培训。

治疗患者

为了处理健康问题，促进患者健康，住院医生必须能够为患者提供友善、适合与有效的医学治疗。希望住院医生做到：

- 接触患者及其亲属时，进行有效的沟通，应彬彬有礼，关怀备至。
- 收集有关患者的重要而准确的信息。
- 根据患者信息、最新的科学证据和临床指南，得出有根据的诊断和治疗性干预方案。
- 提出并且实施患者管理计划。
- 劝导教育患者及其亲属。
- 利用信息技术来支持治疗决策并对患者进行教育。
- 积极实施该领域所必需的所有药物治疗和有创操作。
- 提供医疗服务的目标是预防疾病、保持健康。
- 提供以患者为本的治疗，与包括其他学科在内的健康专家通力协作。

医学知识

住院医生必须掌握已证实和不断发展中的知识，包括生物学、临床医学以及相关学科的知识(如流行病学和社会行为学)，并且在给患者的治疗中运用这些知识。

希望住院医生做到：

- 针对不同的临床问题，培养研究分析型的思维路径。
- 了解与其学科相对应的基础和临床支持学科。

实践基础上的学习和提升

住院医生必须能够调查和评估对患者已执行的治疗，评估和归纳科学的证据并且不断完善患者的治疗。

希望住院医生做到：

- 利用系统方法理论，分析实践经验，进行基于实践的改进。
- 从与患者健康问题相关的科学研究中，找到、评估并归纳证据。
- 从自己的和更大的患者群体中，获取和使用与患者相关的信息。
- 应用科研设计和统计方法的知识，对临床研究以及有关诊断和治疗的效果进行评估。
- 利用信息技术整理信息，浏览网络医学信息，加强自学。
- 促进学生和其他专业卫生人员的学习。

人际沟通技巧

住院医生要掌握人际沟通技巧，以便于有效交换信息，与患者和患者亲属以及专业同仁合作。

希望住院医生做到：

- 营造并保持与患者有益健康且符合伦理的关系。
- 有效地聆听，并通过非语言沟通、解释、引用、书写文字等方法技巧来引出和提供信息。
- 作为卫生保健队伍的普通成员或者领导者，有效地与他人协作。

职业素养

住院医生必须承诺履行专业职责，坚守道德原则，敏感体察患者群体的多样性。

希望住院医生做到：

- 表现出尊重、同情和正直；响应患者和社会的需要，杜绝利己主义；对患者、社会和专业负责；追求卓越和持续专业发展。
- 行为恪守相关伦理原则、临床规定或禁忌，保守患者信息，履行知情同意和商业活动相关规定。
- 对于患者的文化、年龄、性别和生理缺陷表达出敏感和同情心。

基于系统的实践

住院医生必须意识到更大范围的卫生保健体系的存在,并对其做出反应,同时要具有有效利用系统资源提供最佳医疗服务的能力。

希望住院医生做到:

- 懂得个人医疗行为和其他专业实践是如何影响其他卫生保健专家、卫生保健组织和更大的团体的。同时也要懂得这些机构和团体是如何影响个体医生的医疗行为的。
- 了解不同类型医疗行为和相应运行体系的不同,包括控制医疗费用和分配资源的方法。
- 在不损害医疗服务质量的前提下,进行医疗服务的成本合算和资源分配。
- 支持为患者提供优质的医疗服务,帮助患者处理体制中的复杂问题。
- 了解如何与医疗服务中的管理者和供应商合作,评价、协调、改进医疗服务,并意识到这些行为可以影响系统效益。

(摘自医学教育认证委员会,授权转载)

附录2
能力评估表格

　　医学生和住院医生　此表用于评估并发症，可在同行之间相互探讨，并与您的上级主治医生共同探讨后，填写以下表格。可复印此表或者从书籍所在网站(www.studentconsult.com)下载Word文件。

实践基础上的学习和提升：发病率和死亡率的自评量表	
并发症	
类型	
手术名称	
疾病名称	
病情简介	
干预措施	
治疗效果	
危险因素	
如何处理危险因素	
处理过程中发生了什么	
是否还有其他处理方式	
处理方式不同带来的结果是否不同	

能力自评量表

治疗患者：
诊断：

治疗患者

我是否做得尽善尽美？
如何使我的临床推理更加充分？

医学知识

哪些基础知识需要再巩固？
通过这个病例是否理解并学到东西？

实践基础上的学习和提升

是否使用循证医学？
是否在实践中改进？

人际沟通技巧

与同事合作是否有效，沟通是否清晰？
对患者及其亲属是否表现出尊敬和同情？

职业素养

是否留意患者的福利？
是否考虑学生和员工的需求？

基于系统的实践

系统是否可以运作得更好？
我如何能够帮助系统进一步完善？

复印此表或者从书籍所在网站（www. studentconsult. com）下载
Word 文件，用来制作你自己的基于能力的患者诊疗过程文件夹。
此图标在本书每节最后出现，用以提醒自评的重要性。

（张洪钿、熊俊 译）

第二部分
腹痛病例

章节编辑：
Christopher P. Brandt MD

第 10 章
腹部诊断的影像学方法

Anton Mahne MD，*Andrew J. Curtin MD*，
Harry G. Zegel MD

影像学及其作用

诊疗措施

通过合理运用诊断性和/或介入性影像学技术为患者提供安全有效的诊疗措施。

医学知识

坚持不懈地学习，根据患者现有的医疗证据选择适合的诊断性和/或治疗性影像学技术以提供最佳诊疗。

实践基础上的学习和提升

通过科学数据评估自身表现。在为患者选择诊疗方法时，如遇问题可咨询影像学专家，以便充实自己的学习经验。

沟通技巧

向患者解释预定的任何影像学检查的性质，如有必要，需获得知情同意。

职业素养

及时与患者和合适的团队成员交流检查/措施的结果，要体现出对患者的同情、诚实和感同身受以及对同事的职业尊重。

基于系统的实践

了解住院和门诊系统的运作。在保证患者诊疗高标准的同时，高效率地使用影像资源。明智地使用医保费用。

腹部 X 线——梗阻系列

在评估表现为腹痛、腹胀或者通过病史和体格检查怀疑有肠梗阻的患者时，腹部 X 线通常为首选的影像学检查。对于已确诊肠道梗阻的患者，它是一种有效的随访手段，而且有助于鉴别手术后患者的肠麻痹和肠梗阻。

梗阻检查的 X 线片包括以下三种：
(1) 胸片（直立位）
(2) 仰卧位腹部平片
(3) 直立位腹部平片（患者病情较重不能直立时，可行左侧卧位摄片）

1. 胸片（后前位）

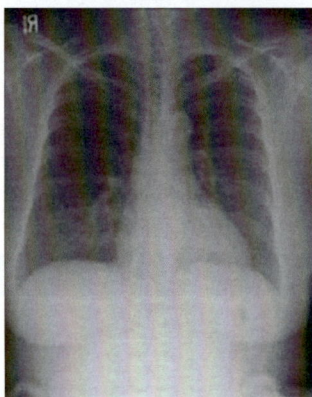

图 10 - 1 正常胸片

以下记忆方法可能有助于提醒你在看一张胸片（图 10 - 1）时应该注意哪些方面：

A（Airway）气道：气管，支气管，肺野

B（Bones）骨骼：锁骨，肋骨，肩胛骨，脊柱

C（Cardiac）心血管：心脏，纵隔，肺部血管

D（Diaphragm）膈：胸膜，肋膈角，游离气体

E（Everything else）其他：气管内导管、鼻胃管、胸导管；中心

线，上腹部

胸部平片中要注意的特殊异常表现：

(1)膈下游离气体

(2)肺部的炎性渗出

(3)气胸

(4)胸腔积液

(5)钙化

(6)肺部结节

(7)有无导管/插管及其位置(例如中心静脉插管，气管内插管，胸导管和起搏器)

2. 仰卧位腹部平片——正常解剖(前后位)

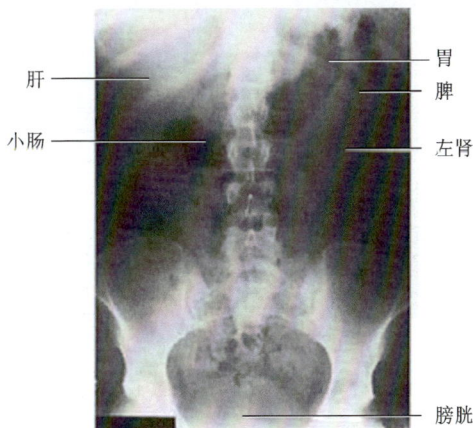

图 10 -2　注意特殊脏器的轮廓通常会出现在仰卧位的腹部平片上。

当观察腹部平片(图 10 -2)时，需重点评价以下内容：

(1)积气形状

(2)气液面

(3)肠腔外气体

(4)钙化

(5)肿块

(6)插管和导管

3. 直立位的腹部平片(前后位)

直立位的腹部平片用于检查消化道的气液平面和腹内"游离"(肠腔外的)气体。在直立位腹平片中胃内存在气液平面属于正常。通常，小肠中会有少量气体，且中段肠管直径应不超过 2.5～3 cm。在腹部平片中大肠位置更靠近边缘，升结肠、结肠肝曲、结肠脾曲和降结肠常位置固定。如果患者情况较差不允许拍摄直立位平片，可行左侧卧位摄片。下图是一位小肠梗阻患者的腹部平片影像(图 10 - 3)。

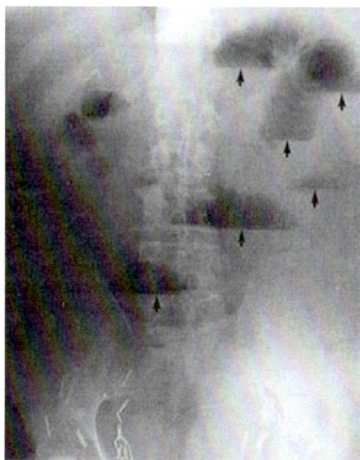

图 10 - 3　注意大量的气液平面，这只能在直立位观察到。后证实该患者是由于粘连导致了小肠梗阻。

表 10 -1　腹部平片中的钙化影

实例	注意事项
胆结石	10% 的胆囊结石无法被 X 线穿透，如在胆囊区发现钙化影可能为意外发现，应通过其他检查手段明确证实。
阑尾结石	其出现与阑尾炎有关。
慢性胰腺炎	胰腺的多发性钙化灶。
腹主动脉动脉瘤	注意主动脉壁的钙化灶。
肾结石/输尿管结石	结石可明显与肾影重叠。输尿管结石可出现于输尿管走行的任何部位。
胆结石性"肠梗阻"	大的胆结石通过胆肠瘘从胆囊进入十二指肠，阻塞回盲瓣。常由未经治疗的慢性胆囊炎所致。
子宫纤维瘤	盆腔中可出现钙化的纤维瘤。
皮样囊肿	皮样囊肿属成熟畸胎瘤，可在盆腔中表现为钙化的"牙齿"。

肠腔外气体："游离气体"

　　游离气体(肠腔外气体)是一个非常重要的外科证据，其出现意味着脏器穿孔，常需要急诊手术治疗("良性原因"见病例7)。对于术后患者尤其是腹腔镜术后患者，要切记其腹腔中可能有残留的空气/CO_2。游离气体在直立位胸片、左侧位腹部平片的 X 线影像可参考图 10 -4、图 10 -5。

游离气体的常见原因	
• 胃	• 盲肠
• 溃疡穿孔	• 常与远端梗阻导致的盲肠扩张有关
• 肿瘤穿孔	
• 十二指肠	• 大肠
• 溃疡穿孔	• 憩室炎
	• 肿瘤
• 小肠	• 吻合口破裂
• 绞窄性肠梗阻	• 与近期手术有关的气体
• 克罗恩病	

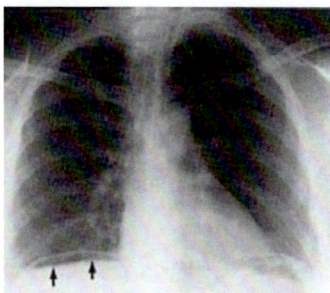

图 10-4 直立位胸片示右侧膈下游离气体(箭头所示)。

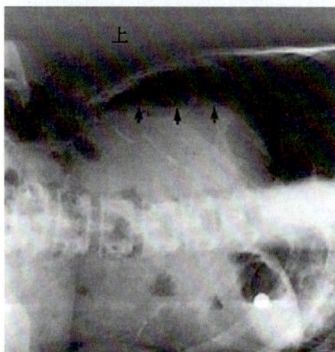

图 10-5 左侧卧位腹部平片。肝脏上方可见腹腔内游离气体(箭头所示)。当患者无法行直立位检查时可行左侧卧位检查。

右上腹超声检查和放射性核素扫描

● 右上腹超声检查

对于病史提示有胆道疾病的患者，右上腹超声检查通常用来评估患者的胆囊及周围结构。表 10-2 介绍了超声医生在右上腹超声检查中常用的评估项目。

结构	在超声影像中寻找和评价的内容
肝脏	回声性质，肿块/囊性病灶，肝内胆管扩张
胆囊	大小，囊壁厚度，胆囊周围积液，胆囊结石
胆管	肝脏内/外胆管扩张
肾脏	大小，肾盏扩张，肾周积液，肾结石
胰腺	肿块，囊肿，钙化，胰周积液
积液	腹水，胸腔积液，局限性包裹
血管	扩张，血栓症，动脉瘤

表 10-2　右上腹超声检查

图 10-6 至图 10-8 说明了可能出现的超声表现：

1. 无胆囊炎的胆石症

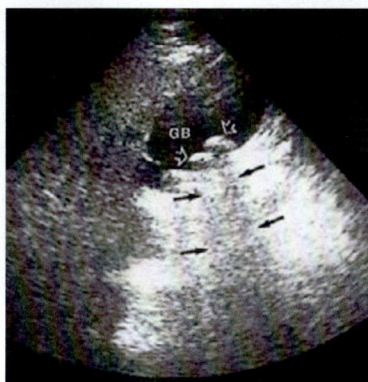

图 10-6　结石和声影。胆囊的超声影像：胆囊腔中两个伴声影的胆囊结石（开放箭头）。注意其后方的声影（黑色箭头）。

2. 急性胆囊炎——胆囊壁增厚

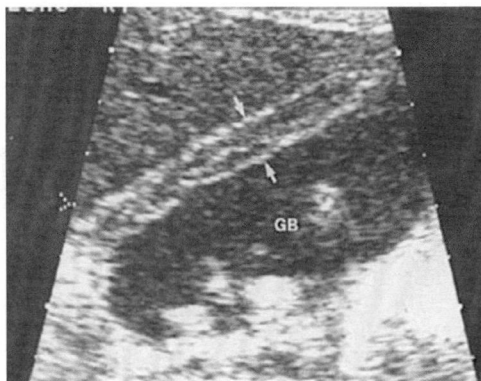

图10-7 胆囊壁(箭头所示)增厚(6~8 mm),有透声性和条纹表现,符合急性胆囊炎。胆囊腔中可见胆结石。

3. 胆总管梗阻

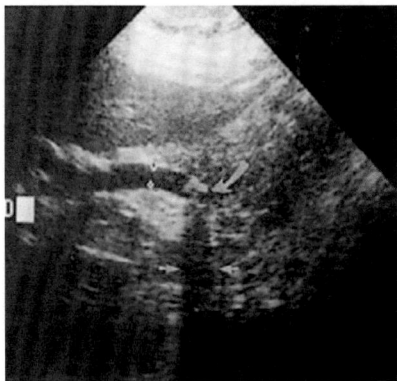

图10-8 远端胆总管的超声影像。扩张的远端胆总管有单个回声结石(弧形箭头所示)。注意其后方有声影(箭头所示)。

放射性核素胆道扫描

● **右上腹放射性核素检查**

当临床诊断考虑为急性胆囊炎，但超声检查无法明确时，使用 Tc^{99} 标记的放射性示踪剂行胆道系统的放射性核素扫描可为医生提供更多的信息。在正确的操作下，胆囊不显影提示胆囊管梗阻和急性胆囊炎（图 10 - 9）。

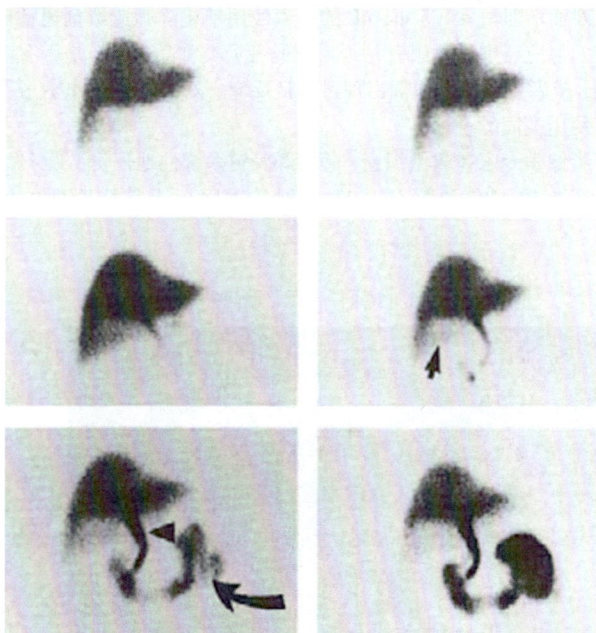

图 10 - 9　肝胆管核素扫描：急性胆囊炎。放射性示踪剂以正常方式排至肝外胆管（箭头头部所示）。胆囊窝（箭头所示）处无放射性强度增加，提示胆囊管梗阻的诊断。放射性核素排泄进入小肠（弯箭头）表明胆总管通畅。

腹部和盆腔 CT

腹部和盆腔 CT 适用于出现腹痛、发热、肿块、体重减轻的患者和肿瘤性疾病的分期。图像为横截面。在观察这些图像时，可以想象自己站在患者病床的脚端，向头部观察不同水平的切面。电脑成像在矢状面或冠状面重建图像。

口服造影剂用于肠道显影。**静脉造影剂**用于血管显影，并用于区别实质器官的异常表现。

对血清肌酐≤1.5 mg/dL 的患者使用碘化静脉造影剂通常比较安全。但应特别注意患者是否对碘或者贝类食品过敏，是否有哮喘病史，或者曾对碘造影剂出现过不良反应。对于这样的患者可在造影前使用类固醇。

影像学专家在软组织窗、肺窗和骨窗系统性地评价 CT 影像。

在图 10 - 10 和图 10 - 11 中列举了腹部正常横断面的解剖结构。

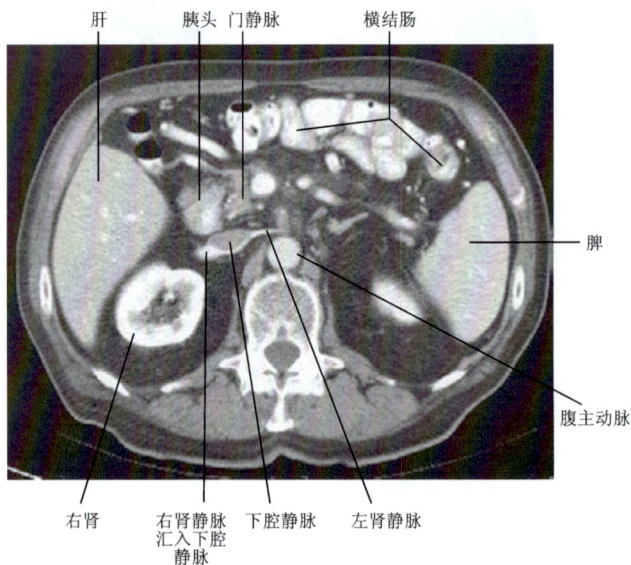

图 10 - 10　正常上腹部 CT 影像

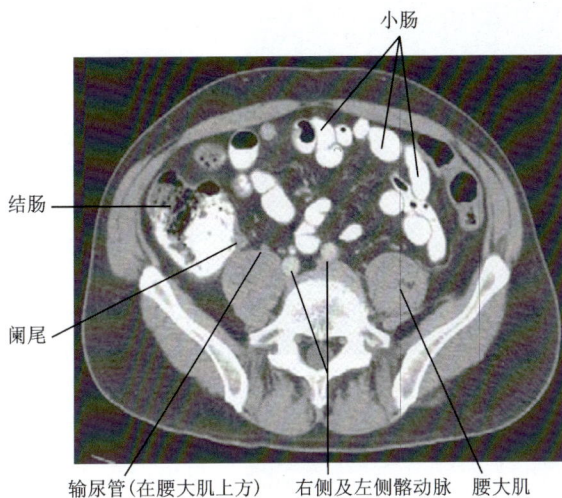

图 10 – 11　正常下腹部/盆腔 CT 影像

图 10 – 12 至图 10 – 17 描述了腹部常见疾病的病理情况。

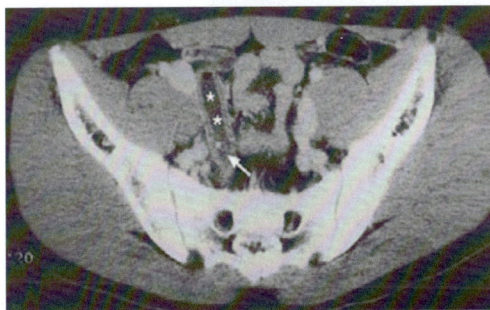

图 10 – 12　急性阑尾炎。注意扩张的阑尾腔（星号），阑尾壁水肿。箭头所指为细小阑尾结石。

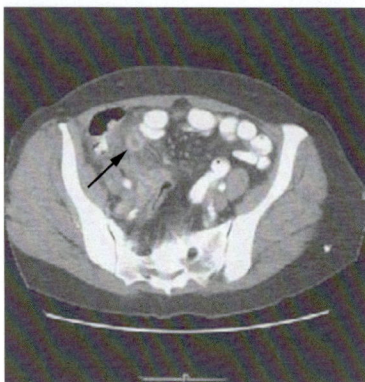

图 10-13 急性阑尾炎。阑尾(箭头所示)增粗,肠壁水肿增厚。

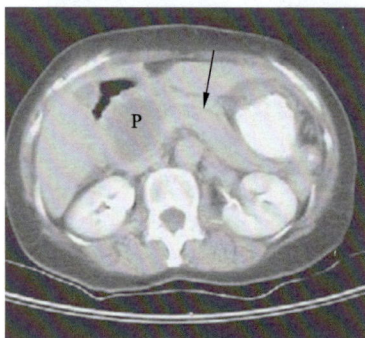

图 10-14 假性胰腺囊肿。P 为占据胰头的假性囊肿。胰管(箭头)扩张。

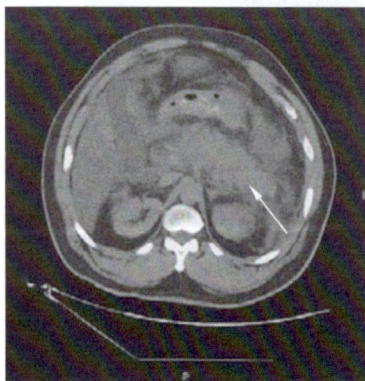

图 10-15 胰腺炎。胰腺轻微增大,边缘模糊,四周水肿,腹膜后间隙反应性积液。

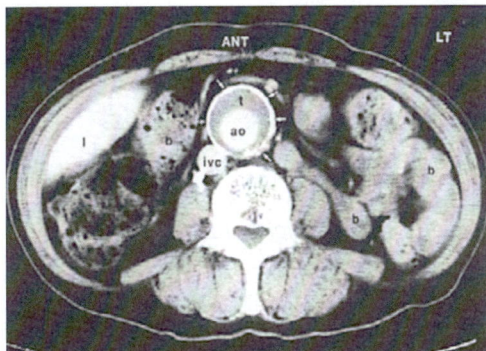

图 10-16　未破裂的腹主动脉瘤。注意腹主动脉(箭头)瘤壁的钙化。主动脉腔中出现血栓(t)。肠管(b)和肝脏(l)对比增强。

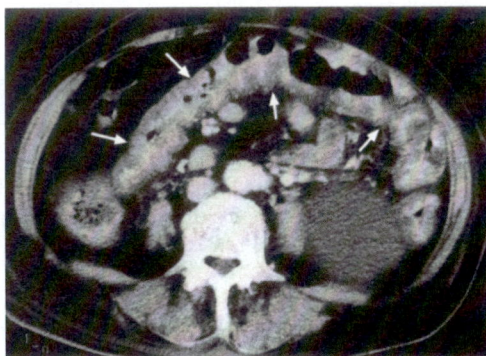

图 10-17　假膜性结肠炎。从升结肠到横结肠、降结肠的结肠肠壁增厚(箭头)，符合弥漫性结肠炎表现。

(杨顺实、熊俊　译)

第 11 章
病例 1: 患者, 女, 28 岁, 右下腹疼痛

Barry D. Mann MD & Michael Belden MD

病例 1: 患者, 女, 28 岁, 因右下腹疼痛伴发热急诊入院。

鉴别诊断

阑尾炎	异位妊娠	卵巢囊肿破裂	克罗恩病	输尿管结石
肠系膜腺炎	盆腔炎/输卵管卵巢脓肿	卵巢扭转	肾盂肾炎	尿路感染

诊疗思路

当接诊一位下腹痛伴随发热的 28 岁女性患者时, 我首先要区别胃肠道和妇科的病因。正常的月经周期和性生活史特别重要, 是否曾出现胃肠道和泌尿生殖系统症状也是关键。我会注意她是否有阑尾炎的早期症状。我会通过定量 β–绒毛膜促性腺激素(β–HCG)妊娠试验来排除异位妊娠。先做尿检和外周血细胞计数, 如果患者有心动过速和低血压, 特别又有停经史, 我会给予静脉补液并重点考虑异位妊娠。阑尾炎通常根据临床表现诊断, 但如果诊断不明时, 盆腔超声或腹部和盆腔 CT 会有帮助。如果疑诊是阑尾炎或妇科疾病, 诊断性腹腔镜检查会有极大帮助。

患者诊疗

临床思维

- 鉴别诊断时必须考虑到是否存在短期内引起严重后果的情况。例如异位妊娠可能造成大出血。对不同诊断排序时要将此列入考虑。
- 查体时要考虑哪种情况可能出现腹膜炎体征(腹痛, 肌紧张,

反跳痛）。

病史

- 考虑疼痛的性质、持续时间和类别。疼痛从哪开始，现在又波及哪里。
- **阑尾炎**有典型的早期症状，常常在右下腹出现炎症症状前 12 ~ 24 小时，有模糊的脐周不适病史。
- 右侧**卵巢扭转**通常是右下腹原发的急性疼痛。
- 月经史是诊断**异位妊娠**的关键，常见的月经异常有经期延迟或停经，但患者有时并不确定。
- 性生活史是是否怀疑为**盆腔炎/输卵管卵巢脓肿**的关键，同时要了解阴道分泌物和既往盆腔炎史。
- **肾盂肾炎**——是否有伴随的排尿困难，尿频和尿路感染史。绞痛与血尿是输尿管痛的典型表现。
- **克罗恩病**患者常常有迁延不愈的间歇性腹痛和腹泻。
- **胃肠炎**常伴有腹泻而没有腹膜炎症状。

体格检查

- 生命体征：发热提示有炎症。低血压可能与脱水、败血症或是异位妊娠出血引起的血容量降低有关。
- 视诊：有痉挛性腹痛的患者找不到舒适的体位，而有腹膜炎的患者更喜欢静止卧位。
- 腹膜炎体征（腹痛，肌紧张，反跳痛）更可能出现在**阑尾炎、异位妊娠、盆腔炎、输卵管卵巢脓肿和卵巢扭转**而不出现**胃肠炎**。**肾盂肾炎**或**肾绞痛**可能有明显的肋脊角压痛。
- 肠鸣音减弱更常见于胃肠道感染而非泌尿生殖系统感染。弥漫性下腹痛可能提示**阑尾炎穿孔、盆腔炎、输卵管卵巢脓肿**或**异位妊娠**出血。
- 必须进行盆腔检查。宫颈举痛提示盆腔脏器的参与。要注意是否有包块或附件肿胀。宫颈运动引发四肢痛（Chandelier sign）可能提示**盆腔炎**。

实验室检查

- **血常规**：白细胞增多提示感染性疾病。   35 美元
- **β-HCG**：判断是否为妊娠的关键性检查。   135 美元
- **尿常规**：可诊断肾盂肾炎，肾结石，尿路感染。   38 美元

- **腹腔镜检查**：可作为治疗或诊断手段，特别是当阑尾炎和盆腔炎无法用其他方法区分时。   1200 美元

影像学检查

➡ **泌尿系统 X 线平片：**
简单的腹部 X 线片，同时显示肾、输尿管、膀胱。寻找右下部是否有阑尾结石以及肾和胆囊结石。   400 美元

➡ **盆腔超声检查：**
尽管阴道超声更快，但一般通过充盈的膀胱进行检查。如果主要考虑妇科疾病，则超声检查是重要手段。它对于儿童的阑尾炎诊断也有意义，但假阴性率高。   560 美元

➡ **口服/静脉注射造影剂做腹部或盆腔 CT：**
阑尾炎的首选影像检查。检查需要口服造影剂，由于患者肠蠕动缓慢，造影剂需要很长时间才能到达回盲肠末端(1 小时或更长)。对异位阑尾(盲肠后位)和伴有脓肿或破裂的阑尾炎术前评估非常有意义。   950 美元

临床实例	医学知识

阑尾炎

病因及发病机制   阑尾炎是阑尾的炎症，常由粪石堵塞阑尾腔引起。开始时肿胀的阑尾引起腹部隐痛，患者感到脐周隐隐的"胃痛"。

临床表现   当炎症蔓延到阑尾浆膜时，患者感觉到腹痛迁移至右下腹。通常伴有白细胞中度增多。

诊断   如果有典型的早期症状，加上体检时出现右下腹腹膜刺激征，临床阑尾炎诊断即可成立。显著增加的白细胞计数、发热和弥漫的腹膜刺激征提示阑尾穿孔。如果不能确诊，CT 是最有帮助的检查。

处理   腹腔镜或剖腹阑尾切除。**参见 Sabiston 49，Becker 15。**

盆腔炎

病因及发病机制　阴道或宫颈炎症向上蔓延至上生殖道，引起输卵管炎。最常见的病原体是淋病奈瑟球菌和沙眼衣原体，但也可能是包括厌氧菌和需氧菌的多种病菌共同感染。

临床表现　性生活史是关键。体格检查时常有下腹部触痛和附件区腹部痛（特别是宫颈或子宫运动时），伴有发热和阴道分泌物增加。

诊断　诊断的确立主要基于临床表现和阴道分泌物培养。盆腔超声和 CT 能够区分阑尾炎。腹腔镜可能有助于诊断，也有助于盆腔灌洗。

处理　急性盆腔炎的治疗可以使用头孢西丁、氨苄青霉素、四环素、强力霉素、克林霉素或甲硝唑。根据病情严重程度选择口服或静脉给药。患者能否遵循医嘱有时也是一个问题，可能需要因此调整治疗方案。**参见 Sabiston 75，Becker 14**。

输卵管卵巢脓肿

病因及发病机制　输卵管卵巢脓肿是盆腔炎发展到后期，附件管壁增厚，中间渗出而形成的肿块。

临床表现　与盆腔炎相似，但往往有既往病史。

诊断　输卵管卵巢脓肿的典型超声表现是多腔性、囊性、混合附件肿块，常伴有脱落细胞和增厚分隔。

处理　当三联抗生素静滴（例如氨苄青霉素、克林霉素和甲硝唑）对患者无效时，须进行手术干预，可能要采取全子宫切除和双侧输卵管卵巢切除才能彻底根治。**参见 Sabiston 75**。

异位妊娠

病因及发病机制　异位妊娠是受精卵在子宫内壁以外着床的异常妊娠过程（95% 为输卵管妊娠）。这是可能引起大出血并危及生命的情况，对于主诉下腹痛的年轻女性要首先进行排除。有盆腔炎病史的女性，异位妊娠风险增加 6～10 倍。

临床表现　停经是其典型表现。β–HCG 对于所有生育期的女性都很重要。临床表现是及时诊断异位妊娠的最重要因素。

诊断　阴道超声是首选的子宫影像学检查。当 β–HCG 达到 2000 mIU/mL 时，应该能看到正常大小的妊娠囊。5.5～6 孕周（停经 1.5～2 月），阴道超声可以检查到宫内妊娠。异位妊娠最常见的表现是单侧附件肿块、盆腔积液以及子宫内未见正常妊娠组织。然而，20%～30% 的异位妊娠可以没有任何异常超声表现。

处理　出现大出血时，剖腹手术因其快速性而被作为首选。一般情况下，异位妊娠可采用腹腔镜手术，包括输卵管切除或输卵管切开取胚。一般来说，如果今后患者没有生育要求，且出现了输卵管破裂、解剖结构极度扭曲或是大量出血的情况，建议选择输卵管切除。很多时候，如果患者情况稳定，异位妊娠可以用甲氨蝶呤进行药物治疗。**参见 Sabiston 75，Becker 14。**

肾盂肾炎

病因及发病机制　肾盂肾炎是上尿路感染，常常由革兰阴性菌引起，其中以大肠埃希菌、克雷伯氏菌和奇异变形杆菌感染最为多见。肠球菌（革兰阳性）也较常见。铜绿假单胞菌多见于院内感染。

临床表现　患者多有发热、背痛或腰痛，排尿困难和尿频。

诊断　诊断依据病史、体格检查和尿常规。肋脊角常有压痛。上腹壁可有肌紧张和反跳痛，易与胆囊炎或阑尾炎混淆。尿液中可能存在白细胞管型。对比增强 CT 可能对急性肾实质炎症的检测非常敏感，但在急性肾盂肾炎治疗中无提示意义，因为 CT 结果不改变治疗方案。

处理　适当的抗生素治疗。

尿路感染

病因及发病机制　前面讨论了肾盂肾炎。下尿路感染，例如膀胱炎也可能有下腹痛。

临床表现　有排尿困难和尿频，没有腹膜刺激征，这帮助区分尿路感染和其他外科情况。

诊断　类似肾盂肾炎，尿常规、尿液培养和药敏实验是关键。

处理　根据药敏实验选择适当的抗生素治疗。参见 Becker 10。

肠系膜腺炎

病因及发病机制　回肠结肠的系膜腺炎通常由病毒引起，但其他传染媒介，如小肠结肠炎耶尔森菌、空肠螺杆菌、空肠弯曲杆菌、沙门菌和志贺菌属也有报道。还有肠系膜腺炎与上呼吸道特别是咽部链球菌感染的相关性也有报道。特别对于儿童，原发性肠道病原体可累及淋巴结。
肠系膜腺炎是自限性疾病，表现为发热、腹痛、恶心，偶尔也表现为腹泻。

临床表现　疼痛和压痛常集中在右下腹部，但可能比阑尾炎更弥漫。压痛点可能随患者体位变化而转移，而阑尾炎的压痛点通常比较局限。白细胞增多较普遍。

诊断　肠系膜腺炎的诊断须依赖排除法。儿童主要依据逐步加压下的右下腹超声诊断。最近许多医院采用 CT 为主要诊断手段。

处理　非手术治疗。参见 Sabiston 43。

输尿管结石

病因及发病机制   输尿管结石常常表现为间断性的腰腹部绞痛，患者找不到可以缓解疼痛的体位。疼痛经常从侧腹部或上腹部开始，再向下发展到下腹部。疼痛可能放射到耻骨区。男性患者的疼痛常放射到阴茎或睾丸。常伴有血尿。

临床表现   患侧肋脊角压痛是典型表现。没有腹膜炎体征。然而，患者多有前腹部压痛，并可能有反跳痛，需要仔细辨别。

诊断   尿检发现血尿是关键（85% 有红细胞）。如果腹部 X 线片发现不透明结石（60% ~ 70%），可依此诊断。超声有助于发现肾盂积水。静脉肾盂造影和 CT 尿路造影是更为明确的检查。

处理   逆行肾盂造影有助于判断是否需要内镜手术。大部分小结石能够自行排出，体外震波碎石也是非常有效的治疗方法。**参见** Sabiston 77，Becker 63。

卵巢囊肿破裂

病因及发病机制   卵巢囊肿一般是功能性的（非疾病相关），并能自行消失。

临床表现   排卵前几天，卵泡发育。如果卵泡没有破裂并释放出卵子，卵泡中的液体将持续存在。这种功能性囊肿比较常见，一般在 60 天内自行消失。不要把功能性卵巢囊肿和其他卵巢囊肿的相关疾病混淆，尤其是需要治疗的各种良性囊肿，还有肿瘤性的卵巢囊肿。囊肿破裂常常表现为没有任何明显先兆的急性下腹痛。通常有卵巢囊肿病史。

诊断   盆腔检查常有宫颈举痛，牵扯附件时有前压痛。依据病史和体检能够区分卵巢囊肿和阑尾炎及盆腔炎。卵巢囊肿破裂可以产生大量腹腔积血，临床表现和超声检查都近似异位妊娠。盆腔超声经常显示囊肿或囊肿残余。β - HCG 是排除异位妊娠的关键。

处理   腹腔镜或剖腹手术切除。**参见** Sabiston 75。

卵巢扭转

病因及发病机制　卵巢扭转常常表现为没有任何明显先兆的急性下腹痛。

临床表现　通常有卵巢囊肿病史。盆腔检查常有宫颈举痛，牵扯附件时有前压痛。

诊断　诊断比较困难，通常依据临床表现。多普勒超声有时对诊断有帮助。

处理　腹腔镜或剖腹手术。某些情况下，卵巢扭转可以复位，而不影响输卵管和卵巢。当出现明显坏死和血流量减少时，必须进行附件切除。参见 Sabiston 75。

克罗恩病/末端回肠炎

病因及发病机制　克罗恩病是一种炎症性胃肠病，可见于青少年和青年人。

临床表现　克罗恩病常表现为阵发性的腹痛和腹泻。尽管典型患者多有慢性、阵发性腹痛病史，当接诊右下腹痛的患者时要记住区分克罗恩回肠炎。

诊断　对于之前没有确诊的患者，用 CT 寻找回肠末端的增厚有益于诊断。

处理　腹腔镜或剖腹手术。克罗恩病患者末端回肠的典型特征是肠道炎症和爬行脂肪(肠系膜脂肪蔓延包裹整个肠道)。如果对疑似阑尾炎病例剖腹手术时发现阑尾正常，必须检查末端回肠以排除炎症性肠病。如果确诊为克罗恩回肠炎，阑尾基部健康时就必须把阑尾切除(参见病例 6，腹痛与腹泻)。参见 Sabiston 48，50；Becker 22。

少见病

a. **美克尔憩室**：憩室距回盲瓣大约20 cm。可以像阑尾一样发生感染。如果施行阑尾切除术时发现阑尾是正常的，必须仔细检查回肠末端以排除克罗恩病和美克尔憩室。**参见 Sabiston 48，Becker 57**。

b. **经间痛**：疼痛与排卵和卵泡破裂有关。可表现为下腹痛。一般与排卵时间相关。

c. **盲肠憩室炎**：在老年患者中可能有类似阑尾炎的表现，但不太可能见于28岁患者。**参见 Sabiston 50，Becker 21**。

d. **小肠结肠炎耶尔森菌肠炎**：最常见于儿童，表现为腹痛腹泻。可能有右侧腹痛和类似阑尾炎症状。**参见 Sabiston 43**。

实践基础上的学习和提升：循证医学

题目

阑尾CT检查对患者治疗及医疗资源利用的影响

作者

Rao PM, Rhea JT, Novelline RA, Mostafavi AA, Mc Cabe CJ

参见

New England Journal of Medicine，January 15，1998，338（3）：141 – 146

问题

尽管CT能帮助作出正确诊断，但常规阑尾CT对于疑似阑尾炎患者的治疗方案、疗效和费用的影响仍未有定论。

干预

100位疑似阑尾炎患者，除有禁忌证的患者外，其余都接受了CT检查。

证据质量

包含100名患者的前瞻性、非随机研究。

结局/效应

常规CT检查使得59%的患者改变了治疗方案，其中包括避免不必要的阑尾切除手术（13%）和不必要的住院治疗（18%）。这些改变估计节省费用47,281美元。

历史意义/评论

这篇文章讨论了最佳治疗方案和系统实践，挑战了认为阑尾炎主要依据临床表现来诊断的传统观点，并提示常规阑尾 CT 能够改善治疗方案并减少对医院资源不必要的占用。

沟通技巧

认同、了解生育问题

　　28 岁的女性要进行阑尾炎或妇科疾病的治疗时，即使她没说出口，也一定对将来的生育问题充满担心。如果疑似输卵管卵巢脓肿、盆腔炎或卵巢扭转，将来的生育问题一定要作为知情同意的一部分直接讨论。如果诊断是阑尾炎，也须向患者表明将来的生育不太可能受影响，以安抚其情绪。

职业素养

保持良好的医患关系

　　在繁忙的急诊室对身体不适的患者进行盆腔检查是对我们职业素养的考验。应尊重患者，尽量营造一个安全私密的空间。特别是在教学中，要减少病房或诊室内的人数，并用适当的衣物覆盖来减少患者身体的暴露。要有一位女性护士或其他女性医务工作者在场。如果预计需要多方会诊，把盆腔检查留给最具经验的决策人或妇科医生来做。体检的过程中要解释你将要做什么和你正在做什么，态度要尽量温和，并富有同情心。

基于系统的实践

成本动因：影像学研究

　　传统教学中认为阑尾炎只需依据临床表现来诊断，做 CT 检查不仅费用较高而且常常是不必要的。然而，从系统的观点出发，这个观念被前文提到的一篇发表在新英格兰杂志上的文章所挑战。这篇文章指出，尽管对患者个人来说，CT 是昂贵的检查，但就整个系统而言，CT 可能有良好的整体成本效益。

（潘凌　译）

第 12 章
病例 2：患者，女，44 岁，右上腹疼痛

Joseph F. Golob MD & Christopher P. Brandt MD

编者按：鉴于病例 2 和病例 3（第 12 章和 13 章）有部分重叠的，我们建议将其作为一个单元来学习。

病例 2：患者，女，44 岁，因右上腹疼痛入院。

鉴别诊断

胆绞痛	胆管炎	胰腺炎	消化性溃疡
急性胆囊炎	肝炎	肾盂肾炎	肺炎

诊疗思路

当接诊一位右上腹痛的 44 岁女性患者时，虽然作为一个外科医生，我首先考虑的是肝胆系统疾病，但还是应该将所有可能引起腹痛的原因列入考虑范围。详细地询问病史及细致地查体可以很快缩小鉴别诊断的范围。询问疼痛症状时，需要问及疼痛的持续时间及其放射部位。问诊既往史时应包含饮酒史（**肝炎、胰腺炎**）和尿路感染史（**肾盂肾炎**）。间歇性的餐后右上腹痛应考虑胆囊疾病，而出现黄疸、陶土色大便及皮肤瘙痒等症状则应该考虑原发性肝脏疾病或胆道梗阻。常规检查应该包括全血细胞计数（又称为血常规，Complete Blood Count，CBC）、尿常规（U/A）、肝功能检测、淀粉酶检测及脂肪酶检测（**胰腺炎**）。**肝功能检测**结果（主要是转氨酶、总胆红素及碱性磷酸酶）有助于我进一步分析是否存在进展期的肝功能障碍或肝后胆道阻塞。影像学检查我通常首选**右上腹**（right upper quadrant，RUQ）超声检查。如果是胆囊的问题，查体可及 RUQ 压痛、墨菲征阳性（表现为吸气时胆囊区压痛），如伴发热及白细胞增多则可鉴别**胆绞痛**或**急性胆囊炎**并有助于确定合适的手术时机。

患者诊疗

临床思维

- 记住那些若不及时处理就可能导致病情恶化或出现败血症的疾病，包括**急性胆囊炎、逆行性胆管炎、肾盂肾炎及溃疡穿孔**等。
- 对于存在黄疸的患者，应考虑可能为原发性肝疾病的活动期、肝内胆汁淤积或胆道系统阻塞。
- 若判断为右肺的疾病应考虑是否确实在"膈肌之上"。

病史

- 和采集其他腹痛病史一样，询问的重点是腹痛的位置、特征、持续时间、频率、时间顺序及减轻或加重的原因。典型的**胆绞痛**特点是有间歇性的餐后右上腹痛并可放射至肩胛下区；**急性胆囊炎**患者可能存在既往**胆绞痛**病史而目前表现为渐进且不易缓解的疼痛并可能伴有发热；**胰腺炎**患者则更多表现为持续性疼痛，通常集中于上腹部并向腰背部放射；**肾盂肾炎**患者更多的是感到腰腹部疼痛，同时应该询问患者有无排尿困难和尿频等症状。
- **黄疸**或其他高胆红素血症的症状（如陶土色大便、尿色深黄或皮肤瘙痒）可见于**肝炎、胆管炎**及由结石导致的胆总管阻塞患者（**胆总管结石病**）或占位阻塞（壶腹周围肿瘤）的患者。
- 询问详细的个人史非常重要。肝炎的危险因素包括静脉注射药物、最近的亲密接触或性接触史、食物、药物、输血史及酗酒史。肝炎经常伴随着其他特征性前驱症状，如疲劳、不适、恶心、食欲减退及发热。

体格检查

- 伴随症状：发热提示存在感染。心动过速和低血压提示败血症或急性失血。
- 视诊：首先要观察患者的一般情况是否为急性起病。检查皮肤、巩膜是否黄染。绞窄性疾病患者的疼痛往往无法通过转变体位缓解，而腹膜炎患者卧位时可以缓解。
- 听诊：肠鸣音减弱则更倾向于消化道感染而非胃溃疡。
- 触诊：肝脏边缘锐利伴压痛提示**肝炎**或肝内胆管阻塞。局部腹膜炎症状及墨菲氏征阳性常见于**急性胆囊炎**。**胆绞痛**患者查体时常压痛明显，轻微触诊即有剧痛。腹部压痛伴黄疸及发热提示胆管炎，而肋脊角（Costorertebral angle，CVA）压痛见于**肾盂肾炎**。压痛和明显肿大的胆囊提示**急性胆囊炎**，无痛并明显肿大的胆囊伴黄疸提示胆管阻塞或胰腺癌（Courvoisier's 库瓦西耶胆囊症）。年轻女性患者应首先通过妇科检查排除盆腔炎症疾病（pelvic inflammatory disease，PID）再考虑肝周相关炎症（弗茨休－柯蒂斯综合症）。

实验室检查

- **血常规**：白细胞增多提示存在感染。　　　　　　35 美元
- **肝功能（AST、ALT、AKP、总/直接胆红素）**：肝炎诊断、阻塞性和非阻塞性黄疸的鉴别必要性检查。　　　　75 美元
- **淀粉酶、脂肪酶**：是否存在急性胰腺炎。　　　45 美元
- **凝血功能**：INR 检测肝脏合成功能。　　　　　75 美元
- **肝炎病毒检测**：如既往确诊或体格检查、肝功能考虑存在肝炎。　　　　　　　　　　　　　　　　　　　80 美元
- **β－hCG**：排除怀孕。　　　　　　　　　　　135 美元
- **尿常规**：排除肾盂肾炎，肾结石。　　　　　　38 美元

影像学检查

→ **右上腹超声检查**：最好在空腹状态下进行。超声检查对胆结石、胆囊壁增厚及胆囊周围积液高度敏感。若在超声检查时胆囊有压痛（"超声性墨菲征"）则应高度怀疑急性胆囊炎。肝内外胆管超声探查可以评估结石的阻塞情况及胆管扩张程度。

225 美元

→ **HIDA 扫描**：核医学胆道扫描评估核素的二甲基乙酰替苯胺亚氨基二醋酸（HIDA）肝吸收能力和胆汁排泄能力。通常急诊情况下不考虑使用，因为该检查需要数小时才能完成。如果看不见胆囊，则提示胆囊管可能阻塞。　　　　425 美元

→ **口服/静脉注射造影剂在腹部/盆腔 CT 中的应用**：简单的胆囊疾病首选超声检查，而腹部 CT 可以鉴别诊断多种右上腹疼痛疾病。口服和静脉造影对比是评估胰腺和上消化道疾病的必选方法。　　　　　　　　　　　　　　　　800 美元

→ **MRCP 或内镜逆行胰胆管造影（endoscopic retrograde cholangiopancreatography，ERCP）**：可得到一个胆道系统的"路线图"。MRCP 是一种非侵入性的 MRI 扫描，可重建一个 3D 的胆道系统图，对胆总管结石非常敏感。ERCP 则是侵入性检查，其优势在于可以通过切开乳头肌取出胆总管结石或置入支架撑开肿瘤导致的狭窄。

1200 美元

临床实例	医学知识

胆绞痛

病因及发病机制　结石阻塞胆囊管或胆总管引起的"胆绞痛"是由于胆汁流出受结石阻塞，引起胆囊收缩而发生急性疼痛。

临床表现　往往是餐后疼痛，氨基酸和脂肪可刺激十二指肠释放胆囊收缩素并收缩胆囊。疼痛位于右上腹或中上腹，通常呈持续性加重并可放射至肩背部。这种内脏性疼痛通常持续时间不长，数分钟至数小时即可缓解。

诊断　通常有腹部超声检查发现胆结石的既往史或现病史。如果超声检查未见异常，HIDA 核素扫描与胆囊收缩功能检查有助于诊断胆囊收缩障碍和慢性胆囊炎。胆绞痛本身很少出现异常的实验室检查结果。

处理　饮食调节，食用低脂食品可以降低症状发作的频率，也可考虑行腹腔镜胆囊切除术。**参见 Sabiston 54，Becker 17。**

急性胆囊炎

病因及发病机制　急性胆囊炎最常见的病因是胆囊颈部或胆囊管结石嵌顿，导致胆囊完全阻塞，同时使胆囊壁产生炎症反应。致病菌包括大肠埃希菌和克雷伯氏菌等。无结石性胆囊炎（没有结石的情况下发生的胆囊炎）常见于危重患者，可能与肠系膜血流减少和胆囊缺少刺激有关。

临床表现　患者的初始症状与胆绞痛相似，但炎症持续数日（当胆囊管开始阻塞）即可能演变成急性胆囊炎，腹痛变得更为持久并可伴随发热。

诊断　根据临床症状、白细胞增高、上腹部超声显示胆结石、胆囊壁增厚、胆囊积液和超声墨菲征阳性即可诊断。如果诊断仍不明确可以考虑行 HIDA 扫描，同时可见肝脏酶学轻度增高。

处理 基本的治疗包括保持患者禁食、静脉补液及抗感染治疗。对于大多数患者在发病后 24～48 小时内行胆囊切除术是首选治疗方法。危重患者手术治疗风险较高(例如严重的心脏疾病患者)可行经皮胆囊造口术放置引流管引流胆汁作为姑息手段。**参见 Sabiston 54,Becker 17。**

胆管炎

病因及发病机制 急性逆行性胆管炎多因胆总管阻塞引起,其原因是细菌逆行感染持续加重并波及肝实质且迅速发展成为全身性疾病。胆管炎患者会非常迅速地出现败血症及多器官功能衰竭。因此临床上高度怀疑胆管炎的患者应尽快治疗。

临床表现 症状中夏洛特三联征最具特点,包括黄疸、右上腹痛及发热。随着疾病发展到全身败血症,患者可能出现雷诺氏五联征:夏洛特三联征合并低血压及精神状态改变。

诊断 根据临床表现、白细胞增高、肝脏功能检测异常及超声检查发现结石并伴胆道梗阻即可诊断。

处理 基本治疗包括静脉补液和滴注抗生素,必要时可行急诊胆道减压术。可以通过内镜逆行胰胆管造影尝试取出阻塞结石或支架植入扩宽胆总管,也可以行经皮肝穿刺胆道引流(percutaneous transhepatic cholangial drainage,PTCD)。对于重症患者,这些介入治疗手段的死亡率比外科手术干预低。一旦急性炎症得到控制,则有必要通过外科手术从根本上解决梗阻原因。**参见 Sabiston 54。**

急性肝炎【参见本书第 29 章】

急性肝炎通常由病毒感染引起,右上腹痛的患者须考虑该疾病。有多种病毒会引起肝脏疾病,最常见的是甲肝、乙肝和丙肝病毒。甲型肝炎常表现为黄疸、发热、右上腹疼痛、恶心及呕吐。乙肝和丙肝可以出现相似症状,但通常都呈慢性病程。**参见 Sabiston 52,Becker 10。**

胰腺炎【参见本书第 13 章】

胰腺炎的两个主要病因是胆结石（40%）和饮酒（30%）。其他病因包括代谢因素（高脂血症、高钙血症或囊性纤维化）、解剖因素（胰腺分离、胰管狭窄）、医源性因素（例如 ERCP 造成的损伤）、药物因素（如噻嗪类利尿药、硫唑嘌呤、呋塞米、类固醇）、感染因素及特发性胰腺炎（15%）。病理生理学因素：胆源性胰腺炎因胆结石阻塞胰管导致储备的胰腺酶释放和胰腺组织损伤/胰腺坏死引起；酒精性胰腺炎则因乙醇直接对胰实质的毒性作用引起。**参见 Sabiston 55，Becker 24。**

胰腺炎在第 13 章中有更详细的讲解，特别要注意的是在第 13 章中的循证医学部分有提及可以通过"Ranson's 标准"预测任何个体疾病的严重程度。

消化性溃疡

病因及发病机制　胃、十二指肠黏膜的破坏通常是幽门螺杆菌感染、非甾体类抗炎药的使用或消化液分泌过量的结果。

临床表现　上腹部疼痛可出现餐后加重（胃溃疡）或餐后疼痛减轻（十二指肠溃疡），两者皆可引起消化性溃疡的相关并发症：胃肠道出血、穿孔或幽门梗阻。

诊断　通过胃镜或十二指肠镜进行诊断。并发症可通过腹部平片和胸片中的膈下游离气体（穿孔）、大便潜血实验阳性（出血），或胃扩张及无胆汁性呕吐（幽门梗阻）诊断，幽门螺杆菌感染可通过检出弯曲杆菌（CLO 测试）或尿素呼吸试验诊断。胃溃疡应该考虑进行病理切片检查以排除胃癌。通过血小板聚集实验或血清水杨酸盐水平测定可以确认是否有非甾体类抗炎药的使用史。

处理　取决于病因及并发症的情况：行两周的内科治疗以治疗幽门螺杆菌感染（消化性溃疡同时也应治疗不明原因的活动期感染）。进一步的药物治疗包括抑酸制剂、H_2 受体拮抗药、质子泵抑制药（PPI）或硫糖铝以及消除乙醇和非甾体抗炎药的作用。伴下列并发症：穿孔、出血、幽门梗阻、复发性溃疡或癌变等应考虑手术治疗。**参见 Sabiston 46，Becker 26。**

肺炎

病因及发病机制　肺炎可引起急性支气管肺泡感染可伴或不伴随慢性阻塞性肺疾病。

临床表现　右上腹疼痛可见于部分急性肺炎或肺梗死的患者，胸部的相关症状可以协助诊断，肺炎的典型症状包括咳嗽、呼吸困难及发热。

诊断　通常由胸部查体和胸片可确诊。

处理　取决于体征，听诊时可发现呼吸音和摩擦音减弱。**参见 Sabiston 59**。

少见病

a. Fitz-Hugh-Curtis 综合征：由盆腔感染【通常是盆腔炎症性疾病（PID）】逆行感染引起肝周炎症反应导致右上腹疼痛。**参见 Sabiston 43**。

b. 肝坏死：继发于右心力衰竭。**参见 Sabiston 53，Becker 19**。

c. 盲肠后位阑尾炎：非典型的解剖位置可导致右上腹疼痛。**参见 Sabiston 49，Becker 15**。

d. 肺炎：可因膈肌刺激而致右上腹疼痛。

e. 结肠穿孔/炎症：缺血性结肠炎、憩室炎、结肠癌。

f. 肝肿瘤：肝细胞癌、转移性肿瘤、良性肿瘤或囊肿（肝血管瘤、囊肿、腺瘤、局灶性结节性增生）。

实践基础上的学习和提升：发病率和死亡率的自评量表	
并发症	1 号腹引管胆漏。
类型	技术错误，可预防。
手术名称	腹腔镜胆囊切除术中转为剖腹手术。
疾病名称	急性胆囊炎。
病情介绍	1 号腹引管引流出 200 mL 胆汁。
干预措施	内镜逆行胰胆管造影与支架置入。

治疗效果	解决胆漏并完全恢复，3 周后通过内镜逆行胰胆管造影取出支架。
危险因素	急性胆囊炎导致胆囊管和胆总管结合处炎症较重，患者有糖尿病史。
如何处理危险因素	仔细解剖胆囊管和胆总管交汇部，胆囊管残端双重结扎，胆囊床引流。
处理过程中发生了什么	从 1 号腹引管流出胆汁（200 mL）可能存在胆囊管漏。行 ERCP 在胆总管内放置支架。
是否还有其他处理方式	可考虑缝合胆囊管，或放置 T 形管引流。
处理方式不同带来的结果是否不同	可不必行 ERCP、支架置入及支架清除。

沟通技巧

知情同意

　　知情同意是一个医生在医疗干预措施前必须执行的与患者之间进行的至关重要的沟通过程，是一种道德义务以及法律要求。知情同意必须包含患者的诊断（如果已知）、治疗方法的目的、手术过程的描述、手术风险和收益、替代治疗方法及其风险和收益以及不行手术的风险和收益。目的是让患者在决定前充分了解诊疗过程中可能出现的问题。

　　知情同意的例外情况包括：患者缺乏决策能力（缺乏能力）、紧急和治疗特权（医生告知某些医疗信息可能损害患者或影响知情同意过程）。

　　腹腔镜胆囊切除术的知情同意必须包括告知患者手术可能存在感染、出血、胆管损伤、胆汁泄漏、肠道损伤及肝损伤等风险。不应过度惊吓患者，但你必须让患者明白虽然严重的并发症很罕见，但这些并发症会导致额外的诊疗/外科手术甚至死亡。

职业素养

患者自主权的原则

　　具备自主能力的患者有权拒绝手术。在知情同意过程中，医生必须判断患者是否有能力理解诊断和治疗，是否能够作出一个理性的决定。严格地说，所有的患者都有权利作医疗决定，除非法庭的宣判剥夺了他的权利。当对患者的能力存在质疑时，对患者、医生及患者的家庭来说可能是件非常难办的事情。例如：正在使用呼吸机的患者或那些之前有精神障碍但并不一定缺乏决策能力而当前却出现非理性决策的患者，其判断力就应该被质疑。当患者的能力确实存在问题时，明智的选择是从精神病顾问或其他合适的医疗人员(如上级医师)那里获取帮助。

基于系统的实践

了解你的医疗成本：医疗措施需要的费用

　　你可能会坐在医务人员休息室中，抱怨由于医疗保险公司的成本控制而不能实施腹腔镜胆囊切除手术。外科医生可能在手术时需要将医疗成本控制到最低。在提供手术服务时，医疗成本控制计算有助于明确手术的直接费用和间接费用。在医疗成本计算中，成本费用的计算有助于提供针对性的治疗服务。直接成本和各个办公室相关，例如保险验证时的行政成本，医师讨论和治疗预约的成本。间接成本是在治疗过程中发生和需要分配的费用(如房租、公用事业费、劳务费)。确定实际治疗措施，改善你对成本的了解和预算的控制，这些信息可在你和治疗管理组织谈判和分析费用的时候使用。你的流动成本和预算控制将提高你系统回顾成本时的效率。

（朱磊、付必莽　译）

第13章
病例3：患者，男，47岁，上腹部疼痛

R. Matthew Walsh MD

编者按：鉴于病例2与病例3（第12和13章）有部分重叠，我们建议将其作为一个单元来学习。

病例3：患者，男，47岁，因上腹部疼痛入院。

鉴别诊断

消化性溃疡疾病（PUD）/胃炎	食管反流/食管炎	胆道绞痛/胆囊炎	肝炎
胰腺炎	肺炎	心肌缺血	

诊疗思路

当接诊上腹部疼痛的患者时，我首先应有一个全面的诊疗判断，包括内科及外科的情况，以及从是否需要生命支持到治疗的具体细节等一系列问题。面对这种症状的患者，需要重点全面地分析病史，这样做可以得出一个合理的症状评估并指导短期治疗。通过病史我可以区分消化性疾病（消化性溃疡、胃炎、胃食管的反流性疾病GERD及食管炎）、小肠前段疾病（胆道、胰腺炎、肝炎）及隔肌上方疾病（肺炎、心脏性疾病）。几乎所有的患者都应该完善心电图检查、肌钙蛋白/心肌酶、胸部X线片（CXR）、肝脏功能测试和淀粉酶水平测试。当病史提示有胆囊炎症状时我选择超声检查，而不是通过偶然检查发现胆结石。当病史包含食管或胃、十二指肠疾病及其并发症时，需行上消化道内镜（esophagogastroduodenoscopy，EGD）检查。

患者诊疗

临床思维

除了鉴别不同器官系统的疾病，还应该区分严重的或不严重的，即使严重者较少见。尤其是女性发病时，急性心肌梗死可有非典型表现。其他的相似诊断包括急性胰腺炎，急性食管断裂（Boerhaave 综合征）。

病史

病史对区分以下疾病都很有帮助，在每个病例中都应注意其前驱症状、风险因素及疾病后遗症。

- **消化性溃疡疾病/胃炎**：典型症状为持续性疼痛，胃溃疡在进食后往往加重，但十二指肠溃疡在进食后往往缓解。抑酸反应的结果与内镜检查同样重要。考虑并发症时应包括黑便、呕血及早期的饱腹感。体重减轻及家族胃癌史提示可能存在恶性胃溃疡。消化性溃疡（peptic ulcer disease，PUD）风险因素包括服用阿司匹林、非甾体类抗炎药及乙醇。

- GERD/esophagitis：胃食管反流病（gastro-esophayeal reflux disease，GERD）的主要症状包括可放射至前胸的烧灼样疼痛、抗酸及抑酸治疗有效，当仰卧位时症状加重，前驱症状存在反酸。考虑并发症时应包括进食固体或液体食物时吞咽困难、出血及体重减轻。

- **胆道系统症状**：可出现相似的症状或厌食，虽然症状有时很轻。疼痛向右腰背部放射并可出现肩部的牵涉痛。通常持续几个小时，而非短暂性疼痛。疼痛通常出现在餐后，但也可因延迟发生（从睡眠中疼醒）而表现为非餐后疼痛。疼痛时常伴有恶心和呕吐。疾病的并发症状包括黄疸及发热。风险因素包括家族史、肥胖和肠易激综合征（irritable bowel syndrome，IBD）。

- **肝炎**：通常为持续的疼痛，可放射至背部、右上腹或肩部。疼痛往往不是突然发作，前期一般会有间歇性疼痛或黄疸。疾病的并发症状可能包括黄疸。风险因素包括静脉注射毒品史、输血史、疫地旅游史、冶游史、药物史及饮酒史。

- **胰腺炎**：疼痛常是持续性的并可以放射至背部，常伴恶心、呕吐。前驱期胆绞痛症状可能提示胆源性胰腺炎，既往的胰腺炎病史非常重要，应该询问家族胰腺炎病史。风险因素包括饮酒、药物和重大外伤史。

- **肺炎**：往往以普通感冒为前驱症状，常伴有寒战发热，与腹部疾病相比肺部疾病中呕吐不太常见，疼痛往往涉及胸腹部。风险因素包括接触性肺炎及潜在的肺部疾病。
- **心肌缺血**：上腹部疼痛在急性心肌缺血中并不少见，疼痛必须认真考虑上腹部的诱因，如胆囊炎症状。仔细回顾之前的症状，包括诱因：如劳累，疼痛可放射到颈部和左臂。重要风险因素包括家族史、糖尿病、高血压、高胆固醇血症及已确诊的心脏疾病。还要考虑其他心脏疾病，如急性心力衰竭与肝后性淤血、肝衰竭、心包炎、心内膜炎。

体格检查

应该考虑是否存在炎症反应，可通过发热和腹膜刺激征得到提示。血容量减少是由一系列原因导致的，体格检查中特殊的症状能提示相应的疾病过程：

- **消化性溃疡疾病/胃炎**：直肠指检见黑便或大便隐血阳性，上腹部可能压痛，恶性胃溃疡可扪及锁骨淋巴结肿大。
- **GERD**：咽喉可能出现红斑，通常伴轻微或无腹部压痛。
- **胆囊炎**：右上腹压痛，可能触及肿块或伴黄疸。
- **肝炎**：体查时可触及肝肿大，在低位肋部按压时通常有广泛性压痛，包括侧腹部；伴黄疸，包括巩膜黄染。
- **胰腺炎**：上腹部压痛和饱满，可能在疾病发生几天后出现背部瘀斑（Grey Turner's 征）或脐部瘀斑（Cullen's 征）。
- **肺炎**：单侧胸部症状包括干啰音、气促，呼吸音减弱和叩诊浊音，缺乏腹部体征。
- **心肌缺血**：体查时可发现心包摩擦音、额外的心音以及不规则的脉搏，体查时可能会发现心功能减退症状：包括颈静脉怒张、肝内回流受阻及四肢水肿。

实验室检查

- **肌钙蛋白/心肌酶**：评估急性心肌缺血。　145 美元
- **心电图**：评估心律失常和心肌缺血。　150 美元
- **淀粉酶/脂肪酶**：评估胰腺炎。　75 美元
- **肝功能**：评估肝炎和胆汁淤积。　85 美元
- **食管、胃、十二指肠镜检查（EGD）**：评估食管炎、消化道溃疡及胃炎。　750 美元

影像学检查

➡ **阻塞症状**：胸部正侧位 X 线片和腹部立位 X 线平片可鉴别空腔脏器穿孔、肠梗阻或肺部疾病。   125 美元

➡ **右上腹超声检查**：最好在空腹状态下进行，特别适用于肝胆系统疾病，由于胰腺上部所覆着的肠道含有气体，检查胰腺时效果欠佳。   225 美元

➡ **口服/静脉注射造影剂在腹部/盆腔 CT 扫描中的应用**：CT 平扫＋增强扫描在检查胰腺和上消化道时非常重要。这是评估胰腺和腹膜后疾病的首选检查。   800 美元

临床实例   医学知识

参见本书其他章节

消化性溃疡疾病：在第 12 章中讨论。**参见 Sabiston 46**。

急性胆囊炎和胆绞痛，在第 12 章中讨论。**参见 Sabiston 54**。

肝炎：在第 29 章中讨论。**参见 Sabiston 54**。

反流性食管炎

病因及发病机制   由于食管下段括约肌的异常放松和/或胃或食管蠕动障碍导致胃酸反流和/或胆汁在食管淤积。

临床表现   胸骨后/上腹部的灼烧感可以提示反流、吞咽困难，或非胃肠道症状如慢性咳嗽、哮喘和声音嘶哑/喉炎。症状经常在平卧位时、餐后和使用抗酸药后立刻发生。而患者常诉"烧心感"。

诊断   诱因和局部治疗反应提示该疾病。内镜检查发现食管炎（病理活检确认和排除嗜酸性粒细胞），Barrett's 食管（病理活检食管发育不良），食管裂孔疝和食管狭窄。附加检查包括 24 小时 pH 监控和食管测压。

处理　包括生活方式的改变：减肥，戒烟、戒酒、戒咖啡因食品，避免夜餐过量和睡眠时枕头过高。药物治疗包括质子泵抑制药、H_2 受体拮抗药、抗酸药。手术治疗适应证用于症状持续的患者。根据药物治疗反应、生理性检查（如测压法）和并发症（如狭窄）来指导手术。常用的手术是胃底折叠术，如腹腔镜 Nissen 法。**参见 Sabiston 42，Becker 27。**

胰腺炎

病因及发病机制　急性胰腺炎症反应发生于直接毒性损伤（如乙醇）或胰腺/胆管引流阻塞（如胆源性胰腺炎或者胰腺分裂胰腺癌）。对发病机制的研究目前较少，而这些机制因素决定着细胞的损伤程度。炎症病程可影响到腹膜后隙、胰腺癌和胰周所有的器官。

临床表现　胰腺炎的轻重程度差异很大，从轻微炎症到胰腺坏死的症状多种多样。胰腺炎的疼痛通常是突如其来并持续不断的。通常是上腹部疼痛，但也可以包括背部疼痛，涉及膈肌部疼痛，伴随恶心/呕吐。

诊断　血清淀粉酶/脂肪酶通常升高。Ranson's 标准用来评估严重性（参见后面"实践基础上的学习和提升：循证医学"一节）。通过静脉造影 CT 扫描以确定严重病例是否存在胰腺坏死。

处理　最初治疗包括体液复苏，以避免由于全身性和腹膜后第三间隙导致的低血容量性休克。持续呕吐患者需要插胃管治疗。短期疗程的抗生素可适用于控制严重的症状。胆总管结石导致胆道梗阻患者需行 ERCP。其他的治疗针对并发症（例如对感染坏死组织进行清创）和消除潜在的病因（如胆结石行胆囊切除术后）。**参见 Sabiston 55，Becker 24。**

心肌缺血

病因及发病机制　急性冠状动脉的阻塞导致急性心肌缺血。

临床表现　疼痛的位置通常位于胸骨后，病情严重时，疼痛可辐射到下颌和左上臂。患者通常呈现非典型症状，包括上腹部疼痛。

诊断   易感风险因素和缺乏腹部体征提示心脏病因。心电图和心脏酶通常用于诊断。超声心动图可以帮助观察心脏运动、心室扩张、射血分数和心包积液。

处理   治疗中再灌注是相当关键且需及时意识到的。在适当的情形下选择进行溶栓疗法(包括静脉溶栓或冠状动脉内溶栓)和经皮腔内冠状动脉成形术(percutaneous transluminal coronary angioplasty, PTCA)+支架置入。**参见** Sabiston 61,Becker 29。

少见病

a. **仔细排除胸主动脉瘤:**
   胸主动脉瘤的症状可以是急性持续上腹疼痛、僵硬的腹壁和休克。它与消化性溃疡穿孔类似,但伴有典型胸部相关症状。胸部平片上没有游离气体,但伴有扩大的主动脉弓影。

b. **急性食管破裂(Boerhaave 综合征):**
   破裂的食管可以自发伴随强烈的恶心和呕吐。疼痛位于上腹部,并可放射到胸段脊柱。胸部平片上发现左胸腔积液和纵隔气体。对比增强胸部 CT 扫描可以进行诊断。**参见** Sabiston 41,Becker 27。

c. **食管蠕动障碍性疾病:**
   异常运动的食管可能导致上腹部疼痛和吞咽困难。这些症状产生的原因常常是由于食管下段括约肌受损松弛而导致食管痉挛性蠕动障碍和失弛缓。**参见** Sabiston 41,Becker 27。

实践基础上的学习和提升:循证医学

题目
预后标志和急性手术在胰腺炎中的管理

作者
Ranson JHC, Rifkind KM, Roses DF, Fink SD, Eng K, Spencer FC

参见
Surgery, Gynecology, and Obstetrics, 1974;139:69-81

问题
本研究旨在用调查评估的方法来识别可靠的预后标志,以及严重的胰腺炎的指标。

干预

无。

证据质量

回顾性的图表总结。

结局/效应

　　相关治疗发现，发病率和死亡率在两个时期有明显区别。该研究包括入院时的 5 项指标和入院 48 小时的 6 项指标各记 1 分，共计 11 分。入院时指标：年龄 >55 岁，白细胞 $>16 \times 10^9$/L，血糖 >11.1 mmol/L，AST >250 u/L，LDH >350 u/L。

　　入院 48 小时指标：PaO_2 <60 mmHg，碱缺失 >74 mmol/L，血钙 <8 mmol/L，血 BUN 升幅大于 5 mmol/L，HCt 减少 >10%，体液丢失量 >6 L。

　　接收患者时发现患者症状轻于三个迹象中的任何一个或 48 小时内被接收诊治，则死亡率为 3%。具有三个或更多的诊断标准症状的患者，则死亡率为 62%。

历史意义/评论

　　经典的研究在 1974 年执行。Ranson's 标准继续广泛使用并作为急性胰腺炎生存预测的一种预后指标。

沟通技巧

酗酒问题

　　酗酒通常可而导致肝炎和胰腺炎疾病。一些人胰腺酒精中毒，而另一些人则肝脏酒精中毒，但很少在两种器官上同时发生中毒，为什么会出现这种情况，原因尚不得而知。但可以肯定的是，彻底戒酒可以防止疾病进一步发展。

　　在外科治疗慢性酒精性胰腺炎时，生存率的长短也主要由是否继续饮酒决定。特别当情况危急时，与患者沟通并告诉他们可疑物质的滥用导致了疾病的发生，这对患者和外科医生来说都是很困难。你对患者健康的关心要耐心和一视同仁，并鼓励患者看到希望。在面临难以实现目标时保持清醒是一种非凡的挑战，并且，实现和获得成功需要多方面的支持。除了医疗建议，还需帮助你的患者获得社会的支持，这通常需要整个家庭的支持。

职业素养

患者福利原则：致力于维护与患者之间的良好关系

酗酒是一种使人衰弱的疾病，这对肝脏受损的患者的生活有广泛影响。

因此，医生必须在同情患者时，又对面临的挑战保持清醒。此外，应该避免批评再次酗酒后症状复发的患者。成功的禁酒需要获得社会和家庭的共同支持，要能够维持就业和得到医疗保险的支持，同时应避免滥用药物。大约80%的慢性胰腺炎患者在经历了一次大手术后会恢复饮酒，从而导致疼痛复发和最终预期寿命缩短。重新接触和持续关注患者，并帮助建立起完善的社会支持系统对患者的恢复来说是至关重要。

基于系统的实践

健康顾问的运作及协调

毒品及酗酒的治疗程序需要长期的社会服务和大量的医疗资源。许多接受外科治疗的患者都需要社会服务系统。和你医院社会服务部门的同事搞好关系，使其成为你的一种医疗资源以满足与患者沟通时的需要。当你确认患者需要门诊或住院康复时，应进一步了解与其健康护理、保险覆盖及其经济、出行能力最匹配的当地医疗资源。

（朱磊、付必莽 译）

第14章
病例4：患者，男，67岁，左下腹疼痛

Rebecca S. Evangelista MD

病例4：患者，男，67岁，因左下腹疼痛入院。

鉴别诊断

憩室炎	缺血性结肠炎	结肠癌
疝	输尿管结石	肠胃炎

诊疗思路

　　当接诊一位67岁左下腹疼痛的男性患者时，首先我应判断是否为传染性疾病，我需要问诊目前的症状、大便的习惯、次数及性状、既往类似症状病史、胃肠道症状和既往的结肠镜检查史，并通过问一些特殊问题来判断患者是否存在梗阻。在体格检查时，我注重腹部压痛及疼痛的部位和范围看能否触及包块或疝。实验室检查首先选择尿常规、血生化及血常规，如果存在心动过速和低血压，特别是存在腹膜炎症状时，应立即建立静脉通路治疗并考虑可能存在憩室炎穿孔。单纯的憩室炎通常通过临床症状诊断，如果有疑问可摄腹部立位平片、骨盆平片和CT扫描以协助诊断。当CT显示肠壁增厚不伴随憩室时，应行内镜检查以排除肠黏膜炎与缺血性结肠炎。

患者诊疗

临床思维

在鉴别诊断中需要尽快分辨哪些疾病会危及生命。憩室炎、癌症或局部缺血二次穿孔需要急诊手术治疗。

在体格检查时要牢记哪种体征与腹膜炎(压痛、腹肌紧张、反跳痛)相关联。

病史

应考虑到疼痛诱因、持续时间和疼痛的类型,开始疼痛部位在哪?现在疼痛部位在哪?

- **单纯性憩室炎** 典型症状为开始时左下腹隐痛,之后症状随时间延长而加重。**复杂性憩室炎**(穿孔、脓肿或阻塞)时,左下腹疼痛起始更急剧,可伴或不伴随单纯憩室炎症状。
- **肠胃炎** 通常与腹泻有关,一般无腹膜炎体征。**缺血性肠胃炎**与普通肠胃炎相比,除了有血性腹泻外,其余相似,常见于患心血管和周围血管性疾病的患者。
- **结肠癌**通常为慢性起病。但是如果伴穿孔或阻塞可以急性发作。
- **疝** 很少引起左下腹疼痛,包括腹股沟斜疝、切口疝或直疝,通常可触及包块。
- **输尿管结石** 通常呈"绞痛"发作,可加重或减轻,并伴血尿。

体格检查

- **伴随症状**:发热提示存在炎症。低血压和/或心动过速可能与脱水、血容量减少或继发于内脏穿孔或脓肿破裂的败血症。
- **视诊**:绞窄性疾病患者的腹痛往往通过体位缓解,而腹膜炎患者则可通过平躺缓解。
- **腹膜炎症状**(压痛、腹肌紧张、反跳痛)可能与憩室炎、结肠癌穿孔、疝压迫和/或绞窄有关。在肠胃炎、单纯性憩室炎、输尿管结石中则不常见。
- 肠鸣音减弱,与胃溃疡相比,多数与上消化道炎症的炎性过程有关。下腹部广泛压痛提示穿孔。
- 左下腹触及包块,提示可能存在疝(左腹股沟区或旧的腹壁切口),包块在腹壁外提示绞窄性疝,包块在腹壁内提示复杂性憩室炎或肿瘤。

- **直肠指检**：检查是否存在压痛、包块和出血。

实验室检查
- **血常规**：白细胞增多提示炎症进程。　　　　　　35 美元
- **血生化**：检查酸中毒和因脱水而升高的肌酐水平。　29 美元
- **尿常规**：检查血尿。　　　　　　　　　　　　38 美元
- **结肠镜检查**：有助于诊断缺血性结肠炎和远端结肠癌。
　　　　　　　　　　　　　　　　　　　　　　175 美元

影像学检查

➡ **梗阻类型**：胸部正侧位片及腹部立位片可诊断空腔脏器穿孔、肠梗阻或肺部疾病。　　　　　　　　　　175 美元
➡ **静脉/口服造影剂在腹部和骨盆 CT 扫描中的应用**：检查憩室炎时可以选择。口服和静脉造影在诊断消化道炎症时尤为重要。影像学检查可增加分辨穿孔的敏感性，容易显示腹腔内游离气体的来源，例如肠瘘和脓肿。也可用于诊断可能伴随典型症状的其他形式的结肠炎和消化道溃疡。　950 美元
➡ **钡灌肠**：不再作为憩室炎的常规检查。泛影葡胺复合剂（gastrograffin）灌肠在诊断肠漏或远端结肠的梗阻时有重要作用。　　　　　　　　　　　　　　　　　　　350 美元

临床实例　　　　　　　　　　　　　　　　医学知识

憩室炎

病因及发病机制　憩室炎是一种一个或多个（通常为一个）憩室的炎症。在血管入口处，黏膜从肠壁突出形成异常的憩室。

临床表现　初始症状为不能定位的左下腹疼痛。当炎症恶化时（特别是穿孔或脓肿），疼痛将更剧烈，产生腹膜炎症状。

诊断　常伴轻度至中度白细胞增多。如果是单纯的左下腹疼痛，不伴有腹膜炎体征，可以临床诊断为单纯性憩室炎。如果伴腹膜炎，WBC 明显升高，或者出现更广泛的压痛则提示穿孔或脓肿。摄腹部立位 X 线平片可以看到游离气体，CT 可以发现脓肿。

处理　单纯性憩室炎(不伴穿孔、脓肿),可以通过卧床休息、禁食、静脉输液和抗生素治疗。穿孔则需要切除穿孔肠段行结肠端造口术(Hartmann 式)。贴近体表的脓肿,通常可先经皮引流,控制败血症,做好肠道准备,其后再行肠段切除手术。**参见 Sabiston 50;Becker 21,25。**

胃肠炎【参见本书第 16 章】

通常为病毒性炎症,有时是细菌感染所致,导致结肠黏膜吸收减少和/或在结肠内分泌水增加而引起腹泻。在任何腹痛的诊断中都应该考虑是否为此病。

突出的症状通常是腹泻和无腹膜炎体征。更详细的讨论,参见本书第 16 章。

结肠癌

病因及发病机制　结肠癌是一种来源于黏膜的肠壁恶性肿瘤。疾病开始可能是点状的,最初由一个腺瘤产生,或继发于息肉病症状或遗传性非息肉病性结直肠癌(称为林奇综合征 I 和 II)。

临床表现　左侧结肠肿瘤通常表现为慢性病变过程(例如,狭窄、便秘)。通常可能没有症状,往往通过大便隐血、直肠镜检查或因贫血就诊时诊断出来。急性症状与梗阻和穿孔导致的腹痛和腹肌紧张有关。完全性梗阻会出现腹部膨胀、呕吐和便秘。

诊断　单纯性肿瘤可通过结肠镜或钡剂灌肠诊断。肠梗阻作为一个临床诊断,可以通过摄腹部 X 线平片诊断。如果怀疑梗阻,钡灌肠和 CT 应该可以发现结肠的占位。

处理　手术切除癌组织是治疗结肠癌的主要方法。当结肠癌出现完全梗阻和穿孔时,需急诊切除肠段并行 Hartmann 术(结肠远端封闭 + 近端造口术),由于没有进行充分的肠道准备,一期缝合会存在风险。**参见 Sabiston 50,Becker 21。**

疝

病因及发病机制　疝因腹壁筋膜缺陷导致。由于这些薄弱处的存在，在腹内压增加的情况下，腹膜内容物可由薄弱处突出。主要的风险是可能出现肠梗阻和肠绞窄。病因包括先天性的或医源性的，比如腹股沟手术或腹部切口。

临床表现　在肠梗阻时可出现恶心，呕吐和腹部膨隆。

诊断　可通过临床触及包块来诊断，可以是可复性的，也可以是不可复的，或者是一个明显的腹壁缺陷薄弱。如果诊断是疝，但是不伴随肿块或者体查时无法查出（在一些肥胖患者病史中），CT 检查可协助诊断。

处理　嵌顿性疝应立即行剖腹手术探查，修复薄弱的疝口和切除可能坏死的肠段。**参见 Sabiston 44，Becker 16。**

输尿管结石【参见本书第 11 章】

输尿管结石的疼痛是"绞痛"式的，存在血尿（85%），无腹膜炎症状。可通过摄泌尿系 X 线平片（KUB）或 CT、尿路造影术（IVP）诊断。更详细的讨论参见本书第 11 章。

缺血性结肠炎

病因及发病机制　缺血性结肠炎是由于肠道血供障碍引起的，如急性血栓、血栓栓塞、心排出量减少、心血管疾病、房颤和血管炎。

临床表现　患者通常有非特异性腹痛症状，伴恶心、呕吐和腹泻，但是特殊表现是由黏膜脱落造成血性腹泻。心血管症状也可能存在，因为栓子或低血压可能是结肠缺血的原因。

诊断　可以通过大便常规检查、CT 和结肠镜检查诊断。如果怀疑栓塞或血栓形成，肠系膜动脉造影可协助诊断。

处理　包括解决潜在的心血管问题和营养支持，但如果缺血加重则可能需要手术切除。

少见病

a. **乙状结肠扭转**：乙状结肠肠系膜扭转，会导致肠梗阻和血液回流受阻（症状为肠梗阻症状，以及比左下腹疼痛更广泛的腹痛）。通常肠扭转最初可以用摄腹部 X 线平片排除。**参见** Sabiston 50，Becker 21。

b. **腹膜后占位**：胃肠道系统的肿瘤或腹膜后肉瘤可以偶尔表现为左下腹疼痛。这些占位性病变很少表现为急性左下腹疼痛，门诊行 CT 扫描即可诊断。**参见 Sabiston 43**。

c. **便秘**：腹部疼痛常伴随便秘，但几乎从不表现为急腹症。相关的病史和普通 X 线片可以诊断。

d. **肠易激综合征**：肠道症状表现包括腹部绞痛、腹胀、腹痛、便秘或腹泻。患者通常以前有类似症状，腹部检查时无阳性体征。

实践基础上的学习和提升：发病率和死亡率的自评量表	
并发症	吻合口瘘
类型	技术错误；可能是可以预防的
手术名称	乙状结肠切除术
疾病名称	65 岁的妇女，她曾两次住院，以抗生素治疗憩室炎
病情介绍	心动过速，发热至38.3℃；腹部 X 线片显示右侧大量的游离气体
干预措施	再次探查，切除吻合口并行结肠造口术
治疗效果	手术成功，患者康复好，在第 2 次手术后 4 天出院
危险因素	患者正在使用激素治疗风湿性关节炎
如何处理危险因素	激素应逐渐减量
处理过程中发生了什么	可能存在吻合口张力过高。为了最小化解剖操作和减小手术切口而没有完全游离脾曲

是否还有其他处理方式	游离脾曲可以降低吻合口张力
处理方式不同带来的结果是否不同	如果没有吻合口瘘，患者不需要 2 次手术行结肠造瘘术，且患者的住院时间会更短

沟通技巧

如何讨论结肠造口术

　　67 岁的高龄患者出现急性复杂憩室炎时，通常不能行肠道准备和本该进行的择期手术。在这种情况下，由于术后吻合口瘘的风险较高，不应采用肠端吻合术。这种情况下唯一的选择是施行肠切除，远端封闭，并行结肠近端造口（Hartmann 术式）。当与患者沟通这种手术时，除了解释为何一期吻合可能存在导致吻合口瘘的风险外，还需进一步解释多数病例中结肠造口只是临时性的，通常在 3～4 个月后即可回纳。患者常常是通过"带着个袋子"这个词来认识结肠造口术的，而且他们通常乐意在之前就从各种地方了解到这些建议（如：家庭医生、咨询团体、网站资源）。如果他们明白这个"袋子"是必要的，很少有患者会拒绝此类操作。如果患者拒绝该手术，我将尽量委婉地解释给患者听，没有其他选择了。

职业素养

专业责任的义务：避免家长式的交谈

　　与你的父母或祖父母年龄相似的患者说话时，偶尔用温和的语气可以让人感觉谦虚。记住，这个年纪的人，也许不了解医学，但有着丰富的生活经验并对其他领域很熟悉。小心使用极端的语言：如复杂的医学术语或过于简单的条款。问问自己如果互换位置的话，你的行为和反应会有不同？若你的答案是"有"，试着理解为何你的言语应该不一样，并尝试着改变你的方法。

基于系统的实践

提供手术和协调（医疗资源）

一位 67 岁的老年患者左下腹疼痛时，将面临着手术及非手术的选择。应从内科和外科两方面综合权衡评估患者，以确定对其最适合的治疗。除非诊断明确，否则应按照拟行手术流程安排诊疗直到确认不需要手术治疗为止。出现腹痛的患者收入院很快捷，到哪个科都不应该延迟诊疗，如果发现新的或已存在的病情，应及早寻求会诊。

（张理超、付必莽　译）

第 15 章
病例 5：患者，男，68 岁，腹股沟区包块

Ryan S. Hoffman MD & Jonathan Gefen MD

病例 5：患者，男，68 岁，因发现腹股沟区包块入院。

鉴别诊断

腹股沟疝	股疝	假性动脉瘤	淋巴结病	脓肿

诊疗思路

当接诊一个有腹股沟区包块的患者时，我首先要取得其详细病史，特别是对其起病时间、迁延过程、局部症状和可能伴随的相关全身症状进行重点询问。我要知道这一包块能否回纳，是否具有触痛或搏动性，也要知道其表面皮肤有无相关改变。如果患者有恶心、呕吐或腹痛，我会考虑梗阻性病变，如果患者已经出现了绞窄的表现，则应该立刻准备进行手术。嵌顿性疝的诊断通常可通过体格检查确立，实验室检查、腹部 X 线平片和 CT 可能有助于疑难病例的诊断。

患者诊疗

临床思维

- 鉴别诊断时须考虑到是否存在短期内即会引起严重后果的情况。例如急性嵌顿性疝可迅速引起嵌顿肠管的缺血，需要紧急进行外科处理。
- 在包块有压痛，已经出现腹膜炎症状等提示包块已经绞窄的情况下，不要试图对嵌顿的腹股沟包块进行回纳。
- 如诊断为**脓肿**，需要立即进行切开和引流。

- 如诊断为**假性动脉瘤**，需要及时进行介入治疗以防止动脉瘤进一步扩大或破裂出血。

病史

- 应寻找是否存在腹股沟包块的相关既往病史：既往是否曾接受过疝修补手术或股动脉插管？包块是什么时候出现的？症状从发病至今有何变化？
- **腹股沟疝**常表现为新近出现的有痛感包块，伴牵拉不适感。
- **股疝**通常发生于老年女性，在发生嵌顿或绞窄前多无明显症状。
- **淋巴结病**可见于感染性或肿瘤性病变，应注意询问是否有发热、皮疹、体重减轻或既往的肿瘤病史。

体格检查

- 生命体征：发热提示炎症性疾病。
- 腹部：有压痛且内容物不能回纳的疝应考虑嵌顿性疝。疝囊中绞窄的肠管可导致被覆的皮肤出现潮红、充血等改变。还应注意患者是否有腹膜炎（压痛、腹肌紧张、反跳痛）或梗阻（腹胀、停止、排气、排便）的表现。
- 皮肤：包块局部红肿伴波动感可见于脓肿。
- 淋巴结：**淋巴结病**常表现为皮下实性、不能回纳的结节状包块，有时还会有压痛。淋巴瘤通常表现为无痛性包块，并可在颈部、腋下等多个区域触及增大的结节。一些肿瘤也可以向腹股沟淋巴结转移，应对皮肤（黑色素瘤）、肛管直肠区域和生殖器区域（鳞状细胞癌）进行检查。
- 搏动性包块是**假性动脉瘤**的特征性表现。注意患者近期是否有股动脉穿刺的病史（如接受心导管检查的患者或有静脉注射史的药物滥用者）。

实验室检查

- **血常规**：白细胞增多提示感染性疾病。   35 美元
- **细针穿刺**：可有助于区分恶性淋巴结病和反应性淋巴结病，也有助于确定脓肿中脓腔的形成。   250 美元

影像学检查

➡ 梗阻相关检查：
摄立位胸部 X 线平片和腹部正侧位 X 线片，检查评价是否存在气胸、肠梗阻或其他相关的肺部情况。　　225 美元

➡ 股动脉超声检查：
彩色多普勒股动脉和股静脉检查可用于假性动脉瘤的诊断。　　250 美元

➡ 口服/静脉注射造影剂做腹部/盆腔 CT 检查：
一般不需要用于腹股沟区的检查。但是如果体格检查不满意（如在患者比较肥胖的情况下），CT 可有助于显示不容易明确的肠梗阻、疝或包块的位置。　　800 美元

临床实例	医学知识

腹股沟疝

病因及发病机制　缘于腹壁内环部位（斜疝）或 Hasselbach 三角（直疝）的薄弱或缺损。随着疝的增大，疝内容物可逐渐变得不能回纳，甚至被卡压（嵌顿性）。位于嵌顿性疝疝囊中的肠管可发生梗阻或绞窄。

临床表现　大部分疝表现为腹股沟区的单个隆起，有时伴随着局部不适感。急性嵌顿疝可引起局部持续性的疼痛。如出现恶心和呕吐，应注意肠梗阻的可能；如出现剧痛、局部张力升高和皮肤充血则提示绞窄的发生。

诊断　诊断的确立主要基于体格检查的发现。如对体格检查的情况不满意，梗阻相关检查或 CT 可有助于诊断并明确梗阻的存在。

处理　对有症状的疝，推荐行择期修补手术。而对于急性嵌顿性疝，如无缺血或梗阻的征象，可试予手法回纳并准备择期修补手术。如果患者出现绞窄的症状和体征，则需要急诊手术处理。**参见 Sabiston 44，Becker 16**。

股疝

病因及发病机制   疝内容物穿过股环沿股管中股静脉旁的狭小空间疝出则称为股疝，其较腹股沟疝更容易发生绞窄。

临床表现   可表现为股动脉区间歇性的隆起，但在疝发生嵌顿前，患者也可无自觉症状。

诊断   诊断的确立主要基于体格检查，表现为腹股沟韧带下方的包块。

处理   股疝与腹股沟疝一样需要手术处理。参见 Sabiston 44，Becker 16。

淋巴结病

病因及发病机制   局部或全身性的感染（如猫抓热）或一些可以引起淋巴结反应的炎症性疾病都可以引起单个或多个淋巴结的肿大。腹股沟区淋巴结病也可以继发于肿瘤，特别是淋巴瘤、下肢黑色素瘤和肛管直肠鳞状细胞癌。

临床表现   患者可表现为原因不明的发热、疲乏或体重减轻，但也可没有明显的症状。可触及的肿大淋巴结可局限于单一淋巴引流区域，也可以多发于全身多个区域。

诊断   细针穿刺活检可有助于区分反应性或肿瘤性淋巴结肿大。如需明确淋巴瘤诊断，有必要行淋巴结活检以对其组织结构进行评价。

处理   处理因诊断而异。

股动脉假性动脉瘤

病因及发病机制   继发于股动脉创伤，自动脉溢出的血液可积聚于动脉周围的组织中，并最终导致一个与动脉腔沟通的搏动性肿块的形成。股动脉假性动脉瘤常继发于医源性损伤，如经股动脉心脏导管检查或血管手术。

临床表现   典型的患者可以表现为在近期经动脉导管检查或侵入性治疗后出现腹股沟区搏动性包块。

诊断　超声多普勒是首选的影像学检查，可见假性动脉瘤瘤体中有搏动性血流自一狭窄颈部与动脉腔相通。

处理　治疗方案的选择取决于假性动脉瘤颈部的大小。颈部直径小于 5 mm 者可在超声引导下注射凝血酶促进假性动脉瘤瘤体内血栓形成。非常小的假性动脉瘤可在不经介入治疗的情况下形成血栓，而较大的假性动脉瘤则需要手术关闭动脉裂孔。**参见** Sabiston 65，Becker 38。

脓肿

病因及发病机制　脓肿是局限性的脓液积聚。

临床表现　脓肿表现为充血、压痛的包块。患者常有既往脓肿或糖尿病病史。

诊断　诊断依靠临床检查。细针穿刺可在诊断不明的病例中明确脓腔的形成，超声检查可显示脓腔中的液性区域。

处理　脓肿应行切开引流。

少见病

a. **精索静脉曲张**：是阴囊或腹股沟管静脉丛扩张，可导致不育，可行外科手术治疗或保守观察。**参见** Sabiston 77。

b. **睾丸未降**：可表现为腹股沟区或阴囊上方的包块，可行择期手术将睾丸降至阴囊。**参见** Sabiston 71，Becker 57。

c. **腰大肌脓肿**：可流注延伸至腹股沟区，需要手术或经皮引流。

实践基础上的学习和提升：循证医学

题目
开放性和腹腔镜腹股沟疝修补术的比较

作者
Neumayer L，Giobbie-Hurder A，Jonasson O，Fitzgibbons R，DunlopD，Gibbs J，Reda D，Henderson W

参见

New England Journal of Medicine, April 29, 2004; 350(18): 1819-1827

问题

男性腹股沟疝的修补手术是常见的外科手术，但最有效的手术方式仍未有定论。

干预

在14个退伍军人医疗中心接受治疗的男性腹股沟疝患者经随机分配后，分别接受开放性补片修补手术或腹腔镜补片修补手术。

证据质量

包含2164名男性患者的前瞻性随机对照研究。

结局/效应

尽管与开放性修补手术组的患者相比，腔镜修补手术组的患者术后疼痛较轻并较早恢复正常的活动能力，但这些患者中却更易复发(10.1% vs 4.0%)。但在由富有经验的外科医生(有>250例腔镜疝修补手术经验者)进行手术和复发疝患者的亚组，开放性手术组和腹腔镜手术组复发率上的差别消失。另外，腹腔镜手术组的总体并发症发生率也稍高于开放性手术组(39.0% vs 33.4%)。

历史意义/评论

这是首个直接比较开放性和腹腔镜腹股沟疝修补手术的大型随机研究，其结果提示对于复发疝，甚至双侧疝而言，腹腔镜修补手术可能是最佳选择。

沟通技巧

同感：了解患者的想法

怀疑是淋巴瘤或其他恶性疾病的腹股沟包块常需要通过活检以明确诊断。尽管这严格来说是个择期手术，但任何原因引起的延迟都可导致期待得出诊断的患者变得极端焦虑。所以，当和患者讨论病情和治疗计划时，须谨记，某些问题尽管从外科专业角度上看并不紧急，但也会对患者造成极大的情绪困扰。因此，须向患者表明你对其忧虑的理解，并安抚其情绪。

职业素养

对患者诚实

假设有这样一种情况，你诊断了一个并不复杂的疝并计划行择期修补手术，患者希望能进行腹腔镜修补手术，而你只精于开放性修补手术，你应该怎么回应患者的诉求？

在这种情况下，在讨论有关治疗的选择时，向患者表明你只专注于开放性修补手术是很重要的，同时还需要对患者详细解释这两种修补方法的优缺点。腹腔镜修补手术在处理复发或双侧疝时最有优势，对大部分腹股沟疝来说也是有效的选择，其术后疼痛较轻、恢复较快，但却有较高的复发风险。开放性修补手术是较大的疝或嵌顿性疝的首选修补方法，对膀胱、肠管或髂血管等重要结构造成损伤的风险最低。同时，开放性修补手术也可在只使用局部麻醉和镇静药的条件下安全进行，而不像腹腔镜修补手术那样需要全身麻醉。对大部分病例而言，进行开放性或腹腔镜修补手术都是有效而可行的，患者希望你能对其坦诚并给予适当的关于治疗方法选择的建议。

基于系统的实践

医疗程序的改进

一个患者因为 5 周前发现腹股沟疝来向你咨询。他的腹股沟疝是非嵌顿性的，但却"隆起越来越明显"，且伴明显不适感。

接着，患者对你表达他对"医疗程序"的不满：他觉得很愤怒，因为他用了几周的时间去预约他的基础保健医生（primary care physician），只是为了取得和你见面所需的转诊证明。

如今，你今晚在线订购一台计算机，第二天早上就能送货上门。为什么卫生保健服务却被排除在"服务革命"之外？我们如果希望提高卫生保健系统的效率，就需要对其进行改革。

一些常用的商业模式正开始被用于卫生保健系统的改革。六西格玛（Six Sigma），一种用于程序改进的商业模式，也可用于医疗程序的改进。它包括几个特定的步骤——"定义（define），测量（measure），分析（analyze），改进（improve）和对照（control）"。对上述的那个愤怒的患者，我们可以定义其问题，测量其延迟，设计出一个更好的转诊计划，继而对照分析程序的改进是否有效且能满足消费者/患者的需要。

（杨斌、熊俊　译）

第 16 章

病例 6：患者，女，43 岁，腹痛伴腹泻

Roy Phitayakorn MD，MHPE，Brett C. Gilbert DO & Christopher P. Brandt MD

病例 6：患者，女，43 岁，因腹痛伴腹泻入院。

鉴别诊断

阑尾炎	感染性结肠炎： 沙门菌属 志贺菌属 巨细胞病毒 人类免疫缺陷病毒 （HIV）	抗生素 相关性腹泻	炎症性肠病 （Inflammatory Bowel Disease，IBD）： 克罗恩病 （Crohn's Disease，CD）
病毒性胃肠炎	食物中毒	肠易激综合征 （Irritable bowel syndrome，IBS）	炎症性肠病： 溃疡性结肠炎

诊疗思路

　　当接诊一位有腹痛伴腹泻病史的 43 岁女性时，我首先要明确的是，这些症状是由外科性病因还是非外科性病因引起的。我对该患者的问诊先从腹痛有关的问题开始：起病缓急，起病时间，腹痛的特点，是否有放射痛，加重和缓解的因素等。我也会询问其大便次数及特征（血便，水样便，稀便等），最近的患病情况，抗生素的使用情况，和相关疾病患者的接触史，外出旅游情况，既往大便习惯（便秘，腹泻或两者皆有），HIV 暴露的可能，炎症性肠病（克罗恩病或溃疡性结肠炎）的家族史。如果是住院患者，我会高度警惕**艰难梭菌性结肠炎**（抗生素相关性结肠炎）的

可能。尽管腹泻并不是**阑尾炎**常见或典型的表现，但鉴别诊断时，我总是把阑尾炎放在考虑之列。

如果一个严重腹泻的患者同时有心动过速和低血压的表现，我会尽快给予静脉补液纠正水和电解质紊乱。

一般对于腹泻患者的而言，影像学检查并非必需，但当患者出现腹胀或腹膜刺激征时，提示可能出现**艰难梭菌性结肠炎**或炎症性肠病的并发症（巨结肠，穿孔）时，则应进行腹部和盆腔 CT 扫描。

患者诊疗

临床思维

尽管腹泻通常并不伴随有外科情况，但我会牢记以下几点：

- 与**阑尾炎**相关的腹泻通常是由发炎的阑尾对下段结肠或直肠的直接刺激所致。
- 与**缺血性结肠炎**相关的腹泻以血便为表现，但其更常见于老年人群。
- 典型的**炎症性肠病（克罗恩病或溃疡性结肠炎）**病例常有长期的胃肠道症状史。

病史

- 应考虑到疼痛的迁延特点、类型和大便的特点。
- **胃肠炎**通常伴有新近出现的恶心、呕吐和腹泻，常与病毒性感染患者或与家中相关疾病患者的接触有关，不伴有腹膜刺激征。
- **感染性结肠炎**可能有新近的相关疾病史，有血性腹泻。患者可能多发于日托中心雇员或是食品处理人员。还需要注意最近是否有使用抗生素，游泳，不洁饮食，口－肛性接触，外国旅游，饲养宠物或动物园停留等相关病史。抗生素相关性腹泻，包括**艰难梭菌性结肠炎**，均有可确认的近期相关抗生素使用史。
- 对于**食物中毒**，我们通常可以发现患者曾进食未经消毒的乳制品，生的或未完全熟透的肉类，或变坏的蛋黄酱等蛋类制品。
- 与精神应激相关的自限性便秘和/或腹泻发作史可能提示**炎症性肠病**。

体格检查

- 生命体征：发热提示炎症性或感染性疾病。心动过速和低血压可与脱水和/或脓毒症相关。
- 腹膜刺激征(肌紧张，压痛，反跳痛)多见于**阑尾炎、感染性结肠炎**或出现并发症的**艰难梭菌性结肠炎**。在**胃肠炎、无并发症的炎症性肠病或肠易激综合征**中不常见。
- 肛门、直肠检查可有助于辨别大便中隐血或肉眼可见的血液的来源。

实验室检查

- **生化代谢检测**：用于诊断相关电解质异常和评估脱水程度。

  68 美元

- **外周血细胞计数及分类**：白细胞增多提示炎症性反应。

  53 美元

- **大便白细胞检查**：感染性腹泻患者大便白细胞增多。 29 美元
- **大便培养**：如果大便白细胞增多应行大便培养。 63 美元
- **大便寄生虫及虫卵检查**：如果大便白细胞增多应行大便寄生虫及虫卵检查。

  56 美元

- **大便艰难梭菌毒素检查**：如果有近期抗生素使用史则应行大便艰难梭菌毒素检查。

  125 美元

- **结肠镜**：在其他化验检查无法得出确切结论而患者需要一个确定诊断的情况下可行结肠镜检查。

  850 美元

影像学检查

➡ 注意：常规的影像学检查对此患者可能并非必需。

➡ **梗阻相关检查：**
摄立位胸部 X 线平片和腹部正侧位 X 线片检查评价是否有气腹、结肠扩张和/或其他相关肺部情况。

  400 美元

➡ **口服/静脉注射造影剂做腹部/盆腔 CT 检查：**
如患者有局限性的腹膜炎的表现，或病史、体格检查提示阑尾炎时可能有助于诊断。CT 也可以显示假膜性结肠炎和炎症性肠病的特征性表现。

  950 美元

临床实例	医学知识

阑尾炎

阑尾炎在本书第 11 章中已有叙述。与阑尾炎相关的腹泻可能与发炎的阑尾或腹腔内炎性积液对直肠或结肠的激惹作用有关。对阑尾炎的患者应行急诊阑尾切除术(腹腔镜手术或剖腹手术)。

感染性结肠炎

病因及发病机制　感染性结肠炎可由各种致病细菌、病毒或原生生物的感染引起，如沙门菌属、志贺菌属、弯曲杆菌、肠出血性大肠埃希菌、艰难梭菌、轮状病毒、等孢子球虫、环孢子球虫、腺病毒、诺沃克病毒和溶组织内阿米巴等。这些病原生物可直接侵入结肠细胞，或黏附于结肠细胞表面继而干扰其正常的吸收和分泌功能。

临床表现　患者叫表现为持续时间不等的腹泻，并出现脱水的相关症状，如直立性眩晕和尿量减少。有时问诊尚可发现病原生物暴露史。

诊断　诊断主要基于病史，临床检查和大便白细胞增多等表现。如患者近期有抗生素使用史应行大便艰难梭菌毒素检测。如有发热、血便或低血压，则应进行更加深入的检查，包括大便培养和大便寄生虫及虫卵检查。如高度怀疑肠出血性大肠埃希菌感染则要进行相应的检查。

处理　处理应包括口服和/或静脉补液，因为脱水通常是最紧急及最危及生命的情况。由于抗生素耐药病原生物的出现，经验性抗生素治疗应限于发热、确诊为志贺菌属性痢疾或弯曲杆菌感染的患者。肠出血性大肠埃希菌的抗生素治疗目前仍然充满争议，大部分医疗机构都推荐只行非抗生素支持性治疗。

抗生素相关性腹泻

病因及发病机制　抗生素可扰乱正常的胃肠道菌群并导致由淀粉吸收不完全所引起分泌性腹泻。这种腹泻通常可通过降低饮食中的淀粉量的方法来缓解。但是，艰难梭菌这一病原菌可在正常肠道菌群被抗生素改变后在胃肠道聚集生长，并释放毒素 A 和毒素 B 两种毒素，这两种毒素可与肠道细胞受体结合并引起分泌性腹泻和炎症。如果艰难梭菌的感染未被发现，而患者又存在免疫系统受损，艰难梭菌的感染可发展为假膜性结肠炎。此时，在结肠或直肠中可见散在分布的直径大约 1 cm 的黄白色斑块，小部分患者更可发展为暴发性结肠炎。

临床表现　由艰难梭菌引起的炎症多表现为腹痛、发热和外周血白细胞计数升高。任何抗生素均可导致艰难梭菌聚集生长，但以往报道的与艰难梭菌感染相关的抗生素包括氨苄西林、阿莫西林、克林霉素和头孢菌素类抗生素。氟喹诺酮是现今艰难梭菌流行株感染的常见原因。暴发性结肠炎可表现为腹痛、低血压、发热和外周血白细胞计数的明显升高（$> 30 \times 10^9/L$）。

诊断　根据病史，临床检查和大便 ELISA 检测发现艰难梭菌毒素可以作出诊断。如果诊断仍不明确，可行乙状结肠或结肠镜检查，观察结直肠黏膜是否存在假膜和结肠炎的征象。

处理　如有可能，应立刻停用相关的抗生素并开始口服甲硝唑 500 mg，每日三次，连用 10 ~ 14 天。如果患者是孕妇或不能耐受甲硝唑，则可以口服万古霉素 125 mg，1 日 1 次，暴发性结肠炎濒临穿孔的患者可能需要接受结肠次全切除术。**参见 Sabiston 14。**

食物中毒

病因及发病机制　由大量病原或病原毒素的摄入引起，已形成的或后续形成的毒素可干扰食物的正常吸收，增加大便水分，也可使黏膜的分泌增加。

临床表现　患者常有在某一场合（如野餐、棒球赛、餐厅进食等）的病原摄入史，并且在同一场合的其他人可能也会出现相似的胃肠道症状。如症状在进食后 6 小时内出现，提示摄入了已形成的金黄色葡萄球菌或蜡样芽胞杆菌毒素。如症状在进食后 8 ~ 14 小时出现，则提示产气荚膜梭菌感染。

诊断　主要是基于病史和无腹膜刺激征作出临床诊断。

处理　该疾病通常是自限性的，应避免对患者使用可以减缓病原通过结肠排出体外的药物，并注意给患者足够的补液。

病毒性胃肠炎

病因及发病机制　胃肠炎通常由病毒(诺沃克病毒或诺沃克类病毒)所致，可导致空肠中细小的组织病理学病变，并引起短暂的吸收不良综合征。

临床表现　常有恶心、呕吐，但也可只表现为腹泻。患者还可能感到疲乏并有低热。应注意患者最近是否有相关的病毒感染史，家庭中相关疾病患者(尤其是日托中心的儿童)的接触史，旅游史(尤其是乘船旅游史)。

诊断　通常只能作出临床诊断，而且一般为排除性的诊断。

处理　只需要对症处理，因为该疾病在大部分患者中表现出自限性，且症状多在 48～72 小时内完全缓解。

免疫系统受损患者的感染性结肠炎

病因及发病机制　只要患者 T 细胞防御力足够，其发病机制与感染性结肠炎是一致的。但如果外周血 T 细胞计数降低(CD4 < 50 个/mm³)，则必须把 AIDS 相关性巨细胞病毒性胃肠疾病和禽分枝杆菌复合群(Mycobacterium avian complex，MAC)的感染纳入考量。

临床表现　AIDS 患者可表现为急性或慢性腹泻，还可出现可致肠穿孔的黏膜出血。

诊断　诊断通常在经过病史询问、体格检查和详细的诊断过程(包括大便细菌、艰难梭菌毒素、寄生虫、寄生虫卵检查，隐孢子虫、环孢子球虫、等孢子球虫的抗酸涂片检查)后确立。如果怀疑 MAC 感染，应进行血抗酸菌培养。乙状结肠镜或结肠镜检查也有助于取得巨细胞病毒(CMV)感染的活检样品。对这些患者而言，影像学检查并无太大作用。

处理　可能需要对患者进行喹诺酮和甲硝唑的经验性治疗，直至所有检查已出结果后再作必要调整。对 CMV 感染，目前可先以甘昔洛韦或膦甲酸诱导治疗 3～6 周后再考虑维持治疗。**参见 Sabiston 46，48。**

肠易激综合征

病因及发病机制　该综合征的病因尚不明确，但发病常与精神应激因素相关。

临床表现　患者通常表现为大便习惯的改变，可为便秘和腹泻交替出现，腹泻常含较多黏液，患者可诉有排便不尽感。腹泻通常只在日间出现，在夜间并不影响患者睡眠。其他相关症状还有痛经，性交困难，反应性气道疾病和纤维肌痛等。

诊断　诊断须结合病史及临床症状考虑，为排他性诊断。所有诊断性检查，包括外周血细胞计数、甲状腺功能和内镜检查的结果均为正常。

处理　肠易激综合征的治疗包括饮食调整和患者教育。还可试用解痉药、抗抑郁药和组胺受体拮抗剂。

炎症性肠病：克罗恩病

病因及发病机制　克罗恩病是一种以透壁性炎症为特点的病因不明的炎症性肠病。

临床表现　典型的克罗恩病患者表现为慢性、反复发作性腹痛伴腹泻，也有部分患者可以脓肿、肠穿孔或肠瘘形成为首发症状。患者也可出现肠外表现，如口腔溃疡、肛周病变、关节炎、皮肤疾病或脂肪吸收不良等。

诊断　诊断通常可通过病史和结肠镜检查结果确立。放射学检查（腹部 CT 或小肠钡餐）可有助于确认克罗恩病的小肠狭窄和病变。

处理　通常以 5-氨基水杨酸(5-ASA)作为克罗恩病的初始治疗，但后续也可改为使用抗生素、糖皮质激素或免疫抑制剂。克罗恩病的外科治疗主要用于并发症（如梗阻、穿孔、肠瘘）的处理或药物治疗无效的患者的治疗。**参见 Sabiston 48，50；Becker 22。**

炎症性肠病：溃疡性结肠炎

病因及发病机制 溃疡性结肠炎是一种以局限于结肠和直肠黏膜的炎症为典型表现的炎症性肠病，其发病机制至今未明，但可能与克罗恩病相似，也在炎症性肠病的疾病谱之列。

临床表现 患者通常表现为逐渐出现的腹痛，腹泻常为血性的。

诊断 诊断通常依靠结肠镜检查和活检的结果（隐窝脓肿，慢性腺体改变等）确立。

处理 溃疡性结肠炎的治疗常以药物治疗开始。一线用药包括 5－ASA 的表面栓剂，灌肠或甾体类药物泡沫剂。有时可能需要口服甾体类药物。回肠肛门储存袋手术（J 形袋手术）可作为慢性溃疡性结肠炎的外科治疗选择之一，通过对结肠全长和直肠黏膜进行切除后行肠道重建，可免于进行永久性造口。**参见 Sabiston 50，Becker 22。**

少见病

a. **霍乱**：霍乱弧菌是一种流行于很多发展中国家的革兰阴性细菌，可分泌一种能导致腺苷酸环化酶持续激活的毒素，并引起氯化物分泌增加、钠盐吸收减少，从而导致大量体液和电解质丢失。**参见 Sabiston 26。**

b. **伤寒**：通常由摄入被伤寒沙门菌污染的食物和水引起。在美国非常少见，多见于发展中国家。**参见 Sabiston 48。**

c. **小肠结肠炎耶尔森氏菌感染**：一般见于年幼儿童，在美国偶有暴发。患者可出现类似阑尾炎的腹痛和腹泻。**参见 Sabiston 26。**

实践基础上的学习和提升：发病率和死亡率的自评量表

并发症	艰难梭菌性结肠炎
类型	相关的条件；不能避免的
手术名称	Graham 法十二指肠溃疡修补手术
疾病名称	十二指肠溃疡穿孔的 60 岁的老年男性
病情介绍	术后第 5 天出现明显的腹泻

干预措施	口服甲硝唑
治疗效果	口服甲硝唑治疗后出院
危险因素	患者曾由于溃疡穿孔和腹腔污染接受了5天的静脉抗生素治疗。
如何处理危险因素	由抗生素引起的艰难梭菌性结肠炎并无有效的预防措施。由于该患者的腹膜炎是由溃疡穿孔导致，抗生素的使用是合理的。
处理过程中发生了什么	患者在术后第5天出现了明显的腹泻和低热；艰难梭菌的相关检查有阳性发现。
是否还有其他处理方式	合理使用抗生素（尽管在该病例中，患者的确有接受抗生素治疗的指征）。医护人员应认真洗手。
处理方式不同带来的结果是否不同	如果该患者没有发生抗生素相关性结肠炎，他的住院时间会缩短3天，且不需要接受口服抗生素治疗。

沟通技巧

讨论人类免疫缺陷病毒（Human Immunodeficiency Virus，HIV）

能否使用恰当的语言去询问 HIV 的危险因素体现了一个医生的专业素养。"恰当的"语言包括使用通俗的话语和殷实的词汇。

为了帮我找出引起你症状的可能原因，我需要问你几个和你的性生活与病毒暴露可能性有关的问题。这是我们对所有有这些症状的患者都会问的问题。

- 你最近是否有性生活？
- 你是否有过多个性伴侣？
- 你是否认为你可能曾经暴露于 HIV 病毒？为什么你会这么认为？你能多告诉我一点有关的事情吗？
- 你有没有接受过输血或自行静脉注射药物？
- 你性交时是否都会使用避孕套？

职业素养

保护患者隐私

对 HIV 暴露的询问是一项重要的技巧，所有医学生在实习期间均应学习，并在后续的住院医生培训过程中进一步磨练。医生须向患者强调这只是常规的问题，且其有权拒绝回答任何会让他们感到困扰的问题。且应该告知患者，他们的回答内容原则上是依法保密的，仅用于帮助诊断和治疗，以此释除患者的疑虑。但医生也应该意识到例外情况的存在。对患者的询问应特别注意既往是否存在输血史、静脉用药史、无保护措施的性交史和受 HIV 污染的体液暴露史。如果怀疑患者 HIV 阳性，医生应在取得患者知情同意后对患者的血液行保密的 HIV 检测。

基于系统的实践

卫生保健信息科技：掌上电脑（Personal digital assistants），计算机化医嘱录入系统（Computerized physician order entry，cpoe）和电子健康记录（Electronic Health Records，EHRs）

你刚刚在急诊科接诊了一位你同事曾接诊过的以复发性腹痛和腹泻为表现的患者。你知道她之前也曾为此接受过治疗，但由于这次她是在周六来急诊科求医，她的档案此时正锁在你几英里外的办公室的柜子里。纸质医疗记录既增加了成本（实验室检查并无必要重复），也增加了出错的机会（每次询问得到的病史可能因患者的状况不同而有所不同）。对于一位这样的患者，医生很可能需要对多种检查结果进行仔细追踪，这在纸质医疗记录上无疑是可以实现的，但如果有电子医疗记录，事情会变得更加容易。

这种情况显示了信息科技可对我们的医疗实践产生巨大的影响。想象一下这样的情况，你可以方便地通过你的掌上电脑获取该患者的电子健康记录，并通过医院的计算机化医嘱录入系统无线地录入住院患者的医嘱，并向药房传输门诊患者的处方。虽然这一切对我们大部分人还有点遥远，但掌上电脑软件在医生中的广泛使用也显示了这一转变在医疗行业中还是很受欢迎的。

（杨斌、熊俊 译）

第 17 章
病例 7: 患者, 女, 72 岁, 腹腔游离气体

Karen J. Brasel MD, MPH

> **病例 7**: 患者, 女, 72 岁, 因发现腹腔游离气体入院。

鉴别诊断

溃疡穿孔	憩室炎穿孔	癌性穿孔
小肠梗阻穿孔	吻合口破裂	盲肠穿孔

诊疗思路

　　当接诊一位有腹腔"游离气体"的 72 岁老年女性时, 我的第一反应是该患者很可能需要接受手术, 因为大部分导致腹腔游离气体出现的情况都需要行手术纠正。但由于一些良性原因也可以导致腹腔游离气体的出现, 而且很小的溃疡穿孔或憩室炎穿孔的患者也可以采取非手术治疗(但必须在严密观察病情的前提下)。因此, 明确是否需要为患者进行行术前准备是我的第一要务。这类患者的病情一般较重, 可出现低血压和心动过速。在确定手术探查的必要性后, 我接着就要明确该患者是否需要在麻醉诱导前进行复苏治疗和监测。只有在这一系列判断和准备都完成后, 我才着眼于寻找导致游离气体的确切病因。

患者诊疗

临床思维

- 应尝试能否引出腹膜刺激征(非故意的肌紧张和反跳痛), 腹腔游离气体伴腹膜刺激征是手术探查的指征。
- 老年患者的精神状态是观察组织灌注状态和复苏程度的重要指标。
- 药物治疗可能会掩盖腹部症状和体征, 而且很多老年患者常接

受过多种药物治疗，这些药物可能正是导致患者问题的原因。特别需要注意患者是否有麻醉类药物、非甾体类抗炎药物和甾体类药物的用药史。

- 问诊的时候应询问之前的医生是否有使用过麻醉类药物。
- 尽管很多腹痛的患者常常很快就能够接受 CT 检查，但腹膜炎的诊断并不需要复杂的影像学检查。实际上，口服造影剂和 CT 检查（因为可以导致后续治疗的延迟）对患者的治疗常常弊大于利。完整的病史询问、细致的体格检查、及时的复苏和手术干预对这些患者可能是最好的选择。

病史

- 注意疼痛的性质和持续时间：
  - 疼痛最早出现在什么部位，现在又在什么部位？
  - 起病是否急骤？
  - 在疾病发展的过程中疼痛的性质有没有发生改变？
- 在**溃疡穿孔**发生前，患者常先有消化性溃疡的病史。患者常可描述有持续时间不等的定位模糊的上腹痛，并诉疼痛的定位在疼痛显著增强后变得准确。他们也可能有关节炎等需要服用非甾体类抗炎药（NSAIDs）的既往病史。
- **憩室炎穿孔**可有憩室疾病的既往史。
- 如果有大便习惯改变、黑便、贫血或近期出现的梗阻症状，应考虑**癌性穿孔**。
- **盲肠穿孔**的患者通常提示有远端结肠梗阻的既往史。
- **吻合口破裂**的患者会表现为术后 4 ～ 7 天出现疼痛加剧，并出现持续低热和肠梗阻的症状。

体格检查

- 生命体征：内脏穿孔通常伴有发热。低血压的出现可能与体液丢失或脓毒症有关。
- 尽管压痛可能看似是弥漫性的，但溃疡穿孔患者的压痛在上腹部更加明显。阑尾炎穿孔和盲肠穿孔的患者的压痛则在腹部右下象限更加明显。而憩室炎穿孔的患者最明显的压痛则多出现在腹部左下象限。
- 大部分腹膜炎患者的肠鸣音均减弱。

实验室检查

- 血常规：慢性贫血提示胃炎、溃疡病或癌症。内脏穿孔患者多有外周血白细胞增多。

35 美元

影像学检查

➡️ **梗阻相关检查：**

摄立位胸部 X 线平片和腹部正侧位 X 线片检查可评价气腹情况，并了解是否存在肠梗阻及相关的肺部情况。**注意：**如果体格检查提示腹膜炎，则可手术治疗而无需再做进一步的影像学检查。CT 对存在腹腔游离气体和腹膜炎表现的患者来说并不必要。 300 美元

➡️ **口服/静脉注射造影剂做腹部/盆腔 CT 检查：**

造影剂：对部分没有腹膜炎并服用甾体类药物的病例，可使用口服的水溶性造影剂（Gastrograffin）。**如怀疑存在穿孔，应避免使用钡剂。** 900 美元

临床实例 医学知识

消化性溃疡穿孔

病因及发病机制　消化性溃疡是由胃酸分泌过多或胃部黏膜屏障功能受损而导致的。NSAIDs 或甾体类药物可导致黏膜屏障功能受损。另一方面，幽门螺杆菌的感染也是溃疡形成的一个重要原因。持续暴露于酸性环境可导致胃部和(或)十二指肠的溃疡穿孔。

临床表现　患者通常可确切指出穿孔发生的时间。腹膜炎最初是化学性腹膜炎，后期可继发感染引起感染性腹膜炎。为减轻疼痛，患者会尽量保持静卧，有时，患者也会表示开车到医院的过程十分痛苦，他们可以"感受到路上的每次颠簸"。

诊断　上腹部疼痛、腹膜炎、X 线平片可见腹腔游离气体是诊断要点。后壁溃疡的诊断可能较为困难，一般可出现背痛，X 线平片还可见腹膜后气体勾勒出的腰大肌影。在刺激性的胃或十二指肠内容物向下流到右结肠旁沟后，患者可出现腹部右下象限痛。

处理　处理包括液体复苏和关闭穿孔。可以药物和手术治疗减少胃酸分泌。**参见 Sabiston 46，Becker 26。**

憩室炎穿孔

病因及发病机制　憩室炎穿孔的发生始于粪石对结肠憩室的阻塞。

临床表现　进行性的阻塞可导致憩室炎穿孔，并常继发脓肿形成或粪渣在腹腔中播散。

诊断 诊断须结合进行性的左下腹痛及痉挛史考虑，可有全腹疼痛和腹腔游离气体。通常，在未经剖腹探查前诊断仍然存疑。诊断要点包括左下象限腹痛，下腹压痛伴腹膜炎。

处理 治疗包括应用广谱抗生素和切除受累肠段。由于切除和重新吻合不应该在存在显著腹腔污染且缺乏充分肠道准备的情况下一期进行，故通常需要行造口术。**参见 Sabiston 50，Becker 25。**

盲肠穿孔

病因及发病机制 当远端结肠发生梗阻或盲肠在各种原因（如肠梗阻，Ogilvie 综合征）的作用下出现显著扩张时，盲肠会成为肠管中穿孔风险最高的一部分。根据 Laplace 定律，空心长管管壁扩张所需的力与肠管的直径成反比。而在各部分结肠中，盲肠直径最大，故使其扩张所需的压力也最小。随着盲肠肠壁张力的增加，盲肠可出现缺血和浆膜撕裂，继而发生穿孔。

临床表现 病史上常可发现先有（远端病变导致的）大肠梗阻、扩张的病史。

诊断 与其他内脏穿孔相似，盲肠穿孔可表现为腹膜炎伴腹腔游离气体。盲肠穿孔的诊断仅在手术探查时才能最终确定。

处理 由于粪性腹膜炎的存在，治疗方案除盲肠的切除外还应包括静脉应用广谱抗生素。可根据腹腔污染的程度和患者的总体状态决定是先进行回肠造瘘还是一期进行回结肠吻合。**参见 Sabiston 50，Becker 14。**

癌性穿孔

病因及发病机制 癌性穿孔可在肿瘤阻塞结肠腔后发生。

临床表现 病史因穿孔发生的部位而异。穿孔最常见于降结肠和乙状结肠，临床上可表现为便秘和大便直径变小。

诊断 手术探查前难以确定诊断。由隐匿性失血引起的慢性贫血在术前对诊断有一定的提示作用。

处理 由于粪性腹膜炎的存在，治疗方案除受累肠段的切除及造瘘外，还应包括静脉应用广谱抗生素。因有存在转移性病灶的可能，术中应对腹腔其余部位进行细致的检查，特别是其余的结肠段和肝脏。**参见 Sabiston 50，Becker 21。**

小肠梗阻穿孔

病因及发病机制　小肠梗阻穿孔常由粘连引起，可造成肠腔的完全梗阻，伴随着肠腔内大量液气积聚，最终导致穿孔。

临床表现　患者常诉有恶心、呕吐、便秘和腹痛。

诊断　根据既往腹部手术史、肠道梗阻的表现和腹腔游离气体出现等可作出诊断。腹部平片不一定能显示梗阻的征象。

处理　应手术切除受累小肠，术前静脉注射抗生素。**参见** Sabiston 48，Becker 25。

吻合口破裂

病因及发病机制　吻合口破裂是指胃肠道任何部位已经缝线缝合或闭合器闭合的吻合口的破裂。起因包括吻合口张力过大，血供不足和技术缺陷。

临床表现　吻合口破裂常在术后 4~7 天发生，患者在游离气体出现前的数天常有低热和超出预期的疼痛。

诊断　诊断的确立主要基于病史、体格检查和影像学检查。由于剖腹手术后腹腔常有一定的游离气体，故可能需要进行 CT 检查以发现吻合口的问题。

处理　治疗包括静脉应用广谱抗生素和再次手术，可能需要行造瘘术以对粪便进行转流。**参见** Sabiston 15。

与内脏穿孔无关的腹腔游离气体

病因及发病机制　（参见本章"少见病"部分）。气体也可以从胸腔经纵隔和后腹膜或从女性生殖道经输卵管进入腹腔。

总的来说，出现腹腔游离气体时，如无其他证据，一般应首先考虑内脏穿孔。

少见病

a. 阑尾炎穿孔：阑尾炎穿孔行 CT 检查可发现阑尾周围积气，而在立位胸部 X 线平片出现"膈下游离气体"的情况则较罕见。参见 Sabiston 48，Becker 15。

b. 与内脏穿孔无关的腹腔游离气体：应考虑机械通气、气胸、心肺复苏、盆腔操作、良性肠气囊肿等原因。腹腔游离气体在腹腔镜或剖腹手术也可持续数天。关键是须无腹腔的阳性体征发现，排除腹腔内器质性病变。对重症患者或正在接受机械通气给氧及不能反应的患者，可能需要 CT 检查排除腹腔内病变。

实践基础上的学习和提升：发病率和死亡率的自评量表

并发症	脓毒症
类型	诊断延迟；可避免的
手术名称	乙状结肠切除伴近端造瘘远端封闭手术（Hartmann 手术）
疾病名称	一例憩室炎穿孔的 83 岁的女性糖尿病患者
病情介绍	确诊憩室炎后腹部压痛进行性加重 8 小时。
干预措施	切除穿孔的乙状结肠后行腹腔冲洗，开放切口
治疗效果	出现脓毒症，经 ICU 治疗后得以恢复，出院后转至一所护理院。
危险因素	憩室炎，年龄
处理危险因素	患者入院接受治疗，予禁食和静脉使用抗生素。
处理过程中发生了什么	患者进行性加重的腹痛促使住院医生在下午 8 时对患者进行卧位和立位腹部 X 线平片检查，但该检查的结果在次日上午 7 时前都未被核查，最后是放射科医生打电话报告患者有以前拍片时未被发现的"膈下游离气体"。患者在上午 9 时被送到手术室，并被发现有憩室穿孔和腹腔广泛的粪便污染。
是否还有其他处理方式	定期核查你开的化验单或检查的结果！

处理方式不同带来的结果是否不同	如果患者能被更早地送到手术室,后期难以处理和持续性的脓毒症则可能避免。

沟通技巧

讨论"探查"和可能性诊断

一位72岁的老年女性因发现腹腔游离气体而将进行手术治疗,这种情况常常真的是"手术探查",因为诊断在术前往往难以明确。探查的结果可能是良性疾病,仅需要行相对简单的手术处理(如为阑尾炎,仅需行阑尾切除术),也可能是足以危及生命的情况,甚至还需要对原发疾病进行相应的后续处理(如癌症)。要向患者讲述风险、获益和可能需要采取的措施,同时不增加患者潜在的恐惧和担忧,这是很难的,但这些的确也是讨论中需要涉及到的问题。可以将讨论涉及的信息分成多个部分,在讨论过程中不时通过"这些你都清楚了吗?"这类问题试探患者的理解程度。仔细地询问病史可能有助于我们在术前得出最接近的诊断,从而对此进行讨论。与泛泛地讨论出血和其他特定并发症的风险相比,提出诊断的结果并对此进行有针对性的讨论可能更加重要。

职业素养

原则:诚恳,照顾自己,照顾的连续性

术后并发症(如吻合口破裂)的患者会期望你能够继续照顾他(她)。这一"照顾的连续性"(continuity of care)观念常常被解读为向你所有的患者提供全面照顾。这会导致医生累得精疲力竭,不能很好地照顾自己,也会导致医生离婚率升高和出现应激相关性疾病。尽管照顾的连续性很重要,但你也需要好好照顾自己,患者会理解你和你的家庭也需要得到照顾。患者和他的家庭也会理解参加生活中一些重要事件(例如孩子的毕业或姐妹的婚礼)的重要性。应当与你的同事好好沟通,确保你的患者可得到恰当的照顾,还应向患者说明会发生什么,谁会照顾他们。

基于系统的实践

报销：风险，雇主资助的医疗保险和管理式医疗

健康维护组织（Health Maintenance Organizations，HMO）和优先选择提供者组织（Preferred Provider Organizations，PPO）通常会要求参保人选择特定的医疗服务供应者。腹腔游离气体属急症，无论参保人就诊于哪个急诊科均会被大部分的医疗计划覆盖到。

医疗保险的最初想法是在较大的人群中分摊疾病的资金风险，这样个人就不会因为意料之外的疾病而倾家荡产。在二战期间，由于战争的影响，劳动力出现短缺，同时，因为政府强制性地冻结工资，雇主不能以提升工资的方式争夺雇员，故转以提供其他福利（主要是提供医疗保险）的方式吸引雇员。由此，美国最终形成了一个主要是由雇主资助的医疗保险系统。截至 20 世纪 70 年代，医疗保险的支出已经上升到使雇主觉得它会妨碍到他们与其他国家不需要提供医疗保险的公司进行全球化竞争的程度。因此，雇主向保险公司施加压力要求减少支出，其结果就是管理式医疗的兴起。

在管理式医疗出现前，负责管理医疗保险支出的人（主要是医生和医院）并不用为他们的决策背负资金风险，因为几乎没有刺激机制促使他们减少支出。管理式医疗的其中一个创新则是让医疗服务提供者分担部分的资金风险，从而引入刺激机制。按照最纯粹的形式，管理式医疗表现为医疗支出按人头支付，医院和医生网络每月收到与其覆盖到的参保人人数成比例的资金，并负有对这群参保人员提供所需医疗服务的责任。

以往曾有很多不同的医疗计划和复杂的资金分配方式，现今大部分管理式医疗计划主要采取 HMO 或 PPO 模式。HMO 模式通过限制网络内对医疗服务、医疗设施的覆盖率，管理参保人对特定医疗服务的使用权限以减少医疗支出。这种模式是通过让基础保健医生成为"守门人"来实现，患者要向专科医生求诊则必须先从基础保健医生处取得转诊证明。而 PPO 模式与 HMO 模式相似，只是覆盖和转诊政策并没那么严格：患者求诊于网络内任一医疗服务供应者常只需支付很少的费用或完全不需要支付任何费用，而求诊于在网络外的医疗服务提供者则须支付较高的费用（多支付额外 15% ~20% 的费用），而且，求诊于专科医生也不需要基础保健医生的转诊证明。

（杨斌、熊俊　译）

第 18 章

病例 8：患者，男，63 岁，腹痛伴腹胀

Marjie L. Persons MD, Adeline M. Deladisma MD, MPH & John D. Mellinger MD

病例 8：患者，男，63 岁，因腹痛伴腹胀入院。

鉴别诊断

小肠梗阻（Small bowel obstruction，SBO）	肠扭转	肠系膜缺血	肠梗阻
大肠梗阻（Large bowel obstruction，LBO）	Ogilvie 综合征	腹水	肠穿孔

诊疗思路

　　当一位 63 岁的老年男性出现腹痛伴腹胀，我会首先明确患者有没有提示需要紧急干预的临床特点。

　　我会问自己下面这三个问题：

　　(1) 目前的情况是否紧急？

　　(2) 体格检查结果是否提示腹膜炎的存在？

　　(3) 患者是否有病情较重的表现[严重的不适，生命体征异常（心动过速，呼吸频率加快，低血压，发热），腹膜刺激征和神志改变]？

　　如果发现患者有腹膜炎的表现且病情较重，我会在问病史时就开始对患者进行复苏（静脉补液，吸氧，留置导尿管行尿量监测）。胸腹部 X 线平片等梗阻相关性检查能帮助我发现可能存在的内脏穿孔（出现游离气体）或肠梗阻。根据不同的情况，可能还需要进行 CT 检查。另一方面，如果这不是高度紧急的情况，我也会有序地对患者进行相同的评估，只是不需要像上述那样的紧急处理。最后，这个年龄段的患者出现腹痛伴腹胀，我总是提醒自己患者存在**肠系膜缺血**的可能，因为肠系膜缺血早期行体格检查可无明显的阳性发现，这样我就不会被相对正常的体格检查结果所迷惑。

患者诊疗

临床思维

- 首先要排除如急性肠系膜缺血或小肠梗阻伴绞窄等可危及生命和需要紧急手术干预的情况。
- 进行**着重的腹部体格检查**，观察是否有弥漫性的腹肌紧张、压痛和反跳痛，这是弥漫性腹膜炎的标志性特征。
- 对存在腹痛的老年患者应保持较高的警惕，因为他们的不典型症状可能会掩盖一些能危及生命的情况，而老年患者的伴随疾病也常常使诊治过程变得更复杂。
- 在不同时间多次进行体格检查最重要的诊断手段，可以明确患者的临床状况是否恶化和是否有腹膜炎的出现。

病史

- 关于腹痛：询问腹痛发生的缓急、特点、部位、放射情况和以前是否有类似发作。
- 询问与腹痛相关的症状：恶心、呕吐、大便习惯的改变、新发或慢性的便秘或腹泻、最后一次排便和肛门排气的时间、胃肠道出血、纳差、体重减轻或发热。
- 在既往史部分，应询问是否做过手术，有无癌症、炎症性肠病、外周血管或冠状动脉疾病、高血压、动脉粥样硬化、高胆固醇血症、糖尿病、心律失常等病史，并询问是否有酗酒史或吸烟史。
- 如果患者曾接受任何的腹腔/盆腔手术，应注意小肠梗阻的可能。
- 大便习惯的改变（便秘和/或腹泻）可能提示继发于憩室疾病或肿瘤的结肠梗阻。黑便，便中带血，体重减轻和疲乏可能提示结肠肿瘤。有慢性便秘史的患者更容易发生乙状结肠扭转。
- 寻找肠道梗阻的原因，询问是否曾有卧床、制动、创伤、甲状腺功能减退，电解质紊乱史或其他相关药品（如麻醉药品）的使用史。
- 进行性无痛性腹胀可能由腹水引起，询问是否有肝脏疾病史和酗酒史。

体格检查

- 生命体征：发热提示炎症性疾病、绞窄或内脏穿孔。
- 心动过速反映存在疼痛、失水或脓毒症。低血压可能反映有脱水和/或脓毒症。

- 腹部体格检查可发现手术瘢痕和/或疝。明显的叩诊鼓音提示肠梗阻；腹膜刺激征提示缺血和/或穿孔。腹胀伴腹部弥漫性轻压痛提示肠梗阻。腹水叩诊非鼓音，无压痛，可出现液波震颤。

- 肛门直肠检查很重要，注意括约肌张力，是否存在包块和/或出血；可对粪便行大便隐血检查。

- 从其他部位的体格检查结果中寻找线索，如是否有血管疾病或心律失常（房颤会增加栓塞性疾病的可能）的表现。

实验室检查

- **血常规**：白细胞增多提示炎症反应。如存在贫血应警惕肿瘤。
  35 美元

- **肝功能检测**：如病史或体格检查提示肝胆疾病的可能，应行肝功能检测。
  45 美元

- **淀粉酶/酯酶**：淀粉酶或酯酶的升高提示胰腺炎。
  40 美元

- **生化检测**：检查是否存在脱水或酸中毒。
  38 美元

- **乳酸或乳酸盐检测**：休克和肠道缺血时可升高。
  25 美元

- **结肠镜**：可有助于确定大肠梗阻的病因并为梗阻的结肠减压。
  600 美元

- **超声检查**：有助于确认腹水的存在和评价肝脏情况。
  225 美元

影像学检查

➡ **梗阻相关检查**：

摄立位胸部 X 线平片和腹部正侧位片检查评价气腹情况，并了解是否存在肠梗阻及相关的肺部情况。扩张的结肠可见大的结肠皱褶，而梗阻的小肠肠襻可见横跨小肠全径的较细的皱褶。大量不同高度的气液平面是梗阻的特征。
125 美元

➡ **口服/静脉注射造影剂做腹部/盆腔 CT 检查**：

对显示肠梗阻的部位和可能的病因十分有用。口服造影剂对诊断也有帮助，但有时会因为患者存在恶心、呕吐而无法应用。CT 也可用于评估梗阻的严重程度、寻找游离气体和腹水。也可以通过静脉弹丸式注射造影剂评价主动脉和内脏血管情况，排除肠系膜缺血。
750 美元

➡ **造影剂灌肠：**
可有助于确定大肠梗阻的病因（尤其当结肠发生显著膨胀使 CT 结果难以解读时），水溶性造影剂（Gastrograffin）对这些病例而言可能是最安全的。　　250 美元

➡ **肠系膜血管造影：**
目前更常见的是通过快速静脉弹丸式注射造影剂行 CT 血管造影并予以 3D 电脑重建。但动脉内插管血管造影可同时进行必要的介入性血管成形和支架治疗。　　1325 美元

临床实例　　　　　　　　　　　　　　　　　　　　**医学知识**

小肠梗阻

病因及发病机制　肠外压迫或肠内阻塞均可导致小肠肠内容物的正常通过受阻或中断，由此可出现小肠梗阻。小肠梗阻的发生在大部分病例中是由术后粘连引起的。其他原因包括嵌顿疝、肿瘤、肠套叠、肠扭转和肠腔狭窄。体液的转移和扣押可导致脱水。如为绞窄性的肠梗阻，肠管血供受阻可导致肠管坏死，有可能引起穿孔和脓毒症。

临床表现　小肠梗阻通常表现为弥漫性脐周绞痛伴恶心和呕吐，还可出现腹胀。局限性的腹痛伴腹膜刺激征提示发生继发性缺血。

诊断　小肠梗阻的诊断由病史和体格检查的发现得出，最终由放射学检查明确。腹部 X 线平片检查可发现小肠肠管扩张、结肠气体减少，立位 X 线片可见气液平面。腹部 CT 可能发现扩张和非扩张肠段的移行点，这在术前寻找肠梗阻的病因时特别有用。

处理　小肠梗阻的最初治疗是液体复苏和胃肠减压。如无肠道缺血的表现（压痛、发热、外周血白细胞增多），则应先予静脉补液纠正水电解质失衡，并以鼻胃管进行胃肠减压。大部分继发于粘连的部分性小肠梗阻，如无腹膜刺激征出现，应先行非手术治疗。但如有完全性小肠梗阻的征象，无论是否存在缺血，均有手术治疗的指征。**参见 Sabiston 48，Becker 25。**

大肠梗阻

病因及发病机制   大部分大肠梗阻均继发于结肠腺癌,而梗阻部位多位于远端结肠。其他导致大肠梗阻的原因包括狭窄(常与憩室疾病或炎症性肠病相关)、肠扭转和肠内容物的嵌塞。

临床表现   如果梗阻是由肿瘤引起的,常可发现如便秘或大便习惯改变等前期症状。可有腹胀,且常伴有便中带血,也可出现疲乏、贫血和体重减轻。

诊断   腹部 X 线平片通常以结肠扩张为重要特征。也可以行结肠镜检查和/或增强剂灌肠 X 线平片/CT 检查。

处理   由肿瘤或炎性狭窄引起的梗阻应行手术治疗,这可能涉及对受累肠段适当的切除。而无论什么病因,完全性的大肠梗阻需要行鼻胃管减压、液体复苏,还需行手术干预以确切减压,可能还需要行结肠造瘘。如已行肠道准备,治疗可选择行适当的肠管切除和一期吻合(伴或不伴回肠造瘘转流)。参见 Sabiston 50,Becker 21。

肠扭转

病因及发病机制   肠扭转是含气的肠段以其肠系膜为轴发生扭转,涉及的肠段通常是乙状结肠或盲肠。

临床表现   结肠扭转发生时,无论受累的是盲肠还是乙状结肠,通常表现为突然发生的腹胀、腹痛和恶心/呕吐。如患者有长期慢性便秘史并突然出现上述症状,则应考虑肠扭转的可能。

诊断   通常可根据腹部 X 线平片作出诊断。乙状结肠扭转在腹部 X 线平片上可表现为"咖啡豆征",尖端指向腹部右上象限。如为盲肠扭转,该"咖啡豆"样的结构则位于腹部与梗阻位置相对的象限。增强剂灌肠(通常并不是诊断所必需的)可显示呈鸟喙状的肠腔狭窄。

处理   乙状结肠扭转常可通过乙状结肠镜检查进行减压,而患者也可准备进行后续手术治疗。盲肠扭转通常需要手术干预,及时的手术可防止继发性梗死和穿孔的发生。参见 Sabiston 50,Becker 21。

Ogilvie 综合征

病因及发病机制　结肠假性梗阻时，结肠可在没有确切梗阻的情况下发生显著扩张，称为 Ogilvie 综合征。该疾病常见于收容于社会福利机构的患者，常有麻醉药品使用史和长期卧床史。自主神经紊乱可能是其病因。

临床表现　表现为腹胀，可伴有恶心、呕吐和便秘，但一般来说，疼痛并不是主要症状，除非结肠梗阻是由炎症性因素引起的。

诊断　根据腹部平片上弥漫性结肠扩张的表现通常可作出诊断。

处理　最初的治疗包括肠道休息和纠正可能存在的电解质失衡。如有可能，应停止使用麻醉药物。如肠腔扩张直径大于 9 cm 则应注意可能会发生肠缺血和/或穿孔，需要静脉使用新斯的明或行结肠镜行减压。**参见 Sabiston 50，Becker 23。**

肠梗阻

病因及发病机制　肠梗阻，有时被称为"麻痹性肠梗阻"，常见于腹部手术后，也可继发于腹腔内炎症性疾病，如阑尾炎、憩室炎、胰腺炎或内脏穿孔。麻醉药物、长期卧床、甲状腺功能低下、电解质紊乱(钾，镁，磷)、麻醉、精神科药物治疗和全身性疾病(如脓毒症、充血性心力衰竭或肺炎)也可引起肠梗阻。

临床表现　表现为腹胀伴恶心、呕吐和便秘。如果为感染或炎症性因素引起的肠梗阻，还可以出现腹痛。

诊断　通常可根据腹部 X 线平片作出诊断，表现为包括小肠和大肠在内的弥漫性肠道扩张。在部分病例中，CT 可有助于发现潜在的炎症性的病因。

处理　应予肠道休息(鼻胃管减压)并处理潜在的病因，直到肠道功能恢复，出现肛门排气或排便。**参见 Sabiston 48，Becker 23。**

腹水

病因及发病机制 腹水常继发于肝硬化和门静脉高压。癌性腹水可见于不同的腹腔内(胃肠道和妇科)恶性肿瘤,由腹膜种植引起。

临床表现 体格检查可发现液波震颤,但无腹部压痛。超声检查和 CT 都是检测腹水的可靠方法。

诊断 对存在腹水的患者应予诊断性腹腔穿刺,观察腹水的性状,注意排除细菌性腹膜炎。通过腹水检查常可作出细胞学诊断,LDH 或 CEA 水平也对诊断有参考意义。对于肝硬化患者,可以利尿剂(螺内酯)和穿刺放液作为保守治疗。如果这些治疗对腹水疗效不佳,可考虑行经颈静脉肝内门腔分流(Transjugular intrahepatic portosystemic shunting, TIPS)或腹膜静脉转流(Peritoneo venous shunting, PVS)。

处理 癌性腹水的治疗因原发疾病的病理学类型和分期而异。**参见 Sabiston 43, 53; Becker 19。**

肠穿孔【参见本书第 17 章】

肠穿孔在本书第 17 章中已有讲述,由肠穿孔引起的腹胀可能由引起肠道扩张和穿孔的原发疾病或继发于穿孔的肠梗阻所引起。

急性肠系膜缺血

病因及发病机制 急性肠系膜缺血是由肠道血供受阻引起的,包括三种类型:①**急性栓塞性肠系膜缺血**;②**急性血栓性肠系膜缺血**和③**非阻塞性肠系膜缺血**。急性栓塞性缺血的栓子通常来自心脏,可发生于房颤或心肌梗死的患者;急性血栓性缺血常伴随有高凝状态,也可发生于由动脉粥样硬化引起的慢性肠系膜缺血的患者,表现为症状急性加重;非阻塞性缺血一般是因相对正常的肠系膜动脉发生低灌流所致,可见于休克(由脓毒症,低血容量或低心脏输出继发的)的患者。

临床表现 腹痛和体格检查所见不相等是急性肠系膜缺血的典型表现。患者可有恶心和呕吐,但这些症状均为非特异性的。血性腹泻可继发于黏膜脱落。

诊断　循环血白细胞增多，淀粉酶和乳酸升高是缺血的非特异性指征。血管造影是肠系膜缺血诊断的金标准。可在肠系膜上动脉靠近中结肠动脉分支处发现栓子；血栓常可在肠系膜上动脉近端被发现。

处理　由栓塞或血栓形成的急性肠系膜缺血需要手术干预，可行血栓/栓子切除术或血管旁路手术，并切除没有活力的肠管。非阻塞性肠系膜缺血可通过对引起低灌流状态的原发疾病进行治疗而得到逆转。**参见 Sabiston 66；Becker 25，37。**

肿瘤

病因及发病机制　肿瘤，无论良性或恶性，其占位效应都可以导致腹胀，而不一定需要存在肠梗阻或腹水。肿瘤可来自胃肠道，卵巢和后腹膜。

临床表现　一般表现为逐渐出现的腹胀，并不一定伴有胃肠道症状或压痛。

诊断　CT 常为首选的检查。

处理　治疗因肿瘤的病理类型和发病部位而异。

少见病

a. **胆石性肠梗阻**：由足够大的胆石在回盲瓣处堵塞而引起小肠梗阻，胆石常来自胆囊，经未经治疗的慢性胆囊炎引起的胆囊肠道瘘进入十二指肠。如出现小肠梗阻伴**胆道积气**应怀疑胆石性肠梗阻。**参见 Sabiston 54，Becker 17。**

b. **小肠肿瘤**：小肠腺瘤、淋巴瘤和良性肿瘤均可导致小肠梗阻。**参见 Sabiston 48，Becker 25。**

实践基础上的学习和提升：发病率和死亡率的自评量表

并发症	持续性肠梗阻
类型	相关的条件；不能避免的。
手术名称	因肠梗阻行小肠切除和粘连松解（手术时间为 5 小时）。
疾病名称	一个子宫切除术后出现小肠梗阻的 54 岁的老年女性患者。
病情介绍	术后持续可见大量液体（＞900 mL）自鼻胃管引出，无肛门排气或肠蠕动。
干预措施	继续留置鼻胃管直到肠道功能恢复。
治疗效果	10 天后出现肛门排气排便，鼻胃管引流量减少，并逐渐恢复饮食。
危险因素	广泛的粘连松解，手术时间较长，肠管暴露于空气中。
如何处理危险因素	仔细监测患者鼻胃管的引流量。敦促患者下床走动，并予谨慎的麻醉药物治疗。
处理过程中发生了什么	在经历了较长时间的粘连松解手术后，患者出现了较长时间的肠梗阻，这可能是由肠管受翻动并暴露于空气等原因造成的。
是否还有其他处理方式	尽可能减少对脏器的翻动和缩短手术时间。
处理方式不同带来的结果是否不同	可能不会。

沟通技巧

对不给予镇痛治疗进行解释

　　在主管医生可以对患者进行检查前，不给患者镇痛治疗是对医患关系的一次考验，因为这可能被患者感知到，并可能被认为是医生对其痛苦漠不关心的冷酷行为。因此，有必要向患者解释，为了对病情进行准确的评估，在给予合适剂量的麻醉药物前，必须先由能够作出后续治疗决定的医生对其进行详细的检查。与患者进行仔细、坦诚的信息交流，并尽快联络责任医生对患者进行检查、处理可能能够取得患者较好的理解。

职业素养

原则：患者自主权

这一章里面对 Ogilvie 综合征患者和收容于社会福利机构的患者(可能是精神分裂症患者)的讨论引出了部分患者不依从医嘱(against medical advice，AMA)、想要离开医院的问题。这显然是对"患者自主权"这一原则的挑战。一般来说，如果患者不依从医嘱想出院，他需要被告知并理解这样做存在的风险，但这样做的关键是患者需要有足以胜任的理解和认知能力[见下：患者权益：合格的判断能力(judging competency)和民事收容(Civil Commitment)]。一个精神病患者可能有一定程度的认知能力去理解部分信息，但却缺乏衡量某一事物意义和含义的洞察力。如果你临床上判断某患者需要留在医院接受治疗，但该患者似乎并无能力作出决定，在此情况下该患者可能需要被强制收住入院。实际上，精神病正是民事收容的重要标准之一。这种情况你可能需要去求助于医疗系统中经常处理该问题的专家。

基于系统的实践

患者权益：合格的判断能力和民事收容

合格的判断能力，或作出合理医疗决定的能力是以认知能力界定的，且已涉及法律领域。患者是否具有合格的判断能力是由法庭(而不是医疗服务提供者或家属)作出的法律上的判断。特定的标准在美国不同州可有不同，判断一个人是否有合格的判断能力的标准分别是：①可表达自己的意愿；②对给予的相关信息可恰当理解；③对可用的选择及结果有足够的判断力；④可作出理性的决策。如果一个患者需要医学治疗且缺乏合格的判断能力，大部分州会为其委派一名监护人。患有精神病且会对自己或他人造成危险的人可被强制收治入院。

一般来说，尽管在不同州可能会有所不同，但判断一个人是否需要民事收容有三个重要标准：①患有精神病；②对自己或他人构成危险；③不能为自己提供基本的生活需要。一些州已制定允许三类人群强制收治入院的法规，这三类人群包括：发育有缺陷的人群、有药物滥用问题的人群、智能低下的人群。当遇到这类问题时，在对患者进行诊疗的过程中及早咨询医院风险管理部门和/或法律顾问的意见是明智的。

(杨斌、熊俊 译)

第 19 章
病例 9：患者，女，79 岁，腹痛伴低血压

Jeffrey A. Claridge MD

病例 9：患者，女，79 岁，因腹痛伴低血压入院。

鉴别诊断

出血性疾病				
腹主动脉瘤		创伤性损伤：急性损伤或隐匿性损伤		
炎症性/感染性疾病				
阑尾炎穿孔	肠系膜缺血	肠梗阻	泌尿系统源性脓毒症	肿瘤
胃肠道穿孔	胰腺炎	肠扭转	胆道系统源性脓毒症	

编者注：本章节中的几个病种在之前的章节已有涉及，临床实例部分将会对这些病种在存在低血压时的临床问题作重点论述。

诊疗思路

接诊一位腹痛伴低血压的 79 岁女性会让我非常困扰。和处理其他病情危重患者时的情况相似，第一要务是要回到 ABC（气道、呼吸、循环）这一程序。对该患者的处理务求迅速。一开始可经单个大口径的静脉通道进行补液，且有必要预防性地开通额外的静脉通道。如果她的情况不稳定，则需要通过气管内插管和机械通气维持呼吸功能。患者可能需要输注血液和/或血制品及在 ICU 进行密切观察，甚至还需要紧急的手术干预。我会尝试尽快明确低血压的病因，特别需要注意的是出血性或感染性/炎症性疾病。

患者诊疗

临床思维

- 切记：这是一个在你询问病史的同时就要进行治疗的紧急情况。
- 注意 ABC 原则。准备建立两条大口径的静脉通道并输液（2 L 林格氏乳酸盐溶液）。观察患者对早期的快速补液是否有反应。
- 先思考在鉴别诊断中是否存在可迅速危及生命的且需要手术处理的情况。对该年龄段的患者进行诊疗的过程中，应警惕**主动脉瘤破裂**的可能，因为该情况可能会导致迅速危及性命的出血。
- 明确是否存在提示需要手术干预的征象：弥漫性腹膜炎，立位胸部平片上可见的腹腔游离气体或大的腹部搏动性包块。

病史

- 询问疼痛起始特点和发生部位。
- **症状的迁延**：疼痛的急性加重可能提示穿孔；持续数天或长期存在的疼痛提示其他炎症性疾病，如憩室炎或炎症性肠病。
- **既往病史和手术史（尤其是腹部和血管的病史和手术史）**：有已知的血管疾病的患者存在**动脉瘤破裂**或肠系膜缺血的风险。
- 既往手术史也可以用于排除某些疾病，如**阑尾炎**或**坏疽性胆囊炎**。如患者既往有恶性肿瘤病史，需询问详细的相关信息。
- **抗凝治疗**：对诊断隐匿性创伤性损伤和后腹膜血肿有重要意义。

体格检查

- 生命体征对该患者至关重要，需要密切监测。发热提示炎症性疾病，但没有发热也不能排除炎症性疾病（老年患者对炎症性或感染性疾病可能并不会表现为体温升高，有时，严重的感染还可能导致老年患者出现低体温）。患者心率应该会增快，如果患者心率和临床表现不相符，应注意询问患者是否有服用 β 受体阻滞药或者钙拮抗药等可降低心率的药物。
- 低血压的发生也可与脱水、脓毒症、低血容量或继发于主动脉瘤破裂的急性出血有关。
- 大的搏动性包块提示**主动脉瘤**的存在，如出现低血压，则可能提示主动脉瘤的破裂。
- 腹膜刺激征（肌紧张、压痛、反跳痛）可见于**胃肠道穿孔**。
- 腹痛症状与腹部体格检查的表现不符可能提示**肠系膜缺血**。

实验室检查

- **血常规**：外周血白细胞增多提示炎症性疾病，低红细胞压积水平提示出血，高红细胞压积水平可能提示严重缺水。   35 美元

- 应优先对该患者进行**血型鉴定和交叉配血**。   45 美元

- **凝血功能检测**(PT，INR，PTT)：如果出现凝血功能异常，且出血性疾病的诊断明确，应纠正可能存在的凝血功能紊乱。

  85 美元

- **尿常规**：有助于肾盂肾炎、肾结石和尿路感染的诊断。   38 美元

- **生化代谢检测**：发现可能存在的代谢紊乱。   75 美元

- **淀粉酶/酯酶**：可有助于胰腺炎的诊断。   85 美元

- **肝功能检测**：可有助于诊断胆道系统性脓毒症。   125 美元

影像学检查

➡ **立位胸部 X 线检查和梗阻相关检查**：

在急诊科首先且必须要进行的检查是立位胸部 X 线检查。在等待立位胸部 X 线检查的结果时，应同时对腹部行 X 线检查。如果患者的情况不稳定，存在腹膜炎或腹腔内出血，则应尽快行手术干预而无需再行进一步检查。   75 美元

存在腹腔游离气体：

➡ 送手术室进行手术干预。

不存在腹腔游离气体(患者病情不稳定)：

➡ 急诊科便携式腹部超声检查。

如发现腹腔游离液体且有出血的可能：送手术室进行手术干预。

如无明确病变：维持生命体征的稳定并争取进行 CT 检查。

225 美元

不存在腹腔游离气体(患者病情稳定)：

➡ 口服/静脉注射造影剂(伴或不伴)增强腹部/盆腔 CT 检查：

当情况紧急且诊断仍存在疑问时，应快速进行 CT 平扫，其结果可能对患者的后续处理有显著影响。腹主动脉瘤破裂，后腹膜出血和胸部 X 线检查不能察觉的腹腔游离气体均可由 CT 平扫迅速而简单地作出诊断。但如果患者病情稳定且时间允许，还是应当进行口服或静脉注射造影剂的增强 CT 检查。

750 美元

临床实例	医学知识

腹主动脉瘤

病因及发病机制　主动脉瘤是主动脉的局限性扩张，最常见于肾动脉分支以下的主动脉。

临床表现　大部分主动脉瘤的患者在发生动脉瘤破裂前均无症状。体格检查可发现腹部压痛和较大的扩张性搏动感。患者可有苍白和多汗的表现。

诊断　诊断和处理均务求迅速。病史、体格检查的发现和低血压的症状均支持尽快进行手术干预。腹部平片、超声和 CT 检查也有助于诊断的确立和进行鉴别诊断。

处理　在伴有低血压的病例中，应立即以人工血管进行手术修复。对怀疑有腹主动脉瘤的有低血压症状的患者，不能因为不必要的 CT 检查而耽误手术处理。**参见 Sabiston 65，Becker 38**。

创伤性损伤：急性损伤和隐匿性损伤

病因及发病机制　患者对急性创伤的反应通常是很明显的。但是，对于表现出腹痛伴低血压的老年患者，我们有必要对其近期的创伤史进行询问。老年患者跌倒的风险较高且常有抗血小板药物或抗凝药物的使用史。

临床表现　患者可有实质器官的损伤，表现为低血压伴进行性腹胀和腹痛。

诊断　患者红细胞压积常有下降，并出现低血容量的征象。诊断可通过 CT 的表现结合患者的血流动力学状态确立。

处理　处理因损伤的性质而异。**参见 Sabiston 20，67；Becker11**。

胃肠道穿孔【参见本书第 17 章】

胃或十二指肠的**消化性溃疡穿孔**和继发于憩室炎等疾病的小肠或结肠穿孔可表现出腹痛、腹膜炎和低血压的症状。这些诊断在第 17 章已有叙述。**参见 Sabiston 46**。

阑尾炎穿孔【参见本书第 11 章】

阑尾炎穿孔是阑尾的炎症发展的结果。穿孔发生的可能性随症状持续时间的增加而增加。而伴有低血压的阑尾炎患者可能是发生了阑尾穿孔。阑尾炎的相关内容在第 11 章已有叙述。在老年人群中，由于发热反应常不明显，阑尾炎的及时诊断较为困难。可行腹腔镜或开放性阑尾切除术作为治疗。**参见** Sabiston 49，Becker 15。

憩室炎穿孔【参见本书第 17 章】

憩室炎穿孔是憩室疾病的并发症，可导致局部脓肿形成或弥漫性的腹腔感染，相关内容在第 17 章已有叙述。**参见** Sabiston 50，Becker 21。

肿瘤伴穿孔【参见本书第 17 章】

老年患者的肿瘤多是原发于结肠的恶性肿瘤或者腹腔内的转移性肿瘤。肿瘤的直接穿孔并不多见，常见的情况是肿瘤引起远端结肠的完全梗阻后导致继发性的盲肠扩张和穿孔，相关内容在第 17 章已有叙述。**参见** Sabiston 50，Becker 21。

肠梗阻【参见本书第 18 章】

小肠梗阻、大肠梗阻和肠扭转在第 18 章均有叙述。低血压的出现提示病情严重，需注意重度脱水、复苏不足、穿孔或绞窄性梗阻存在的可能。**参见** Sabiston 48，50；Becker 21，25。

泌尿系统性脓毒症——肾盂肾炎/膀胱炎

肾盂肾炎（在第 12 章已有叙述）属上泌尿道感染，常由革兰染色阴性的微生物引起，如大肠埃希菌、克雷伯氏杆菌或奇异变形杆菌。肠球菌（革兰染色阳性）的感染也常见。铜绿假单胞菌是医院获得性上尿路感染的常见致病菌。患者通常可出现畏寒、发热，伴背部、胁部或腹部的疼痛。在老年患者中，膀胱炎和肾盂肾炎都可以表现为脓毒症、低血压和神志的改变。

胆道系统源性感染/脓毒症

病因及发病机制 与胆总管梗阻相关的**坏疽性胆囊炎和上行性胆管炎**也可以表现为脓毒症。

临床表现 患者可表现为 Charcot 三联征：右上象限腹痛、发热和黄疸。

诊断 坏疽性胆囊炎和上行性胆管炎均可导致外周血白细胞增多。超声和 CT 可提示坏疽性胆囊炎（腔内膜状物，胆囊壁显著异常，胆囊周积液）。在上行性胆管炎的患者中，超声和/或 CT 检查常可发现胆总管扩张和肝内胆管扩张的征象。磁共振胰胆管造影（Magnetic Resonance cholangiopancreatography，MRCP）的出现为非侵入性评价胆总管的情况提供了有效的手段。

处理 坏疽性胆囊炎的治疗需要静脉补液，使用合适的抗生素及进行胆囊切除术。存在胆管炎和胆管梗阻的患者需要进行胆道减压（ERCP 或 PTCD），这既是一种诊断性手段，也是一种治疗性手段。参见 Sabiston 54，Becker 17。

胰腺炎【参见本书第 13 章】

如第 13 章所述，胰腺炎的表现可以较轻微，也可以极严重。当出现腹痛伴低血压时，应对胰腺炎的严重程度进行评估。可通过 Ranson 评分预测患者的预后（见本书第 13 章的实践基础上的学习与提升：循证医学部分）。参见 Sabiston 55，Becker 24。

肠系膜缺血【参见本书第 18 章】

肠系膜缺血在第 18 章已有叙述。一般表现为腹痛伴腹胀。肠系膜缺血的早期特征性表现为**与体格检查所见不相符的腹痛**，当肠系膜缺血患者出现低血压时，可能提示复苏不足和/或肠管坏死，需要进行紧急干预。参见 Becker 37。

少见病

a. **腹膜后血肿**：腹膜后的自发性出血可见于接受抗凝治疗或有出血体质的患者。在有近期静脉或动脉插管病史的患者中应怀疑该诊断。**参见** Sabiston 43，67。

b. **肝脏肿瘤破裂**：疼痛与肝脏包膜破裂相关，低血压主要继发于由肿瘤破裂引起的持续性出血。**参见** Sabiston 52，Becker 18。

c. **艰难梭菌性结肠炎**：由结肠细菌的过度生长引起，并导致结肠假膜形成。临床上可发现患者有近期抗生素使用史（见第16章）。**参见** Sabiston 15。

实践基础上的学习和提升：循证医学

题目

重组人活性蛋白 C（Drotrecoginalfa，活化型）应用于有脓毒症和低死亡风险的成人的研究

作者

Abraham E，Laterre PF，Garg R，Levy H，Talwar D

机构

多中心临床研究

参见

New England Journal of Medicine，2005 Sep 29，353（13）：1332 –1341

问题

重组人活性蛋白 C（Drotrecoginalfa，活化型）奇格瑞（Xigris）已被 FDA 批准用于有严重败血症及高死亡风险的成年人。它的使用对有严重败血症但低死亡风险的患者（单器官功能衰竭或 APACHE Ⅱ 评分小于 25）是否有益？

干预

有严重脓毒症和低死亡风险的成年患者被随机分配接受 Xigris 或安慰剂的治疗。

证据质量

含 2640 名有严重脓毒症患者的、多中心、双盲、前瞻性的随机对照研究。

结局/效应

由于 Xigris 的治疗未对患者带来益处，并且增加了严重出血性并发症的风险，研究被提早终止。

历史意义/评论

该研究表明新药的疗效需要在不同患者的亚组中接受严格的检验（即使其有效性已被证明，详见本章中基于系统的实践部分）。

沟通技巧

讨论与终止生命相关的话题(end-of-lifeissues)

　　一位有腹痛伴低血压的 79 岁老年患者可能最终被发现患有预后较差的疾病。这时，医生需要和患者本人及其亲属针对患者接受治疗的意愿进行真挚而坦诚的讨论，评价患者的生命情况及患者对治疗的态度是很重要的。需和患者对"不复苏(Do Not Resuscitate，DNR)"等"与终止生命相关的话题"进行探讨，并了解其意愿。快速作出诊断，将有助于在这样的情况下向患者提供客观的信息。在极端的情况下，可能需要直接与患者讨论病情，向其告知再做治疗已无意义。有时，还需要坦诚而谨慎地向其亲属告知继续治疗也不能改变其挚爱的亲人快要死亡的事实，并温和地指出进一步治疗应该着眼于减轻患者的不适，提高生活质量。

职业素养

原则：患者自主权

　　有时，患者亲属可能会在患者本人明确表示不接受手术治疗的情况下仍希望你对患者进行手术治疗。这种情况下，应支持患者在对情况有充分了解的前提下作出决定。其实，这样的情况在医生处理病情危重的患者时经常会遇到，这对主管医生是一种考验。因此，早期和患者对相关问题进行讨论并清楚地记录患者的意愿是十分重要的。

　　也有这样的情况，我们不知道患者本人的意愿，但其亲属想为患者作出决定。这时，需要由患者最亲近的亲属或法律上指派的人作为患者的代理人，其作用是**像患者本人一样为患者作决定**。代理人作出的决定通常来自较亲密的家庭成员间的共识。

　　当家庭成员间的意见出现明显的分歧，决定陷入两难时，可从其他医生（顾问医生或会诊医生）、伦理小组、社工、护士和/或该家庭信仰的宗教的代表处取得额外的意见支持。

基于系统的实践

药物支出和药物与治疗学委员会（P&T Committee）

　　Drotrecoginalfa（Xigris）作为成年的严重脓毒症患者的治疗是非常昂贵的，每毫克大概为 42 美元，对一个体重为 70 kg 的患者，每疗程约需 7000 美元。这一药物的使用带出了一个问题，那就是，为了促进医疗技术的发展，医疗系统应该如何安全且符合成本效益地使用新的药物治疗手段。在使用这样一种新的治疗手段前，医生和医院的管理人员必须通力合作对该治疗手段的合理性作出评估。大部分医院均设有由临床医生、药剂师和医院管理人员组成的药物与治疗学委员会（Pharmacy and Therapeutics Committee），由其对不同的治疗手段作出评估，使向患者提供的治疗符合成本效益。

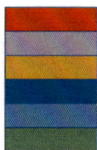

　　如果你有机会对有腹痛表现的患者进行评价，你可根据第 36 页的能力自评量表（Competency Self-Assessment）对相关的课程进行复习回顾。你也可在本书的网站（www. studentconsult. com）找到该表格的 Word 文档格式。你可将该表格下载并打印建立你自己的病例文件夹。在进行自我评估时，应注意自己是否能对腹痛的病因作出全面而完善的鉴别诊断，是否能识别提示患者需要手术干预的症状和体征。

医者金鉴：腹痛

章节回顾

对下面列出的临床情况及提出的问题进行思考，然后参考后面附有的知名教授对这些情况的讨论。

1）患者，女性，28岁，2天前开始出现脐周隐痛，并于今天出现下腹痛，以右侧较为明显，并呕吐两次，且小便较为频繁。患者最近有性行为，月经周期并不规律，末次月经是6周前（延迟了2周）。

生命体征：T = 37.9℃，HR = 90次/分，Bp = 110/68 mmHg。

实验室检查：血红蛋白/红细胞比积（H/H）= 12.0/36.3，WBC = 11.3 × 10^9/L，尿液检查：红细胞（RBC）5个/μL，白细胞（WBC）10 ~ 15个/μL。

体格检查：腹部右下象限肌紧张、压痛和反跳痛。盆腔检查未及宫颈举痛。

该患者可能是什么诊断？需要与哪些疾病进行鉴别诊断？下一步的诊疗计划是什么？

2）患者，女性，44岁，就诊于急诊科，表现为右上腹痛伴恶心和呕吐，自诉疼痛已持续近1周，未曾求医。她表示每晚都要喝2 ~ 3杯酒。两年前曾发作过酒精性肝炎，她认为这次应该也是酒精性肝炎发作。

生命体征：T = 38.2℃，HR = 102次/分，BP = 140/70 mmHg。

体格检查：腹部右上象限压痛伴肌紧张。

实验室检查：H/H = 11.7/35，WBC = 14.6 × 10^9/L，总胆红素 = 1.2 μmol/L，碱性磷酸酶 = 92 μ/L，AST = 86 μ/L，ALT = 74 μ/L，淀粉酶 = 47 μ/L，酯酶 = 60 μ/L。

影像学检查：腹部右上象限超声检查显示"胆结石，胆囊壁增厚（5mm），胆囊周围少量积液"

根据已有信息，该患者最可能的诊断是什么？你会给予患者什么建议？

3）患者，男性，65岁，表现为腹部中央弥漫性疼痛。患者自诉腹痛于24小时前出现，最早表现为腹部中央尖锐的刀割样痛，其后逐渐加重，至今已蔓延至全腹。你对该患者很熟悉，因为你3天前才对他进行了结肠镜检查。他因为血红蛋白降低（只有80 g/L）和大便隐血阳性而向你求诊。其结肠镜检查发现在其盲肠处有一个直径 4 cm 的腺癌。你已经为他安排了在下周行择期右半结肠切除术（当然，要先进行适当的肠道准备）。患者既往因骨关节炎已经服用 NSAIDs 有 3 年了。患者 3 年前也因为急性憩室炎发作而被收住入院，并接受静脉抗生素治疗。

生命体征：T = 37.4℃，HR = 110 次/分，BP = 110/70 mmHg，R = 22 次/分。

体格检查：腹部有弥漫性的压痛和反跳痛，以腹部右下象限最为明显。

实验室检查：H/H = 8.3/25.2，WBC = 18.4 × 10^9/L

影像学检查：在急诊科做的胸部 X 线检查显示"膈下游离气体"。

该患者可能的诊断是什么？你还需要进行什么检查？你将拟定什么样的诊疗计划？

4）患者，女性，32 岁，出现腹部右下象限压痛 2 天，已排稀便 3 次。患者自述今年较早的时候已经出现过 4 次严重但自限性的腹泻，其中一次更需要到急诊科就诊，但未有明确诊断。近两个月以来，她无明显诱因的出现近 4 kg 的体重下降。患者现在正在月经期，但自诉这次的疼痛"和平常痛经的疼痛不一样"。

生命体征：T = 37.3℃，HR = 90 次/分，BP = 110/68 mmHg。

体格检查：腹部右下象限肌紧张，压痛，轻微反跳痛。盆腔检查无特殊。右侧肋脊点可疑压痛。

实验室检查：H/H = 12.1/36，WBC = 11.8 × 10^9/L，尿液检查：许多 RBC，WBC 0 ~ 5 个/μL。

可能的诊断是什么？下一步诊疗计划是什么？

5）患者，男性，67 岁，因Ⅲ期结肠癌行左半结肠切除术后 6 年，表现为急性起病的全腹痉挛痛伴轻微腹胀。患有高血压、动脉粥样硬化和慢性房颤病史。

生命体征：T = 37.2℃，P = 106 次/分，BP = 152/94 mmHg。

体格检查：轻度腹胀，腹软，未及压痛，有肠鸣音。

实验室检查：H/H = 12.2/37，WBC = 13.4 × 10^9/L。

影像学检查：梗阻相关检查除少量气液平面外未见特殊表现。

最可能的诊断是什么？你最关注的病因是什么？你会如何开展进一步诊疗？

讨论（Bruce E. Stabile，MD，Chair，Department of Surgery，Harbor-UCLA 医学中心）

答案1

诊断优先次序：考虑阑尾炎，注意排除泌尿道感染和异位妊娠。

该患者有阑尾炎的前驱症状，即早期的脐周疼痛及其后出现的转移性腹部右下象局限疼痛，伴局限性腹膜刺激征。在行阑尾切除术前，我肯定要先对其 HCG 水平进行检测，特别是该患者还有月经周期推迟的现象，所以必须排除异位妊娠的可能。异常的尿液检查结果可能与膀胱受发炎的阑尾刺激所引起，但也有可能提示伴发的泌尿道感染。尽管该患者的临床表现与阑尾炎十分相似，但如果 HCG 水平正常，术前行 CT 检查也是合理的。

答案2

诊断优先次序：考虑急性胆囊炎（酒精性肝炎和胰腺炎待排除）。

该患者有与急性胆囊炎相一致的病史和临床检查结果；虽然体格检查也提示急性酒精性肝炎的可能，但是由于超声检查结果高度提示急性阑尾炎，并且转氨酶水平也未见明显升高，诊断为酒精性肝炎可能性很低。患者既往无胰腺炎病史，结合完全正常的淀粉酶和酯酶水平，胰腺炎的诊断也不能成立。

建议行急诊胆囊切除术。考虑到病情已持续近1周，胆囊的炎症很严重，腹腔镜下行胆囊切除术难度较大。和所有腹腔镜胆囊切除术一样，术前应就可能会中转进行开腹胆囊切除术一事取得患者的知情同意。

答案3

诊断优先次序：在有证据提示其他诊断前应考虑诊断肠穿孔。

根据胸部 X 线的结果，我们知道患者存在膈下游离气体，因此应考虑空腔内脏穿孔。该患者病史较复杂，可能的诊断包括：①与 NSAIDs 的使用相关的溃疡穿孔；②与结肠镜检查相关的结肠穿孔；③憩室疾病伴穿孔；④盲肠的肿瘤穿孔（可能性较小）。无需进行进一步诊断性检查。患者应接受静脉补液以充分复苏，并接受广谱抗生素治疗，紧急送手术室。如果患者有与憩室疾病或结肠镜检查相关的左侧结肠穿孔，应行包括盲肠肿瘤的结肠次全切除术。要行一期回肠结肠（或回肠直肠）吻合或近端回肠造口伴远端结肠（或直肠）封闭取决于腹腔的污染程度。如果是盲肠肿瘤或右半结肠的穿孔，通常可安全地进行右半结肠切除术和回肠横结肠吻合术，这样就免除了回肠造口的需要。如果患者被证明为消化性溃疡穿孔，我会进行简单缝合或以 Graham 法进行修补；除非腹腔污染严重，否则我会同时行右半结肠切除术。

答案 4

诊断优先次序：阑尾炎，炎症性肠病（克罗恩病），输尿管结石。

患者本次发病的症状符合阑尾炎的表现，但因为患者也存在间歇性腹泻的既往史，故须与炎症性肠病（克罗恩病）进行鉴别。腹部右下象限局限痛，可疑的肋脊角压痛和血尿的存在也提示输尿管结石的可能。但是，尿液检查中血细胞的增多也有可能是由患者月经污染引起的假阳性。

CT 可有助于阑尾炎和克罗恩病的鉴别，后者可见回肠壁增厚。如果 CT 检查仍不能帮助作出诊断，应进行腹腔镜检查。如果腹腔镜检查发现阑尾炎，在技术允许的情况下可行阑尾切除术，如技术上不允许，应中转剖腹行阑尾切除术。如果我在腹腔镜检查中发现"爬行性脂肪"和发炎的末段回肠（克罗恩病的特征性表现），即使阑尾并未累积，我也会行阑尾切除术，术后按照克罗恩病常规进行治疗。

答案 5

诊断优先次序：肠系膜缺血，小肠梗阻，结肠癌复发。

尽管患者的临床症状与术后粘连或结肠癌复发（不太可能在手术后 6 年出现复发）引起的小肠梗阻的表现相符，但我最担心的还是患者会不会存在肠系膜缺血。考虑到患者存在血管性疾病和房颤的病史，其为整段中肠供血的肠系膜上动脉发生栓塞或血栓形成的风险极高。在发病早期，患者可有严重腹痛但无腹膜刺激征出现。因此，这是要尽早明确的情况。腹部 CT 血管造影可帮助作出诊断。对非阻塞性肠系膜缺血发病的早期，如肠管尚有活力，可考虑行血管介入干预，但如肠管活力存在疑问，或发现为急性动脉栓塞，则应紧急进行剖腹探查术。

（杨斌、熊俊　译）

第三部分
外科肿瘤病例

章节编辑：
Paula M. Termuhlen MD

第 20 章
病例 10：患者，女，48 岁，X 线筛查示乳腺异常

Paula M. Termuhlen MD

病例 10：患者，女，48 岁，因 X 线筛查示乳腺异常入院。

什么情况下会让放射科医生判断一个乳腺 X 线检查结果为异常？

鉴别诊断

钙化	包块	结构紊乱	淋巴结

诊疗思路

当接诊一位乳腺检查 X 线检查结果异常的 48 岁女性时，我会首先询问这次乳腺 X 线检查是常规的筛查，还是因患者或其医生发现其乳腺异常后有目的地进行的。我询问了相关的症状（如乳头溢液、乳房肿块、乳房皮肤改变或压痛）以及患者的月经史。我尝试寻找相关的危险因素（如乳腺癌的家族或既往活检史）。对大部分在乳腺 X 线检查上发现而体格检查不能触及的异常，如怀疑恶性，应在影像学引导下进行活检（X 线立体定位、超声检查引导下或细针引导下切除做活检）协助诊断，因此，我在第一次接诊该患者时就要为其安排活检。

患者诊疗

临床思维

- 我们发现乳腺 X 线筛查可在早期检测到恶性病变，并减少乳腺癌死亡的风险。对年龄大于 50 岁的女性，死亡风险可降低 35% ~ 40%，对年龄在 40 ~ 50 岁之间的女性，死亡风险可降低

23% ~ 30%。

- 美国国立癌症研究所，美国癌症学会和美国放射学会均推荐对年龄大于 40 岁的女性进行每年一次的乳腺 X 线筛查。
- 当一个乳腺 X 线检查结果被判断为异常时，乳腺疾病的专科医生有义务去确定该患者是否存在隐匿性的恶性病变。

病史

- 要考虑为什么会进行该乳腺 X 线检查：真的只是常规筛查还是在患者或其医生发现某些异常情况后有目的地进行的？
- 询问是否存在乳房肿块、乳房皮肤改变、乳头溢液、乳房压痛、与月经周期相关的乳房胀痛。
- 这是在一个有常规进行乳房自检（Breast Self-examination，BSE）的患者中新发现的病变，还是在不进行乳房自检的患者中偶然发现的病变？
- 询问是否曾对乳房的病变进行活检及活检的结果。
- 注意患者初潮、绝经和首次足月产的年龄。
- 询问患者是否有乳腺癌或卵巢癌的家族史（注意发病的年龄）。

体格检查

- 乳腺检查在本书第 21 章中会有详细介绍。

影像学检查

➡ **双侧乳腺 X 线检查：**
这是最基础的检查，对每侧乳腺进行两个方向的检查：侧位和头尾位。　　　　　　　　　　　　　　　155 美元

➡ **诊断性乳腺 X 线检查：**
需有放射科医生的积极参与：对任何有疑问的区域进行放大、点压和多个方向的 X 线照片。　　　　　　175 美元

➡ **超声检查：**
高频超声检查可用于判断包块是囊性还是实性的，也可用于引导细针穿刺活检。　　　　　　　　　　　225 美元

如需了解更多的乳腺影像学技术，见本书第 21 章的影像学检查部分。

临床实例	医学知识

钙化

钙化是钙盐在乳腺组织的沉积。钙化可分为三种类型：**良性**，**交界性**或**高度可能恶性**。

良性钙化外观粗糙，杆状，与血管相关，也可呈圆形、爆米花状或钙乳（图20－1）。

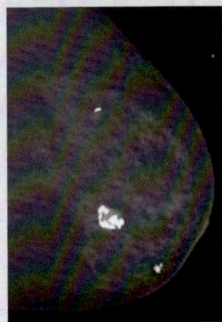

图20－1 "纤维腺瘤"或良性钙化。可见与陈旧退行性变的纤维腺瘤相关的"爆米花状钙化"。

恶性钙化常为多晶性、不均一性外观，呈<u>丛集性</u>分布，也可为线状或分枝状。线状或分枝状的钙化常与乳腺导管原位癌相关（图20－2）。

图20－2 <u>丛集性</u>的小钙化灶。可见丛集分布的、小而呈多晶性的线状钙化灶。诊断是乳腺导管原位癌。这些表现在侵袭性的乳腺癌中也可出现。

钙化也可与非典型性乳腺导管增生这一常见的癌前病变相关。

乳腺 X 线检查可见的良性包块

乳腺包块是乳腺内的占位性病变，应至少能在两个方向上的 X 线照片上被观察到。边界清楚而平滑的包块通常提示良性病变可能。

常见的良性包块包括囊肿或纤维腺瘤，可以通过超声检查鉴别（图 20-3）。

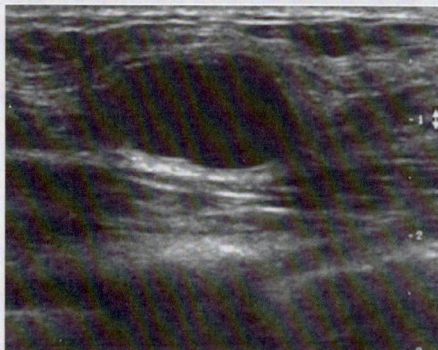

图 20-3 单个单纯性乳腺囊肿的超声表现。可见平滑的边界，包块内部回声缺如，后方回声增强。

注意：有 10%~15% 的癌变组织可表现为边缘平滑的包块，这种情况在老年人群中较多见。**参见 Sabiston 34，Becker 40。**

乳腺 X 线检查可见的恶性包块

恶性包块的形态常不规则，边缘可见针样突起，且常含有钙化灶，如图 20-4 所示。

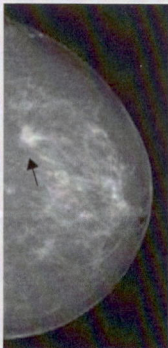

图 20-4 致密的星状包块。其针状边缘及对周围乳腺结构的扭曲都提示恶性病变的可能。

结构紊乱

组织结构的紊乱可能是乳腺癌最早的征象（但有些组织结构的扭曲也可能是由以往活检或手术的瘢痕导致的）。见图 20 - 5。

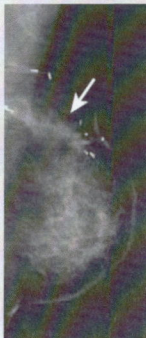

图 20 - 5　组织结构紊乱。可见由手术瘢痕引起的组织结构紊乱，箭头所示为既往手术的部位。

与任何乳腺活检后的情况类似，我们推荐手术后以 6 个月为间隔进行后续乳腺 X 线检查随访。且在术后进行乳腺 X 线检查时，应对瘢痕组织作外部标记以协助辨认乳腺内的组织结构紊乱，只有怀疑乳腺癌复发时才需再次进行活检。

沟通技巧

谨慎地选择措辞

一位 48 岁的女性因为乳腺 X 线检查发现异常而准备接受活检，我们可以理解，此时患者会因为自己有罹患癌症的可能和要接受活检这一侵入性的操作而感到焦虑。当你怀疑其病变可能是恶性的时候，有必要先让患者对其病变为癌症的可能做好心理准备。如果患者的病变是以乳腺 X 线检查的形式被发现的，我们通常可以以"如果最终诊断是癌症，值得庆幸的是我们在它发展的早期就发现了它"或类似的方式缓解患者的焦虑与恐惧。最重要的是，你收到活检报告后应尽快将活检结果告知患者。

职业素养

原则：患者利益至上

当一个乳腺 X 线筛查的结果被认为是技术上出现问题不能达到预期效果时，该名女性会被通知接受再次照片。工作人员通常会以信件或电话联络的形式通知患者。这时，该患者可能会认为是发现了恶性病变，并出现严重的焦虑情绪。有很多这样的个案，X线检查上并未发现确切的异常，但照片医生可能会简单地得出照片拍得不好的结论。这时，安排乳腺X线检查的工作人员应让患者知道要再次进行检查的原因是因为前一次照片效果不满意，而不是因为怀疑存在恶性肿瘤。

基于系统的实践

临床信息的规范：乳腺癌

乳腺影像学报告数据系统（Breast Imaging Reporting and Data System, BI-RADS）的提出是为了规范常用的专业术语，并使放射科医生、临床医生和患者间的沟通变得更加容易，是一个系统的报告乳腺X线检查的系统方法。表20-1对BI-RADS进行了解释。

表20-1　乳腺影像学报告数据系统（BI-RADS）

BI-RADS 分类	评价	推荐的临床处理
0	评价不完整	需要回顾既往检查结果和/或进一步完善影像学检查
1	阴性	继续常规筛查
2	良性	继续常规筛查
3	可能良性	6个月后再进行乳腺X线检查作为短期随访，然后每6~12个月定期乳腺X线检查，随访1~2年
4	可疑异常	应强烈考虑取得组织学诊断或常规随访6个月
5	高度怀疑恶性；应采取适当的措施	必须取得组织学诊断
6	活检证实的恶性，即将接受治疗	要保证治疗的完整性

摘自 American College of Radiology：Breast Imaging Reporting and Data System Atlas（BI-RADS Atlas）. Reston, VA：American College of Radiology, 2003. 所有权利被保留。

（杨斌、熊俊　译）

第 21 章
病例 11：患者，女，44 岁，乳腺包块

Roxane Weighall DO，*Jennifer L. Sabol MD*
& Ari D. Brooks MD

病例 11：患者，女，44 岁，因发现乳腺包块入院。

鉴别诊断

恶性包块	纤维腺瘤	囊肿	乳腺良性结节

诊疗思路

当对乳房肿块进行评估的时候，我通常考虑三重检查（查体，影像学检查、病理学检查）。我给患者查体的时候会注意乳腺肿块的特点，并回顾一下乳腺 X 线片以及乳腺超声检查的结果来确定我怀疑的程度。如果我需要通过组织学检查来明确判断，我会使用创伤最小的活检技术来做出准确诊断。对于可扪及的乳腺肿块，最常采用细针穿刺吸取细胞学活检或粗针穿刺活检。尽管有时候我怀疑肿块可能是乳腺良性结节，但是仍然会推荐活检辅助诊断以平复（有时是我自己的，但通常是患者的）焦灼心态。

患者诊疗

临床思维

- **三重检查：查体、影像学检查以及病理学检查**，是诊断乳腺肿块的三个重要手段。如果这三项检查结果与你的诊断存在出入，就需要进一步的检查和分析。
- 乳腺肿块的鉴别诊断是一致的，但是患者年龄不同，恶变的可能性也随之变化。患者年龄越大，肿块是恶性的可能性也就越大。
- 当情况允许时，我尽量避免开放式活检，而是选择通过细针穿

刺活检进行组织学诊断。这使得我在许多情况下能针对癌症最终制定一个周密的手术方案。

病史

- 要得到关于肿块的相关信息，需要询问：肿块现在这个样子多久了？肿块最近是变大了还是变小了？肿块有牵涉痛或者触痛吗？疼痛伴随着月经周期性出现吗？皮肤有没有变化？有没有乳头溢液？
- 患者末次月经是什么时候？
- 是否有过乳腺癌或者卵巢癌的个人史或者家族史（母方还是父方）？
- 以前有无乳腺活检的病史？如果有，患者知道病理诊断结果吗？（查找诸如导管内上皮不典型增生或者小叶上皮不典型增生，或者乳腺小叶原位癌的病史，因为这些会增加患者罹患乳腺癌的风险。）
- 患者正在使用外源性激素吗？

体格检查

- 如果你是女大夫，进行乳房检查时，最好有一个同伴在现场，如果你是男大夫的话就更有必要。
- 乳房检查时，患者取站立位和仰卧位，将上衣解开，暴露双乳。
- 检查颈部及锁骨上淋巴结（通常认为先触诊颈部及锁骨上窝部位，然后触诊乳腺对诊断的影响较小）。
- 站立位时，检查腋下，嘱患者放松，将双手搭在你的肩部，指尖贴紧胸壁，开始沿胸壁滑动，这样不会遗漏任何肋间淋巴结。
- 患者站立位时，嘱其双臂举过头顶。观察双侧乳房是否对称，皮肤有无变化或明显的包块。嘱患者双手放置于臀部，并向下压，观察皮肤有无凹陷，乳房有无变形。轻柔托举乳房，以轻拂的方式触诊乳房。
- 协助患者躺平或呈横躺姿势。用手指指腹以一个既定的方式如呈同心圆或放射状触诊患者乳房。在检查整个乳腺组织时遵循这么一套系统的检查非常重要。不要被一个明显的异常分散注意力而忘记检查剩下的部位。作为常规，最好先检查健侧乳房。
- 记住：乳腺组织可以一直延伸到胸骨边缘、锁骨、乳房下皱襞及腋中线位置。
- 看看是否有哪些地方有触痛，让患者指给你她觉得哪个部位有问题。询问她在站立位或平卧位时那个部位是否如常。在她指出了哪个地方有问题后再重新检查一遍。

- 当你触诊乳房肿块时，一定要考虑：是软的还是硬的？光滑的还是结节状的？仔细注意肿块的大小和形状：是离散的还是集中的。注意包块活动度：病灶可活动吗？是固着在皮肤表面还是在肌层以下？

- 用图表记录你的检查结果。应该包括一个草图及关于异常包块的描述(大小、在表皮上的位置、离乳头的距离)，并计划如何处理。

- 一定要与患者讨论你的检查所见。

影像学检查

➡ **双乳筛查性钼靶 X 线摄片**：初次检查，每一侧乳腺分别从两个不同的角度进行摄片。报告必须使用 BI－RADS 分类及评估标准。　　155 美元

➡ **诊断性钼靶 X 线摄片**：放射科医生主要负责钼靶摄片。根据需要进行放大摄影、局部加压摄影，及对可疑部位从其他角度摄影以获得影像结果。　　265 美元

➡ **乳腺超声检查**：用于诊断而并非筛查，手持式高频超声仪能够明确是实性包块还是囊肿。也可以在超声引导下进行细针穿刺细胞学活检。　　235 美元

➡ **MRI**：磁共振成像(Magnetic Resonance Imaging, MRI)用于诊断而并非筛查。必须每个乳房开口周围都围绕乳腺线圈，使用 MRI 造影剂，并由经验丰富的放射科医师阅片。对有乳腺癌遗传高发风险或钼靶示乳腺区域显像致密者有重要辅助诊断价值。在制定治疗策略时术前应用价值大。　　2500 美元

➡ **PET**：正电子发射计算机断层扫描(Position Emission Computed Tomography, PET)检查对乳腺癌诊断没有用处，但可应用于确定乳腺癌的病理分期情况。　　2900 美元

➡ **细针穿刺细胞学活检**：超声引导下的穿刺，适用于触摸不到的病灶。快速、可靠，可在门诊或乳腺科进行。　　590 美元

➡ **立体活检**：需要专门的操作台及计算机引导 X 线摄片技术。必须能在钼靶照片上看到病灶。在乳腺科门诊进行一个小时的操作，结束后患者可即刻回家。　　2400 美元

➡ **开放式活检**：在"细针穿刺的区域"，为了开放性切口获取组织需要事先在钼靶照相指导下在乳腺组织放置带钩的导丝。一日手术模式(只需要一上午)。　　4500 美元

临床实例	医学知识

恶性包块

病因及发病机制 常见的恶性乳腺肿块是浸润性导管癌和浸润性小叶癌。

临床表现 浸润性（或侵袭性）导管癌典型的患者在乳房自检或保健医生检查时发现比较明显的活动乳腺肿块，质地硬。可能与皮肤挛缩有关，可触及淋巴结肿大，和/或有乳头溢液。在很晚期的时候，肿块可与周围组织固定，并出现相应的红斑、皮肤水肿、橘皮样改变以及腋窝淋巴结肿大。癌灶可能无法扪及，在钼靶筛检摄片时只是表现为异乎寻常的致密区域。通常，回想一下，你会觉察到钼靶摄片问题区域密度模糊。

浸润性小叶癌只占乳腺癌的 5% ~ 10%。基于其典型的组织学上单细胞（印度资料）生长的特点，触诊时难以分辨以及钼靶检查均较难明确。小叶癌通常被认为是增厚而不是包块明显增大，你所觉察到的或看到的可能只是冰山一角。由于浸润性小叶癌的特殊生长方式，最终的病理结果所报告的病灶大小通常要远远大于你能预想的。

诊断 组织活检对于恶性包块的确诊非常有必要。如果病灶可触及，可在门诊实施细针穿刺包块吸取细胞检查或皮下粗针穿刺活检（许多外科医生为了不与细针穿刺活检造成的血肿相混淆，更希望先进行乳腺钼靶摄片）。如果病灶不可扪及，可利用超声引导或立体引导穿刺组织活检作出诊断。当细针穿刺活检无法进行或尚无定论时，开放式切口或切除组织进行活检也是合适的。

处理 乳腺癌的处理：对于初诊的乳腺癌患者，各种用于局部控制的治疗选择会让患者感到疑惑。我尽可能简化一下这些选择，将乳腺单纯切除术和乳腺癌保乳手术给患者讲述一下。

• 乳腺单纯切除术加前哨淋巴结活检（Sentinel Lymph hode biopsy，SLNB）用以淋巴结评估。如果累及淋巴结，需要进行整个腋窝淋巴结的切除，这个过程叫做乳腺癌改良根治术。

• 保乳治疗（breast conservation therapy，BCT），主要包括单纯乳腺肿瘤切除术至切缘阴性，前哨淋巴结活检（如果淋巴结受累则加上腋窝淋巴结清扫）+ 放疗。

在总生存率方面，这些局部治疗方式的选择对于浸润性癌是等效的。乳腺单纯切除术后局部复发率是1%～4%，而保乳手术后是7%～10%。

手术结束后获得病理分期。对于大多数女性来说要进行**辅助化疗**和/或激素治疗。乳腺单纯切除术的患者通常不要求进行放疗，除非患者存在局部复发的高危因素。这些情况包括肿瘤直径>3 cm，浸润性癌切缘阳性，4个及以上的淋巴结受累及存在转移的淋巴结发现有包膜外侵袭。这些建议目前正在被重新评估。

决定肿瘤特点的有：

- 激素受体(雌激素和孕激素受体)表达状况：激素受体阳性是预后良好的标志。
- Her2/neu基因表达状况：此基因过表达是预后不良的标志，但表明患者可以通过赫赛汀——一种针对这种标记物的特异性抗体进行治疗。参见 Sabiston 34，Becker 40。

纤维腺瘤

病因及发病机制 纤维腺瘤是一个界限清晰的实性包块，含有纤维及上皮成分，通常被认为代表良性乳腺小叶增生。切面呈白色或黄色，将假包膜向上顶起。

临床表现 纤维腺瘤可发生于任何年龄段。典型患者为15～35岁。

诊断 体检示光滑、界限清晰的包块，活动，质地较软。超声显示边缘光滑，良性征象。老年妇女中，"爆米花样钙化"可能与纤维腺瘤消退有关。针芯穿刺活检可明确诊断。

处理 小的无症状的纤维腺瘤不需要切除。然而，如果有证据表明其在不断长大，细针穿刺细胞学检查结果尚无定论。包块直径超过2～3 cm，或者有症状的，建议手术切除。参见 Sabiston 34，Becker 40。

囊肿

病因及发病机制　囊肿是圆形至卵圆形、界限清晰的包块,可为单个或多发。良性囊状结构充填囊液,位于乳腺纤维组织内。

临床表现　囊肿常见于激素水平波动的患者。主要见于绝经前和处于围绝经期的女性。

诊断　检查时,囊肿光滑、球状、通常较软。钼靶照相显示,囊肿边界光滑清晰。超声下看到内含液体很容易确诊,诊断准确率接近100%。囊肿大小可能会波动,或者经过一系列检查之后没有变化。

处理　无症状的单纯性囊肿不需要处理。需要进行囊液抽吸的原因包括为了诊断(肿块必须完全处理),为了减轻疼痛,或者是为了明确超声示复杂囊性包块的诊断。囊液通常是稀薄的灰黄色浆液性到黏稠黄色再到暗绿棕黄色,并不视为异常或需要细胞学检查。**血性囊液**应该送检细胞学检查,记住患者需要通过影像学检查重新评估并有可能要做活检。参见 Sabiston 34,Becker 40。

良性乳腺结节

病因及发病机制　在有些女性中,正常乳腺组织也会出现结节。在外上象限更明显,这是因为此象限对正常周期性激素水平变化反应所致,经常比较痛。这种周期性的触痛在女性围绝经期更明显,通常一侧乳腺比另一侧更受影响。

临床表现　典型患者绝经前抱怨乳房断断续续疼痛,好像肿块大小也来回波动。月经来潮前7天乳房疼痛会更加明显,经期开始之后疼痛有所缓解。

诊断　乳腺钼靶X线摄片和超声检查通常显示乳腺组织正常。

处理　尽管影像学检查正常,但是如果包块可触及且比较明显,或觉得可疑或者患者担忧,就应该做一个活检来明确是否为恶性。参见 Sabiston 34,Becker 40。

少见病

a. **乳腺叶状肿瘤**：是间质性肿瘤，可在短期内迅速长大，显微镜下与纤维腺瘤相像。它们可在局部复发，有10%的叶状肿瘤具有恶性行为，可像肉瘤一样血行播散。治疗方式主要是局部广泛切除。**参见 Sabiston 34，Becker 40**。

b. **转移性种植**：乳腺可以是其他肿瘤转移种植的常见部位，这种情况比较少见。这一类中最常见的是淋巴瘤。

c. **外伤**：外伤导致的血肿可以引起临床包块。而后，钼靶照相可能会显示类似于恶性肿瘤的图像。"脂肪坏死"是一种常见的外伤后果，可以形成不规则的包块，通常含有钙化。**参见 Sabiston 34**。

实践基础上的学习和提升：
NSABP 作为集体实践学习与提高的典范

　　ACGME 强调以临床实践为基础的提高作为住院医生培训核心竞争力的一部分。美国乳腺与肠道外科辅助治疗研究组（NSABP）概括了这个概念的重要性，并清楚地阐述了临床试验的应用是如何给乳腺癌处理带来重要进步的。NSABP 是一个多机构多国合作研究组织，成立于1958年，主要解决乳腺癌治疗（包括其后的结肠癌治疗）中有争议的问题。在组织刚成立的时候，关于乳腺癌的盛行理论是由 Halstead 提出的，乳腺癌播散是从一个点到下一个点的局部渐进的过程，这种播散有一个可以预见的时间表。基于此理论，不论病灶大小，乳腺癌根治术成为所有乳腺癌患者的标准处理方式。在20世纪60年代 Bernard 和 Edwin fisher 认识到所有乳腺癌患者外周血中存在肿瘤细胞，并提出了自成立以来而后认为是激进性的假说，认为乳腺癌是一个全身性疾病，对于大部分患者来说没有必要做根治性手术。于1971年开始的 NSABP B–04 试验，比较了乳腺癌根治术与乳腺单纯切除术＋放疗的效果，结果表明很少的乳腺癌根治术能够获得相同的生存率。这一试验结果最终作为乳腺癌保乳手术治疗的基本原则，因此提高了许多确诊为乳腺癌的女性的生活质量。

　　为了给前瞻性随机对照治疗研究提供框架，NSABP 提供了许多回顾性分析的病理资料，作为新的理念在指示预后以及对治疗的反应模式上起到了推动促进作用。最近 NSABP 研究收集建立了肿瘤组织和血液样本的数据库用来作为将来的研究。美国国家癌症研究所将此数据库视为国家宝藏。

到目前为止，已有超过 500 家机构、110000 多名患者参与到临床试验当中。NSABP 在乳腺癌治疗方面的代表性贡献在表 21 -1 中已列出。过去、现在和将来的研究方案以及其他发表的数据，可以访问 NSABP 的网站 www. nsabp. pitt. edu 获得。

表 21 -1　代表性 NSABP 临床试验

研究/年份	提出问题	研究过程	结局与评论
B - 04 1971—1974	乳腺癌根治术能改善患者生存吗？淋巴结切除能改善生存吗？	1765 例患者随机分为乳腺癌根治术组 vs 乳腺单纯切除 + 放疗组。	根治术并未改善患者生存率（在任何一组 25 年随访无差别）。淋巴结切除/治疗也并未影响生存率，但是腋窝复发率是增加的（18% vs 5% 局部复发）。有趣的是，腋窝的局部控制率与手术或放疗相同。
B - 06 1976—1984	部分乳腺切除术（乳腺肿瘤切除术）在生存率上与改良性乳腺癌根治术等同吗？	2163 例患者随机分为改良乳腺癌根治术，乳腺肿瘤切除/ALND* 及乳腺肿瘤切除/ALND + 放疗组。	在患者生存率上，保乳手术与乳腺单纯切除术等效。唯一的不同在于局部复发，添加放疗能改善局部控制（10% vs 39%）。
B - 14	他莫昔芬能改善雌激素受体阳性的乳腺癌患者的术后生存率吗？	雌激素受体阳性/淋巴结阴性的患者随机分为服用安慰剂组或服用他莫昔芬治疗组，随访 5 年。	他莫昔芬改善了绝经前和绝经后的女性的生存率；这种效果一直持续到随访超过 15 年后。一项对患者在随访第 5 年时不管是他莫昔芬治疗组还是安慰剂治疗组重新随机分组的随访研究结果显示：在一直应用他莫昔芬治疗的患者中生存率出现显著下降。这是有悖常理的，这一结果强调了随机分组来确定最佳治疗方案的重要性。

B-17 1985—1990	对于非侵袭性乳腺癌（导管内原位癌）患者，放疗能降低局部复发吗？	818 例进行了部分乳腺切除术的患者随机分为放疗组或无放疗组。	放疗能够改善患者局部控制（从 16.8% 降至 7.7%），并降低了新发侵袭性癌的发生率（从 50% 降到 30%），但是对生存率没有影响。
B-18	术前化疗相比术后辅助化疗更能改善患者的生存率吗？	1523 例患者随机分为术前化疗组 vs 术后化疗组。	术前化疗使更多的患者得以进行 BCT 手术（68% vs 60%），但是并没有改变患者的生存率。研究指出病理完全缓解能使得预后更好。
B-21 1989—1998	在预防乳腺癌复发上，他莫昔芬和放疗一样有效吗？	1009 例患者随机分为乳腺肿瘤切除/放疗/他莫昔芬治疗组，及乳腺肿瘤切除/放疗/安慰剂治疗组，或乳腺肿瘤切除/他莫昔芬治疗组。	放疗 + 他莫昔芬治疗在降低局部复发率方面最有效，然后是单纯放疗，最后是单纯他莫昔芬治疗（3% vs 9% vs 16%）。三组均未能改变总生存率。同时，使用他莫昔芬治疗能使对侧的乳腺癌发生率降低 50%。这一发现促成了首个关于乳腺癌预防的研究（见下面的 P-1）。
B-31 2000—2005	在 HER2/neu 阳性的乳腺癌患者中使用赫赛汀能改善生存吗？	2130 例淋巴结阳性、HER2 阳性患者接受化疗后随机分为使用赫赛汀组和不使用赫赛汀组。	试验早在第 3 年的时候就停止了，当时中间分析显示生存率获得显著改善。该数据结合另外一个大型研究机构北方癌症治疗中心（North Central Cancer Treatment Group，NCCTG）的数据报道：当赫赛汀用作辅助治疗时，能使乳腺癌复发率降低 52%，死亡率降低 33%。
P-1 1992—1997	他莫昔芬能预防乳腺癌吗？	13288 例乳腺癌高危女性随机分为服用他莫昔芬组 vs 服用安慰剂组。	服用他莫昔芬 5 年能使侵袭性和非侵袭性癌发病风险降低 49%。这是首个显示癌症可以预防的研究。

| P-2
1999—
2004 | 在预防乳腺癌方面,是他莫昔芬还是雷洛昔芬更加有效? | 19747 例乳腺癌高危女性随机分为他莫昔芬服用组和雷洛昔芬服用组。 | 在乳腺癌风险降低方面两组并无明显差别。雷洛昔芬安全性更好,但在预防非侵袭性乳腺癌方面可能起不到与他莫昔芬相同的保护作用。 |

* ALND = 腋窝淋巴结切除

沟通技巧

将患者纳入决策过程

要让患者感到他们是决策过程的一部分。我经常见到患者来寻求第二种意见,因为患者感到当治疗的建议受到质疑时,初诊医生生气了。患者有权利决定自己应该接受什么样的治疗,每一个患者需要对自己的决定感到舒心。如果患者正在为有关她的治疗决定苦苦挣扎时,我会鼓励患者从外科医生、肿瘤专家、放疗专家以及他(她)的初诊医生那里寻求其他意见。如果患者不想听从我的建议,我尊重他的选择,并尽我所能地帮助他。

职业素养

对改善医疗途径的承诺

今天,在美国尚有 470 万人没有医疗保险。每一个患有乳房肿块的女性都不应该被拒绝评估和治疗。大多数社区都有慈善机构来负担这种情况下没有保险的人的费用。对于那些存在乳腺潜在恶性肿瘤的患者,医生应该向其推介这些资源渠道,应该让患者知道对于缺少医疗保险的人应去哪些地方寻求快速治疗。

基于系统的实践

临床信息的标准化

TNM 分期系统提出快 50 年了,它使得癌症的分期得以标准化,治疗质量得以加强。在多学科协作处理癌症的时代,分期使得对肿瘤范围的记录更加精确。诊断时记录患者的分期信息非常有必要,这将使得患者的治疗得到最优化,并能为跟踪患者疾病表现特性及在诊疗中监测疾病进展提供一种很有价值的手段。TNM 分类分期大纲在表 21-2 中列出。乳腺癌的详细 TNM 分期,**参见 Sabiston 34**。

表21-2 一般 TNM 分类

T	[a, is, (0), 1~4]：肿瘤大小或者原发肿瘤的范围
N	(0-3)：播散到区域淋巴结
M	(0/1)：远处转移

其他指标

G	(1~4)：癌细胞的级别（例如：如果与正常细胞相似，它们属于低级别。如果分化很差就称为高级别。）
R	(0/1/2)：手术完全切除（切缘没有或有肿瘤细胞）
L	(0/1)：浸润到淋巴管
V	(0/1)：侵袭到静脉
C	(1~4)：对最后提到的指标进行质量上的调整

字首调整

c	患者体检时给出的分期
p	外科标本送检病理检查时给出的分期
y	新辅助化疗后评估时给出的分期

TNM 语言示例：

pT1 pN0 M0 R0 G1——小的、低级别癌，无转移，未播散到区域淋巴结，肿瘤完全切除，切除组织病理送检，TNM 组合考虑为 I 期。

pT4 pN2 M1R1 G3——大的、高级别癌，扩散到区域淋巴结及其他器官，未完全切除。组织病理送检。TNM 组合考虑 IV 期。

源自 Sobin LH, Wittekind CH (eds.)：TNM Classification of Malignant Tumours, 6th ed., Wiley-Liss, 2002. Reprinted with permission of Wiley-Liss, Inc., a subsidiary of John Wiley & Sons, Inc.

（袁增 译）

第 22 章
可视化教学：乳腺病理学

Ari D. Brooks MD & Paula M. Termuhlen MD

目标：

- 描述乳腺小叶和导管的显微解剖。
- 乳腺病理横切面的可视化。
- 帮助你的患者知晓癌前病变和乳腺癌的区别。

医学知识和沟通技巧

图 22 - 1 所示为乳腺显微镜下的基本单位——乳腺小叶和导管。线 AB 模拟将导管横切，图 22 - 2 所示即为导管横切面。

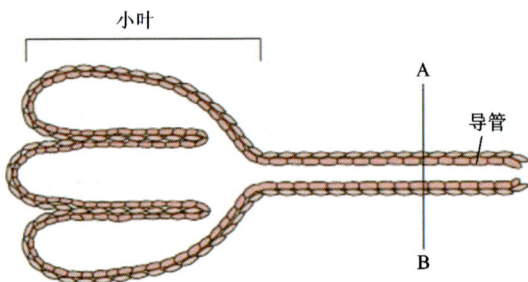

图 22 - 1 乳腺小叶和导管模式图

认识小叶细胞和导管细胞，癌变可以在任何一个单位发生。本次训练目的重点在关注乳腺导管病理。观察导管的横截面（图 22 - 2）。体会如下几个概念的区别：

- 正常导管上皮
- 增生
- 导管内原位癌（ductal carcinoma in situ，DCIS）
- 浸润性导管癌

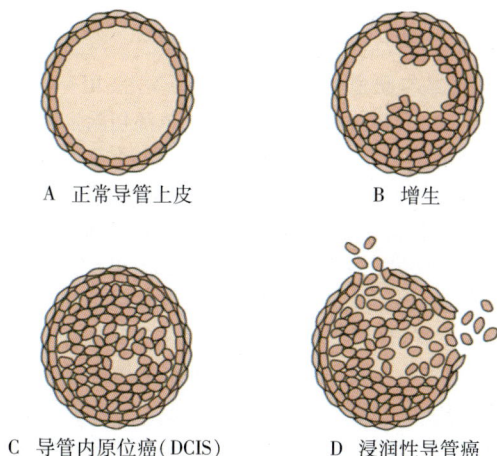

A　正常导管上皮　　　　　　　B　增生

C　导管内原位癌（DCIS）　　　D　浸润性导管癌

图 22 – 2　乳腺导管横截面模式图

　　注意正常形态的导管上皮。注意在增生时导管上皮的"堆积"现象。在不典型导管增生中，导管细胞细胞核异常，细胞排列紊乱。在导管内原位癌中，细胞将导管管腔充填，但并未如浸润性癌中所示那样从导管管壁穿过。

导管内原位癌

　　很多年前，导管内原位癌在所有诊断的乳腺癌中的比例不到 5%。在美国，随着常规乳腺钼靶 X 线摄片筛查技术的兴起，更多的导管内原位癌被诊断，其在所有乳腺癌中所占比例已超过 20%。典型的患者无症状，在进行筛查性乳腺钼靶照相时能够发现可疑钙化灶。这些多形性、线性及分枝状的钙化，代表在导管内细胞快速生长并出现坏死的区域内的钙质沉积。

　　诊断为导管内原位癌的女性的治疗选择包括全乳腺切除术和乳腺肿瘤切除加放疗。通常不进行淋巴结取样（前哨淋巴结活检），除非此区域累及的范围大到足以将浸润性癌掩盖的程度。

　　导管内原位癌是一个确确实实的浸润前病变，这意味着病灶完全切除之后能预防病灶部位的浸润性癌的发生。因此，局部治疗对治愈这些患者（见后面 NSABP B – 17 研究的描述）非常关键。

　　此外，对一个女性来说，在乳腺的某个位置发生导管内原位癌预示着她也在同侧乳腺的其他部位有发生乳腺癌的风险，对侧乳腺也一样。因此对大多数患者来说，在手术/放疗完成之后，通常给予他莫昔芬或其他芳香化酶抑制剂进行预防性治疗。

循证医学：NSABP B-17 研究

美国乳腺与肠道外科辅助治疗研究组 B17 项目（NSABP B17）试验[1]将 DCIS 患者随机分为乳腺单纯切除术组、乳腺肿瘤切除术组或乳腺肿瘤切除术+放疗组。第一个假设是在乳腺单纯切除术与单纯乳腺肿瘤切除术两组患者中的总生存率没有差别。第二个假设是乳腺肿瘤切除术后施加放疗会降低患者的局部复发率，基本上与乳腺单纯切除术后局部复发率相当。有 800 多例患者入组研究随机分配。经过 5 年随访初步结果呈现。第一个假设得到证实：不管治疗方式如何，患者生存率无差别。第二个假设也同样得到证实：导管内原位癌患者单纯乳腺肿瘤切除术后局部复发率为 24%，而施加放疗能使得局部复发降到可接受的 8%。此外，在接受过放疗的患者中其后的复发很少是浸润性癌。这项研究是我们当前对导管内原位癌处理方式的最好证据。辅助放疗是保乳治疗中的一个必不缺少的组成部分。

沟通技巧

定好重要讨论的正确基调

最初呈现给患者诊断结果的方式能给后来与患者互动定下基调。例如，在 DCIS 的病例中，向患者表示发现乳腺导管内原位癌要好于发现浸润性乳腺癌，这是一个很好的开端。如图 22-3 所示画出乳腺小叶和导管内的细胞，将乳腺的显微解剖结构呈现给你的患者。接下来从 A 到 B 划一条线表示，你开始讲解乳腺导管的横截面。

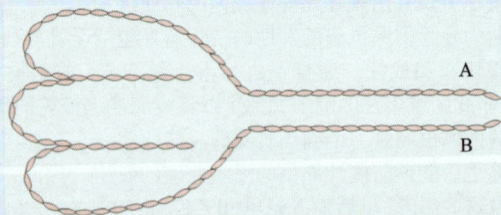

图22-3 乳腺小叶和导管内的细胞模式图

如图 22 - 4 所示，画出每一个导管内的细胞，分别表示正常
导管上皮、导管上皮细胞增生、导管内原位癌和浸润性导管癌等
四种情况。

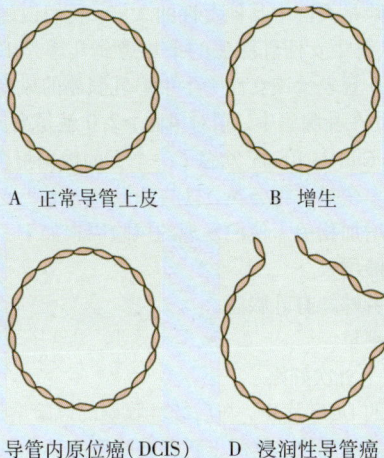

A　正常导管上皮　　　　　　B　增生

C　导管内原位癌（DCIS）　　　D　浸润性导管癌

图 22 - 4　乳腺导管内正常及异常细胞模式图

在你的图示中标明乳腺导管管壁仍然完好，强调 DCIS 不是
真的浸润癌，并且如果治疗得当，其治愈率可以达到 100%。

如果你的患者细针穿刺细胞学检查结果是乳腺导管上皮不典
型增生（Atypical ductal hyperplasia，ADH），用这个图（ADH 和
DCIS 存在相似性）向患者解释为什么有必要再切除更多的乳腺
组织。

花些时间来向患者讲清楚疾病的诊断，并回答患者提出的
问题。

沟通技巧

解释风险

"医生，我会得乳腺癌吗？" 这是一个非常常见的问题，也合
乎情理。女性一生中得乳腺癌几率是 1/8。确定哪些女性存在高
危因素将帮助并指导她们正确地进行乳腺癌筛检、影响治疗决策
并找出哪些女性是乳腺癌预防的重点群体。

向你的患者解释风险，你必须首先自己要弄明白。让我们先

从风险的概念讲起：如果我们假定一个一般女性与人群中其他女性的患病风险相同，那么她的相对风险就是 1.0。那就意味着她与其他女性患乳腺癌的几率是一样的。如果我们发现一个女性患乳腺癌的风险是人群中其他女性的 2 倍，我们说她的相对风险是 2.0。如果人群中女性乳腺癌的平均患病几率是 12.5%，那么相对风险是 2.0 就表示该女性一生中患乳腺癌的风险是 25%，那就是 1/4。因此在乳腺癌中，相对风险≥2.0 就是高风险。

1998 年 Gail 与 Rimer 发表了一个大的数据报告[2]，报告中将女性通过许多变量进行分类，目的是想确定哪些变量与乳腺癌患病可能性的增加相关。他们发现的风险因素如下：

- 伴随年龄增长
- 母亲或者姊妹有乳腺癌
- 月经初潮早
- 30 岁以上首次妊娠
- 有已知的 DCIS 病史，与后续乳腺癌的风险增加相关
- 有乳腺癌的病史，是罹患新发乳腺癌的一个风险因素

若有明显的家族史可能提示存在遗传性乳腺癌综合征。主要特征是与 Ⅰ 型乳腺癌基因（BRCA₁）和 Ⅱ 型乳腺癌基因（BRCA₂）缺陷相关。一个妇女如果存在 BRCA 基因突变，发生乳腺癌的可能性是 80%。

Gail 的研究模型同时发现，许多乳腺活检（良性）病史也是一个风险因素。尽管乳腺良性病灶如纤维腺瘤或者囊肿不是癌前病变，但是事实上一个女性如果已经积累了足够的"增生"病灶，多次活检仍然提示乳腺"增生"的话，有可能发展为乳腺癌。

另外一个能显著增加后续乳腺癌患病风险的良性病变是乳腺小叶内原位癌（Lobular Carcinoma insitu, LCIS）。据认为 LCIS 不会进展为浸润性小叶癌，因此在手术活检时诊断为此，不需要为了局部控制而采取进一步处理。LCIS 被认为是一个风险标记，而不是浸润性癌的前期病变（事实上，在已知 LCIS 患者中发现的大多数浸润性癌最后证明是浸润性导管癌）。有此诊断的女性被视为有高风险，需要严密监测和预防。

高风险女性的治疗

如果我属于"高风险"，我的治疗有哪些选择？

1998 年以前，高风险女性只有两种选择：①担惊受怕；②预防性双侧乳腺切除术。NSABP P - 1 研究[3]的出现改变了这种现状。这项研究将 13388 例高风险女性随机分为他莫昔芬服用组和安慰剂服用组，随访 5 年。研究假设是相较安慰剂组，他莫昔芬组能降低乳腺癌患者诊断的数量。这是基于乳腺癌术后治疗中，比较未给予他莫昔芬治疗者，他莫昔芬治疗组能够降低新发癌症的数量这一观察提出的。在该项研究中，使用他莫昔芬能使乳腺癌的发生率降低49%。适当的时候，进行细致的临床随访及通过乳腺钼靶照相、乳腺超声及磁共振的密切监测，在该组人群中仍然起作用。预防性双侧乳腺切除术（通常与乳房再造同步）仍然可行，不过其发病风险很高，但可使该组中的有些女性心态放平和。

参考文献

1. Fisher B, Costantino J, Redmond C, et al.：Lumpectomy compared with lumpectomy and radiation therapy for the treatment of intraductal breast cancer. N Engl J Med, 1993, 328：1581 - 1586.

2. Gail M, Rimer B：Risk-based recommendations for mammographic screening for women in their forties. J ClinOncol, 1998, 16：3105 - 3114.

3. Fisher B, Costantino JP, Wickerham L, et al.：Tamoxifen for prevention of breast cancer：Report of the National Surgical Adjuvant Breast and Bowel Project P - 1 study. J Natl Cancer Inst, 1998, 90：1371 - 1388.

（袁增 译）

第 23 章
病例 12：患者，女，58 岁，皮肤色素沉着性病变

James G. Bittner Ⅳ MD & D. Scott Lind MD

病例 12：患者，女，58 岁，因皮肤色素沉着性病变入院。

鉴别诊断

基底细胞癌	恶性黑色素瘤	光化性角化病
鳞状细胞癌	不典型痣	良性痣

诊疗思路

当接诊一位有皮肤色素沉着性病变的患者时，我总是从完整的病史入手。我首先会问患者，他/她觉得这可能是什么病变？并且会让患者放心，作为一个团队，我们一定会明确病变性质。这可以让我快速地评估患者对该皮肤色素沉着性病变的担忧程度。接下来，我会问患者何时发现该病变，病变的大小、形状、颜色有没有改变，痛不痛，最近或过去有没有注意到有类似的病变发生。我也会问患者有没有看过其他医生，以及之前的病变活检、实验室检查和影像学检查结果。

患者诊疗

临床思维
- 大多数患者首先考虑癌症(也许理所当然)，他们急于知道答案。
- 不同的皮肤色素沉着性病变表现各异且通常不典型。需排除黑色素瘤。
- 黑色素瘤的治疗取决于它的深度(Breslow's 肿瘤厚度)、Clark 分级(皮肤浸润的程度)、有无溃疡。因此，所有皮肤病变活检均需全层取材，以包括真皮层。刮脸活检应该避免。

病史

有皮肤病变的患者，需特别关注如下几点：

- 职业：紫外线暴露延长会增加风险。
- 地理位置：患者在世界上日照较强的地区待得越久，风险越高。
- 化学致癌物：焦油，砷，氮芥，油烟等的暴露。
- 辐射：工业暴露、职业暴露、放射治疗史构成高风险。
- 药物：治疗痤疮的外用药物可能诱发皮肤脱落，而抗凝药可能会影响手术。
- 免疫状态：HIV 感染，艾滋病，接受免疫抑制药，或存在导致反复脱皮的疾病，如大疱性皮肤病、压疮或马乔林溃疡（Marjolin ulcer），均会增加恶性病变发生的风险。
- 既往曾有清楚的皮肤病变史。
- 黑色素瘤、不典型痣或胰腺癌家族史。
- 导致起泡的晒伤史。

体格检查

- 患者的年龄和性别均与患恶性病变的风险有关。恶性黑色素瘤男性多发于躯干，而女性多发于下肢。
- 注意皮肤颜色。肤色白皙并带有雀斑的个体，发生皮肤恶性疾病的风险最高。
- 需在光线充足的房间进行从头皮到脚趾的全面皮肤检查，尤其要特别注意恶性病变的高发区域，如面部、颈部、上背部、四肢，加上手足的背和掌。
- 对于涉及的所有皮肤病变，均需记录解剖部位、大小、形状、颜色（色素沉着），有无溃疡、黑色素缺乏、出血、炎症（鉴别黑色素瘤的 ABCDE 五步法）。
- 发现有不对称、边缘不规则、颜色改变、直径 >5 mm 或发红，则患恶性病变的可能性增加。
- 仔细检查引流区域的淋巴结至关重要（颈、锁骨上、腋窝、腹股沟）。需特别注意病变皮肤的淋巴引流路径和触诊皮下结节。

实验室检查

如果计划对病变皮肤进行活检，应考虑如下检查：

- 穿刺活检：6 mm 长的穿刺针活检适用于病变小（<5 mm）、看似良性、可以被完全清除的病变，或较大的病变（2 cm 或以上）、需要局部广泛切除的病灶。该检查可提供全厚标本并获

取单个最重要的预后指标，即浸润深度。 100 美元

- 切除活检：对于所有怀疑恶性、大于 5 mm、可能完整切除的病灶，优先考虑该检查。全厚活检标本可确定浸润深度；切口的方向需与可能的二期局部广泛切除的切口相适应。 250 美元

如果计划对淋巴结进行活检，应考虑如下检查：

- 前哨淋巴结活检：是评估患恶性黑色素瘤患者引流区域淋巴结状态的精确、微创的方法。 1000 美元

- 淋巴闪烁照相术：该检查使用胶体锝以明确某引流途径不明区域的淋巴引流。 650 美元

影像学检查

如果活检已确诊黑色素瘤，还应考虑如下检查：

➡ 胸透：评估肺部结节。 75 美元

➡ CT：如果黑色素瘤浸润深度不低于 4 mm，或触及肿大的淋巴结，需行胸腹部及盆腔的增强 CT 检查，以了解转移情况，确定分期。 1500 美元

➡ 正电子发射计算机断层扫描(PET)：黑色素瘤对带正电子的被核素标记的葡萄糖高度敏感。有针对性的一小时全身 PET 扫描可用于评估皮肤和深部组织受累情况。 3500 美元

临床实例　　　　　　　　　　　　　　医学知识

基底细胞癌(Basal Cell Carcinoma，BCC)

病因及发病机制　全世界范围内，BCC 是最常见的皮肤恶性肿瘤。它生长缓慢，起源于生长异常的上皮角化细胞，可分为三种类型：结节型(70% ~ 80%)，浅表型和硬斑型。组织学表现独特，肿瘤周围嗜碱性粒细胞聚集，称之为"外围栅状"。

临床表现　结节型 BCC 通常表现为突出皮肤、浅黄褐或淡灰白色蜡样或半透明(如珍珠样)的结节，可伴有外围隆起、中央溃疡。浅表型 BCC 变现为躯干的红斑、脱屑样病变。BCC 也可带有色素沉着，表现为棕褐色或黑色。这些病变必须做活检以和黑色素瘤鉴别。

诊断　多数病变可以通过临床表现确诊，但含色素沉着的 BCC 需行活检以排除黑色素瘤。

处理　BCC 治疗的金标准是通过手术完整切除病变并保证切缘阴性。然而，现在亦出现了许多新的疗法，包括刮除术/电干燥疗法、冷冻疗法、放射疗法和局部化疗或免疫调节治疗。尤其是 Mohs 显微手术，它可进行连续深度刮除，刮除后的每一层，均可在显微镜下进行评估，以确保切缘阴性。而且，Mohs 手术也适用于尺寸 >2 cm 的 BCC、临近高风险区域（如眼睑、耳朵、鼻子）的病变、复发肿瘤以及转移风险低的肿瘤。**参见 Sabiston 30，Becker 65**。

鳞状细胞癌（Squamous cell carcinoma，SCC）

病因及发病机制　全世界范围内，SCC 是第二常见的皮肤恶性肿瘤。它生长缓慢，起源于生长异常的上皮角化细胞，可分为两种类型：原位型（亦称 Bowen 病或 Queyrat 红斑）和浸润型。组织学表现为上皮的不典型鳞状细胞，可能累及网状真皮层。

临床表现　SCC 最常见的表现为角化过度、高于皮肤且呈肉色的病变，可伴溃疡和红斑，通常位于面部、耳朵或躯干。容易诱发 SCC 的皮肤病变包括 Marjolin 溃疡、压疮溃疡、大疱性皮肤病等，慢性骨髓炎处的皮肤亦是 SCC 高发区域。

诊断　多数病变可以通过临床表现确诊，但 SCC 均需进行活检以排除不含黑色素的黑色素瘤。

处理　SCC 的治疗为通过手术完整切除病变并保证切缘阴性。然而，亦出现了许多新的疗法，包括刮除术/电干燥疗法，Mohs 显微手术法、冷冻疗法、放射疗法和局部化疗或免疫调节治疗。尤其是 Mohs 显微手术，它可进行连续深度刮除，刮除后的每一层，均可在显微镜下进行评估，以确保切缘阴性。而且，Mohs 手术也适用于尺寸 >2 cm 的 BCC、临近高风险区域（如眼睑、耳朵、鼻子、嘴唇）的病变、复发肿瘤以及转移风险低的肿瘤。**参见 Sabiston 30，Becker 65**。

恶性黑色素瘤

病因及发病机制   在美国，恶性黑色素瘤发病率在男性中位于恶性肿瘤第五位，在女性中位于第七位，每年新确诊浸润性黑色素瘤 54000 例，死亡 7600 例。诊断时，80% 病变局限，15% 局部扩展，5% 发生远处转移。黑色素瘤起源于突变的黑色素细胞，有四种常见类型：浅表扩散型（70%），结节型（15%～30%），雀斑样痣（4%～15%），肢端雀斑样痣（5%）。

临床表现   浅表扩散型黑色素瘤表现为扁平的色素沉着病变，色素沉着多样，边界不规则，可发生除手足以外的身体任何部位的区域性肿瘤消退。结节性黑色素瘤通常含有较多的色素沉着，高于皮肤而无放射状扩散。雀斑样痣发生在老年患者的面部，颈部和双手。而肢端雀斑样痣发生于手掌、足底和甲下区域，见于以深肤色为主的人群，如非洲裔美国人、亚洲人、西班牙人。

诊断   多数病变可以通过临床表现确诊，但黑色素瘤均需活检以明确类型。Breslow 浸润深度决定肿瘤 TNM 分期系统的 T 分期：T1：浸润深度 < 1 mm；T2：1～2 mm；T3：2～4 mm；T4：>4 mm。

处理   恶性黑色素瘤的治疗方式为广泛的局部切除，达到切缘阴性。阴性切缘的距离决定于肿瘤浸润的深度：深度 < 1 mm 需 1 cm 阴性切缘；深度 >1 mm 需 2 cm 阴性切缘。浸润深度 >1 mm 或 Clark 分期Ⅲ期及以上需行前哨淋巴结活检。高风险黑色素瘤患者行辅助干扰素治疗尚有争议。有黑色素瘤或胰腺癌家族史、或多发黑色素瘤的患者应行基因检查。**参见 Sabiston 30，Becker 65**。

不典型痣

病因及发病机制   在美国，不典型痣既可遗传，亦可散发，是皮肤恶性黑色素瘤的癌前病变，在浅肤色人群中其发生率为 2% 至 5%。非典型痣数量越多，发生黑色素瘤的风险越高；然而，最大的风险仍是非典型痣和黑色素瘤家族史。

临床表现   与黑色素瘤类似，非典型痣表现为大的、多样色素沉着病变，边界不清，多见于日晒部位。紫外线暴露是散发非典型痣的独立危险因素。

诊断　多数病变可以通过临床表现确诊，但均需活检以明确是否发生黑色素瘤。关注的病变需行切除活检、行组织学检查，标本需包含一定边界。

处理　非典型痣的治疗方式为手术切除。**参见 Sabiston 30，Becker 65**。

光化性角化病

病因及发病机制　在全世界，光化性角化病是最常见的日晒相关的皮肤癌前病变，紫外线灯暴露和浅肤色人群明显高发。组织学上，表皮的改变包括棘皮症和角化细胞异型性增加。

临床表现　光化性角化病表现为单个、疣状、过度角化病灶，多见于裸露在外易遭日晒的部位，如脸、耳朵、前臂和手。更严重的病变可形成角化的犄角。紫外线暴露是发生光化性角化病的独立危险因素。

诊断　多数病变可以通过临床表现确诊，但均需活检以明确是否发生黑色素瘤。

处理　严重的光化性角化病需手术切除。然而，早期较小的病变可局部涂 5-氟尿嘧啶作为初始治疗。对于多次治疗均失败的较小病灶，液氮冷冻治疗可有效去除皮肤病变。**参见 Sabiston 30，Becker 65**。

良性痣

病因及发病机制　良性黑色素细胞痣表现为神经嵴源性黑素细胞的聚集，而无细胞遗传缺陷或接触抑制，后者见于多数发育不良痣。在浅肤色人群中，良性痣是如此普遍，甚至不被认为是病理改变。

临床表现　良性黑色素细胞痣表现为小的（<1 cm）、边界清楚、色素单一而平坦的病变，多见于日晒暴露部位。紫外线暴露是发生良性黑色素细胞痣的独立危险因素。

诊断　多数病变可以通过临床表现确诊，但均需活检以对良性黑色素细胞痣进行鉴别诊断。

处理　良性痣勿需治疗。但如果不能明确诊断，需行活检排除恶性病变。**参见** Sabiston 30，Becker 65。

少见病

a. **皮肤转移癌**：乳腺（最常见）、胃、肺、结肠、子宫均是潜在的皮肤转移癌的来源。

b. **角化棘皮瘤**：低度恶性肿瘤，病理上酷似鳞状细胞癌。**参见** Sabiston 30。

c. **Spitz 痣**：童年的良性色素沉着性病变，有一个快速增长阶段，然后会处于静止期，在此期间，颜色发生改变，并可能出现瘙痒和出血。这种病变容易与儿童黑色素瘤混淆。**参见** Sabiston 30。

d. **先天性多毛痣**：先天性痣，具有明显的恶性潜能。**参见** Sabiston 30。

e. **Merkel 细胞癌**：起源于真皮中该神经源性细胞的少见恶性肿瘤。表现为皮下结节，通常生长迅速并局部侵袭。手术方式类似黑色素瘤，包括广泛的切除和前哨淋巴结活检。**参见** Sabiston 30，Becker 65。

实践基础上的学习和提升：循证医学

题目

早期黑色素瘤术中淋巴绘图的技术细节

作者

Morton DL，Wen DR，Wong JH，Economou JS，Cagle LA，Storm FK，Foshag LJ，Cochran AJ

参见

Archives of Surgery，1992，127（4）：392 - 399

问题

　　虽然早期黑色素瘤发生淋巴结转移的可能性很低，但明确哪些患者未发生转移对判断预后帮助极大。

干预

所有患早期黑色素瘤的患者，在完整切除淋巴结后立即行前哨淋巴结活检，以明确该检查的精确性。

证据质量

该前瞻性研究纳入 237 名患者，每位患者作为自身对照。

结局/效应

前哨淋巴结活检技术用以发现阳性的淋巴结是很精确的，同时具有很低的假阴性率。

历史意义/评论

该研究描述了一种无需彻底切除区域淋巴结即可精确了解淋巴结的病例状态。

沟通技巧

术前讨论

术前，患者通常会担心整个治疗过程中的风险，对美观的影响，以及治愈的可能性。我会客观、积极地告知患者相关的风险和获益，包括瘢痕的情况对美观的影响。术后，我会坦诚并富有同情心地告知患者病理结果，包括需要的进一步评估（若有必要）。我会评估预后及进一步手术或治疗的可能性。我同时会评估是否需要防晒以及定期进行全面的皮肤检查，这也是治疗和随访的一部分。

职业素养

承诺提高医疗质量

当家庭医生、内科医生或皮肤科医生转诊通过单纯刮脸活检诊断的皮肤恶性黑色素瘤患者时，外科医生应该首先告知患者需要进行针刺活检或切除活检以全面了解病变分期。外科医生应尝试让同事了解恶性黑色素瘤的最合适的诊断方式。

通过专业性的交流来对患者进行委婉的教育。需尊重同事的判断，包括谈话，需感谢他们对患者的持续管理。鼓励当地的家庭医生、内科医生和皮肤科医生尽早转诊，以消除不必要的检查和刮脸活检，从而避免引起患者的慌乱和不信任。

基于系统的实践

公共健康：预防

要提高皮肤癌和皮肤癌前病变高风险患者的健康状况，最好的方法是教育和预防。以社区为基础的教育计划明确描述了皮肤恶性疾病的独立危险因素，并明显影响着对皮肤肿瘤的预防。应指导学龄儿童和青少年，在日晒情况下使用紫外线防护措施，鼓励正午尽可能减少无任何防护的日晒，并指导尽早皮肤自查。成人应接受类似的教育，尤其注意要密切观察已有的色素沉着性病变。制定针对高风险患者的以社区为基础的筛查方案，以尽早诊断皮肤恶性疾病，并可能最终改善生存率。

（孙平、熊俊　译）

第 24 章

病例 13：患者，男，62 岁，吞咽困难

Paul Vesco MD

病例 13：患者，男，62 岁，因吞咽困难入院。

鉴别诊断

脑血管意外(CVA)	消化性狭窄	贲门失弛缓症
食管腺癌 鳞状细胞癌	痉挛性运动障碍，如：弥漫性食管痉挛(DES)	Zenker 憩室

诊疗思路

当接诊一位有吞咽困难的 62 岁男性时，我会尝试立即判断病变是在口咽部(上部)还是食管(中下部)。我想知道患者是梗阻症状还是吞咽障碍。我会询问症状持续时间、饮食习惯改变、体重下降情况。我会弄清吞咽困难是否进行性加重，由固体食物到流食？还是间歇性发作？我还会询问患者是否有吸烟、酗酒史，或胃食管反流病史(Gastroesophageal reflux disease，GERD)。对既往史的询问还应包括是否有近期用药改变、卒中发作、卒中样症状、神经肌肉症状，包括是否曾患头颈部恶性肿瘤，是否接受过放疗等。

患者诊疗

临床思维

- 吞咽困难常见于老年男性患者，详细的病史可将鉴别诊断的范围缩小 80% ~85% 。
- 食管癌发病率随年龄上升，鉴别诊断永远要考虑食管癌。
- 详细的病史可帮助你选择正确的检查。

病史

- 患者因吞咽障碍就诊，需询问有无新的运动或认知障碍，可提示是否有脑血管意外。
- 如果患者有梗阻症状和体重减轻，需排除食管癌。
- 进行性加重的吞咽困难可能是由消化性狭窄或癌症造成，尤其是有很长 GERD 病史的患者。
- 间歇性吞咽困难提示可能有食管蹼或食管环，或痉挛性运动障碍，如弥漫性食管痉挛。

体格检查

- 包括全身体格检查和口咽及颈部的重点检查，尤其是颈部和锁骨上的淋巴结及甲状腺的检查。
- 观察患者吞咽含不同成分的食物可能有助于判断。

实验室检查

- **胃食管内镜**：是梗阻性症状或 GERD 的诊断选择，可以镜下观察黏膜、行活检甚至内镜下治疗。
  370 美元，515 美元(含扩张)，670 美元(含活检)
- **食管测压**：测量食管上端和下端括约肌的压力，食管收缩时的幅度、速度和持续时间。 275 美元
- **pH 监测**：对有 GERD 症状的患者很有帮助，检测食管下端的 pH 水平。 305 美元(24 小时)，675 美元(48 小时)
- **超声内镜**：如果确诊癌症，超声内镜可用于确定浸润深度及可能的淋巴结受累状态。 750 美元

影像学检查

➡ 食管 X 线片(吞钡检查)：初次检查，患者需最小程度的禁食。吞含钡液体后透视观察。拍摄 X 射线照片，必要时拍摄视频以观察解剖、黏膜病变及食管功能。吞钡检查性价比高，应作为非梗阻性吞咽困难的首选。 370 美元

➡ 食管造影视频：主要是检查吞咽功能而不是解剖。吞咽过程中，不同的固体和半固体食物从口腔进入咽部。一般用于检查神经系统障碍，该检查需保护气道防止误吸。 500 美元

临床实例	医学知识

脑血管意外 (Cerebrovascular accident，CVA)

病因及发病机制　47% 的卒中患者会出现吞咽困难，其中 68% 的吞咽困难与 CVA 相关。CVA 可直接影响颅神经和头部肌肉，或导致复杂的口咽部吞咽过程中肌肉间的运动不协调。

临床表现　典型患者有 CVA 的其他症状体征或发作史。通常，CVA 多见于合并高血压、心脏病或有吸烟史的男性。

诊断　吞钡检查可作为初始筛查手段。CVA 发生后，透视摄像是最敏感的确定吞咽困难的检查。

处理　首先治疗 CVA。专门的语言训练疗法可协助恢复功能。饮食调整，改变食物构成也有帮助。收下颌、头偏向一侧可能有助于防止误吸。参见 Sabiston 72，Becker 39。

消化性狭窄

病因及发病机制　消化性狭窄通常由 GERD 引起的慢性食管炎导致。消化性狭窄最常见于胃食管连接部，通常长 1～4 cm。慢性反流导致此区域纤维化、瘢痕化，缩窄了管腔，导致进行性吞咽困难。

临床表现　典型患者有长期 GERD 病史。85% 的消化性狭窄患者伴有裂孔疝。有反流和狭窄的患者，其食管下端括约肌压力降低、食管活动度降低亦很常见。

诊断　吞钡检查可发现胃食管连接部的缩窄性病变。上消化道内镜可直接观察此区域，通过内镜下活检明确良性消化性狭窄的存在。

处理　气囊扩张并给予质子泵抑制药治疗可降低消化性狭窄的复发率。参见 Sabiston 42，Becker 27。

食管腺癌和鳞状细胞癌

病因及发病机制 食管腺癌和鳞状细胞癌是食管的两种最常见的恶性肿瘤，酗酒可使鳞状细胞癌的风险增加 20 倍，而吸烟可使其风险增加 5 倍，且和酒精具有协同作用。在中国，或社会地位低、经济收入少的人群中，致癌性亚硝胺暴露和膳食缺乏也与高发病率有关。Barrett 食管，由慢性反流导致的癌前病变，会增加食管腺癌的风险。腺癌通常位于食管下三分之一，而鳞癌多发生于中三分之一。

临床表现 典型的食管鳞状细胞癌患者为大于 60 岁男性，有严重酗酒和吸烟史。腺癌则在慢性且严重的 GERD 患者中多见。

诊断 任何吞咽困难的患者，吞钡检查均应列为首选。如果患者有梗阻症状，需行上消化道内镜检查，对于任何发现的病变，应进行刷片检查和活检。如果明确为恶性，需行胸腹部 CT 和内镜超声以确定临床分期。食管上、中三分之一的病变需行支气管镜检查以排除侵犯器官。PET 亦可用于术前检查。

处理 食管切除在食管癌的治疗中仍处于最重要的地位，对于早期病变，经胸或经腹的食管切除术是最佳选择。正在进行的临床试验发现，新辅助(术前进行)化疗或放疗或二者联用可使Ⅲ期患者获益。尽管如此，仍然只有少数患者可获得部分或短时缓解。放疗可缓解 50% 的吞咽困难。对于晚期食管癌患者(不适合手术切除)，联合放化疗可作为姑息治疗。激光疗法(Neodymium-doped Yttrium Aluminium Garnet，Nd：YAG 激光)和可扩张的金属支架对不能手术的患者可能有助于暂时缓解吞咽困难。若只是缓解症状，因有其他方法，所以食管切除术并不常用。**参见 Sabiston 41，Becker 27。**

Zenker 憩室

病因及发病机制 食管上段括约肌高压会导致颈部食管向外扩张，引起未消化的食物反流和吞咽困难。

临床表现 Zenker 憩室男性比女性多见，常见于 60 岁以上的患者。受累的患者通常长期遭受吞咽困难的折磨，还有反流、呼吸不畅、体重减轻等症状。

诊断　吞钡检查可确诊。

处理　通过颈外侧切口可暴露憩室，可切除憩室（憩室切除术）或或将憩室向上固定于椎前筋膜（憩室固定术）。两种术式均需结合环咽肌切开术以防复发。参见 Sabiston 41，Becker 27。

痉挛性运动障碍（如弥漫性食管痉挛，diffuse esophageal spasm，DES）

病因及发病机制　食管的痉挛性运动障碍多由于协调食管肌肉的神经被破坏或中断。DES 存在各种食管下端括约肌压力和食管蠕动异常。食管的第三期收缩同时发生，或孤立发生，或收缩异常。这种收缩为非蠕动性，不具有生理功能。DES 可涉及食管全长，可伴有对固体或液体的间断性吞咽困难（胡桃夹子食管、食管下端括约肌高压、非典型食管运动障碍是痉挛性运动障碍的其他类型）。

临床表现　典型患者见于 30 岁及更年期患者。

诊断　吞钡检查应作为首选，DES 患者可能显示为串珠样食管，但通常会显示为正常或不典型。上消化道内镜可排除隐性疾病，必要时可取活检。测压对区别不同的痉挛障碍极其重要。DES 的典型表现为远端食管的 60% 同时收缩，伴间隙性正常蠕动，和食管下端括约肌舒张不全。

处理　有报道显示，硝酸盐类（硝酸甘油用于 DES 急性发作，维持病情稳定采用长效硝酸异山梨酯）、钙拮抗药（硝苯地平，维拉帕米）和抗胆碱药具有一定效果。参见 Sabiston 41，Becker 27。

贲门失弛缓症

病因及发病机制　贲门失弛缓症是指食管下端括约肌舒张障碍，食管蠕动停止，张力缺乏，食管扩张。迷走神经及食管平滑肌间的奥尔巴克丛退行性变，无法对抗对平滑肌的刺激，从而不能放松食管下端括约肌。

临床表现　30~60 岁多发，未见明显危险因素。

诊断　吞钡检查可能发现鸟嘴征、食管大范围扩张、食管走形弯曲。发病早期，这些征象可能不会出现。食管测压可确定食管下端括约肌高张力以及食管停止蠕动。

处理　可使用硝酸盐和钙拮抗药短时缓解症状。肉毒杆菌毒素注射可能缓解 3～6 个月。重复注射可能使疗效变差，最终患者需行肌肉切开手术，该手术是治疗贲门失迟缓症的金标准。气囊扩张效果有限，并发症高，只限用于衰竭的患者。**参见 Sabiston 41，Becker 27**。

少见病

a. **食管环（Schatzki 环）或食管蹼**：位于食管下端，病因不明。Schatzki 环是真正的黏膜环，位于胃食管连接部。肌肉环则位于连接部上方 2cm。多数患者大于 40 岁，无性别或种族差异。吞钡检查可发现环及其位置。**参见 Sabiston 41，Becker 27**。

b. **平滑肌瘤**：良性病变，位于黏膜下层，通常无症状，除非其直径大于 5cm。吞钡检查（光滑，凹陷形充盈缺损）可诊断，上消化道内镜可见包块上覆盖正常黏膜。治疗方式为手术摘除。**参见 Sabiston 41**。

c. **硬皮病**：结缔组织病，可致食管下端括约肌关闭不全，继而反流并胃酸清除障碍，进而发生食管炎、纤维化，最终管壁僵直。

d. **Lusoria 吞咽困难**：变异的右锁骨下动脉压迫食管致继发性吞咽困难。

实践基础上的学习和提升：发病率和死亡率的自评量表	
并发症	颈部食管瘘
类型	技术失误；可预防的
手术名称	经腹食管切除术
疾病名称	62 岁男性，下段食管癌
病情介绍	颈部切口发红，术后第 4 天有明显液体引出
干预措施	切口敞开，抗生素，禁食，全胃肠外营养

治疗效果	住院时间延长 1 周，现在在家可正常进食，频繁更换敷料
危险因素	吸烟，高血压，恶病质
如何处理危险因素	当胃管从纵隔拉到颈部以后，仔细评估胃管是否仍然有效。
处理过程中发生了什么	如果胃管尖端位于吻合口附近，负压可能造成组织缺血。
是否还有其他处理方式	细心地处理组织，完全游离胃和十二指肠以避免张力、防止缺血，颈部切口安置引流。
处理方式不同带来的结果是否不同	住院时间会缩短，漏或瘘可能避免或更好控制。

沟通技巧

传达坏消息

一位 62 岁的男性患者，如果被告知其患有食管癌，理所当然会心烦意乱。一开始即告知患者真实的诊断及后果（即食管癌的总体生存率差）对患者可能是毁灭性的。如果有必要，应分阶段传达坏消息，但均需诚实。即使确诊晚期疾病，医生也应该强调，虽然该病不能"治愈"，但有有效的姑息疗法可以缓解症状，甚至可能延长生命。

很容易理解，持续照顾身患重病的患者，如那些终末期食管癌患者，是如何导致内科医生或外科医生变得"超然"和"不敏感"的。这可能是一种自然反应或自我保护的应对机制，在日复一日地与危重患者及其家人的互动中产生。然而，仍然关注患者的处境及其对家庭的情感冲击非常重要。应让他们知道你关心他们并正在不懈努力。

职业素养

承诺诚实地对待患者

你的患者问你过去一年内做了多少台食管切除术（你的回答：1台）。许多证据显示，手术量大的中心和医生，并发症和死亡率更低。其中的一个研究就发现，手术量大的中心，死亡率为5%，而其余中心，死亡率达18%。技术能力只能将风险降到一定水平。围手术期并发症多是心脏、呼吸道相关疾病或败血症。好的结果（与手术量小的中心相比）多由于团队合作，包括经验丰富的外科医生、护士、心脏病专家、呼吸病专家和放射科专家以及专业的围手术期管理。应诚实地告知患者这些信息，并愿意承认自己经验和环境的不足。合适的时候将患者转诊至其他医生或更大的中心，而不要欺骗患者。

基于系统的实践

临床实践的标准化

对于常见的外科手术，要获得最优结果，需要一个标准和彻底的办法，包括术前评估、患者教育及对术后的预期，规范使用指南（包括抗生素的使用，深静脉血栓的预防，以及围术期镇痛）。此建议通常被称为临床路径。对于常见的操作，如腹腔镜胆囊切除术，临床路径可取得极好的结果并节省成本。

（孙平、熊俊　译）

第 25 章
病例 14：患者，女，48 岁，甲状腺结节

Mira Milas MD，*Deebeanne M. Tavani DO*，*PhD*，*& Paula M. Termuhlen MD*

病例 14：患者，女，48 岁，因患甲状腺结节入院。

鉴别诊断

胶质结节/囊肿	甲状腺癌	甲状腺肿

诊疗思路

当接诊一位 48 岁妇女患有甲状腺结节，我需要一份超声报告，还有反映患者甲状腺功能的生物学标记物——促甲状腺激素（thyroid stimulating hormone，TSH）的检查。当促甲状腺激素是正常的，我会对任何直径在 1.0 cm 或以上的结节进行细针穿刺活检。如果患者的促甲状腺激素升高（表示甲状腺功能减退），我会进行细针穿刺活检并治疗甲状腺功能减退。如果促甲状腺激素显著减低，提示患者有可能处于甲状腺功能亢进状态，我不会直接对结节做细针穿刺活检，因为其情况不明，可能是"热结节"，即有自主功能的结节，不太可能是癌肿。相反，我会让患者进行[123]I 摄取实验及扫描，并试图使有疑问的结节通过扫描明确诊断。如果有疑问的结节是"热结节"，我不会进行细针穿刺活检，而会用放射性碘治疗甲亢。但是另一方面，核素扫描的热结节与体格检查和超声检查的结果无关，我会对任何直径超过 1.0 cm 的"冷结节"在超声引导下行细针穿刺活检。

患者诊疗

临床思维

- 甲状腺功能异常,尤其是妇女,其发病率可高达40%。大部分的甲状腺结节是无法触及的良性结节,只有10%的甲状腺结节会发生癌变。甲状腺癌的发病率随着年龄的增加而增长。
- 超声检查可疑恶性肿瘤的特征包括:微钙化点<2 mm,边缘不规则的低回声结节,结节内血管增生。
- 术前对甲状腺癌唯一的确诊方法是细针穿刺活检。
- 甲状腺细针穿刺活检分级:良性、不确定、恶性、无法诊断。
- 甲状腺存在多个结节的表现并不能排除恶变。
- 对这例48岁妇女的甲状腺结节进行评估的目的是排除甲状腺癌的可能,并决定在现有诊断条件下患者是否需要手术治疗。不是所有的甲状腺结节都需要切除。

病史

- 考虑更多患者内分泌病史的细节。患者是否有甲状腺功能减退(简称甲减)或甲亢病史?以前是否患有甲状腺结节?
- 患者及家族是否有内分泌紊乱疾病病史?
- 患者儿时是否接受过面部或颈部射线照射,成年后是否接受过放射治疗?
- 是否存在梗阻症状,包括吞咽困难、呼吸困难?有否嗓音变化或其他进展迅速的疾患?
- 如果患者有明确的甲状腺癌病史,此次出现新的甲状腺结节,既往诊断和治疗的细节是必不可少的。

体格检查

- 查体时患者取坐位,面对医生,标记点是喉软骨和环状软骨。环状软骨下面就是甲状腺峡部,甲状腺两叶紧邻气管。
- 请患者做吞咽动作,颈部随着吞咽活动的只有喉和甲状腺。观察吞咽中甲状腺结节可能存在的活动。
- 医生站立在患者的后面,触诊患者颈部。轻触甲状腺右叶、左叶及峡部,注意任何肿大、包块或不对称。
- 轻轻向两侧弯曲患者头部,尝试触及胸锁乳突肌后部。触诊颌上区、颌下区、下颌下及颏下区的任何肿大的淋巴结或肿块。
- 让患者表明自觉不适的区域,按照上文所述的体位再检查一遍则是最负责的举动。

- 一定要告知患者你查体中的发现，即便她的检查报告都是正常的。

实验室检查

- **甲状腺功能检测**：游离 T_4：游离或活性甲状腺激素；不受甲状腺激素和蛋白结合波动的影响。检测游离 T_4 是为了确定治疗甲减或甲亢的时机。

  150 美元

- **促甲状腺激素 TSH**：促甲状腺激素是一种垂体前叶糖蛋白，受下丘脑激素调节，更主要受血液循环的甲状腺激素反馈调节。低促甲状腺激素提示甲亢，因为它的分泌被过多血液循环中的 T_4 抑制了。高促甲状腺激素意味着 T_4 分泌不足，即甲减状态。

  130 美元

- **甲状腺球蛋白 (Tg)**：是唯一由甲状腺滤泡细胞分泌的一种糖蛋白。甲状腺球蛋白定量检测的临床意义主要针对分化型甲状腺癌患者进行甲状腺切除术和残余组织消融术后的状态监测。

  145 美元

影像学检查

➡ **颈部超声影像学检查**：甲状腺超声影像学检查应该使用高频成像，以便清晰显示腺体、囊肿、肿块实质特性等细节和尺寸，以及可能被超声掩盖的钙化。超声影像也用于不可触及病变的图像介导活检或穿刺。

  150 美元

➡ **甲状腺扫描**：甲状腺功能正常情况下，甲状腺核素扫描通过检测放射性碘摄取能力对甲状腺结节性质提供组织学证据具有优势。"冷"结节要怀疑癌症可能，"热"结节提示甲状腺细胞功能亢进，例如甲状腺腺瘤。

  686 美元

➡ **CT 或 MRI**：通常不作为甲状腺影像学检查的部分，如果需要揭示甲状腺位于胸骨后延部位（1219 美元）或体型异常（1719 美元）时选用。

| 临床实例 | 医学知识 |

胶体结节/囊肿

病因及发病机制 胶体囊肿是一种蛋白材质（胶体）的集合体，可作为生产甲状腺的激素（甲状腺素）的培养基。胶体囊肿是良性的，大小可能会有所不同，从几毫米到几厘米。一个甲状腺结节可以是由占主要成分的胶体和实性成分混杂在一起形成的，因此称为胶体结节。

临床表现 典型的患者是无症状的，可能注意到自己有一个孤立的甲状腺结节或是通过常规的体格检查发现。一个胶体囊肿或结节并不会导致甲亢或甲减的症状。胶体囊肿或结节的大小可能会随着时间变化增大或缩小。

诊断 诊断靠超声介导的细针穿刺活检。

处理 治疗需要参考甲状腺细针穿刺活检的诊断。如果细针穿刺细胞学活检证明是良性，建议 6 个月短期随访，其中应当包括重复穿刺检查和重复超声检查。抑制甲状腺功能不再是首选的治疗。参见 Sabiston 36，Becker 31。

甲状腺癌

病因及发病机制 甲状腺癌的疾病谱包括分化的甲状腺癌（乳头状癌和滤泡状癌）、未分化的甲状腺癌（未分化癌）、甲状腺的神经内分泌因素导致的癌症（甲状腺髓样癌）。甲状腺癌与甲状腺功能亢进没有典型相关性。

诊断 如果头颈部长期暴露在放射线下，同时体检或超声影像发现甲状腺有结节，将会增加最后诊断为甲状腺乳头状癌或滤泡状癌的可能性。甲状腺癌的预后取决于组织学分类（表 25-1）。甲状腺癌独特的分期系统根据患者的年龄有所差异（见本书该章节后部）。

处理 针对甲状腺乳头状癌，细针穿刺活检有将近 99% 的准确率，同时又能作为诊断甲状腺髓样癌和甲状腺未分化癌的手段。但是滤泡状癌并不能通过细针穿刺活检排除，需要至少进行一次甲状腺叶切除术才能诊断。参见 Sabiston 36，Becker 31。

表 25 –1　甲状腺恶性病变：组织学类型

恶变类型	典型患者	治疗
乳头状癌	乳头状癌是最常见的组织学类型，可以通过细针穿刺活检诊断，见于所有年龄，10% 有家族病史，存活率极高。55% 有淋巴结转移的表现。亚型：高达细胞，弥漫性硬化变异，柱状，微乳头状。	一侧甲状腺叶和峡部切除或甲状腺全切。针对乳头状癌和滤泡状癌的高危患者，需要术后对小片残留的正常甲状腺组织用放射性碘消融治疗。
滤泡状癌	常发生于成年人，恶性病变通过血管侵袭。癌肿生长缓慢，常转移到骨、肺和脑。	甲状腺叶切除术去除结节，如果通过“包膜侵润”呈现恶性，返回到甲状腺全切术的根治治疗。^{131}I 用于治疗转移性疾病。
髓样癌	是从 C 细胞衍生而来。20% 的患者有家族史或与其他内分泌病变有关。主要原因是 RET 原癌基因突变。应与患者说明预防性甲状腺切除术的必要性。	行甲状腺全切术和中央淋巴结清扫术。评估有否多种内分泌肿瘤综合征（Multiple Endocrine Neoplasia，MEN）可能。
未分化癌	老年组：典型患者表现为触诊扪及质硬甲状腺结节。颈部可能扪及肿大的淋巴结。患者主诉中可能有嗓音的变化。未分化癌进展迅速导致死亡。	如有可能需行全甲状腺切除术以缓解梗阻症状。初始手术就应考虑气管切开术。

甲状腺肿

病因及发病机制　甲状腺肿一词描述了局灶性的甲状腺腺体增大（局限性甲状腺肿）或整体性甲状腺增大（弥漫性甲状腺肿）。甲状腺肿还可以指单个增大的甲状腺结节或是甲状腺里多个增大的结节，因此有"单结节甲状腺肿"和"多结节甲状腺肿"的表述。有甲状腺肿和碘缺乏症家族史被看做是甲状腺肿的病因。

临床表现　典型患者常为女性。甲状腺肿的临床表现可以从无症状的小型甲状腺肿到引起气管偏移和向锁骨下延伸的大型甲状腺肿。大型的甲状腺肿常伴有甲亢，被称为"毒性甲状腺肿"。当甲状腺肿表现出临床症状时，大部分的症状都是因为肿大的甲状腺在颈部狭小空间引发巨块效应所致。

诊断　通过体格检查，超声影像或是通过其他影像学检查如 CT 或 MRI 检查偶然发现。

处理　甲状腺肿可以通过常规的临床监测或是通过甲状腺部分切除或全切术治疗。针对甲状腺肿的外科手术建议包括：存在压迫症状，活检发现非典型或恶性病变，具有甲状腺功能亢进的表现，既往有头颈部暴露在放射性环境的病史，渐进性的甲状腺增大，或是患者有整形改善外观的要求。如果甲状腺两叶都有病变建议行甲状腺全切术。**参见 Sabiston 36，Becker 31。**

少见病

a. **甲状腺锥体叶**：甲状腺峡部的向上扩展，容易被误认为独立的甲状腺肿块。**参见 Sabiston 36，Becker 31。**

b. **甲状舌管囊肿**：是一个充满体液的囊，出生时位于颈部正中线。它的产生是由于甲状舌管部分闭合不全，成年后表现为正中线囊性结构。

c. **甲状腺淋巴瘤**：常与桥本氏甲状腺炎相关。**参见 Sabiston 36，Becker 31。**

实践基础上的学习和提升：循证医学

题目

甲状腺结节和分化型甲状腺癌患者的管理指南

作者

Copper DS, Doherty GM, Haugen BR, Kloos RT, Lee SL, Mandel SJ, Mazzaferri EL, McIver B, Sherman SI, Tuttle RM

参见

Thyroid, 2006, 16(2)：1–34

问题

关于甲状腺结节和甲状腺癌诊疗的争论，包含了最具成本效益的方法、对于小型甲状腺癌的手术范围以及合理使用甲状腺抑制疗法。

干预

最佳证据的 meta 分析

证据质量

共识声明

结局/效应

84 条指南项目基于 6 点分级量表将可供证据的质量进行逐项分级

历史意义/评论

这篇文章是一套由致力于解决甲状腺疾病的主要国家和国际医师团体编写的全面的指南。

沟通技巧

沟通技巧

讨论复杂的问题

当我讨论甲状腺切除术时，提到滤泡状瘤的困境时，特意降低了专业术语的难度。这一类的疾病包括三种不同的状态：①一种良性增生性的甲状腺结节；②一种良性的肿瘤；③恶性肿瘤。患癌的几率是 20% 到 30%，这是我的那些罹患滤泡性恶性肿瘤的患者需要了解的，但是唯一确诊的方法是做甲状腺叶切除术。除此以外，即使在手术过程中也基本不可能确诊滤泡性癌（癌肿的包膜浸润是冷冻切片无法确诊的）。因此，如果首次甲状腺叶切除后能够确定甲状腺癌的诊断，患者需要理解并做好准备可能到来的第二次手术，因为有必要把残留的甲状腺全部清除掉。

和患者探讨这类复杂的医学问题时，尤其对象是那些医学词汇贫乏的患者，我告诫自己要做到以下的步骤：

1. 语速平缓，使用患者能够理解的语言。
2. 保持目光交流。
3. 如有可能，画一幅画或一张简图。
4. 不要压倒性地提供超出患者掌控的信息。
5. 让患者重复要点，确保患者能够理解。
6. 避免使患者感到羞愧。提醒你的患者，很多人对医疗保健信息的理解都有困难，尤其是当患者面对的是如此复杂的情况。

预期要进行如上讨论，可以让患者在一位家庭成员或朋友的陪伴下到医生诊室就诊。

职业素养

提高医疗护理质量，维护和谐医患关系的承诺

我是一位甲状腺癌的存活者，因此，我经历过治疗并把它们推荐给我的患者。对于我的挑战在于如何保持一种平衡：是保持客观地推荐治疗方案给我的患者，还是把我个人的体验和有关治疗的知识直接告诉患者。重要的是要保持专注于每一个患者癌症的特点以及现行医疗标准对患者个体情况的决断力。这种情况下，这样的体验可能会使患者心态平和、充满信心而非感觉是一种挑战。患者也会认为，医生愿意分享治疗的细节、预期的康复、关怀和并发症等。

基于系统的实践

手术：通过协调控制花费

　　对一位单纯无症状有孤立甲状腺结节的患者，超声检查是最具性价比的首选影像学检查。包含医师操作费用的超声扫描花费 218 美元，解读影像的专业医师费用是 468 美元。医院系统应该整合到这样的状态：一个甲状腺结节是否需要细针穿刺活检（一项合理的细针穿刺活检为 313 美元，此外要加上病理学诊断 562 美元）在患者第一次就诊就确定了，而不会转诊于另外的专科或是让患者再回到放射科从而造成费用激增。

（李一北　译）

第 26 章
病例 15：患者，女，56 岁，高钙血症

Walter E. Pofahl Ⅱ MD & Rita El-Hajj MD

病例 15：患者，女，56 岁，因高钙血症入院。

鉴别诊断

内分泌系统疾病	恶性肿瘤	外源因素
原发性甲状旁腺功能亢进（PHPT）	分泌性骨转移瘤	噻嗪类利尿药 锂中毒 维生素 A 维生素 D

诊疗思路

　　作为一个外科医生，当我面对高钙血症的患者时，我首先会确定疾病的病因，明确它是否可以通过手术治疗〔原发性甲状旁腺功能亢进（Primary hyperparathyroidism, PHPT）〕，以及是否具有甲状旁腺切除术的指征。绝大多数高钙血症的病例是由 PHPT 和恶性肿瘤导致的。确定病因的方法通常非常简单、直接：在 PHPT 的病例中，会出现与血钙升高程度不相符的甲状旁腺激素（Parathyroid hormone, PTH）异常升高。而在恶性高钙血症中，PTH 的分泌是受到抑制的。

患者诊疗

临床思维

- PHPT 的病因是甲状旁腺激素不受高血钙影响地自发分泌，这通常是良性甲状旁腺腺瘤导致的，但也可能是由于甲状旁腺增

生引起。

- 继发性甲状旁腺功能亢进（Secondary hyperparathyroidism, SHPT）的病因是由于低钙血症、高磷血症或维生素 D 缺乏导致甲状旁腺激素反应性分泌增多。SHPT 最常见的诱因是慢性肾衰竭。这类患者通常都在做血液透析治疗，所以很好识别。SHPT 不引起高钙血症（血钙通常是偏低或正常）。
- 三期甲状旁腺功能亢进（HTP）发生于长期患有 SHPT 的患者。在这种情况下，高钙血症发生的原因是甲状旁腺激素分泌的生理性调节功能丧失。

病史

- 病史在确定病因方面具有指导意义。如今大多数的高钙血症患者并无临床症状，但是记录常见靶器官（中枢神经系统、肾和骨骼）的所有典型症状（抱怨、结石、呻吟）仍然会有所帮助。
- 是否有恶性肿瘤史或遗传性内分泌疾病家族史（考虑多发性内分泌肿瘤综合征）。
- 取得详细的药物史，包括非处方药物、草药、维生素。同时还应明确其他需要医疗干预的头部和颈部异常状况的症状，例如甲状腺结节。

体格检查

- 体格检查在确定是否有需要进一步评估的颈部肿物方面具有指导意义。
- 甲状腺结节很常见。
- 触及甲状旁腺腺瘤比较罕见，并且提示甲状旁腺癌。
- 体格检查在诊断可能导致高钙血症的转移性肿瘤方面有指导性意义。

实验室检查

- 电解质：确诊高钙血症、低磷血症，以及评估肾功能。　12 美元
- 白蛋白：用以计算校正血清钙水平
  〔〔（4－白蛋白浓度）× 0.8〕＋血钙浓度〕　　　　　　　　5 美元
- 全段甲状旁腺激素：确诊/排除 HPT 引起的高钙血症。 60 美元
- 甲状旁腺素快速测定：术中应用以评估切除腺瘤后甲状旁腺素水平的变化。腺瘤离体后 5 分钟内，甲状旁腺素浓度应当下降 50％。如未下降，则说明腺瘤未被切除，或还存在另一个腺瘤。
  　　　　　　　　　　　　　　　　　　　　　　　　　165 美元

- 甲状旁腺素相关肽(parathyroid hormone related peptide, PTHrP)：体液因素是造成大多数恶性肿瘤性高钙血症的原因。

  75 美元

- 25 – 羟基维生素 D：维生素 D 浓度过低可导致 SHPT，并且能影响术中甲状旁腺激素反应。 25 美元

- 24 小时尿钙和肌酐：该检验项目有助于诊断患有家族性低尿钙高钙血症(familial hypocalciuric hypercalcemia，FHH)的患者。

  45 美元

影像学检查

➡ **骨密度测量**：容易测量，用低剂量双相辐射法可以很容易获得髋骨或脊柱的扫描图。但结果并不是图像，而是将骨密度与经过年龄和性别校正的正常值比较而得出的报告。 275 美元

➡ **甲状旁腺核素扫描**：颈部核医学扫描，使用一种特殊的造影剂：^{99m} 锝标记的甲氧基异丁基异腈(^{99m} TC – MIBI)。甲氧基异丁基异腈扫描可以通过双相扫描或单光子发射计算机断层成像(Single-Photon Emission Computed Tomography，SPECT)实现，其成像技术尚存争议。201 铊减影成像也有应用，但较少见。 130 美元

➡ **颈部影像学检查**：高分辨超声检查有助于检测腺瘤；MRI 和 CT 通常仅用于疑难病例或存在异位腺体的情况下。

  300 ~ 800 美元

临床实例　　　　　　　　　　　　　　　　　医学知识

原发性甲状旁腺功能亢进

病因及发病机制　PHPT 最常见的原因是一个孤立性腺瘤过度分泌甲状旁腺激素(>80% 的病例)。少数是由于多腺体病。

临床表现　通常，PHPT 常被发现于定期接受实验室检查的中年女性。随着诊所实验室检查应用的增加，人们对 PHPT 引发的高钙血症的知晓率日益增长。多数患者无临床症状。明显症状如嗜睡、中枢神经系统症状、便秘、胰腺炎等较为少见。

诊断　根据伴随着高钙血症的甲状旁腺素浓度异常升高可诊断 PHPT。一些患者表现为严重的高钙血症，但甲状旁腺素浓度"正常"；除非存在自发性甲状旁腺激素分泌，否则，在存在高钙血症的情况下，甲状旁腺素的分泌通常明显被抑制。

处理　高钙血症症状、严重无症状性高钙血症(高于平均水平 0.9 mg/dL)、严重骨质疏松、肾功能下降是 HPT 的患者行甲状旁腺切除术的指征。如果患者未达到手术标准，则需对其血钙水平、肾功能、骨密度进行连续监测。如果已决定行甲状旁腺切除术，那么术前行定位性检查(核医学或超声检查)通常可以定位到单个腺瘤。这样的话，术中就可以对发病腺体进行集中探查(不必在所有四个甲状旁腺上搜寻腺瘤)。参见 Sabiston 37，Becker 32。

恶性高钙血症

病因及发病机制　恶性高钙血症通常是由骨转移瘤或肿瘤自身释放甲状旁腺激素相关蛋白造成的，是一种常见情况。骨转移瘤可造成局部骨质破坏，从而导致高钙血症。乳腺癌、非小细胞肺癌以及多发性骨髓瘤是最常见的导致骨转移性恶性高钙血症的恶性肿瘤。在未发生骨转移的患者中，甲状旁腺激素相关蛋白的分泌是恶性肿瘤性(鳞状细胞癌、肾细胞癌、淋巴瘤)高钙血症最常见的原因。该蛋白的结构和功能与甲状旁腺激素相似。

临床表现　通常恶性高钙血症的血钙程度趋向于更高。急性高钙血症表现为嗜睡、恶心、呕吐、心动过缓。

诊断　出现高钙血症时，若甲状旁腺素水平较低，则可考虑诊断恶性高钙血症。

处理　治疗上应针对潜在的恶性肿瘤。高钙血症的治疗应当根据症状和血钙水平升高的程度。任何血钙大于 12～13 mg/dL 的有症状的高钙血症患者都应接受生理盐水水化治疗。对于不能耐受大量输液，补液治疗血钙浓度下降不理想，或血钙水平显著升高(>13～14 mg/dL)的患者应当使用呋塞米促进尿钙排泄。也可应用二磷酸盐以抑制骨质吸收，尽管其峰值效应出现较晚。对于上述效果差的患者，可使用降钙素治疗。参见 Sabiston 5，37；Becker 31。

外源性因素

病因及发病机制　HPT 和恶性肿瘤是超过 90% 的高钙血症的病因。口服药物的副作用导致的高钙血症，虽占少数，但却是鉴别诊断中很重要的一部分。不同药物的病理生理不同：锂剂降低甲状旁腺细胞对血钙浓度的敏感性，导致甲状旁腺素分泌增多。噻嗪类利尿药减少尿钙排泄。维生素 A 和维生素 D 过多症促进骨质吸收。过多摄入维生素 D 还会增加钙摄入。

临床表现和诊断　药物引起的高钙血症，血钙浓度上升程度通常不足以引起临床症状，仅被偶然发现。

处理　停止服用致病药物可迅速消除高钙血症症状。**参见 Sabiston 5，Becker 32。**

少见病

a. **甲状旁腺恶性肿瘤**：甲状旁腺癌极其罕见，但当甲状旁腺素水平数以千计时，应当怀疑甲状旁腺癌。

b. **甲状腺功能亢进**：30% 的高钙血症病例与甲状腺功能亢进有关，但其程度通常较轻，并且在甲状腺功能亢进得到控制后自愈。**参见 Sabiston 36，Becker 31。**

c. **家族性低尿钙高钙血症（FHH）**：这个罕见的疾病通过常染色体显性遗传。尽管其症状与 HPT 相似，但其尿钙较低。**参见 Sabiston 37，Becker 32。**

d. **乳－碱综合征**：是导致高钙血症的一种罕见疾病，是由于过多摄入碳酸钙而造成的。

e. **多发性内分泌瘤（Multiple Endocrine Neoplasia，MEN）综合征**：甲状腺功能亢进是 MEN1 型和 MEN2A 型的一部分。在该遗传病中，甲状旁腺功能亢进的外显率因人而异。

实践基础上的学习和提升：发病率和死亡率的自评量表

并发症	喉返神经损伤
类型	技术性失误；可预防
手术名称	甲状旁腺切除术

疾病名称	59 岁女性，甲状旁腺功能亢进
病情介绍	声音嘶哑，轻度饮水呛咳
干预措施	甲状旁腺切除术术后 3 周，患者行喉发音重建术 (注射四氯乙烯) 以改善瘫痪声带的相对位置
治疗效果	轻度发音改变，误吸未加重
危险因素	无
如何处理危险因素	在气管 – 食管沟内谨慎解剖以辨认喉返神经
处理过程中发生了什么	切除甲状旁腺时出血影响视野，导致神经意外损伤
是否还有其他处理方式	出血时良好的术野暴露是关键。观察到喉返神经向气管反折并在中部走行，可指示危险区域
处理方式不同带来的结果是否不同	避免令患者痛苦、医生苦恼的并发症

沟通技巧

医疗文献的缩写

本章我们使用了多个缩写：例如，原发性甲状旁腺亢进 (PHPT)，甲状旁腺激素相关肽 (PTHrP)，这些缩写已经成为了约定俗成的交流方式，与此相反，一些缩写可能会导致误会或医疗失误，因而要避免在医疗文献中使用。请观察下面的缩写：

缩写	可能出现的问题	推荐术语
U (unit)	被当做 0、4 或 mL	写单词 "unit"
IU (International Unit)	被当做 IV 或 10	写作 " international unit"
Q. D.，Q. O. D. (每日一次和隔一日一次的拉丁语缩写)	互相混淆。"Q. D." 可被误认为 "隔一日一次"，"Q. O. D" 可被误认为 "一日四次"	写作 "daily" 和 "every other day"

数字以零结尾（X. 0 mg） 小数前省略零（. X mg）	未看到小数点	永远不要在小数点后额外加零（X mg），小数点前不要省略零（0. X mg）
MS MSO_4 $MgSO_4$	互相混淆，可被当做"硫酸吗啡"或"硫酸镁"	写作"硫酸吗啡"或"硫酸镁"

职业素养

患者护理的首要原则：承诺对患者诚实

每个外科医生都应当记录并了解自己的个人工作成果。这非常重要，就甲状旁腺切除术而言尤为贴切。作为知情告知程序的一部分，医生应当准备好告知患者自己甲状旁腺切除术的个人经验（每年手术例数）、治愈率（6 个月内血钙水平保持正常）以及并发症发生率（低钙血症、喉返神经损伤）。

基于系统的实践

医患电子通信

也许某一天，电子健康信息记录技术会允许你的患者查看自己的检查结果，在线跟踪自己的疾病进展。医患沟通也会出现变革。你的电子图书馆管理员通过展示有用的互联网资源，向患者提供健康相关信息。医生与患者通过电子公告板技术一起交流。药物治疗的进展会以一种集中的方式告知服用该药物的患者。医生会更频繁地与患者通过电子邮件联系。一些新问题会出现：电子交流偿付系统如何建设？如何确保 HIPAA 法案（Health Insurance Portability and Accountability）的施行？尽管这些都是合理的担忧，但你的医疗实践不可能躲过这场电子通信革命。

（赵彬　译）

第 27 章
病例 16：患者，男，67 岁，颈部外侧肿块

James R. Ouellette DO, Veeraiah Siripurapu MD & Bradford Davison Smith, Jr. MD

病例 16：患者，男，67 岁，因发现颈部外侧肿块入院。

鉴别诊断

淋巴结疾病——由病毒、细菌、真菌引起的炎症或感染	鳞状细胞癌（SCC）	淋巴瘤
唾液腺瘤	黑色素瘤	甲状腺瘤

诊疗思路

当面对发生于成年人的颈部肿块时，在其被证实为其他可能前，我首先假设它是肿瘤。尤其是对那些中年或老年的患者，特别是那些吸烟患者。在这类患者中，早期发现原发肿瘤是非常重要的，其诊断优先采用细针穿刺活检（fine needle aspiration，FNA）而非手术活检。根据 FNA 的结果确定治疗标准。一些医生喜欢在患者就诊的时候就进行 FNA 检查。然而在一些血管丰富的病灶区，活检易造成病灶区的出血或水肿，或者有一些病灶本身就需要影像学的检查，为了避免活检导致病灶区更加复杂，我个人有时倾向于先做影像学检查。为了进行支气管纤维镜或消化道内镜检查，适当的转诊是很有必要的。我与同事会根据肿块的具体部位来进行讨论。

患者诊疗

临床思维

- 对颈部的鳞状细胞转移瘤先进行切除或切开活检后进行标准治疗，相比于先进行 FNA 细胞学检查后再进行标准治疗，其局部复发率增加 2~3 倍。
- 超过 40 岁的患者中，有 75% 的颈部肿块是由恶性肿瘤引起。
- 50% 的鳞状细胞源性的原发肿瘤仅通过体格检查即可被发现；另外还有 10%~15% 的原发肿瘤可通过支气管纤维镜或消化道内镜检查被发现。

病史

- 肿块出现的时间。
- 所有颈部肿块患者都需要询问其吸烟史、饮酒史、放射性物质接触史。
- 局部（耳痛）和全身症状（发热、夜汗、厌食症、体重减轻）。
- 询问患者的发音状况和有无咯血症状。这是喉返神经受压或颈部腔内肿瘤的主要征象。
- 恶性肿块多表现为无痛；若有疼痛通常为炎性腺病。单侧肿块多为淋巴结相关的疾病。
- 位于下颌下三角区以及腮腺上方的肿瘤或结石、感染可能引起疼痛。
- 淋巴结病（良性或恶性）可能与多处病变有关：应当检查一下口腔内和颈部感染的情况。
- 询问患者所有皮肤病变或者那些已切除/已治疗的病变。

体格检查

- 传统上，颈部区域被分为若干解剖三角。位于每个三角区域的淋巴结都有其明确的引流区域（图 27-1）。
- 当评估颈部肿块时，要评估它的大小、活动度、质地和硬度。评估周围的皮肤和周边双侧淋巴结的状况。周围的淋巴结可能会增大，但不会大于现存的肿物。
- 特殊部位的体格检查。触摸颈部正中的甲状腺。特别注意触摸腮腺、下颌下腺、颈动脉和胸锁乳突肌。
- 在明亮的光线下用双手触诊法检查口腔，将戴手套的手指伸入口腔内，另一只手在口腔外从相反的方向按压。触诊舌、上腭

（包括软腭和硬腭）、口底、口腔黏膜和唾液腺，以寻找肿物。

- 检查皮肤——观察位于头皮、面部、颈部、背部、胸部以及腹部的皮肤病损和瘢痕。检查腋窝和腹股沟区，寻找其他肿大的淋巴结。
- 不要忘记检查/听诊胸部并触诊腹部，观察有无肿块或肝脾肿大。
- 在设备齐全的医院，完整的头部和颈部的检查包括鼻镜检查、鼻咽镜检查和喉镜检查。在有的检查中还包括经鼻食管内镜检查。
- 内镜下直接活检通常是一项需要麻醉支持的门诊手术。是否在手术活检时进一步行（改良）颈部肿物根治术取决于术中冷冻活检的结果。

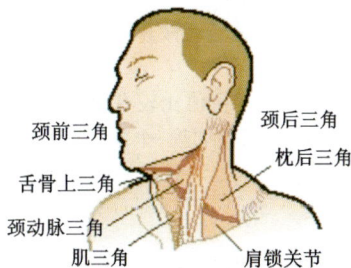

图 27-1 颈部三角

实验室检查

- 血常规：检测异常细胞数。　　　　　　　　　　　　30 美元
- 乳酸脱氢酶（LDH）：LDH 升高可能提示淋巴瘤。　25 美元
- 内镜检查：包括鼻镜检查、鼻咽镜检查、口腔和口咽视诊、直接喉镜和纤维喉镜检查、食管和气管镜检查。3%～12% 的有一处头部和颈部黏膜鳞状细胞癌的患者还有另一处同源性黏膜鳞癌病灶。　　　　　　　　　　　　　　　　1250 美元
- 穿刺活检（FNA）：细针穿刺活检（21 号规格）优于粗针穿刺活检（14 号规格或更大），粗针穿刺活检通常只作为多次细针穿刺活检失败的备用选择。要得到准确的诊断，切片的制备非常关键，并且应当由一名资深的细胞病理学家阅片。通常可达到85% 的敏感性和99% 的特异性。　　　　　　　　　　250 美元
- 手术活检：如果其他的检查都是阴性，则必须准备根据术中冷冻病理结果行常规颈部肿块切除术。一系列的研究显示，手术

活检对于淋巴结转移的患者、高龄患者以及高分期的肿瘤患者的生存期有不良影响。　　　　　　　　　　　　2500 美元

影像学检查

➡ **胸部平片（CXR）**：排除肺部疾病或纵隔淋巴结疾病。
　　　　　　　　　　　　　　　　　　　　135 美元

➡ **颈部增强 CT**：观察所有颈部分区最可靠的影像学工具。需要静脉注射造影剂。　　　　　　　　　　　225 美元

➡ **MRI**：对于颈部疾病是一个很好的选择，甚至可能是最佳选择。对于年幼的和老年患者而言，其易动性也是一个需要考虑的问题。然而，病变越接近颅底，MRI 的结果就越有价值。　　　　　　　　　　　　　　　　795 美元

➡ **超声**：尤其适用于评估先天性和发育性的囊肿。也可用于引导穿刺活检。　　　　　　　　　　　　　1200 美元

➡ **PET**：在初步诊断中的价值比较有限。对于颈部和头部恶性肿瘤的分期和复发的评估是一个非常好的选择，尤其是现在的 PET – CT 技术。　　　　　　　　　　　1600 美元

临床实例　　　　　　　　　　　　　　医学知识

炎症或感染导致的淋巴结肿大

病因及发病机制　颈部淋巴结炎是成年人颈部肿块的常见原因，通常由炎症或感染引起。炎症性淋巴结肿大通常具有自限性。

临床表现　典型患者表现为疼痛性淋巴结肿大。

诊断　诊断上通常通过病史来确定病原菌。葡萄球菌和链球菌是颈部脓液培养常见的病原菌。分枝杆菌感染、弓形虫病和猫抓病（汉赛巴尔通氏体）并不常见。任何颈部淋巴结肿大的成年患者都应考虑 HIV 感染。近来，非典型分枝杆菌感染在 HIV 阳性的患者中有所增加。适当的血清学检查和 PPD 实验也有必要采用。传染性单核细胞增多症通常表现为急性咽炎、颈部淋巴结肿大和 EB 病毒（epstein-barr virus, EBV）滴度升高。当怀疑单核细胞增多症时，其诊断可以通过传染性单核细胞增多症检测试剂盒或 EB 病毒滴度以及咽拭子培养得出。

处理　良性淋巴结肿大的治疗通常仅需要观察，并根据其可疑病因应用抗生素即可。对于抗生素治疗后两周淋巴结持续肿大者，细针穿刺活检对于排除恶性肿瘤是非常必要的。参见 Sabiston 33，Becker 51。

唾液腺肿瘤

病因及发病机制　唾液腺肿瘤主要发生在腮腺、颌下腺、舌下腺和小唾液腺。一条很有用的经验是，越大的腺体内发生的肿瘤越可能是良性的。因此，80%的腮腺内肿瘤为良性，而80%的小腮腺内肿瘤为恶性。腮腺中的大多数常见的良性肿瘤为多形性腺瘤，而大多数常见的恶性肿瘤是黏液表皮样癌，常伴有淋巴结转移，且预后较差。

临床表现　颈部肿块的病史较长并且发现肿块开始生长，患者或有新发肿块。

诊断　为了评估肿瘤进展程度，需行 CT 引导下颈部穿刺活检。

处理　手术切除原发肿瘤是首选的治疗方式。对于腮腺肿瘤，要行的手术方式有（单侧）浅层腮腺组织切除术或腮腺组织全切术。如果肿瘤为恶性的并侵犯了神经，行走于腮腺浅叶和深叶之间的面神经也要被移除。如果肿瘤为恶性，应当考虑行改良颈部肿物切除术。有时术后仍需放射治疗。参见 Sabiston 33，Becker 51。

鳞状上皮细胞癌（Squamous cell carcinama，SCC）

病因及发病机制　在颈部淋巴结内发现 SCC 预示着疾病已发生转移，其原发癌灶很有可能来自头部和颈部。这些部分的淋巴结构分布广泛、复杂。

临床表现　通常表现为伴头部、颈部、口腔或鼻咽部的已知或未知的肿块出现、持续增大的结节。

诊断   通过完整的头部、颈部和口腔检查及淋巴结穿刺活检通常可以作出诊断。除此之外，头部和颈部的 CT/MRI/PET 扫描对本病的诊断也很有帮助。在未发现原发肿瘤的患者中，需要行内镜检查(直接喉镜，食管镜，经鼻咽的支气管纤维镜)及内镜下活检以确认原发肿瘤。内镜下，活检的取材应包括所有 CT 显示的可疑部位以及来自扁桃体、舌底和鼻咽部位的组织。来自这些部位的肿块通常指示着孤立的颈部淋巴结转移。

处理   治疗方式根据原发肿瘤的位置以及是否已被发现而不同。如果尚未确定原发肿瘤的位置，但鳞状细胞癌已确诊，应行改良根治性颈部肿块切除术。如果淋巴结病理检查示已发生囊外转移，应考虑对患者实行术后放射治疗。参见 Sabiston 30，33；Becker 65。

黑色素瘤

备注   原发黑色素瘤的内容在色素性皮损部分介绍。

病因及发病机制   当恶性黑色素瘤以颈部肿块的形式被发现时，意味着其已发生颈部淋巴结转移。因为细胞病理学检查可以鉴别恶性黑色素瘤细胞与鳞状细胞及淋巴细胞，所以 FNA 对本病有一定的诊断意义。

临床表现   典型的患者通常还未发现到头部、颈部及躯干上的原发皮损或正在增大的色素痣，所以应进行仔细的全身检查。

诊断   如果原发病灶已被确定，淋巴结显像技术可以被用来识别原发病灶可能转移的淋巴结分区。如果其他分区(如腋区、对侧颈区)可能已被侵犯，可在行原发病灶广泛切除术的同时进行前哨淋巴结活检。

处理   行改良颈部肿物切除术以清除转移淋巴结和其他颈部淋巴结。参见 Sabiston 30，33；Becker 65。

甲状腺结节【参见本书第 25 章】

备注：甲状腺结节的内容在本书第 25 章有详细介绍。

在原发甲状腺病灶被发现之前，恶性甲状腺肿瘤的转移性病灶通常表现为单侧的颈部结节。这是甲状腺癌的常见表现形式，容易通过细针穿刺活检确诊。这种类型的早期转移曾被称为"单侧异位甲状腺"。**参见 Sabiston 36，Becker 31。**

少见病

a. **腮裂囊肿：** 先天性表皮囊肿是由于胚胎发育时期颈部外侧的腮裂或腮沟内卷失败造成。成年时期表现为沿胸锁乳突肌前内侧 1/3 边缘分布的光滑、无痛、波动性的肿块。**参见 Sabiston 71，Becker 56。**

b. **颈动脉体瘤：** 表现为搏动性肿块；可向内、外侧移动；不能上下移动。可通过血管造影，磁共振血管造影或 CT 确诊。**参见 Sabiston 33，Becker 39。**

c. **肺癌颈部转移：** 转移的淋巴结。**参见 Sabiston 59。**

d. **痛风石：** 与痛风相关的皮下沉积物。

e. **肉样瘤病：** 肉芽肿病可能表现为颈部淋巴结肿大。

实践基础上的学习和提升：发病率和死亡率的自评量表

并发症	吸入性肺炎
类型	判断失误；可以预防
手术名称	对黑色素瘤颈部淋巴结转移行改良根治性颈部肿物根治术
疾病名称	68 岁，男性，患有黑色素瘤
病情介绍	拔管后立即发现误吸
干预措施	患者需要 3 天的辅助通气治疗
治疗效果	患者术后 3 天拔管并转出 ICU；术后 5 天出院
危险因素	既往脑血管意外病史（CVA）合并吞咽困难
如何处理危险因素	对患者进行快速麻醉诱导

处理过程中发生了什么	手术室拔管时患者发生呕吐，而此时气道处于相对无保护状态
是否还有其他处理方式	留置鼻胃管直至患者完全清醒
处理方式不同带来的结果是否不同	住院时间可能会缩短

沟通技巧

使患者做好接受检查结果的准备

当你为怀疑患有恶性肿瘤的患者做穿刺活检时，必须事先使患者知道如果活检结果不明确，你将采取的进一步做法。让患者明白你对恶性肿瘤的忧虑程度以及如果穿刺活检的结果为"阴性"或者"不能定性"时将进一步进行切除活检。如果需要更进一步的有创检查，需要使患者明白你最初已经尽力制定创伤最小的诊断方案以及需要做切除活检的依据。

职业素养

对科学认知的义务

外科医生（尤其是那些在学术中心工作的）经常会收到一些提供肿瘤标本的要求，这些肿瘤标本被用于基础学科癌症试验的研究。促进科学发展是医生职责的一部分，因而对这类试验应该给予支持。但在参与试验之前，必须要获得医院伦理委员会的批准，该组织主要监督相关研究的程序和伦理方面的问题。

基于系统的实践

标本管理

如本章节内容所示，基于假定的鉴别诊断，需要对颈部肿块进行病理学、细胞学以及微生物学或其他的实验室检查。重要的外科标本应该像重要的法医证据一样，通过正规的监管途径来管理，标本的每一次人际转移都应记录在案。认真负责的标本转移过程和记录可以避免标本的丢失或损坏。

（赵彬　译）

第 28 章
病例 17：患者，男，35 岁，大腿处包块进行性增大

Robin M. Ciocca DO 和 *Ned Z. Carp MD*

病例 17：患者，男，35 岁，因大腿处包块进行性增大入院。

鉴别诊断

脂肪瘤	血肿	软组织肉瘤	皮脂腺囊肿

诊疗思路

> 肢体"包块"或"肿块"的诊断通常是显而易见的。尽管如此，我总是会进一步问自己这个肿块有无可能是肉瘤。如果我疑诊肉瘤，那么接下来的诊疗方案就会有所不同。因为肉瘤的治疗需要广泛的切除以及阴性的切缘(而不是简单的肿块剜除)，因此在根治性手术前通过合适的检查来明确诊断就显得相当重要。对于直径大于 3.0 cm 的可疑肢体软组织肿块，恰当的诊疗方案是切取活检，或是空芯针活检。

患者诊疗

临床思维

- 在你的职业生涯中，你会遇到很多"包块"或"肿块"，但这其中只有少数是肉瘤。尽管如此，**肉瘤**必须包含在你"包块"或"肿块"的鉴别诊断中。

- 大多数**皮脂腺囊肿**、**脂肪瘤**以及**血肿**通过视诊和触诊即可鉴别。如疑诊肉瘤，需进一步进行下面提到的辅助检查和影像学检查。

- 患者常常会因长期存在的小肿块就诊，如符合**脂肪瘤**表现，在病变有触痛、进行性增大、造成患者困扰或是有美容需求时，

需手术切除。

* 如疑诊肉瘤，在确定性手术前，切取活检(或空芯针活检)是必要的。

病史

* 肿块已经存在多长时间了？有无相关疼痛症状？有无运动受限？
* 肿块的出现与最近的创伤或皮肤感染有关吗？
* 肿块的大小和质地有无改变，与肿块最初出现时一致吗？
* 记得询问家族史：肉瘤可以与一些家族性综合征相关，如神经纤维瘤，家族性腺瘤性息肉病，Li-Fraumeni 综合征。

体格检查

* 测量肿块的大小，并记录在病历中。
* 检查邻近皮肤和皮下组织的活动性。
* 确定肿块与邻近血管神经以及骨骼的关系。
* 评估质地：柔软肉质的皮下肿块通常是良性的；质地坚硬的肿块需警惕恶变可能。

实验室检查

* **活检术**：如疑诊肉瘤，空芯针活检或切取活检(而不是细针活检)可以保证充足的组织标本量用于组织学检查。切取活检时切口应选择沿肢体长轴的纵切口，以利于如病变证实恶性需进一步进行的根治性切除手术。

空芯针活检	425 美元
切取活检	725 美元

* **感染性皮脂腺囊肿的切开引流术**　325 美元
* **皮脂腺囊肿切除术**　425 美元
* **脂肪瘤切除术**　425 美元

影像学检查

➡ CT：选择增强的薄层扫描以便三维重建。可以提供钙化、骨的完整性以及血供情况。 450 美元

➡ MRI 在软组织病变的显示上更具优势。钆增强 MRI 在血管结构的显示上更有价值。 750 美元

➡ 血管造影已不作为诊断性检查的常规手段，但对于有丰富血供的肿瘤可行术前血管栓塞术。 1650 美元

临床实例	医学知识

脂肪瘤

病因及发病机制 来源于成熟脂肪细胞的良性软组织肿瘤。

临床表现 大部分患者的脂肪瘤存在长达数年之久。病变常为柔软、无痛的皮下活动性肿块。如肿块有触痛、进行性增大或造成患者困扰，即使肿块较小，仍应手术切除。

诊断 诊断的确立主要基于病史和体格检查的发现。可疑肿块（如：质地坚硬，增长迅速）需切除以排除肉瘤可能。对于大于 3.0cm 的肿块需在手术前切取活检以明确诊断。

处理 根治性的处理方式是完整地切除脂肪瘤。切除肿块时须谨慎小心；即使小块的残留也可能导致复发。

血肿

病因及发病机制 血液在密闭空间内的积聚。

临床表现 大部分血肿患者病程短、近期有手术史或外伤史。自发性血肿常见于接受抗凝治疗或凝血功能障碍的患者。

诊断 诊断的确立主要基于病史和体格检查的发现。常可见瘀斑形成。机化的血肿可表现为质硬肿块。

处理 大多数血肿可自行吸收，因此只需观察。如血肿引起剧烈疼痛，或压迫邻近皮肤造成损害，或血肿持续增大，则需进一步探查。

皮脂腺囊肿(表皮潴留性囊肿)

病因及发病机制　皮脂腺囊肿(表皮潴留性囊肿)为皮脂腺排泄受阻所形成的内含皮脂的皮下囊肿,易继发感染。

临床表现　常为肉色、质硬、圆形、活动性皮下结节,大小不等。囊肿借中央的开口或"粉刺"与表皮相粘连,开口处常有浓稠干酪样物质排出。大多数皮脂腺囊肿长期存在,患者常因囊肿增大或继发感染就诊。

诊断　皮脂腺囊肿继发感染在体检时可见红肿和触痛,常伴蜡样恶臭分泌物。非感染性囊肿则表现为皮下大小不等、光滑、质硬的肿块。

处理　非感染性囊肿需要完整切除以及一期缝合。如"粉刺"将囊肿和皮肤紧密相连,设计一椭圆形皮肤切口连同"粉刺"一并切除。感染性囊肿需要切开引流。

肢体肉瘤

病因及发病机制　肉瘤是源于"结缔组织"的恶性肿瘤,来源包括脂肪、肌肉、血管、神经、骨及软骨。有多种不同组织类型的软组织肉瘤。

肉瘤	组织起源	常见部位
脂肪肉瘤	脂肪组织	后腹膜
平滑肌肉瘤	平滑肌	子宫,胃肠道
恶性纤维组织细胞瘤	结缔组织	四肢和后腹膜
横纹肌肉瘤	骨骼肌	手臂,腿,头颈部,泌尿生殖道
滑膜肉瘤	原始滑膜细胞	不一定出现在关节处;可出现在任何地方;好发于青壮年
血管肉瘤	血管或淋巴管	四肢
纤维肉瘤	纤维母细胞	常发病于瘢痕处、放疗数年后
胃肠道间质瘤(Gastrointestinal Stromal Tumors, GIST)	Cajal 间质细胞	腹腔内(胃部常见)肿瘤

Ewing 肉瘤（外周神经外胚层肿瘤）	原始骨细胞	骨，软组织
骨肉瘤（骨源性肉瘤）	骨	骨
软骨肉瘤	软骨	软骨

临床表现　典型的肢体肉瘤表现为进行性增大的无痛性肿块，肿块直径可大于 5 cm。

诊断　组织活检（而非细针穿刺）对诊断至关重要，也可采用空芯针活检。但切取活检仍是金标准。切取活检时需仔细定位切口以利于其后手术时一同切除。

处理　手术是所有类型肉瘤治疗的基础。切除的目标应是完整切除肿瘤以及阴性切缘。大多数肢体肿瘤可采取保肢术式，但如果肉瘤复发，或侵犯大血管或神经组织，应考虑截肢手术。一些医学中心采用术前放化疗以提高保肢率。对高分化的或是大的肉瘤，术前或术后放疗均可降低局部复发率。化疗在肉瘤治疗中的价值仍是有限的，通常用于有转移的患者。肉瘤易发生肺的转移，切除肺部转移灶可提高生存率。**参见 Sabiston 31，32。**

少见病

a. **硬纤维瘤**：罕见的良性软组织肿瘤。好发于腹前壁、创伤区域、手术瘢痕处以及有家族性结肠息肉病（familial polyposis cali，FPC）的患者中。治疗方案是广泛切除。尽管组织学上是"良性"的（无转移倾向），但如肿瘤未切除干净，局部复发率仍较高。**参见 Sabiston 43。**

b. **隆突性皮肤纤维肉瘤**：好发于陈旧性瘢痕处，常被误认为是感染性瘢痕疙瘩。表现为易破溃的大的结节病变，罕见转移。但为避免局部复发，应完整切除肿瘤。**参见 Sabiston 30，Becker 65。**

实践基础上的学习和提升：循证医学

题目

前瞻性随机研究评价治疗成人软组织肉瘤中，保肢、放疗和辅助化学免疫疗法的价值

作者

Rosenberg SA, Kent H, Costa J, Webber BL, Young R, Chabner B, Baker AR, Brennan MF, Chretien PB, Cohen MH, deMoss EV, Sears HF, Seipp C, Simon R

参见

Surgery, 1978, 84(1): 62 – 69

问题

多数肉瘤患者死于肿瘤转移而非局部复发，这是否意味着需选择更为积极的手术方案(包括截肢术)？

干预

患者经随机分配，接受截肢术或保肢手术 + 放射治疗。

证据质量

前瞻性随机对照研究。

结局/效应

尽管保肢手术有较高的局部复发率，但在生存率上与截肢术没有差异。

历史意义/评论

该研究是通过对结果的深刻分析得出合理手术方案的范例。

沟通技巧

避免专业术语

无论何时与患者交流，都要注意避免你和同事交流时使用的那些专业术语。对于专业问题要利用简明清楚的语言进行解释。下面是我在解释肿瘤相关的术语时常用的一些技巧。

替代说法	这样说
不能手术的	不能通过手术治愈
恶性的	癌的

转移	癌症已扩散
监控	留意、检查
非侵袭性的	不用手术或切开皮肤
肿瘤学家	癌症专家
姑息治疗	将减轻疼痛，但不会治愈
放射学	放射科
医疗安排	转给另一位医生
毒素的	有毒的
呼吸机	帮助呼吸的机器

职业素养

为患者保密

绝大部分肢体肿块初诊时常首先考虑为良性，但最后确诊为肉瘤。这无论是对患者还是医生来说都是很意外的。永远不要将这坏消息单独告诉某位患者亲属或是留在患者的答录机上。虽然有时很难避免通过电话传递此类消息，但我们仍推荐面对面的沟通，以保证有充分的时间进行解释、让患者消化和提问。安排患者带他或她的重要的家庭成员、朋友一同参加咨询。

基于系统的实践

全院合作：物理治疗和康复治疗

当肉瘤的手术治疗需要截肢或需切除大部分软组织，可能将导致永久性的缺陷或残疾时，这种经历对任何患者来说都是灾难性的。在接受根治性手术治疗前，从康复专科医生、理疗师和社区中得到相关信息很必要，这可以使患者在身体、情感和家庭护理上的需求能充分地表达。如患者需要进行截肢术，请在手术前安排患者和康复团队见面。关于假肢和其他康复辅助器具的教育可以帮助患者在术前设立合理的期望，有助于术后康复。

（叶马栋、李春满、张理超　译）

第 29 章

病例 18：患者，女，63 岁，皮肤巩膜黄染

J. David Schmidt MD，James R. Oullette DO & Giancarlo Mercogliano MD，MBA

病例 18：患者，女，63 岁，因皮肤巩膜黄染入院。

鉴别诊断

肝胆原因	肝外/阻塞性因素
病毒性肝炎	胆道结石
酒精性肝炎	胆管炎
药物性肝炎	良性狭窄
终末期肝病	壶腹周围癌*

* 包括胰腺癌、胆管癌、壶腹癌、十二指肠癌。

诊疗思路

当接诊一位 63 岁的黄疸患者时，应考虑其黄疸可能与恶性肿瘤有关。某些伴随性症状可有效鉴别肝细胞性黄疸及梗阻性黄疸，区分这两种类型的黄疸将有助于诊治以结合（直接）胆红素升高为主的高胆红素血症。大多数肝细胞性黄疸的患者经内科治疗后可以得到改善，而梗阻性黄疸的患者则需通过外科手段（手术或内镜）治疗。

采集病史以得出初步诊断，再利用肝功能检查（LFTs）验证初步诊断，超声检查也非常有用：可以进一步确定引起肝内胆管扩张阻塞的原因，而超声检查的其他结果常可发现一些潜在病变。

患者诊疗

临床思维

- 运用上文提及的框架进行重点病史的采集。

- 行肝功能检查（LFTs）以验证经病史采集得出的初步诊断。
- 肝功能检查的分析方法将在下文提及。

病史

- 询问相关的疼痛病史（或无痛）。
- 老年患者出现无痛性黄疸且体重减轻、食欲欠佳时应考虑恶性肿瘤。
- 如黄疸患者伴有腹痛，则疼痛的特点非常重要。例如：间断性的右上腹痛加重为剧烈的持续性痛可能存在胆总管结石嵌顿于胆总管远端；右上腹钝痛可能由肝炎致肝肿胀并牵拉肝包膜引起；慢性上腹/右上腹痛可能是胰脏癌浸润至邻近组织。
- 既往史也非常重要：胆囊结石病史（目前为胆管结石病）、结肠癌病史（目前出现肝转移）或慢性胰腺炎病史（目前表现为远端胆总管狭窄）。

体格检查

- 当胆红素水平上升至 3.5 mg/dL，皮肤、舌下及眼结膜可见黄染。
- 发热：提示有胆管炎。
- 脑病或扑翼样震颤（前臂完全伸展时伴有手扑动）说明有肝细胞病变或肝脏疾病。
- 检查慢性肝病征象，如蜘蛛痣、肝掌和腹壁静脉曲张。
- 应该进行全面的腹部检查：听诊肠鸣音、触诊肝脾的大小、有无腹水征（进展期肿瘤或肝硬化）、触诊右上腹柔韧度（胆管炎，胆石症）。

如何分析肝功能检测（LFTs）

　　总体来说，天门冬氨酸转移酶（AST）及丙氨酸转移酶（ALT）是会在肝炎时升高的肝酶。凝血时间及白蛋白（凝血酶及白蛋白在肝脏合成）则是比较准确的肝功能指标。

　　"肝细胞征"是指血清转氨酶升高较胆红素和碱性磷酸酶明显的情况，这种情况常见于肝脏自身的疾病，比如病毒性肝炎。

　　"胆道征"是指胆红素及碱性磷酸酶升高较转氨酶（ALT/AST）明显的情况。这种情况常见于胆道梗阻性疾病，比如胆总管结石。

　　AST：ALT 比值为 2∶1 提示可能存在酒精性肝病。常见疾病的典型实验室检查数据见表 29-1。

表 29 - 1 典型实验室数据					
	总胆 红素	碱性 磷酸酶	AST	ALT	AST： ALT
肝细胞疾病					
肝硬化	≥2		90	75	≥1
慢性肝疾病	1 ~ 6		200	100	2：1
急性肝炎	5	270	1400	1900	
肝外/梗阻性疾病					
胆管结石/胆管炎	6	400	150	150	
恶性肿瘤引起的胆 道梗阻（胰腺癌）	>15	400			

为清晰起见，这里我们选取了一些可以代表各个疾病的典型指标。空格表示由于指标变量过大或对诊断意义不大。

实验室检查

- 血常规：白细胞增多无特异性，但白细胞显著升高提示胆管炎；血小板减少提示肝硬化。   30 美元
- 肝功能检查见表 29 - 1 及相关注释。   56 美元

影像学检查

➡ **腹部超声**：是胆囊结石和胆道扩张的最佳检查方式，检测胆管扩张准确率达 95%。   330 美元

➡ **CT**：可以检查整个腹部；评估胰头的重要检查。可通过口服和静脉进行造影。   520 美元

➡ **MRCP**：MRCP 可较好地显示胆管和胰管的解剖结构。   610 美元

➡ **ERCP**：是胃镜检查与摄像系统相结合的有创性检查，可直视下检查胆胰壶腹和胆管，必要时还可对胆道系统和胰管进行介入治疗。   5600 美元

➡ **肝胆二甲基乙酰替苯胺亚氨基二乙酸（HIDA）扫描**：核医学检查显示肝摄取和胆汁排泄；胆囊显像则提示胆囊管无阻塞。   625 美元

临床实例	医学知识

胆总管结石

病因及发病机制 胆总管结石是指胆总管内存在结石的疾病。通常结石都来源于胆囊，通过胆囊管进入胆总管，少数原发于胆管，但除非胆囊已于1至2年或更早前摘除，否则难以证实。胆囊切除不到2年所发现的胆总管结石，通常被认为是残留的结石。残留结石通过胆胰壶腹时可因嵌顿引起梗阻。

临床表现 典型症状有右上腹疼痛，伴有偶发性黄疸，就诊前可能曾出现数次间歇性梗阻。

诊断 观察黄疸、进行肝功能检查并诊断。肝功能检查可证实梗阻类型。超声检查可发现肝内胆管扩张，通常可发现胆囊内的结石，而胆总管内结石并不常见。

处理 胆总管结石的治疗取决于当地专家的经验。在不久的将来，多数患者将选择腹腔镜胆囊切除术。腹腔镜胆囊切除术加腹腔镜胆总管探查效果良好，且操作简单，将成为治疗的首选。然而，多数中心在腹腔镜胆囊切除术前或术后均在内镜下行ERCP括约肌切开、清除胆总管内结石。**参见 Sabiston 54，Becker 17。**

胆管炎

病因及发病机制 胆管梗阻后发生的感染可诊断为胆管炎，通常称为急性化脓性胆管炎。常见的细菌包括大肠埃希菌（39%）和克雷伯杆菌（54%）。梗阻通常由胆总管结石引起，但也可由狭窄、肿瘤或近期内镜检查操作导致。由于胆汁压力增加，细菌进入胆小管、肝静脉和肝周淋巴管，导致菌血症和脓毒症。

临床表现 病史可能包含一次或多次黄疸发作、近期内胆系操作（置入支架）。腹痛、黄疸、发热又称夏科氏三联征，加上血压降低和神志改变即为雷诺氏五联征，需紧急干预治疗。

诊断 超声查找扩张胆总管和结石以评估胆总管结石。

处理 在ERCP广泛应用前，胆管炎需急诊手术探查。ERCP既可诊断又可治疗，是胆管炎急性发作治疗的新方法。胆管炎患者进行胆管引流并使用抗生素后，可并行胆囊切除术。如果胆总管结石并非病因，则应进一步寻找梗阻的原因。**参见 Sabiston 54。**

壶腹周围癌

病因及发病机制　壶腹周围癌指临床表现类似、治疗方法相同的四种肿瘤：胆管癌、胰腺癌、壶腹癌、十二指肠癌。这些肿瘤来源不同，可引起但不一定都会发生由胆管和/或胰管的梗阻而出现的黄疸。胆管癌可引起梗阻近端、中或远端胆总管的阻塞。其他阻塞位于壶腹部。其 5 年生存率差异极大：十二指肠癌 60%，壶腹癌 40%，胆管癌 20%～30%，胰管癌 10%～15%。

临床表现　进行性黄疸，伴随乏力、食欲下降、体重减轻，但无急性疼痛。若病情发展导致背部疼痛，意味病变已侵入腹腔丛，治愈可能性不大。

诊断　超声检查显示胆管扩张而无胆总管结石。CT 不仅可显示壶腹周围组织及其与周围血管的关系，由此可判断其可治愈性；还可发现远处的转移。

处理　对于可切除的壶腹周围癌，可选择胰十二指肠切除术（Whipple 术）。可结合术前或术后化疗，进行或不进行放疗（目前尚无明确的最佳辅助治疗）。如果有肝转移和肠系膜上动脉闭塞，就不能行切除术。胆管癌阻塞的水平可能更接近胆管的近端。位于肝内胆管分权处的胆管癌称为肝门胆管肿瘤，如有手术可能，则行适当外科手术切除并行胆肠吻合术。

良性狭窄

病因及发病机制　良性狭窄指无结石或肿瘤的局部梗阻。接近胆总管的任何狭窄都可考虑为恶性肿瘤。以下疾病可导致狭窄：硬化性胆管炎（通常伴发溃疡性结肠炎）导致肝内和肝外胆管多发的间断性狭窄；既往胰腺炎发作所致狭窄；寄生虫病或胆管炎所致瘢痕形成及狭窄。术后原因包括腹腔镜胆囊切除术后的胆总管损伤（局部损伤或腐蚀性损伤）。

临床表现　患者出现间断性或进行性黄疸伴有偶发性疼痛。碱性磷酸酶常升高。

诊断　病史对于鉴别诊断非常重要。实验室检查之后首选超声检查。CT 和 ERCP/MRCP 则可显示胆管更为细微的解剖结构。

处理　应尽量查找良性狭窄的病因。通过 ERCP 对狭窄处放置定期性支架的同时，可对狭窄处做刷片或取活检。如果不能排除恶性肿瘤，应考虑行切除术。如疑诊壶腹周围癌，但通过上述检查手段仍不能确诊，则可进行胰十二指肠切除术即"blind whipple"。**参见 Sabiston 54**。

肝硬化

病因及发病机制　肝硬化由肝细胞损伤和坏死所致。任何病因所致的肝细胞坏死均可导致纤维化。肝纤维化持续存在，广泛的纤维化伴结节形成称为肝硬化。肝硬化影响多器官系统，包括胃肠道、血液系统、肾脏、心脏和肺。

临床表现　根据肝脏疾病史、肝炎病史、过量酒精摄入史、上消化道出血史及不断进展的临床症状，可考虑肝硬化相关黄疸。查体见消瘦、巩膜黄染、颈静脉怒张、锁骨上淋巴结肿大、肺底呼吸音减弱、男子乳腺发育、肝掌、脾大、肝脏边缘质硬、水肿和扑翼样震颤，以上均提示晚期肝病。

诊断　通过临床表现、影像学检查及肝活组织检查可诊断肝硬化。影像学检查首选 MRI，因其可发现肝硬化尤其是丙肝性肝硬化患者伴发肿瘤（肝细胞肝癌）的发展情况。

处理　治疗据疾病所处的阶段而定。早期患者并发症少，予支持治疗并限制酒精摄入；对于病毒性肝炎（乙型病毒性肝炎或丙型病毒性肝炎）进展期患者，可使用干扰素治疗；疾病终末期则针对并发症（上消化道出血、肝性脑病、肝肾综合征、腹水）治疗，同时应进行肝移植术前评估。**参见 Sabiston 53，Becker 19**。

肝炎

病因及发病机制 肝炎病因各异，包括病毒性、酒精性、药物性及其他病因。急性期病毒性肝炎可出现黄疸。甲型病毒性肝炎是粪－口途径传播疾病，可通过不良卫生习惯传播；乙型病毒性肝炎和丙型病毒性肝炎通过血液或体液传播。卫生保健工作者可通过接种乙肝疫苗获得免疫保护。乙型病毒性肝炎和丙型病毒性肝炎可导致肝脏持久损伤，并发展成为肝细胞肝癌和/或肝硬化。患者无明显症状或仅在短期内出现症状，可能在几年内检测不出病毒。非病毒性肝炎可由肝毒性药物、某些麻醉药物或全肠外营养所致。酒精诱导的肝细胞坏死导致酒精性肝炎。以上病因均应监测肝脏酶学的变化。

临床表现 疼痛和黄疸通常可自行消退，慢性期表现与肝硬化相似，或与进展期肝细胞肝癌相关。

诊断 病毒血清标志物检查，包括丙肝抗体、乙肝的表面抗原和抗体、核心抗体、e 抗原和抗体。丙肝抗体阳性者，可行 HCV－RNA 作为丙型肝炎的确诊实验。肝炎病毒血清标志物阴性的非病毒性肝炎患者应查找其他病因，如自身免疫性肝炎。

处理 不同病因采取不同的治疗措施。甲肝可用支持治疗。乙肝和丙肝采用干扰素治疗，新的抗病毒药物仍在开发中。酒精性肝炎需戒酒并予支持治疗。虽过量解热镇痛药可引起暴发性肝衰竭，需进行急性肝移植，但一般情况下药物诱导性肝炎有自限性。**参见 Sabiston 52，Becker 18。**

少见病

a. **转移性肿瘤**：来自胃肠道、肺、肾和盆腔器官的原发性肿瘤常转移到肝脏。大量的肿瘤负荷可使肝细胞功能异常，肿大的淋巴结或肿瘤的外压可致胆管梗阻。**参见 Sabiston 52，Becker 18。**

b. **暴发性肝衰竭**：药物（特别是解热镇痛药）可导致广泛的肝坏死和急性肝衰竭，出现黄疸。病史和实验室检查对于早期诊断非常重要。标准治疗是立即进行肝移植。**参见 Sabiston 52，Becker 18。**

c. **Mirizzi 综合征**：慢性胆囊炎和较大的胆石症压迫胆总管致胆总管梗阻。**参见 Becker 17。**

实践基础上的学习和提升：循证医学

题目

食管静脉曲张破裂出血的横断面研究 Child-Turcotte 标准对药物治疗肝硬化预后判断价值

作者

Pugh RN, Murray-Lyon IM, Dawson JL, Christensen E, Schlichting p, Fauerholdt L, Gluud C

参见

British Journal of Surgery, 1973, 60: 646

问题

肝硬化患者预后判断

结局/效应

	1分	2分	3分
血清白蛋白(g/dL)	>3.5	2.8~3.5	<2.8
血清胆红素(mg/dL)	<2.0	2.0~3.0	>3.0
凝血酶原时间(s)	<4	4~6	>6
腹水	无	中等	大量
肝性脑病	无	1~2级	3~4级

修正的 Child-Pugh 分级

A级：5~6分

B级：7~9分

C级：10~15分

历史意义/评论

20 世纪 60 年代早期，Child 和 Turcotte 用 5 个指标来描述肝硬化的分级（胆红素、白蛋白、腹水、肝性脑病、营养状态）以预测门静脉减压术后死亡率[1]。

9 年后，Pugh 等确定了该标准，并制订了每一项的分值，此肝硬化分级标准一直延用至今。

沟通技巧

当心，不要陷入你没有准备的沟通中！

通常当让我去看望一个病情进展的黄疸患者时，我已知道其诊断是某种恶性肿瘤（通常初级护理医师已预约并阅读 CT 或其检查结果，然后才由我去探望该患者）。在这种情况下，与患者谈话应该非常小心。我通常先询问其初级护理团队，以确定在什么情况下谁将参与讨论诊断。在我开始向患者解释问题前，我先确定患者对自己的状况了解到了什么程度，并根据患者的回答来调整我的解释。

首先去会诊的通常是医学生和住院医生，他们应充分意识到这种两难的情况并进行事先准备，先咨询主治医师，以免陷入自己没有准备的交流。

职业素养

保护患者隐私

当你接到琼斯夫人的姐姐询问琼斯夫人梗阻性黄疸病因的电话时，虽然你知道琼斯夫人并不想让其家人知道她患了胰腺癌，但你必须接听这个电话。不要急于与琼斯夫人的姐姐讨论她的病情，应该巧妙地向她姐姐解释：当未得到琼斯夫人的允许时，你无权与其他人讨论她的病情。

1996 年实施发布的《健康保险与流通责任法案》（HIPAA），2003 年 4 月生效，旨在保护患者医疗信息隐私权，这使得患者的隐私在医疗实践中更加重要。

基于系统的实践

健康治疗法律：HIPAA

　　HIPAA 要求以政策和程序保护医疗信息隐私。通过医务工作者和医院付出不懈的努力，保护患者隐私的工作已见成效，未参与特殊患者医疗活动的人员，无权获得患者的医疗信息。由于使用电子医学记录病历资料，产生了如何传递患者信息、如何使之有效等问题，也增加了监管的难度。

* 在电梯、走廊、餐饮区域不要讨论病例。
* 在医患公共区域，不要让电脑处于工作状态。
* 礼貌而得体地回答人们的询问。
* 如患者不是你所分管的，即便他是公共人物，无论出于公心还是私欲，都不要谈论其病情。

参考文献

1. Child GG Ⅲ, ed. The Liver and Portal Hypertension. Philadelphia：WB Saunders，1964

（唐映梅、沙凤　译）

第 30 章
教学活动：胰头部的解剖关系

Barry D. Mann MD，*Meredith N. Osterman MD* & *Paula M. Termuhlen MD*

教学目标

■　描述胆总管（CBD）、胰管、Vater 壶腹部和十二指肠之间的解剖关系。
■　熟悉胰头部的断层解剖结构。
■　向你的患者图解胆石如何引起胰腺炎，以及胰腺肿瘤如何引起黄疸。

医学知识

在图 30 - 1 中，连接绿色点。注意胆总管下段在胰腺内的走行。

连接表示主胰管的桔色点；注意主胰管是怎么在 Vater 壶腹部开口于十二指肠的。

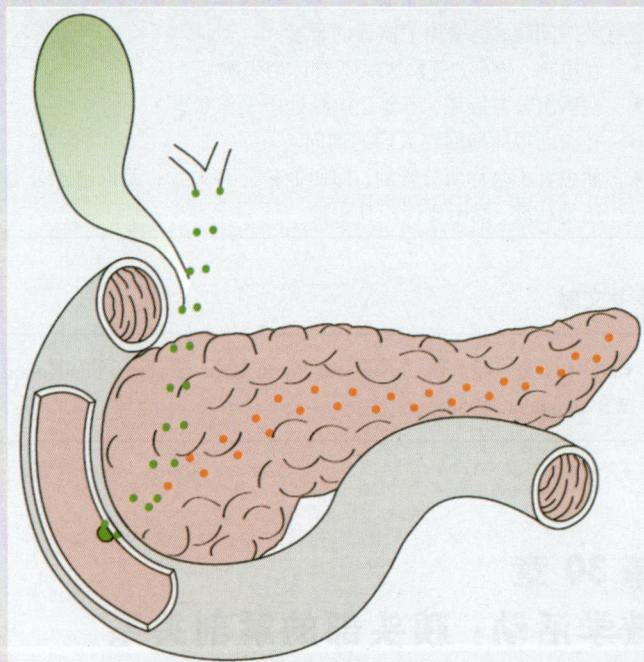

图 30 - 1

相关临床知识

- 胰头部的小肿瘤可以引起胆总管的梗阻。
- 通过胆总管的结石可以引起胰腺炎。
- 慢性胰腺炎可以引起胆总管下段的狭窄。

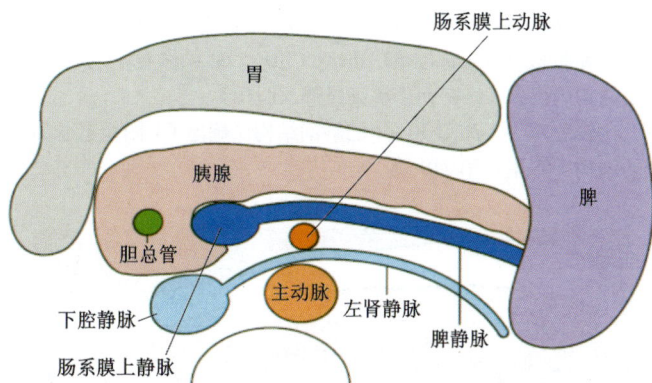

图 30 – 2

■　图 30 – 2 是关于近胰腺下缘 CT 层面的横断解剖关系图解。

■　注意圆点结构——肠系膜上动脉（Superiormesenteric artery，SMA），肠系膜上静脉（Superiormesen tericvein，SMV），腹主动脉和下腔静脉（Inferior vena cana，IVC）。下腔静脉由于其可压缩性常表现为卵圆形。

■　如图 30 – 2 所示，当胆总管扩张时，可以在胰头部看到。

■　**注意 2 条横行静脉**

　●　（1）左肾静脉在肠系膜上动脉（SMA）和腹主动脉间汇入下腔静脉（IVC）；

　●　（2）脾静脉在胰腺背面走行，汇入位于胰颈后方的肠系膜上静脉（SMV）。

■　与图 30 – 4 中真实的 CT 图像进行比较（注意在图 30 – 2 中并未出现肝脏和肾脏）。

答案：

　　a = 肠系膜上静脉（SMV），b = 脾静脉，c = 肠系膜上动脉（SMA），d = 下腔静脉（IVC），e = 腹主动脉，f = 肝脏，g = 胰腺，h = 胃，i = 脾脏，j = 十二指肠，k = 肾脏现在连接图 30 - 3 中的各色圆点，然后标明腹主动脉、肠系膜上动脉（SMA）、肠系膜上静脉（SMV）、下腔静脉（IVC）、肾静脉、脾静脉和胆总管（Common bile duct，CBD）。如果你能凭记忆将这些横断结构画出来，将有助于解读腹部 CT 图像。

比较图 30 - 3 和图 30 - 4 的解剖结构。确定 CT 图像上 a - k 代表的结构。答案在第 219 页。

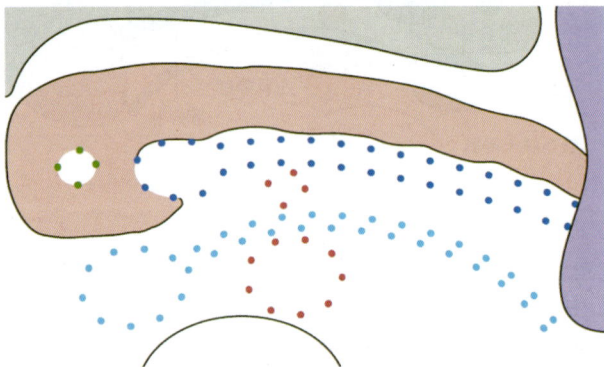

图 30 - 3　引自 Webb，Brant，Helms：Fundamentals of Body CT，2nd ed. Philadelphia：WB Saunders，1998.

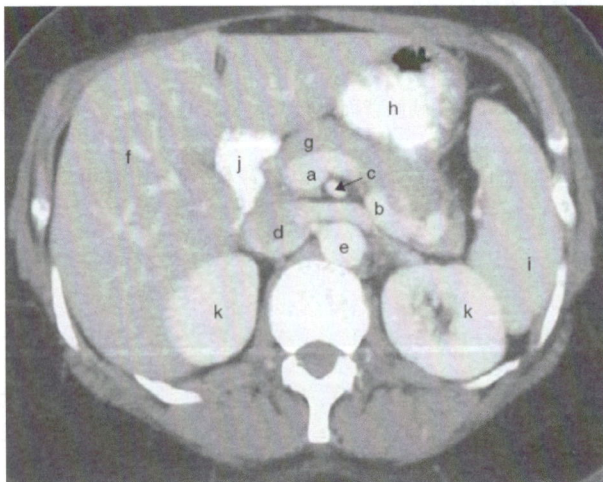

图 30 - 4　腹部 CT

沟通技巧

给患者画图解可增进医患关系

利用图 30-5，向你的患者图解通过或嵌顿在胆总管内的结石是怎么引起胰腺炎的。

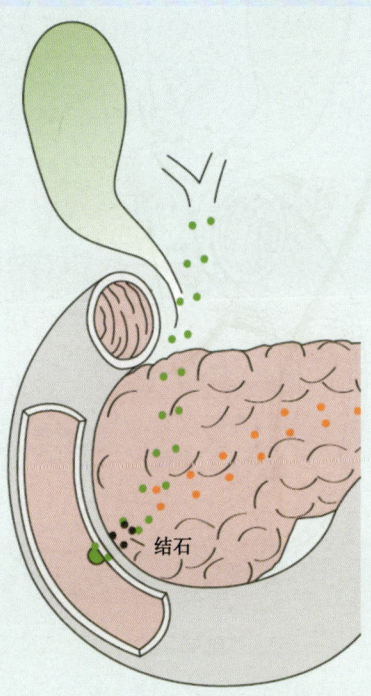

图 30-5

当我向患者解释为什么需要进行 ERCP 检查时，我会在图上画一个嵌顿的结石。然后在十二指肠肠腔内画一个内镜，解释乳头括约肌是怎么切开的(括约肌切开术)，以及结石是怎么"掏出来"的。我会和患者强调整个过程是在麻醉的状态下完成的。这幅图也可以清楚地说明为什么 ERCP 检查可能会引起胰腺炎。我接着会在胆囊内画一些结石来说明为什么在清除胆道的结石后仍然需要行腹腔镜下胆囊切除术，这是为了避免另一颗结石落入胆总管。

利用图 30 – 6,向你的患者图解胰头部的小肿瘤是怎么引起胆总管的扩张和黄疸的。

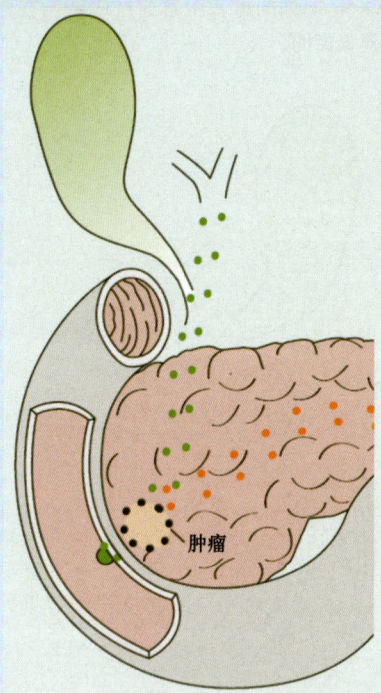

肿瘤

图 30 – 6

向胰腺癌患者解释胰十二指肠切除术潜在的风险和益处是一件困难的事。利用上图,强调积极因素:"如果术前检查资料没有提示肿瘤有切除可能,我们是不会建议用这个术式的。"我利用这幅图说明切除胰头、十二指肠和胰腺内胆总管的必要性。如果患者想进一步了解重建方式,我会绘制 Roux-en-Y 重建来图解胆肠吻合,胰肠吻合和胃肠吻合(见教学活动:Roux-en-Y,第 56章)。

(叶马栋   译)

第31章
病例19：患者，女，40岁，脾肿大

Matthew I. Goldblatt MD & Clifford H. Pemberton MD

> 病例19：患者，女，40岁，因脾肿大入院。

鉴别诊断

门脉高压症	淋巴组织增生障碍性疾病： 白血病 淋巴瘤	骨髓增生性疾病： 骨髓纤维化 真性红细胞增多症 （polycythernia Vera，PV） 原发性血小板增多症 （essential thrombocythemia，ET） 慢性粒细胞性白血病 （Chronic myelogenous Leukemia，CML）
传染性单核细胞增多	血细胞异常性疾病： 球形红细胞增多症 镰刀型贫血症	良性肿块： 脓肿 囊肿

诊疗思路

当接诊一位脾肿大的患者时，我首先考虑脾肿大是怎么发现的。大部分患者是在 CT 检查时发现的。然后我会询问是否有其他症状，如寒战、发热、盗汗、体重增加或减轻、是否有恶心或者厌油腻，是否有腹痛等。我也会询问既往史、家族史、饮酒史、冶游史，近期是否有出国居住史等情况。之后再进行一系列的查体如肝脏和脾脏触诊，检查是否有黄疸或门脉高压的一些特征表现。

患者诊疗

临床思维

- 判断脾肿大是属于脾脏直接相关性疾病还是基于其他疾病的继发表现。
- 鉴于大部分患者对脾脏的位置和功能并不熟知，进行相关的脾脏知识的科普是有必要的。
- 脾切除患者有远期感染的风险。最常见的是肺炎链球菌、嗜血杆菌、脑膜炎奈瑟菌。术前 2 周可行脑膜炎奈瑟菌、肺炎链球菌疫苗注射，或在术后两周注射疫苗。患者脾切除后第一年发生败血症的风险最大。行脾切除的患者注意避免感染，一旦有感染发生应及时处理。

病史

- 患者的就诊原因是什么，伴有寒战、发热、盗汗、腹痛、恶心等症状吗？脾大是否为偶然发现？如果脾大是腹部 CT 的偶然发现，那行腹部 CT 检查的指征是什么？
- 系统性回顾和分析病史，包括外伤史、腹痛病史、国外居住史、是否有瘀斑和出血、是否有体重增加或减轻、冶游史。
- 嗜酒或肝炎病史常提示有肝硬化和门脉高压症。

体格检查

- 正常脾脏位于第 10 肋和第 11 肋骨下方，大小约 12 cm×7 cm。通过触诊可显示脾脏是否有增大。
- 对脾肿大患者，详细的深部脾脏触诊是必不可少的。触诊时在左上或左下腹可触及的实性包块即为脾脏，当怀疑有脾肿大时，应继续向下触诊找出肿大的脾脏边缘。
- 检查是否有淋巴结肿大。

实验室检查

- 全细胞计数是寻找脾肿大原因的重要检查，可同时进行外周血涂片检查。血细胞形态异常可提示血液病。   80 美元
- 肝功能和乳酸脱氢酶：肝功能和乳酸脱氢酶检查有助于鉴别肝脏疾病。乳酸脱氢酶升高提示淋巴瘤的可能。   75 美元

影像学检查

→ **腹部及盆腔 CT**：首选的检查方法，可采用行口服和静脉造影剂。
800 美元

→ **腹部超声**：不作为首选检查方法，彩色多普勒可看到门静脉和脾静脉的血流特点。
250 美元

→ **腹部核磁成像**：不作为常规检查，需进行动/静脉核磁造影者除外。
1500 美元

→ **PET 检查**：对于初步诊断无价值，用于淋巴瘤的治疗和分期。
2500 美元

临床实例   医学知识

传染性单核细胞增多症

病因及发病机制   传染性单核细胞增多症是一种传播病毒性疾病（EB 病毒感染），通过亲密接触传播。炎症应答和外周单核细胞增多可引起脾脏增大。

临床表现   患者一般有潜伏期，在潜伏期仅表现为咽痛。随着疾病的进展，患者会出现全身不适、发热、肌痛，甚至出现恶心及脾脏左上象限疼痛，这是由于脾脏肿大后其被膜过度牵拉引起。

诊断   嗜异凝集试验或者传染性单核细胞增多症试剂盒检测。

处理   通常情况下这是一种自限性疾病。主要的并发症是脾破裂出血（0.5%）。患有传染性单核细胞增多症的青少年应限制剧烈活动。一旦发生脾破裂，应及时行脾脏切除术。

良性包块：脾脓肿

病因及发病机制   大部分的脾脓肿来源于远处感染的血行传播。其他原因还包括脾脏坏死感染或外伤所致的脾血肿。

临床表现   患者一般有典型的感染表现，包括疲劳、腹痛、发热、白细胞增高等。

诊断　明显的腹腔感染患者应行腹部 CT 检查。CT 显示脾脏内有积液，甚至积气。

处理　应用覆盖了金黄色葡萄球菌和链球菌以及革兰阴性杆菌的广谱抗生素。经皮穿刺引流术有脾脏严重大出血的可能。如果穿刺失败，应行脾脏切除术。**参见 Sabiston 56，Becker 20。**

良性脾脏包块：脾脏囊肿

病因及发病机制　脾脏囊肿分三类：（1）非寄生虫囊肿，即表皮样囊肿；（2）寄生虫囊肿，在美国比较少见，患者多有出国史，多是细粒棘球绦虫；（3）假性囊肿，为创伤后脾血肿或脾挫伤所引起的囊肿。

临床表现　典型的临床表现是脾脏增大（左上腹痛，恶心，饱胀感等）。寄生性囊肿常有肝脏不适表现，因为多同时并发肝囊肿。

诊断　腹部 CT 可明确诊断，非寄生虫囊肿表现为单发孤立性囊肿，囊壁有被膜。寄生虫性囊肿有囊壁钙化，可有"囊中囊"表现。假性囊肿表现为孤立性囊肿，囊壁无内皮细胞被覆。

处理　非寄生虫性囊肿及假性囊肿，一旦有不适症状，可行脾脏切除术。寄生虫性囊肿行脾脏切除可避免发生脾脏破裂及寄生虫腹腔感染。**参见 Sabiston 56，Becker 20。**

门脉高压症

病因及发病机制　脾脏肿大是由于门静脉高压导致回流受阻，继而胃短静脉和脾静脉压力增加导致充血性脾肿大。

临床表现　腹水，静脉曲张破裂出血，上腹或左上腹痛等门脉高压的临床表现。另外，可出现脾功能亢进的血小板减少表现。

诊断　体格检查发现黄疸、腹水、男性乳房发育、肝掌、腹壁静脉蛇头症。脾脏肿大易触及，并伴有肝脏肿大。CT 提示食管和结肠静脉曲张。

处理　应该着眼于治疗引起门静脉高压的相关原因，当患者有静脉曲张破裂出血或脾静脉血栓时行脾切除术。**参见 Sabiston 53，Becker 19。**

淋巴增生性疾病：白血病、淋巴瘤

病因及发病机制 在白血病亚型中，慢性淋巴细胞白血病和毛细胞白血病可引起脾脏肿大。白细胞和血小板在肝脏内聚集也是引起脾脏肿大的原因之一。

临床表现 典型表现为乏力、消瘦、饱胀感。淋巴瘤患者可出现寒战、发热、恶心、盗汗等，外周血涂片见异常细胞形态。

诊断 CT可见肿大的脾脏，全血细胞记数和骨髓穿刺活检有助于诊断白血病。

处理 慢性淋巴细胞白血病患者行脾切除可提高白细胞数量，但对白血病本身无治疗意义。对于化疗不敏感和有明显脾脏不适症状的毛细胞白血病患者可行脾脏切除。淋巴瘤患者，脾脏作为唯一淋巴管侵犯位置时，脾脏切除有一定的诊断意义。化疗或放疗可使淋巴瘤患者的脾脏肿大得到明显改善。**参见 Sabiston 56，Becker 20。**

血细胞疾病：镰刀形贫血

病因及发病机制 镰刀形贫血是血红蛋白的 β 链上一个氨基酸被取代，导致红细胞形态改变，继而红细胞在脾脏聚集引起脾脏肿大。部分患者可因脾梗死引起脾脏肿大。

临床表现 镰刀形贫血在黑人中多发，脾滞留型危象时可发生呼吸急促、胸痛、骨痛或血尿。

诊断 电镜寻找镰状血红蛋白。体格检查、超声、CT可检测脾脏大小和形态。

处理 当患者发生脾滞留型危象时，可行脾切除。再次发作的风险大于40%，而死亡率则高达20%。**参见 Sabiston 56，Becker 20。**

血细胞疾病：球形红细胞增多症

病因及发病机制   遗传性球形红细胞增多症是红细胞膜蛋白的缺失导致红细胞成球形 – 变形性能降低，导致其在脾脏中破坏增多。

临床表现   多数患者无症状。部分患者有贫血、黄疸、脾大及左上腹疼痛等表现。

诊断   外周血涂片可见球形红细胞，自身免疫性溶血性贫血亦可见球形红细胞增多，但球形红细胞增多症患者的 Coomb's 实验呈阴性。细胞脆性实验有助于诊断球形细胞增多症。

处理   脾切除对本病有显著疗效，为防止脾脏切除术后患败血症，建议在患者 4 岁以后再进行脾脏切除。由于红细胞的持续破坏，部分患者出现胆色素结石，可考虑行胆囊切除术。**参见** Sabiston 56，Becker 20。

骨髓增生性疾病（骨髓纤维化、真性红细胞增多症、ET、CML）

病因及发病机制   骨髓增生性疾病患者往往伴有脾肿大。脾脏增大的原因是髓外造血和循环血细胞在脾脏的破坏增多。

临床表现   多数患者无症状，少数患者出现疼痛或饱胀感。可伴有血小板减少现象。

诊断   CT 明确脾脏增大，血小板计数用于明确继发性脾脏功能亢进。

处理   脾脏切除对部分患者有效。**参见** Sabiston 56，Becker 20。

少见病

a. **严重的充血性心力衰竭**：充血性心力衰竭多见肝脏肿大，脾脏肿大为唯一表现者少见。

b. **肉状瘤病**：结节性疾病几乎可侵及任何器官，脾脏肿大的发生率在10%左右。

c. **高雪氏病**：溶酶体储积紊乱，脾脏内高雪氏细胞（葡萄糖脑苷酯在巨噬细胞内堆积）增多。

d. **疟疾**：又称为黑血病或者过度反应性疟疾性脾肿大，典型表现是左上腹疼痛、恶心及腹部包块。抗疟疾药物治疗效果显著。

实践基础上的学习和提升：循证医学

题目
锑刀细胞贫血和脾切除术后患者接种肺炎球菌疫苗后的情况研究

作者
Ammann A, Addiego J, Wara D, Lubin B, Smith W, Mentzer W

参见
New England Journal of Medicine, 1977, 297(17): 897-900

问题
脾脏切除术后患者增加了细菌感染的易感性

干预
对脾切除或无脾患者接种肺炎球菌疫苗

证据质量
前瞻性病例对照研究（病例组96人，对照组82人）

结局/效应
2年内在治疗组没有患者发生肺炎球菌感染，然而在同龄的对照组肺炎球菌的感染率是7%。

历史意义/评论
首个研究表明接种疫苗可防止脾切除术后患者感染肺炎球菌。

沟通技巧

重要谈话

　　术后第一年患者脾脏切除术后出现败血症的发生率很高，必须告知患者，即使发生轻度感染也应及时处理。这个问题应该引起患者及其亲属足够的重视，不应该因为详细交代术后管理而忽略了这部分的内容。步骤如下：

- 与患者逐个单独谈话。
- 教育和建议患者对这部分内容引起重视，让患者明白在下次谈话中，你还会强调这个问题。
- 提醒患者密切关注术后感染的问题。

职业素养

提高服务质量、专业能力、提供专业知识

　　脾大的患者常伴有血小板减少，患者在无出血表现时，住院医生常犯的一个错误就是术前进行血小板输注。血小板流经脾脏时，肿大的脾脏扣留了血小板，所以术前对患者输血小板无益。脾脏血管结扎后再输血小板有助于减少出血风险。了解这部分生理机制很重要。血小板是汇集了多个献血者的血液制品，我们应该尽可能地减少浪费。

基于系统的实践

医疗费用：药物

　　一位慢性淋巴细胞白血病伴脾大的患者，按你的医嘱刚刚买了一种新型的免疫抑制药物，和你开玩笑说，这么贵的药是不是可以使我肿大的脾脏像皮夹一样缩小。的确，对于新药成本的问题有很多争论，很多人认为药物制造成本很低，而市场的新药价格却出奇的高。对于这个争论药物生产厂商的理由是：药物的高成本主要在于研发成本。如果药物生产商用200次的实验才研发出一种可以上市的药物，那生厂商一定要赚回199次研发失败的成本。

　　为了保护大众利益，政府给予了研发商20年的生产销售专利。而事实上，药物能进入市场销售的时间只剩下10～12年。以前的专利权到期，其他厂家就可以生产同类产品，这些厂家没有研发成本，所以药物价格会明显降低。虽然很多新药是物有所值的，但是很多医院都要求要尽可能地使用仿制药。

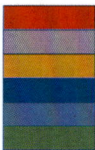

　　当你诊治一个恶性肿瘤患者时，建议你对患者进行全身状况评估。评估表在本书第36页，亦可在网站 www.studentconsult.com 上下载。在对患者进行全身状况评估时，我们应该考虑对患者行基于循证医学证据的多学科治疗。

医者金鉴：外科肿瘤

章节回顾

考虑下列临床问题和提出的问题。然后参考教授对这些问题的意见。

1）患者，女，40岁，3个月前体重开始下降、出现饱胀感，最近出现寒战，盗汗，皮疹。诊断考虑是什么？

2）患者，女，38岁，发现右乳明显肿块，医生在做常规检查时在外上象限发现肿块，肿块不规则，固定，无疼痛及压痛。其母亲和两个阿姨死于乳腺癌。在同一侧乳房，患者于10年前做乳房活检时诊断"非癌症肿块"，你将如何对待这个患者？

3）患者，女，57岁，由于原发性甲状旁腺功能亢进引发持续性高钙血症（12.5 mg/dL），无其他合并症，推荐甲状旁腺切除术。如何进行评估？

4）患者，男，64岁，白种人，其妻子两年前发现该男子背部有无症状色素斑，近来大小及颜色发生改变。体查提示色素为单个，小的，边界不规则。实验室检查：白细胞数、血红蛋白、凝血功能正常。胸片显示心脏和肺无恶变的证据。你将怎样评估？

5）患者，女，72岁，基层医生诊断为乳房脓肿，既往无乳房疾病史，乳房X线检查正常。两周前报告显示发炎变软，一个疗程的抗生素治疗症状无改善。体查时，乳房内上象限出现集中分布的红斑。

6）患者，男，62岁，胃食管反流病患者出现吞咽困难。间歇应用质子泵抑制药，但症状控制不佳。难以进食固体食物或液体食物。该患者的诊断你考虑是什么？你会怎样做？

7）患者，女，48岁，患者在评估肺炎的过程中做胸部CT。放射科医生发现甲状腺右叶形态不规则。在过去的一年，患者注意到当她低头曲颈时，有颈部压迫感。体查时未发现任何颈部异常。她的内科医生也表示未扪及甲状腺的不规则。该患者被送去进行评估。你会怎么做？

8）患者，男，21岁，大学生，出现右颈部肿块1个月，自诉肿块的大小稳定、无痛、自觉疲劳，但无发烧、畏寒或盗汗。体查发现一个孤立的淋巴结肿大2级，大小约1.5 cm，该淋巴结无压痛，可移动。可能的诊断是什么？你会进行什么样的检查？

9）患者，男，50岁，小腿进行性肿胀1年。体查发现左右小腿之间大小和小腿肌肉丰满度存在差异。患者否认有疼痛、创伤、心脏疾病、血管疾病及恶性肿瘤病史。如何评估该疾病？

讨论（Discussion by Ari D. Brooks, MD, Associate Professor of Surgery, Drexel University College of Medicine, Philadelphia, Pennsylvania）

答案1

我认为减肥和饱胀感能增加一些经典症状，包括夜间盗汗、畏寒、皮疹。鉴别诊断淋巴瘤可能，患者腋窝、颈部或腹股沟部常出现淋巴结肿大，胸部、腹部或骨盆的CT检查将有助于确定疾病的进展程度。许多淋巴瘤患者的脾脏增大，但这既不是根源也不是影响该患者的主要问题。淋巴结活检可明确诊断，这将决定患者是否进行化疗或者放疗。有时，我会在治疗过程中行脾切除来控制疼痛或改善营养状况。骨髓移植的患者，脾切除术可能有助于预防血小板减少症。

答案2

这名患者有癌症高风险家族史，近日出现无痛性肿块，我们有理由怀疑是恶性疾病。在找我看病之前做了乳房X线检查和超声检查。这类患者常有焦虑情绪。我的建议是尽快作出诊断。经过仔细的询问病史和完善的体查，评估出血的风险后，首选超声引导下取活检。该患者家庭内患有乳腺癌疾病者均已死亡，我试图在早期发现疾病。如果活检结果呈阳性，我会尽快安排手术（通常是乳房肿瘤切除术和前哨淋巴结清扫），然后全面评估疾病的严重程度。在大多数情况下，即使有明显的乳腺肿块，患者仍处于Ⅰ期或Ⅱ期，通过多学科治疗，这类患者仍可有非常良好的预后。如果肿瘤是非常大的、多中心的，或是与之相关的弥漫性导管原位癌，乳房切除术是必需的。有时，乳房切除术是一种不错的选择，不仅能治愈这种癌症，还可以预防复发或者因为患者不希望被辐射而选择。通常在患者与其他科室如肿瘤科、放射肿瘤科和整容科医生接触，全面了解各种治疗方案后，再商议是否进行手术及如何手术。

乳房手术完成后，这名患者可能需要化疗（绝经前妇女肿块 >1 cm），然后进行放疗。所以这些完成需要 8~9 个月的时间。我想在我们最初的几次见面中为这名患者及她的家人准备所有的步骤。但是这一年我始终关注新的治疗观点及辅助策略。具体来说，我会帮助患者作基础检查。如果结果为阳性，我将权衡利弊做预防性乳房切除术，更重要的是，权衡是否行预防性卵巢切除术以延长寿命。

答案 3

在患者确定为非恶性肿瘤所致的高钙血症时，我的常规处理是行血清电解质检查以及测定甲状旁腺激素（PTH）。在高钙血症患者的 PTH 升高时，则易于诊断。为进一步明确诊断，当氯化物/磷酸的比率 >33 时，可确诊。

如果在体查时触及肿大淋巴结，可行超声检查，以确定是否存在甲状腺结节及甲状旁腺肿大。如果体查时甲状旁腺很明显，当肿块大于 4 cm 时，我会考虑甲状旁腺癌的可能。

颈部手术前我通常行 sestamibi 扫描。在大多数情况下，这有助于鉴别腺瘤的大小及定位。并有助于我更清楚地了解颈部情况，并尽量多地切除病灶，最大限度地减少对正常组织的损伤。我会使用术中快速 PTH 检测，以确认我已经摘除了腺瘤。PTH 的半衰期是 4 分钟，所以术前基线水平为 200 pg/mL 的患者在摘除腺瘤 10 分钟内应下降到 100 pg/mL，如果没有下降，需要做进一步探查。

答案 4

这种病变符合可疑痣的标准。如果大小为在 5 mm 以下，我会考虑做一个带有阴性边界的活检。较大的痣均有必要做活检，以明确诊断及提示肿瘤分期，提示我们是否要做前哨淋巴结的活检。

一旦确诊黑色素瘤，如果病变比较浅（ <1 mm），实验室和胸部 X 线检查是必要的。不用评估淋巴结即可行广泛切除，范围是超过边界 1cm。如果这是一个深层的病变（ >4 mm），我会做一个广泛的转移性检查，包括 CT、头部、胸部、腹部和骨盆，以及 PET。广泛切除边界 2 cm，如果 PET 检查有明显阳性可进行完整的淋巴结清扫术。

对于中等大小的病变(1~4 mm)，淋巴结的状态是不可预知的，所以我会考虑在边界 2 cm 扩大切除前哨淋巴结活检。在躯干上，与外科手术相比，我优先考虑行淋巴结造影来评估淋巴结活检时的区域。

答案5

对于乳腺问题，有一种说法："在绝经期妇女，任何新的发现，均应高度怀疑恶性疾病可能，除非已证实为其他疾病"。虽然这种说法未排除乳腺脓肿、囊肿或者纤维腺瘤，但是我们仍应高度警惕恶性肿瘤的可能。对于这种例子，成像很重要。超声是一种用来明确诊断的最方便的方法。如果发现充满液体的脓腔或者肿块，针吸有诊断价值；如果发现脓性液体，患者的乳房可能需要切开引流；如果发现恶性肿瘤，应首先评估炎性乳癌，包括乳房 MRI、转移性处理后，进行多科会诊。活检时排除良性结果后，随后乳房评估重点应该是确保没有恶性肿瘤。有血肿或乳房脓肿的老年女性，在脓肿排空后 6 个月需要做乳房 X 线检查。最后考虑绝经后会不会有乳腺炎；如果超声无法识别肿块，皮肤活检可以提示癌症是否侵犯乳房真皮淋巴管，此为炎性乳癌的标志。

答案6

这种情况很少由外科医生第一个发现。如果我有机会参与该患者的诊治，当首次诊断为胃食管反流性疾病(GERD)时，我希望得到 24 小时的胃酸 pH 监测。如果有明显反流和药物治疗失败，我会为他提供腹腔镜胃底折叠术。该治疗方法被证明可以抑制 Barrett 食管进展为不典型增生。

现在，这名男子有吞咽困难，因其形成了一个良性的狭窄或肿块。他的肠胃病使他频繁进行内镜活检以密切观察 Barrett 食管的进展及随后的发育不良。如果活检显示重度不典型增生，且大于 50% 的细胞有 P53 阳性，患者需要食管切除术以防止浸润性食管癌的发展。重度不典型增生相当于原位癌，在这个阶段是可以治愈的。

如果胃镜检查发现了一个良性狭窄，没有不典型增生，则应进行扩张。上消化道内镜检查发现肿块不是好的预兆。应该用活检去证实食管癌，然后行胸/腹部 CT。

假设没有遇到转移性疾病，我会行术前超声内镜。该检查可以让你明确原发肿瘤侵袭的深度，否则称为 T 期。此外，图像会显示任何食管周围或沿胃左动脉（N 级）的淋巴结肿大。食管癌Ⅲ期的患者，其手术前确定是有益的，因为我们可以为他们提供辅助化疗或放疗。

答案 7

该患者症状符合良性结节性甲状腺肿的表现。通常是表现为无症状的甲状腺肿大，患者常无察觉，被专业医生首次发现。通常情况下，体检只是提示良性甲状腺肿，无法提示特异性结节。该患者症状提示患者有甲状腺肿大的胸骨延伸。如果不能做 CT扫描，我想行超声检查，术前评估可疑结节并明确两个甲状腺叶的大小。

大多数良性甲状腺肿行全部或近全甲状腺切除术是最好的，尤其是在年轻患者中。单侧结节或结节性甲状腺肿伴对侧无肿大，可行甲状腺叶切除和峡部切除术。甲状腺手术的缺陷是喉返神经损伤，甲状旁腺损伤。仔细解剖避免这些损伤，在经验丰富的主刀医生的手术中，其发病率是相当低的。

胸骨后甲状腺肿大手术最好的方法是标准颈部切口。记住，血液供应仍是在脖子上，所以可以通过此切口从胸部拉出甲状腺，而没有显著的出血或损伤前纵隔结构的风险。

答案 8

在这个年龄组，这是一个常见的主诉。虽然大部分孤立的淋巴结肿大是良性自限性反应性的淋巴结肿大，我会关注的危险病因是传染病和恶性肿瘤。在高校人群中，单核细胞增多症发病率居于首位，是宿主一种常见的病毒实体。一个快速单滴测试会有所帮助，但阴性结果不排除病毒感染的可能。在这个年龄组中，淋巴瘤是顶级的恶性病因。

疲劳症状不能用于区分这两种疾病，但是否伴有其他症状是有帮助的。我给患者行全血细胞计数及胸部 X 线检查，除了仔细检查头部和颈部，还检查口腔。我对患者进行了 3 个月的随访，以确保没有任何重要淋巴结肿大或间隔改变发展的症状或体征。

最后，对于进行性淋巴结肿大及其伴随的恶性肿瘤症状，淋巴结切除活检是诊断淋巴瘤最好的方法。淋巴结应保持完整，以有助于淋巴瘤的形态表征分析，并为做流式细胞仪分析提供组织。

答案9

这是一个下肢深部软组织肉瘤的典型案例。常因没有明显的肿块而隐匿发病。许多肉瘤直到它们都非常大时才被发现，因为它们的进展区域不容易被评估的。较大肿瘤可出现在腹膜后、臀部和大腿。当出现小腿肿胀（尤其是单侧）时应首先从血运或淋巴回流的角度来评估。当评估显示下肢血流正常且无深静脉血栓形成或骨盆无阻塞性肿块时，我们的处理应该转移到肢体成像以寻找肿块。

在这种情况下，肢体MRI可能会发现一个相当大的深部肿瘤或小腿的表浅的鼓室，没有大血管的供应。在CT或超声引导下，可能尝试行空芯针活检，以帮助识别肉瘤类型。肌内良性脂肪瘤和肉瘤的形态相同，但可能并不需要和脂肪肉瘤相同的切除范围。

全面评估疾病情况，包括胸部X线检查、术前行胸部CT排除肺转移瘤。

手术规划包括通知患者将进行广泛切除，切除范围将延伸至阴性区域，而神经血管结构将尽可能多地被保留，在最初的切除术中截肢几乎从未被告知。应该对患者讲明肿瘤组织连同被膜（假被膜）将被整块完整切除，并进行病理检查评估切缘周围情况，以为后续放疗提供依据。

（张卫杰、熊俊　译）

第四部分
血管外科病例

章节编辑：
Thomas G. Lynch MD

第32章
血管检查手段

Lino F. Miele MD, MS & Alexander Uribe MD

编者按

本章中理解这些诊断工具远比简单地阅读说明要重要。理解这些诊断工具的理论、工作原理以及如何诠释和应用的医师能很好地理解评价数据和指导治疗。

因此，在讨论前两个血管检查手段（踝臂指数和下肢动脉双重超声成像）时，提供了一种有利于组织检查手段的背景信息的模式，以便能通俗理解。读者能通过本书的网址查询到更全面的信息。

踝臂指数（Ankle Brachial Index, ABI）

意义

与外周血管疾病相一致的临床症状和体征，如跛行、间歇性疼痛或组织萎缩，体格检查示少脉或者无脉。

理论

ABI 是一种腹主动脉 - 髂动脉、股动脉 - 腘动脉和胫动脉阻塞性疾病的无创性血流动力学检测手段。

技术

ABI 是踝动脉收缩压和臂动脉收缩压的比值。用血压计的充气袖带包裹踝部，采用超声多普勒鉴定足背动脉和胫后动脉。当袖带充气时，血流被阻断；当袖带放气时，血流刚好恢复的压力即是足背动脉和胫后动脉处的踝动脉收缩压（P_{Ankle}）。采用类似的方法测定右侧和左侧臂动脉收缩压。踝动脉收缩压与两侧臂动脉收缩压（$P_{Brachial}$）中较高值相比：

$$ABI = P_{Ankle}/P_{Brachial}$$

说明

本检测是基于足背动脉和胫后动脉计算 ABI 的。一般来说，两者中的较高值能初步反映踝动脉血流。通常情况下踝动脉收缩压等于或高于臂动脉收缩压。ABI 正常值为 1 ~ 1.2，当小于 0.9 时即为异常。跛行患者的 ABI 介于 0.5 ~ 0.8，间歇性疼痛患者低于 0.3。

应用

ABI 常能解释患者临床症状的发展。通常情况下，尽管 ABI 无变化，但是其临床症状能得到改善。

其他

糖尿病患者常伴有动脉中膜的环状钙化，譬如股浅动脉、腘动脉和胫动脉。环状钙化阻碍了动脉的收缩，从而导致踝动脉压和 ABI 的假性增高。**参见 Sabiston 66，Becker 37**。

下肢动脉双重超声成像检查

意义

下肢动脉双重超声成像是一种有用的工具，具有低费用的特点。双重成像已逐步取代局部压力测定方法，能确定阻塞部位和明确阻塞的长度和狭窄程度。

理论

超声检查不仅能够明确血流的方向和速度（多普勒超声），而且能够探测到静止界面信号所反映的深度和幅度。B 超能够对下方组织结构进行成像。若 B 超能够显示足够的频率（ >15 帧/s），则能建立实时动态的图像（实时 B 型超声）。

技术

实时 B 超能观察股总动脉、股浅动脉、腘动脉和胫动脉。多普勒超声能评价动脉粥样硬化斑块区域增快的血流速度。

血流速度与代表性区域呈间接相关。如果血流是持续的，那么速度一定会随着代表性区域的降低而增加。多普勒超声能检测到由狭窄引起的血流速度增快。

说明

血管内膜增厚、动脉粥样硬化斑块或动脉阻塞能被有效地检测到。狭窄能通过增快的血流速度探测到，重度狭窄的血流速度增快高达 2～3 倍。

应用

本检测也用于搭桥术中探测正常或者相对钙化较少的动脉区域，以作为动脉吻合处。**参见 Sabiston 66，Becker 37。**

局部压力测定

意义

ABI 能确定继发于主动脉和下肢动脉的动脉粥样硬化的动脉血流减少量。局部压力测定可定位粥样硬化所致阻塞。**参见 Sabiston 66，Becker 37。**

经皮组织氧压力（T_cPO_2）

糖尿病患者常有动脉中膜的环状钙化，从而妨碍胫动脉收缩且干扰踝动脉收缩压的精确测定。因此，测定结果常不能反映真实情况，其值常高于 1.4。T_cPO_2 采用皮肤表面探头可经皮精确评价远端肢体的血流灌注情况和创面愈合能力，其值高于 30～40 mmHg 时表明能充分满足创面愈合的血供要求。足趾压力测定也是为了相同的目的。

颈动脉双重超声成像

意义

颈动脉双重超声成像可用于有临床症状或无临床症状的脑血管疾病患者的检查。无症状患者可能有颈动脉血管杂音或者有动脉粥样硬化疾病史或高危因素。如图 32-1，脑血管双重超声检查可见颈动脉分叉口，可清晰显示颈总动脉（C）、颈外动脉（E）和颈内动脉（I）。**参见 Sabiston 66，Becker 37。**

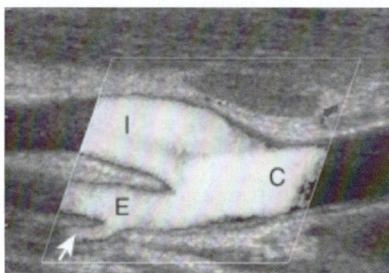

图 32 – 1　患者颈动脉双重超声影像

箭头所示为甲状腺上动脉，是颈外动脉的第一个分支。

下肢静脉双重超声成像

意义

有静脉疾病临床症状的患者可采用静脉双重超声成像，譬如急性深静脉阻塞/血栓形成（deep venous thrombosis，DVT）、继发于血管瓣膜关闭不全的慢性静脉功能不全。静脉血流缺如和静脉的不可压缩性与静脉血栓形成相关。Valsalva 动作时血流反流提示血管压缩性差和静脉回流。**参见 Sabiston 66，Becker 37**。

动脉 X 线成像术

意义

动脉 X 线成像术是依赖注射造影剂的动脉检测方法，能明确鉴别患者症状的病因、抉择可能的治疗方案和提供必要的解剖信息，常用于有（或无）临床症状的颈动脉阻塞性疾病和有临床症状的外周血管疾病。由于其具有有创性，故动脉 X 线成像术已逐步被双重超声成像、磁共振动脉成像（magnetic resonance arteriography，MRA）和 CT 动脉造影术（computed tomographic arteriography，CTA）所取代。

目前其应用范畴包括模棱两可的或者无法达到诊断目的的双重超声成像、MRA 或 CTA 的辅助检查，也用于血管内介入治疗。**参见 Sabiston 66，Becker 37**。

MRA/CTA

意义

　　MRA 和 CTA 已取代动脉 X 线成像术作为常用的诊断性成像手段。如 32 - 2 所示,通过 CT 重建,CT 成像图展示了 78 岁女性患者的腹主动脉瘤。参见 Sabiston 66,Becker 37。

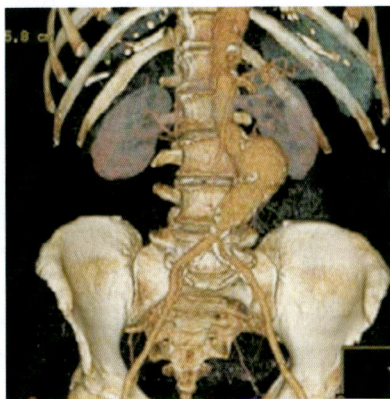

图 32 - 2

静脉造影术

意义

　　静脉双重成像能初步诊断深静脉血栓形成(DVT)是否存在。在诊断不清时,也常采用磁共振静脉成像和 CT 静脉成像。虽然静脉造影术不常用于评价 DVT,但仍是评估非血栓形成的静脉疾病的一种重要方法。参见 Sabiston 68。

（李民、熊俊　译）

第 33 章
直观教学：外周血管重建术

Thomas G. Lynch MD

目的

- 理解下肢重要血管的解剖结构。
- 绘制患者的血管旁路。

医学知识

解剖结构

　　主动脉包括髂总动脉，髂总动脉分为髂外动脉和髂内动脉。髂外动脉在腹股沟韧带处向下延续为股总动脉，分为股浅动脉和股深动脉。股深动脉常常起始于腹股沟韧带下方 3~4 cm 处，并发出许多分支与髂内动脉的分支交汇，以在髂外动脉阻塞时形成侧支循环。

　　股浅动脉（superficial femoral artery，SFA）沿大腿经收肌腱裂孔向下延伸为腘动脉。

　　在膝关节以下，腘动脉发出胫前动脉后延续为胫腓干，然后分为胫后动脉和腓动脉。

沟通技巧

"一张图片胜过千言万语"

　　此言对于血管外科千真万确，动脉解剖结构形象化对于手术或者介入治疗的术前准备十分必要。图 33－1 展示了与患者沟通时三种不同的有益手段，在诊断过程中患者常常更乐意接受直观的结果。(1)动脉造影图可展示主动脉和股总动脉的分叉处，以及在腘窝三支血管分叉处的胫动脉起源。(2)通过艺术手段，以绘画的形式展示了患者左腿血管的走行，能够简明扼要地展示其解剖结构，有利于患者对疾病的认识。(3)没有正式的解剖结构图，内科医生能画出解剖结构示意图。连接以下的点以练习下肢动脉循环的解剖结构。

　　图 33-2 和图 33-3 展示了两种不同的腹主动脉和髂动脉疾病：在腹主动脉分叉口以下的左侧髂动脉阻塞(图 33-2)和左侧髂动脉狭窄扩散引起两侧髂动脉疾病。采用示意图能有效地展示腹主动脉-股动脉旁路移植术(图 33-4)和左侧髂动脉血管成形术(图 33-5)。

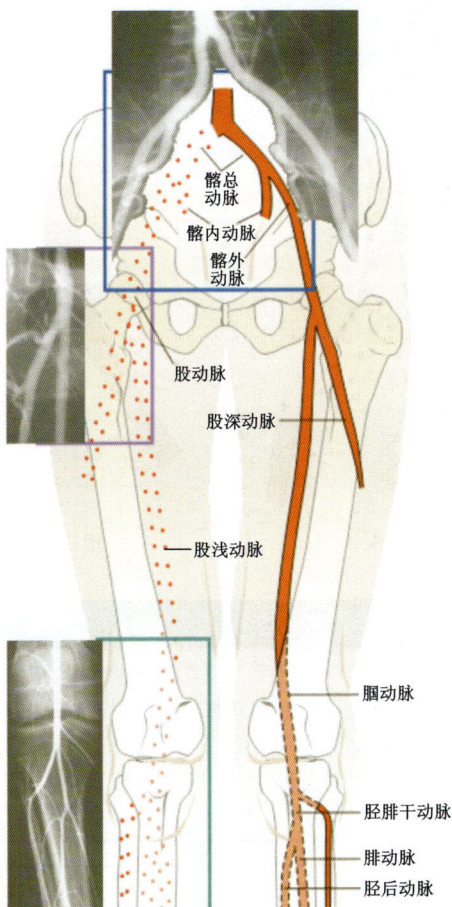

图 33-1　下肢动脉造影影像及解剖结构图

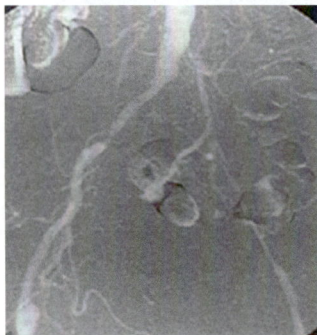

图 33-2

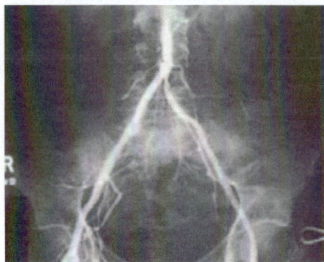

图 33-3

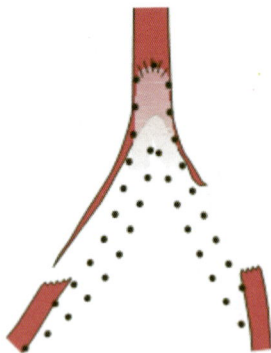

图 33-4

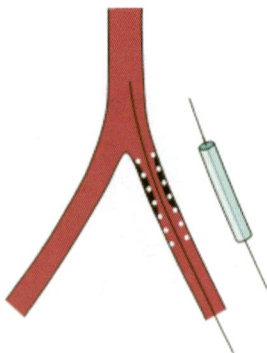

图 33-5

沟通技巧

　　图 33-2 和图 33-3 描述了两类动脉性疾病。图 33-2 是弥漫性双侧髂动脉病变合并左髂动脉阻塞。图 33-3 描述的是刚在动脉分叉上方局灶性左侧髂动脉狭窄。图 33-4、图 33-5 分别描述腹主动脉、股动脉旁路手术，腹主动脉、左髂动脉血管成形示意图。

（李民、熊俊　译）

第 34 章
病例 20：外周动脉疾病

Thomas G. Lynch MD

| 病例 1 | 男性，63 岁，活动后右侧小腿疼痛，休息后缓解。 |

| 病例 2 | 男性，56 岁，乏力并步行后双侧大腿疼痛。 |

| 病例 3 | 女性，45 岁，糖尿病伴足底溃疡。 |

| 病例 4 | 女性，72 岁，房颤并急性左下肢痛。 |

| 病例 5 | 男性，65 岁，夜间足痛，坐于床边后疼痛缓解。 |

编者按：在这部分的每一章节里，临床思维框架代替了鉴别诊断框架，以帮助读者指导分类过程。几类相同病因（动脉粥样硬化闭塞性疾病、栓塞、动脉瘤等）下的血管疾病往往有不同的临床症状。因此，不同的诊断，不仅意味着不同的病理改变，也代表不同的起病情况、发展过程和病变部位。由此，我们通过选取病例来研究普遍存在的症状。

临床思维框架				
病例	症状	发病过程	疾病进展	病变部位
1	小腿疼痛跛行	慢性	动脉粥样硬化闭塞性疾病	股浅动脉/腘动脉
2	大腿痛跛行	慢性	动脉粥样硬化闭塞性疾病、椎管狭窄	主动脉、髂动脉、腰骶椎
3	组织缺损	慢性	动脉粥样硬化闭塞性疾病、糖尿病神经病变	股动脉、腘动脉、胫动脉

| 4 | 下肢痛 | 急性 | 动脉栓塞 | 动脉瘤 |
| 5 | 静息痛 | 慢性 | 动脉粥样硬化闭塞性疾病 | 多平面动脉 |

　　症状和起病都由患者陈述所得，疾病进展是假设的，病变部位是由疾病进展推断而来。疾病进展和病变部位需要进一步的体格检查和其他适合的方法来验证。

诊疗思路

　　外周血管病患者可能没有症状，也可能伴随一系列的症状。按照严重程度，一开始表现为间歇性跛行，然后发展为静息痛，最终进展为组织缺损。

　　我以如下的诊疗思路为基础来研究下肢痛的外周血管病患者。我首先对发病症状进行分类，是否急性起病或者症状是否随时间发展？接下来我尝试通过病史和体格检查来定位动脉阻塞的平面，病变平面可以大体分为主动脉－髂动脉水平、股动脉－腘动脉水平和胫动脉水平。最后，我通过体格检查判断肢体的活动性（急性起病）并寻找对肢体产生危害的证据，如开放性外伤、慢性溃疡或是坏疽性病变。

患者诊疗

临床思维

- 在评估下肢痛的患者的过程中，区分生活受限制的（如跛行）与肢体损害性的（如静息痛、组织缺损）是非常重要的。
- 对于有跛行症状的患者，应该应用药物（西洛他唑）治疗并去除危险因素。而对于急性起病或有组织缺损的患者，一般需要手术或者介入治疗。

病史

- 询问病史能够更好地区别症状，对于那些间歇性跛行和静息痛的患者，应明确起病时疼痛的程度和特点。发病时症状是怎样变化的？疼痛加剧或缓解的诱因是什么？是否和组织缺损有关?

- 发病症状可以是突然的也可以是渐进的。急性起病可能是动脉血栓形成或栓子所致,缓慢起病可能是由动脉粥样硬化逐渐发展所致。

- 周围血管病性疼痛的表现是多样的,跛行可以被描述为运动后的酸痛或下肢痉挛,也可以被描述为沉重、疲倦或虚弱感。

- 间歇性跛行症状在行走时诱发,于休息后缓解。静息痛与肢体抬高有关,肢体下垂后缓解。对于间歇性跛行的患者,可用运动耐量来衡量患者肢体活动障碍程度。比如患者最远可走多远距离或者是患者最多可爬多少台阶。

- 外周血管病患者常有吸烟、糖尿病、高血压、高胆固醇血症史。询问既往有无卒中和心肌梗死病史。

体格检查

- 观察有无皮肤颜色的改变或组织缺损。记录伤口的部位、大小和深度,有无感染(化脓性和广泛的蜂窝织炎)或者骨外露情况。

- 下垂性红肿,与肢体晚期缺血有关,是一种蹲坐或站立时发生的肢体发绀,常局限于足部。当肢体抬高时,足部皮肤开始变得苍白(抬举后苍白)。

- 触诊颈动脉、肱动脉、股动脉、腘动脉、足背动脉和胫后动脉的搏动。有多种方法可以评估和对周围动脉搏动进行分级,如触不到搏动(0)、搏动减弱(1+)、正常搏动(2+)。评估主动脉、股动脉、腘动脉的搏动以明确这些动脉有无动脉瘤性扩张。

- 评估肢体的活动情况在急性起病患者的体格检查中十分重要。肢体有无运动和感觉功能? 组织缺损的程度如何?

实验室检查

- 踝臂指数:为主动脉、髂动脉、股动脉、腘动脉、胫动脉的闭塞性疾病的诊断提供了一个很好的测量方法。正常:指数≥1.0。分值减少提示有疾病可能。跛行患者指数常在0.5~0.8之间;静息痛和组织缺损的患者指数多<0.3。

影像学检查

➡ **彩色多普勒**：能够明确病变的平面和病变的范围及狭窄程度。
250 美元

➡ **CTA 和 MRA**：先进、昂贵、无创、分辨率高。可以对肢体的动脉进行断层扫描和三维重建。这两项检查灵敏度高但特异性降低。
1500 美元

➡ **血管造影**：先进、有创性检查。有发生穿刺动脉损伤、过敏反应和肾功能损害的风险。随着 MRA 和 CTA 质量和精确度的提高，现在已越来越少应用。
2000 美元

临床实例	医学知识

主动脉 – 髂动脉疾病

病因及发病机制　阻塞的血管可以是远端主动脉，也可以是一侧或双侧的髂动脉。勒里什综合征描述了主动脉 – 髂动脉狭窄性疾病、间歇性跛行、乏力之间的关系。

临床表现　表现为行走时发生臀部和/或大腿疼痛，症状于休息后缓解，继续行走后再发生。体格检查可发现股动脉搏动减弱或消失。

诊断　间歇性跛行和股动脉搏动的消失提示动脉狭窄的存在。

处理　治疗取决于患者的生活方式和活动障碍的程度。如果患者没有明显的活动生活受限，可以采取去除危险因素和药物（西洛他唑）治疗的策略。危险因素的控制包括：戒烟、控制血压、控制血糖、降血脂和坚持锻炼。如果症状已显著影响患者生活（对一部分患者而言，这是一个比较主观的体验），应该行 MRA 或者是 CTA 检查，以明确血管狭窄的程度和部位。治疗上可以选择血管成形术和支架植入，或者是主动脉股动脉、腘动脉股动脉、股动脉股动脉重建。

股动脉 – 腘动脉疾病

病因及发病机制 股动脉或是腘动脉的狭窄导致腓肠肌群供血减少。病变往往起始于收肌腱裂孔处的动脉，可累及单侧动脉或是双侧。

临床表现 患者可表现为单侧或双侧小腿行走后的不适感。症状可于停止行走并休息后缓解。体格检查：股动脉搏动正常，但腘动脉、足背动脉和胫后动脉搏动消失（病例1）。

诊断 病史和体格检查可以提供股动脉 – 腘动脉狭窄或阻塞的证据。踝臂指数一般在0.5～0.8之间。

处理 由于股动脉和腘动脉手术或介入治疗的效果不及主动脉、髂动脉等大动脉，建议首选药物治疗并去除危险因素。

腘动脉—胫动脉阻塞性疾病

病因及发病机制 糖尿病导致小血管的阻塞性病变。就血管而言，糖尿患者也经常会出现远端腘动脉和胫动脉受累的情况。病理也可发现糖尿患者的动脉中膜有钙盐沉着。

临床表现 典型症状可表现为跛行或组织缺损。糖尿病患者的组织缺损与神经病变、骨髓炎和/或组织缺血有关。体格检查：股动脉、腘动脉搏动正常，足背动脉和胫后动脉搏动消失（病例3）。

诊断 糖尿患者的胫动脉中膜增厚是呈环形的钙盐沉积过程，它阻止了测血压时袖带压迫造成的胫动脉闭塞，因此糖尿病患者的踝臂指数常较一般人偏高。踝臂指数大于1.3提示上述情况存在。因为踝臂指数并不一定能精确地反映病变的程度，所以足趾血压的测量或 $T_cP_{O_2}$ 的检测对评估末梢循环是非常必要的。

处理 对于没有肢体缺血威胁（静息痛或组织缺损）的跛行的患者，采用药物治疗（西洛他唑）、去除危险因素，并进行适当的锻炼。对于那些有组织缺损的糖尿病患者，如果组织缺损是由于神经病变而非骨髓炎或组织缺血所致，定制鞋类（foot wear）来缓解压力的不均匀是最适合的办法。若是骨髓炎所致，一般来说需要切开并进行清创缝合。对于那些由于末梢循环所致组织缺损的患者，如果肢体还有充足的血供，可以仅施行指或趾的离断术。对于那些存在肢体供血不足、神经性溃疡和骨髓炎的患者，则需要行介入治疗或血管重建。这些患者可能需要更进一步的影像学检查，如 MRA 或 CTA。在进行 MRA 或 CTA 检查前评估肾功能是非常重要的，因为造影剂可能会对肾脏有损伤。治疗可选择介入治疗(血管成形术、粥样斑块切除术、支架植入)或是行血管重建术(股动脉–腘动脉或股动脉–胫动脉旁路移植)。

非糖尿病性组织缺损

病因及发病机制 在非糖尿病性患者中，组织缺损常见于多层面动脉病变(主动脉–髂动脉、股动脉–腘动脉闭塞)。除可见于存在腘动脉–胫动脉病变的糖尿病患者外，组织缺损罕见于单层面病变的患者。

临床表现 典型症状为指/趾、足底、足内侧或外侧的难愈性溃疡。体格检查：股动脉、腘动脉、足背动脉和胫后动脉搏动消失。

诊断 在体格检查过程中，任何组织缺损有关的证据都应记录和分类，并对动脉搏动进行评估。初步的诊断可依靠踝臂指数和彩色多普勒，X 线可以帮助发现骨髓炎，足部血压或 $T_cP_{O_2}$ 检测对判断末梢循环状况和溃疡愈合能力有价值。

处理 治疗可选择介入血管成形术和支架植入或是手术行血管重建。

静息痛

病因及发病机制 静息痛是由于下肢供血显著不足所致。疼痛大多局限在趾或足远端，大腿或是小腿不会受累。疼痛会在患者下肢抬高或平卧时加剧，因下肢抬高或平卧时下肢灌注血量减少。疼痛可于下肢垂下后缓解，因为重力作用可促进血液流动，增加下肢血液灌注。

临床表现 典型症状为夜间睡眠时因足痛而醒，或是平卧后出现足痛。患者坐起或是将腿垂于床缘下后疼痛有所缓解。肢体下垂后症状缓解是区分静息痛和神经疾病的重要鉴别点。神经疾病常表现为麻木、疼痛或是肢体不适，多见于糖尿病患者，最常累及足和趾。与静息痛不同，肢体下垂不会使神经痛缓解。

诊断 体格检查可发现肢体抬举后末端苍白，肢体下垂后皮肤恢复颜色。检查时至少可发现腘动脉、足背动脉和胫后动脉的搏动消失。踝臂指数常 ≤0.3。此时，必须行 MRA、CTA 或血管造影检查来决定治疗方案是采用介入还是血管重建术。

处理 静息痛的患者有截肢的风险。治疗的方法有血管成形术或是支架植入，但更多时候需要进行血管重建术，可选择股动脉 – 腘动脉重建或是腘动脉 – 胫动脉旁路移植术。用于旁路的血管应该来自自身的血管，一般取自大隐静脉。

椎管狭窄

病因及发病机制 椎管狭窄引起的间歇性跛行容易与血管性跛行混淆。引起间歇性跛行的主要原因，可能与马尾或神经根受刺激或压迫有关。体位的改变、行走或是运动可引发下肢的不适。因为与代谢和动脉血流无关，所以症状的发生是不规律的，并且不会因停止行走和休息而缓解。常需要坐下来或是身体前倾后症状才能缓解，一般需要 30~60 分钟。身体前倾使椎管腔变大，减轻了对马尾和神经根的压迫，症状由此得以缓解。

临床表现 典型症状为行走时的腰腿痛。患者常难以预测自己在症状发生前可以走多远。常需要蹲坐 30~60 分钟症状才能缓解。

诊断 椎管狭窄患者应该通过病史和体格检查判断有无动脉疾病的存在。踝臂指数可以量化动脉的阻塞情况。腰骶椎的磁共振检查可以判断椎管有无狭窄及神经受压情况。

处理 椎板切除术、椎管减压术。

动脉栓塞

病因及发病机制 动脉血栓主要形成于髂动脉、股动脉、腘动脉这些大动脉或者是肢体末端的动脉血管。动脉纤维化与动脉血栓的形成有关，室壁血栓可能由急性心肌梗死所诱发。来源于心脏的栓子通常栓塞于大血管，并且与下肢或足部的急性局部缺血的发生有关。肢体急性缺血的表现可以描述为"6P"症：疼痛（pain）、苍白（pallor）、脉搏消失（pulselessness）、麻木（paresthesia）、运动障碍（paralysis）和皮温变化（poikilothermia）。

　　微小栓子通常是源于上游动脉粥样硬化灶破溃的胆固醇碎屑，还有一部分患者的微小栓子为纤维蛋白—血小板聚集物。微小栓子可以导致"蓝趾综合征"，即足趾出现蓝黑色、锯齿状、指压不褪色的斑点，伴剧痛等症状的综合征。一侧足趾的受累常提示栓子来源于同侧的髂动脉或股动脉的病变。双侧受累提示栓子可能来源于主动脉。

　　动脉栓子或微小栓子也可与主动脉或是外周动脉的动脉瘤性扩张有关（详见本书第 35 章）。

临床表现　急性下肢近端动脉栓塞常表现为突发的下肢或足部疼痛，伴肢体运动和感觉功能的减退（病例 4），皮肤苍白、厥冷。患者之前可能有栓塞病史，但常没有间歇性跛行病史。体格检查可发现患者心律不齐（房颤）。患肢动脉搏动减弱或消失。栓子位于主动脉分叉或是髂动脉可导致股动脉搏动消失。栓子位于股动脉分叉、股浅动脉或是腘动脉可导致股动脉水冲脉和腘动脉、足背动脉和胫后动脉的搏动消失。

　　微小栓子的临床表现为突发性、持续性、一指（趾）或多指（趾）静息痛、触痛，指（趾）出现境界清楚的蓝黑色，远端动脉搏动消失。

诊断　对于肢体近端动脉栓塞，应该详细询问病史并进行充分的体格检查。有肢体远端微血栓征象的患者应该行经食管超声内镜检查，以判断有无心房、心室的附壁血栓，主动脉弓和降主动脉内膜是否完整、有无粥样斑块的破溃。CTA 可以用来检查腹主动脉、髂动脉的动脉瘤、内膜完整性和粥样板块的破溃情况。下肢动脉彩超可用来评估股动脉、腘动脉的狭窄程度、有无粥样斑块溃疡、有无动脉瘤形成。

处理　诊断明确后，患者首先要进行抗凝治疗。动脉取栓术可用于近端动脉和较粗大的动脉。如果肢体可以活动并且栓子位于远端股浅动脉或是腘动脉，可以选择血管内溶栓治疗。肝素抗凝需要持续 4~6 个月。

　　抗血小板制剂通常用于非心源性栓子的"蓝趾综合征"患者。

动脉血栓形成

病因及发病机制　动脉粥样硬化继发血流速度降低、血液瘀滞，可导致髂动脉、股动脉或腘动脉血栓形成。由于动脉下肢动脉粥样硬化的存在，患者先前常有间歇性跛行病史。之前做过血管重建术的患者，也同样存在血栓形成的风险。

下肢动脉血栓与下肢栓塞患者的症状基本相同，只是程度要轻一些。由于粥样硬化斑块的持续存在，使侧支循环得以建立，因此动脉血栓形成时，由于侧支循环已建立，下肢缺血的症状要轻一些。

临床表现　急性动脉血栓形成的临床症状与急性动脉栓塞相似。突发的下肢或足痛，伴运动感觉功能减退，足部皮肤苍白、厥冷。患者可有间歇性跛行病史。体格检查可发现患肢动脉搏动减弱或消失。

诊断　应该详细询问病史和进行全面的体格检查以确立诊断。下肢血压常难以测得。下肢彩色 B 超可用来进一步判断血管阻塞的平面。如果患肢可活动，MRA、CTA 或是血管造影检查对决定是否行血管重建是非常重要的。

处理　对于肢体可活动的患者，可采用溶栓，结合血管成形术或支架植入。对于下肢不能活动的患者，通常需要行急诊介入手术，移植物血栓切除术、移植物替代。

少见病

a. **腘动脉瘤**：不同于主动脉瘤，主动脉瘤会随着动脉瘤体积增大而破裂出血，而股动脉和腘动脉瘤通常形成血栓或栓塞。这会导致急性的下肢缺血（腘动脉瘤会在本书第 35 章有详细的讲述）。

b. **腘动脉压迫综合征**：是因腘动脉与其周围的肌肉或肌腱、纤维组织束的位置关系异常导致腘动脉受压而引起下肢缺血症状群。多见于青壮年，表现为跛行样症状。患者静息情况下常没有症状，体格检查多无阳性发现。用力压迫足底或足背动脉时，可触及相应动脉搏动减弱。CT 或 MRI 可明确腘动脉与周围组织的位置关系异常。

c. **体格检查阴性的典型跛行症状**：患者有典型的间歇性跛行病史，但是体格检查未发现异常。明白这一点很重要：患者症状于活动时出现，而体格检查往往是于静止情况下进行。因此让患者活动后重新进行体格检查，便会发现股动脉和腘动脉搏动减弱，踝臂指数也降低。

实践基础上的学习和提升：循证医学

题目
间歇性跛行：自然发展的过程

作者
ImparataAM，KimGE，DavidsonT，Crowley JG

参见
Surgery，1975，78：795 – 799

问题
应该如何积极治疗患者的跛行？

干预
以间歇性跛行为首发症状的患者，我们均未直接行动脉重建，而是采用临床跟踪观察（平均2.5年）。

证据质量
600例前瞻性分析研究。

结局/效应
本次研究发现：间歇性跛行进展相对缓慢，经过平均2.5年的临床跟踪观察后，只有5.8%的间歇性跛行患者需要截肢。患者的预后取决于膝关节以下动脉受累的严重情况及侧支循环的建立情况。

历史意义/评论
此次研究揭示了了解疾病自然史的价值。本次研究的数据为间歇性跛行的治疗提供了依据。在研究过程中，并没有很好地建立危险因素和动脉粥样硬化性血管病之间的联系，也没有积极地去除危险因素。

沟通技巧

涉及患者的决策

关于患者的所有治疗决策都应非常慎重，尤其是间歇性跛行的患者。手术和介入治疗只能减轻患者的症状，而不能降低患者截肢的风险。在与患者谈话的过程中，明确患者肢体活动障碍和生活受限的程度是非常重要的。强调任何治疗决策都应依据患者的功能障碍程度来决定。

如果症状并未显著影响患者的生活，可以行药物治疗、去除危险因素、功能锻炼等，而不必采用介入治疗。除非症状已显著影响患者的生活，那么可以考虑介入治疗。必须重视介入相关的并发症，包括：导管相关性动脉损伤、造影剂相关性肾病，手术死亡风险等。医生提出医疗问题后不要让患者立即回答，因为患者需要时间吸收并反馈信息。当患者的临床决定取决于数个因素时，以书面的形式为他们提供信息，因为通过一次谈话，绝大多数患者并不能理解全部的医学信息，书面材料可以帮助患者接下来更好地理解。

职业素养

诚信于患者、致力于专业能力

如今血管外科领域发展迅猛，经皮血管成形术、血管内支架植入术已成为血管外科医生必备的技术。快速发展的医学技术对血管外科医生的专业地位提出了严峻的挑战。作为一名血管外科领域的专家，必须不断更新自己的专业知识才能保持在这个领域的权威性。这就要求医生们在自己的职业生涯中不断地学习新技术、开发新的治疗手段，并能独立、安全地运用这些新方法新技术。

现在经常会有这样一种情况出现，就是认识到一种新技术可能使你的患者受益，可你现在还没有资格开展这项新技术。这样就会面临进退两难的境地：是用你熟悉的介入方法治疗患者还是将患者介绍到别的医生那里去？在以患者为中心的视角下，这样的选择是我们经常要面对的。

基于系统的实践

医院经济学：固定成本、病床、住院时间

琼斯先生是一位 72 岁的老年男性患者，症状为剧烈的胸痛。2 年前行血管旁路移植手术治疗股浅动脉闭塞。手术很成功，但是术后发生了吸入性肺炎并在 ICU 治疗 1 个月。他的血管移植物现在已经发生阻塞，血管造影证实远端血管血流已很少。考虑到琼斯先生已经再次入院，医院管理者担心"医院负担不起琼斯先生再次漫长的术后治疗过程"！

医院的运营需要资金，而这部分费用不管医院有没有患者都会产生。为了不让医院亏损，医院运营的一部分固定成本——建筑成本、护理人员的工资成本、管理成本——被分配到了每一位患者身上。低医疗保险患者并不承担这些固定成本，因此医院可以正当地声称他们亏损在这些患者身上。医院通常要将可变成本纳入自己的运营成本中。当医疗保险支付固定于一种特定疾病时，患者过长的住院时间会增加医院的成本、影响医院的收益。

（李民、熊俊 译）

第 35 章
病例 21：动脉瘤

G. Matthew Longo MD

病例 1　男性，65 岁，胸片显示胸主动脉扩张。

病例 2　女性，70 岁，腹部可触及波动性肿块。

病例 3　男性，62 岁，左肢足趾突发疼痛。

病例 4　女性，72 岁，房颤并急性左下肢痛。

　　在该部分内容的各个章节中，为方便临床思维，临床思维框架以表格的形式列举出来以帮助指导分类。详见第 34 章的编者按。

临床思维框架				
病例	症状	发病过程	疾病进展	病变部位
1	无（胸片发现异常）	慢性	动脉瘤进展	胸主动脉
2	无（体格检查偶然发现）	慢性	动脉瘤进展	腹主动脉瘤
3	足趾缺血	急性	动脉瘤进展，血栓栓塞	远端动脉
4	血压降低腹部和背部疼痛	急性	动脉瘤恶化，破裂	腹主动脉

　　注：病例 4，发生腹主动脉瘤破裂，在第 19 章中已有相关讨论。
　　症状与起病由患者提供，病情进展为假设，病变部位由推论而得。病程和病变部位需由体格检查与其他相关检查确认。

诊疗思路

当我接诊动脉瘤患者时，通常有两种情况：一是患者出现急性严重症状，另一种是对无症状患者作出相应评估。

对于动脉瘤破裂或疑似破裂患者，应避免做不必要的检查而浪费时间。急诊科的腹部超声能确认动脉瘤与腹膜后血肿的存在。如果患者血流动力学稳定，则可行 CT 扫描以决定最佳治疗方法是开放手术或介入手术。获得初步诊断与评估之后，复苏和治疗应在手术室中进行。

对于怀疑是胸主动脉瘤或腹主动脉瘤的无症状患者，血管外科医生应多查看。外周动脉瘤患者查看次数可适当减少，但外固动脉瘤可累及锁骨下动脉、股动脉或腘动脉等重要血管。我常用有帮助的辅助检查和体格检查以明确症状的有无与范围、动脉瘤的大小与部位、伴发的外周血管疾病或其他动脉瘤。超声是最便宜的检查手段，它能显示动脉的大小或直径。如果动脉瘤已经确诊，CT 能更准确地测量其大小，并能明确与周围侧支血管的关系。我认为治疗方式（观察或干预；开放手术或介入手术）取决于患者的预期寿命、围术期危险因素、手术风险以及患者的意愿。

患者诊疗

临床思维

- 动脉瘤相关并发症包括破裂、血栓形成或栓塞。主动脉瘤的最大风险是破裂，外周动脉瘤则以血栓形成或栓塞常见。

- 评估动脉瘤患者病情最重要的是估计其预期寿命和手术风险。主动脉（胸主动脉或腹主动脉）瘤和/或髂动脉瘤患者，因其发生破裂的高风险性常需要干预治疗。瘤体大小和高血压或慢性阻塞性肺疾病（Chronic Obstructive Pulmonary Disease，COPD）的存在将增大破裂的风险。

- 对于动脉瘤患者，有必要明确其余部位是否还存在动脉瘤。患有腹主动脉瘤的患者，约 14% 会伴发胸主动脉瘤。患有腘动脉瘤的患者，25% 同时并存主动脉瘤，50% 为双侧腘动脉瘤。

- 有吸烟史或有家族动脉瘤病史的人群中其动脉瘤发生率均增加。超声是最容易进行且最便宜的检查，对于有动脉瘤家族史或年龄大于 65 岁的吸烟者可以超声作为筛查手段。如果在常规体格检查时发现波动性肿块，则需要行超声检查。

- 通常，胸主动脉瘤或腹主动脉瘤大小一旦达到 4 cm，患者就需要行血管外科治疗。所有外周动脉瘤患者都需行血管外科治疗。

病史

- 首先需确认动脉瘤存在与否。动脉瘤初次诊断的时间与方式，是通过常规检查还是影像学检查？大小有无增加？患者有无症状？是否有背部、胸部或腹部疼痛？有无胃肠道及泌尿系统症状在？
- 相关危险因素应作记录。患者一级亲属是否患有动脉瘤（父母、兄弟姐妹）？患者是否有吸烟史，高血压病史或 COPD 史。
- 由于是否伴随外周血管阻塞性疾病可改变手术方式和围术期处理，故确认是否存在跛行和间歇性疼痛至关重要。
- 为了评估围术期风险以及指导围术期评估，系统回顾应着重于呼吸系统、心血管系统、泌尿系统和神经系统的症状。

体格检查

- 每个动脉瘤患者都需要全面的体格检查。
- 通过视诊和触诊来初步估计动脉瘤大小。
- 颈动脉、肱动脉、股动脉、腘动脉、足背动脉和胫后动脉的脉搏需要测量并记录。尽管对脉搏的评估和分类的方式很多，最简单的方式为无脉（0）、减弱（1＋）、正常（2＋）。

影像学检查

➡ **腹主动脉超声**：简单可靠的检查方法，可作为小动脉瘤的年检手段。
　　　　　　　　　　　　　　　　　　　　　　　250 美元

➡ **CT 血管成像**：静脉注射对比剂做薄层螺旋 CT 扫描，无口服对比剂。三维重建可提供动脉瘤精确可靠的信息，同时也能显示肾动脉、肠系膜动脉和髂动脉情况。如果打算做介入治疗则该检查是必需的。
　　　　　　　　　　　　　　　　　　　　　　1500 美元

➡ **MRA**：静脉注射对比剂（gadolinium）行 MRI 扫描。可显示动脉瘤的腔而不是壁。做 CTA 有禁忌证的患者（过敏，肾功能不全）可选用此法。
　　　　　　　　　　　　　　　　　　　　　　1500 美元

➡ **血管对比成像**：此创新导管技术很少用于诊断。图像只能显示动脉瘤直径。
　　　　　　　　　　　　　　　　　　　　　　2000 美元

临床实例	医学知识

胸主动脉瘤

病因及发病机制 胸主动脉瘤样扩张呈囊状或梭形，常位于胸主动脉末端而累及腹主动脉。该类动脉瘤按照主动脉的受累情况分为 I 至 V 类(Crawford classification)。

临床表现 典型患者是无症状的。通常，动脉瘤是在偶然情况下被发现的(病例1)。当发生破裂时患者常诉胸、背和/或下腹部痛。背部疼痛往往在两肩胛骨之间。

诊断 诊断基于临床情况或出现症状。无症状患者中，通过腹部平片发现异常，进而做 CT 扫描发现主动脉瘤(病例1)。

处理 治疗方案取决于患者的手术风险和预期寿命。如果患者的预期寿命至少有5年，并且手术风险尚可接受，当动脉瘤直径达到6.0~6.5 cm 时通常考虑手术修复。这种情况下手术风险明显小于发生破裂者。手术方式包括开放性动脉瘤封闭术和血管内修复术。如果瘤体直径小于6 cm，患者需每6~12个月行 CT 检查，直到直径达到6.0~6.5 cm 或出现症状。**参见 Sabiston 65，Becker 38。**

腹主动脉瘤

病因及发病机制 腹主动脉扩张达到正常直径两倍时则考虑为典型腹主动脉瘤(正常直径1~2 cm)。腹主动脉瘤根据动脉瘤与肾动脉的位置关系可分为肾上性和肾下性，外形可呈梭形或囊状。病因学认为该病是由多因素共同导致的退行性变，包括血流动力学因素、炎症和免疫机制、遗传倾向、动脉粥样硬化性疾病，以及蛋白分解过程。

临床表现 四分之一的患者症状表现(由于破裂)为背部和/或腹部疼痛，伴腹股沟放射痛。其余患者则为偶然发现，或是体格检查发现搏动性包块(病例2)。

诊断 由放射影像学(实时 B 超或 CT)显示动脉瘤的存在。

处理 简要的治疗指南(J Vasc Surg, 2003, 37：1106 – 1117)已由美国血管外科协会联合理事会和血管外科学会的附属委员会制定。主动脉瘤可每年行 CT 检查直到其直径达到 5.5 cm。一旦瘤体直径达到 5.5，破裂的风险(大约每年 5%)就要大于手术修复的风险。如果是肾下型腹主动脉瘤，治疗可选用开放性动脉瘤缝闭术或血管内修复。如果是肾上型，则需采用开放性手术并同时对肾动脉行血运重建。**参见 Sabiston 65, Becker 38。**

腘动脉瘤

病因及发病机制 腘动脉瘤是最常见的外周动脉瘤。腘动脉瘤样扩张直径达 2.0 cm 或达到瘤体近端动脉的 1.5 倍可认为是动脉瘤。通常，腘动脉瘤患者其中有 25% 伴发对侧腘动脉瘤，25% 伴发腹主动脉瘤。

临床表现 股动脉瘤患者症状表现多样。超过半数患者无症状。有症状患者表现为包括腿、足和/或足趾在内的远端肢体缺血。急性栓塞可导致足背或足趾颜色变蓝(蓝趾综合征，病例3)，血栓也能同时使更大范围的肢体缺血，如远端下肢、足背和足趾。与胸主动脉瘤和腹主动脉瘤相比，该病很少出现瘤体破裂。

诊断 腘动脉瘤常通过体格检查而诊断。超声则是为了确诊动脉瘤。血管对比成像，CTA 或 MRA 用于确定优先重建近端还是远端血管。

处理 治疗方案包括同时结扎瘤体近端和远端，再做血管旁路移植术，或于血管内置入修补材料。**参见 Sabiston 65, Becker 38。**

少见病

a. **主动脉夹层**：该病为最常见且凶险的疾病。主动脉内膜和管壁分离，形成两个血流腔。患者可出现疼痛、撕裂感、器官缺血或动脉瘤样退行性变。病变可从胸主动脉开始逐渐扩大至腹主动脉和髂动脉。剥离可使腹主动脉的内脏分支堵塞，导致肠系膜缺血、肾衰竭、血液灌注不足等表现。经食管超声心动图可常用于确定剥离的起始部位以及胸主动脉的受累范围，CTA 或 MRA 用于确定腹主动脉的受累范围。**参见** Sabiston 65，Becker 29。

b. **炎性动脉瘤**：该病和严重的炎症性瘤样改变有关。患者血沉加快。CTA 不仅显示瘤体，同时显示围绕瘤体增厚的管壁。炎性动脉瘤典型表现为疼痛（背部，躯干两侧，腹股沟，会阴部），体重下降或输尿管梗阻。通过起始症状鉴别破裂性动脉瘤和炎性动脉瘤是很困难的。**参见** Sabiston 65，Becker 38。

实践基础上的学习和提升：发病率和死亡率的自评量表	
并发症	急性梗阻，股动脉血管旁路移植手术
类型	技术性
手术名称	右侧，隐静脉逆流，腘动脉血管旁路移植术，膝关节以下
疾病名称	65 岁老年男性，患有 3.5 cm 腘动脉瘤
病情介绍	右下肢远端突发冰凉、苍白，足趾和足背动脉无搏动，手术后 3 小时
干预措施	在吻合部位远端行再次探查术
治疗效果	远端吻合口破裂。移植物修复并恢复血流，吻合口被修复好。修复后患者足背动脉和胫后动脉可触及搏动。
危险因素	动脉粥样硬化血管伴钙化
如何处理危险因素	完善血管成像，专业的吻合

处理过程中发生了什么	当股动脉剥离和吻合时从股动脉中去除不稳定因素
是否还有其他处理方式	剥离股动脉时应仔细,注意避免夹闭钙化处和血小板斑块处
处理方式不同带来的结果是否不同	是否可以不置入修补材料,患者是否可以不经历再次麻醉和探查?

沟通技巧

讨论风险和治疗方案

讨论动脉瘤时如实向患者交代潜在的风险、并发症、手术的益处是很重要的。因为大多数患者表现为无症状,所以让患者了解手术的原因以及手术时机的选择是必要的。谈论手术方式时,若开放手术和血管内修复都适用,要了解患者的顾虑和意愿来引导其选择治疗方案。

职业素养

承担专业职责:性骚扰

凌晨两点。你刚做完一个历时 4 小时的动脉瘤破裂手术,你们的团队把病情稳定的患者送回 ICU。你看见住院医生用手亲热地抚摸他的医学生,这种情形显然是不适合的。

性骚扰已经上升到国家关注的层面,医学界也有深刻体会。女学生受到了许多来自和她们一起工作的同学、患者、教职员工、医生的性骚扰。这种现象会影响学习机会。医学教育者需要注意性别和性骚扰问题,设立并维持性方面的界限以避免不良的学习氛围。

基于系统的实践

患者安全：高度戒备药物

接受血管外科手术的患者几乎都接受抗凝药物的治疗。肝素、华法林等抗凝药物被认为是高度戒备药物。其他高度戒备药物包括胰岛素、阿片类制剂、化疗药物以及用于镇静和麻醉的药物。不恰当地使用高度戒备药物会造成严重后果。

抗凝药物也有不恰当使用的可能：对不同患者使用的剂量是根据检验结果而定的，检验结果的误差可能会导致不恰当的剂量。因疏忽而使药物剂量加大很有可能造成出血。在医院环境下，肝素可能和它发音或书写类似的药物混淆。肝素常会应用多个不同的浓度——10 U/mL 维持输液管道通畅，1000 U/mL 或 10000 U/mL 用于抗凝。对于抗凝药物需特别关注其正确剂量，应恰当地使用、管理和监测。

（李民、熊俊 译）

第 36 章
病例 22：脑血管疾病

Iraklis I. Pipinos MD

病例 1 男性，66 岁，右侧颈动脉闻及杂音。

病例 2 男性，53 岁，暂时性左眼失明。

病例 3 女性，76 岁，右手无力伴失语 2 小时，意识完全丧失。

病例 4 男性，70 岁，右上肢及右下肢麻痹无力 2 天。

临床思维框架以表格的形式列举出来以帮助指导分类。详见第 34 章的编者按。

临床思维框架				
病例	症状	发病过程	疾病进展	病变部位
1	无	慢性	动脉粥样硬化	颈动脉分叉处
2	黑矇	急性	动脉粥样硬化血栓形成	颈动脉分叉处，心脏，近端大血管
3	短暂性脑缺血发作	急性	动脉粥样硬化血栓形成	颈动脉分叉处，心脏，近端大血管
4	脑卒中	急性	动脉粥样硬化血栓形成，自发性栓塞	颈动脉分叉处，心脏，近端大血管，大脑内动脉

注：症状及发病过程由患者提供。病情进展是假设的，病变部位则由此来推断。病情进展程度和病变部位需要由体格检查和相关客观检查来确定。

诊疗思路

评估有颈动脉病变的患者的病情时，我首先确定患者是否有症状。

多数无症状患者是由初诊医生闻及颈动脉杂音确诊，或是具有多种致动脉粥样硬化危险因素的患者在颈动脉双重成像检查后确定颈动脉狭窄，然后入院的。

多数有症状的患者是因短暂性脑缺血发作（transient ischemic attack，TIA）或脑卒中而入院。TIA 常被分为视网膜性（黑朦；短暂性单眼失明）和脑源性。脑源性患者的症状包括神经性功能障碍，由于大脑受累的部位不同，这通常可表现为同时出现运动和感觉障碍。根据定义，TIA 持续数秒至 24 小时。缺血持续超过 24 小时则考虑为脑卒中。

确定病因是很重要的。TIA 或脑卒中的一个最主要病因为源于颈动脉分叉处或颈动脉内复合斑块的胆固醇栓或血栓形成。其余的潜在病因中有三分之一是心源性的（血栓多由房颤或其他心律失常形成）；另外三分之一是继发于颅内动脉粥样硬化的小血管而累及供应深部白质的穿枝血管（腔隙性脑梗死）；剩下的三分之一的病因尚未明确。

患者诊疗

临床思维

- 对于颈动脉分叉处病变的无症状患者有三个重要因素：狭窄程度、平均寿命、手术风险。颈动脉狭窄程度大于或等于 60% 的患者平均预期寿命大于等于 5 年，对于手术风险较小的患者可考虑作颈动脉血运重建。其余所有患者均应接受大剂量的药物治疗和规律的随访。

- 颈动脉血运重建包括标准颈动脉内膜切除、颈动脉成形和支架置入术。

- 大剂量药物治疗要求终止致病的危险因素，包括戒烟和有效控制糖尿病、高血压、高血脂和肥胖。多数医生会提供每日的阿司匹林治疗。

- 对于有症状且病变同侧颈动脉狭窄程度大于 50% 的患者应考虑颈动脉血运重建。对于其余所有患者，包括颈动脉阻塞和狭窄小于 50% 者则采用大剂量药物治疗。

病史

- 多数 TIA 的诊断是基于病史。仔细询问患者或发病时的目击者至关重要，因为患者本人往往对于疾病发作只能回忆很小一部分。

- 必须明确大脑病变部位和受累肢体（例如，是左侧大脑还是右侧大脑发生 TIA）。

- 单眼失明是黑矇的特征性表现，表现为有阴影穿越视野。在询问黑矇的病史时必须确定该症状为单眼的、无痛的、暂时性的。

体格检查

- 仔细的基本神经功能查体至关重要，既可以确定神经功能障碍的范围，又能为以后随访提供对照根据。

- 对于黑矇患者，行眼底检查能确定是否存在胆固醇栓塞（Hollenhorst 斑块）。Hollenhorst 斑块为位于视网膜动脉分支内可反光的黄色胆固醇碎片。

实验室检查

- **心电图：**能有效诊断心律失常，并且能发现已发生和正在发生的局部心肌缺血。　　　　　　　　　　　　　　　150 美元

- **经食管超声心动图：**可确定潜在栓子的来源，包括左心房和左心室血栓，卵圆孔，或发生动脉粥样硬化的主动脉弓。

　　　　　　　　　　　　　　　　　　　　　　　　1000 美元

影像学检查

➡ **颈动脉双重成像：**检查颅外颈动脉狭窄的首选方法。双侧颈动脉双重成像检查为动脉血流分析的实时检测手段。狭窄程度是通过检测血流通过狭窄段血管增加的速率确定的。　　250 美元

➡ **CT 血管成像（CTA）或 MRA：**CTA 需要静脉注射造影剂；MRA 对造影剂要求非必需。如果成像良好，CTA 通过显示血管狭窄程度和钙化斑与粥样斑块的多少而为手术提供理想的影像资料。　　　　　　　　　　　　　　　　　1500 美元

➡ **血管对比造影：**CTA 和 MRA 的出现使得血管对比造影很少运用。当颈动脉双重成像和 CTA/MRA 的结果不一致时才考虑选择此检查。　　　　　　　　　　　　　　　　2000 美元

临床实例	医学知识

无症状性颈动脉狭窄

病因及发病机制　无症状性狭窄患者 5 年后发生脑卒中的风险为 10% ~ 15%。

临床表现　具有较严重的动脉粥样硬化因素的患者(病例 1),初诊医生闻及其颈动脉杂音或通过双重成像确认颈动脉狭窄而收入住院。

诊断　诊断包括颈动脉双重成像和 CTA 或 MTA。

处理　颈动脉狭窄大于或等于 60% 的患者,其预期寿命不低于 5 年,手术风险较小的情况下可考虑行颈动脉血运重建。颈动脉血运重建包括标准颈动脉内膜剥离、颈动脉成形和支架置入。对于其余所有患者,包括颈动脉阻塞和狭窄小于 50% 者则采用大剂量药物治疗。**参见 Sabiston 64,Becker 39。**

短暂性脑缺血

病因及发病机制　TIA 和脑卒中是由颈动脉狭窄继发终末支血管栓塞形成的(视网膜动脉,大脑前、中动脉,一支或多支血管)。栓子来源于颈动脉分叉处的斑块或颈动脉窦,以及颈动脉管腔内。这种栓子不是由光滑的纤维蛋白斑块产生的。这些斑块破裂或形成溃疡,释放出粥样碎片,或在其促凝表面形成血凝块,迅速阻塞大脑内动脉并造成相应脑组织灌注不足。

临床表现　患者产生局限性神经功能障碍,持续时间小于 24 小时,以此能轻易确定病变部位(根据临床表现)。

典型患者会出现视网膜性 TIA 或脑源性 TIA。黑矇的典型表现为眼里自上而下的黑影(病例 2)。

发生于右侧脑半球的 TIA 常出现左侧面部或肢体运动和感觉的复合障碍。发生于左侧脑半球的 TIA 常出现右侧面部或肢体运动和感觉的复合障碍,同时伴有失语症(病例 3)。

如果 TIA 反复发作且症状一致,提示栓子碎片来源于同一个位置的斑块,影响同一处脑组织的血供。

诊断　诊断有赖于详细病史，以及颈动脉双重成像、CTA 或 MRA 发现的颈动脉严重狭窄。

处理　颈动脉狭窄程度达到 50% 或大于 50% 的患者，应考虑颈动脉血运重建。颈动脉血运重建包括颈动脉内膜剥离、颈动脉成形、针对高风险患者的支架置入。其余所有患者，包括狭窄小于 50% 和颈动脉完全阻塞的患者，推荐的治疗方案为大剂量药物治疗。参见 Sabiston 64，Becker 39。

脑卒中

病因及发病机制　和 TIA 发生机制相似。

临床表现　根据定义，脑卒中是一种持续时间超过 24 小时的神经功能障碍（病例 4）。功能障碍取决于受累脑组织范围，具体表现同 TIA。

诊断　诊断有赖于详细病史，以及颈动脉双重成像、CTA 或 MRA 发现的颈动脉严重狭窄（大于或等于 50%）。MRI 或 CT 能显示脑梗死，患者会出现相应的症状或功能障碍。

处理　脑卒中最佳的药物治疗方案包括抗血小板、吸氧、适当液体支持以避免缺氧和低血压。如果患者血压升高，不要过于积极行降压治疗以免减少脑组织血液灌注。患者起病前 3 小时内，若无禁忌证，应考虑应用组织型纤溶酶原激活剂。其余患者，如果有证据显示颈动脉狭窄程度大于 50%，应考虑颈动脉血运重建。大多数外科医生会在发病后 2～6 周行血运重建手术。若颈动脉狭窄或阻塞程度小于 50%，治疗方案则为大剂量药物治疗。

对于颅内大面积梗死伴出血、脑水肿和脑疝、癫痫频繁发作的患者，药物治疗和手术干预可能有效。参见 Sabiston 64，Becker 39。

椎基底动脉或后循环疾病

病因及发病机制　后循环疾病及其引起的相关症状和颈动脉(前循环)疾病大不相同。症状可由来自于近端斑块形成的栓子引起，也可由来自外部压力或阻塞造成骨性腔隙内的椎动脉受压引起。栓子常于椎动脉的起始段形成。由外部压迫造成的症状常反复发作而且位置固定，颈部转动时可由于其内的骨性腔隙内压迫椎动脉而产生相应症状。

临床表现　无症状性椎动脉疾病常可由颈动脉双重成像或 CTA/MRA 诊断并评估。有症状患者常出现以下典型症状或体征：在一次发作中出现双侧肢体运动与感觉障碍、共济失调、复视、发音困难与耳鸣，这与椎基底动脉局部缺血有关，但是单凭这些症状或体征无诊断意义。

诊断　该病诊断有赖于详细的病史询问以发现椎动脉狭窄，或通过颈动脉双重成像、CTA/MRA 发现椎动脉狭窄。

处理　无症状的椎动脉狭窄当其狭窄程度 >75% 时才考虑手术处理，但是对于椎动脉主干狭窄或双侧颈内动脉阻塞的患者则需要类似冠状动脉搭桥的手术干预。其余所有无症状患者则推荐使用阿司匹林和/或氯吡格雷口服治疗。

对于椎动脉高度狭窄以及有栓子形成的有症状患者，血管重建的手术方式包括椎动脉转流、置入或不置入支架的经血管内血管成形术。由于外部压迫引起症状的患者，治疗方案为于椎动脉在骨性结构内受压迫的部位行远端静脉旁路移植手术。**参见 Sabiston 64，Becker 39。**

少见病

a. **颈动脉肌纤维发育不良**：肌纤维发育不良是一种非动脉粥样硬化性、非炎症性动脉病变，该病影响中等大小动脉的肌纤维强度。人群中其发生率大约为 1%。90% 的该病患者为 40 ~ 50 岁女性。血管造影显示动脉阶段性受累，成串珠样或重叠的硬币样改变。该病在尚未出现症状时即应使用阿司匹林或氯吡格雷治疗。对于有症状且手术风险尚可的患者，则采用开放性或经血管内血管成形手术治疗。**参见 Sabiston 66，Becker 39**。

b. **颈动脉剥离**：颈动脉剥离可为外伤性的（或轻或重的颈部扭转伤），而自发性剥离更常见。患者可发生 TIA 或脑卒中。根据颈动脉双重成像的结果可初步怀疑该病，通过 CTA 或动脉造影可确诊。动脉造影典型表现为距颈总动脉分叉远端数厘米的距离就开始出现颈内动脉逐渐变细或阻塞。该类患者的推荐治疗方案为肝素抗凝，随后以华法林钠（Coumadin）治疗 3 个月。**参见 Sabiston 72，Becker 39**。

c. **锁骨下动脉反流**：锁骨下动脉近端阻塞可导致血液反流进入同侧椎动脉。在这种情况下，椎动脉在狭窄或梗阻的远端发出侧支血管进入锁骨下动脉和腋动脉，因此椎动脉血流量减少导致患者患侧肱动脉压降低。

　　注：目前，颈动脉疾病的治疗基于两个研究：Asymptomatic Carotid Atherosclerosis Study（ACAS）和 the North American Symptomatic Carotid EndarterectomyTrial（NASCET）。由于这两个研究的结果尚不明了，对有症状和无症状颈动脉梗阻患者所作出的循证医学决策仍有争议，所以决策需包括临床实践经验和该章节的改进内容两个方面。

实践基础上的学习和提升：循证医学

题目
关于无症状颈动脉狭窄患者行动脉内膜剥离术

作者
无症状颈动脉粥样硬化研究委员会

学术机构
Multi-institutional study

参见

Journal of the American Medical Association, 1995, 273(18): 1421
-1428

问题

确定无症状性颈动脉狭窄患者在药物治疗基础上结合颈动脉内膜切除术是否能减少脑梗死的发生率。

干预

对所有患者行每日阿司匹林治疗与药物控制危险因素管理；随机选择患者行颈动脉内膜切除手术。

证据质量

1662 例患者的前瞻性随机对照试验。

结局/效应

颈动脉狭窄程度超过 60% 的无症状患者发生同侧脑卒中的几率减小。

历史意义/评论

这是第一篇揭示了关于颈动脉狭窄超过 60% 的无症状患者采用颈动脉血运重建术效果优于药物治疗的、具有里程碑意义的研究。

实践基础上的学习和提升：循证医学

题目

有症状性高度颈动脉狭窄患者行颈动脉内膜切除术的益处

作者

North American Symptomatic Carotid Endarterectomy Trial Collaborators.

学术机构

Multi-institutional study

参见

New England Journal of Medicine, 1991, 325: 445 - 453.

研究对象

一个来自美国和加拿大共 50 个临床中心、涵盖 659 例患者的随机试验。这些患者为脑源性或视网膜源性 TIA 或无功能障碍的脑卒中，并且有资料显示其患侧颈动脉狭窄达 70% ~90%。

问题

确定有症状性的颈动脉高度狭窄患者在药物治疗基础上结合颈动脉内膜切除术是否能减小脑梗死的发生率。

干预

所有患者接受包括抗凝治疗在内的最佳药物治疗。并指定这些患者由神经外科医生或血管外科医生进行手术治疗。

证据质量

多中心随机试验。观测终点由盲法、偶发事件确定。无患者失访。

结局/效应

两年累计死亡率在 332 例药物治疗组为 26%，328 例手术组为 9%。降低的绝对风险（ ±SE）为（17 ± 3.5）%（$P < 0.001$）。

历史意义/评论

这是第一篇揭示了关于近期发生脑源性或视网膜性 TIA 或无功能障碍性脑卒中且患侧颈内动脉高度狭窄（70% ~90%）的患者采用颈动脉血运重建术效果优于药物治疗的、具有里程碑意义的前瞻性随机研究。

沟通技巧

患者家庭共同决策

颈动脉内膜切除术对脑卒中患者有一定的风险（风险率：无症状患者大约为 2%，有症状者约为 6%），患者需要认真考虑手术风险以及单用药物治疗的风险。患者家庭未参与决策接受手术治疗或药物治疗可能导致医患冲突、不理解或医疗官司。缺乏交流会影响疗效，也可导致医疗诉讼。

职业素养

提高诊疗质量

    患有颈动脉疾病，尤其曾发生过 TIA 或脑卒中的患者需要一个专业团队进行诊疗护理。患者应由神经科医生或在颈动脉疾病领域方面具有专业知识的内科医生进行诊疗。应具有多专业诊疗的概念，包括血管外科医生、神经外科医生、营养师、神经精神科医生、治疗师、社工、语言病例学家。药房能够规律发药。教牧关怀服务同样适用。诊疗团队也应为治疗计划、研究和质量保障创建一个可更新的注册表。最后，推出相关教学材料以帮助患者及亲属理解疾病病程和护理也是相当有用的。

基于系统的实践

提供方案和配合

    患有颈动脉疾病的患者，其治疗方案应由颈动脉狭窄程度、伴随症状、预期寿命和手术风险而决定。在不考虑客观诊断的情况下，患者初诊医生对危险因素的终止（吸烟、高血压、血脂异常、糖尿病、肥胖）很重要，同时给予患者抗凝药物治疗。采用药物治疗的患者应当每年随访以行临床评估来确定可能出现的新症状，同时做双重超声检查以发现颈动脉疾病的特征性进展。

（李民、熊俊 译）

第 37 章
病例 23：下肢水肿

Jason M. Johanning MD

病例 1　患者，女，33 岁，左侧小腿疼痛合并水肿 2 天。

病例 2　患者，男，54 岁，右腿水肿伴小腿内侧溃疡 3 年。

病例 3　患者，男，55 岁，前列腺切除及盆腔淋巴结清扫术并辅助放疗后左下肢水肿 2 年。

病例 4　患者，男，66 岁，双下肢水肿合并呼吸短促。

　　每个章节的鉴别诊断部分用临床思维框架代替，便于区分各自的病程进展。详见第 34 章编者按。

临床思维框架

病例	症状	发病过程	疾病进展	病变部位
1	水肿	急性	静脉血栓形成静脉栓塞	腔静脉，髂静脉，股静脉，腘静脉
2	水肿溃疡	慢性	静脉栓塞瓣膜闭锁不全	腔静脉，髂静脉，股静脉，腘静脉
3	水肿	慢性	淋巴管闭塞，手术后及放疗	腹股沟淋巴管
4	水肿	慢性	体液渗出及腔隙形成	间质组织（细胞外液）

　　注：症状与发病过程均由患者叙述。疾病进展为既定假设，并由此推论出病变部位，二者需由对患者进行体检以及其他相关的研究调查来证实。

诊疗思路

通过研究下肢水肿的患者，发现该病症最常见的诱发因素是静脉及淋巴管的病变。除此之外，则需要考虑更多全身系统的病变或者选择性的局部作用机制。

静脉源性的下肢水肿是由静脉栓塞及瓣膜闭锁不全导致的。静脉流出道的血栓栓塞和回流方向的瓣膜闭锁不全会引起血压升高和水肿。这两种病变均可经多普勒成像鉴别出来。

下肢水肿也可来源于淋巴水肿。淋巴管的功能是将血浆中漏出的蛋白质回输到血液循环之中。因淋巴管功能失调引起的淋巴水肿能导致水和蛋白质积聚在间质组织中。淋巴水肿可以是原发或者继发的。原发性淋巴水肿因淋巴管器质性病变产生，一般用发病年龄来分级。继发性淋巴水肿则更为多见，任何可能损伤淋巴管的因素都会使其发生。常见原因有：癌症（肿瘤、手术或放疗）、感染、炎症或外伤。淋巴显像可用于淋巴管功能障碍的诊断和定位。

全身性病变引起的下肢水肿一般是双侧的，充血性心力衰竭以及肝硬化（肝衰竭）都是常见病因。局部外伤或损害则通常引起单侧下肢水肿。

患者诊疗

病史

- 应该要求患者详细描述发病情况及疼痛的性质。水肿是单侧还是双侧？有无诱因？慢性静脉功能不全的患者通常会有，注意问及有无深静脉血栓的病史、长骨骨折、既往手术史或长期不活动等。
- 合并疼痛的下肢水肿患者可以根据疼痛的性质推断潜在病因：深静脉血栓引起的为钝痛，活动时加重，下肢抬高时缓解；血栓性浅静脉炎引起的为血栓部位表面的局部疼痛；淋巴水肿除非并发蜂窝织炎，则一般没有痛感。

体格检查

- 视诊是第一步，静脉栓塞的患者，对水肿的定位往往能判断出栓塞的程度。小腿部位的水肿一般反映股静脉或腘静脉闭塞的过程。整个下肢包括大腿部位的水肿提示髂股静脉梗阻的进程。

- 客观地量化水肿程度很重要，可以通过测量胫骨粗隆与脚踝之间的小腿直径得到。

- 水肿类型要记录。静脉源性的水肿是凹陷性的，反之淋巴源性的水肿为非凹陷性的，并且足趾水肿只出现在淋巴水肿的患者身上。

- 皮肤改变同样应该注意。慢性静脉性皮肤改变包括脂性硬皮病及内踝周边溃疡形成，通常与深静脉闭锁不全相关。表浅静脉功能不全可因静脉回流障碍导致分布于大腿、小腿以及脚踝处的静脉曲张。

- 溃疡在深静脉功能不全晚期通常会被发现。很少有患者会单纯因浅静脉功能不全而发生静脉溃疡；但是深静脉和浅静脉功能不全共存的情况倒是常见。

- 血栓性浅静脉性炎经常以局部硬结和红斑的形式表现出来。

- 鉴于很多患者会并发动脉阻塞性疾病，故评估动脉搏动状态很关键。由于水肿的存在，想要触摸到动脉搏动会非常困难，这时可通过多普勒超声检查来确定血流的存在与特征。如果动脉血流有问题，可用踝臂指数来测得。

影像学检查

➡ **多普勒成像**：静脉的多普勒和实时超声成像是下肢水肿患者最初的诊断性研究。深静脉、浅静脉和穿孔静脉都可显影。多普勒彩色血流能显示出压迫小腿后特异性增强的静脉血流或者过度充盈的静脉血流。但是血管在没有栓塞的情况下可能会被超声探头挤压断流。　　　　　　　　　　250 美元

➡ **静脉造影**：一种通过穿刺足背静脉使腿部静脉显影的侵袭性对比研究，需要用到止血带。极少用。　　　　　1500 美元

➡ **CT 静脉造影（CTV）/磁共振静脉造影（MRV）**：能得到 3D 视图的非侵袭性横断层面成像。最初用于解决问题，而非常规的评估手段。当腹内病变造成静脉压迫时可以轻易地从横断面图像上看到。　　　　　　　　　　　　　　1500 美元

➡ **淋巴显像**：在脚趾之间的网状结构中注入放射性标记的造影剂可以显示淋巴液流动的图像，定位阻塞水平。淋巴显像经常用于那些无法对淋巴水肿定位的患者。　　　　　1000 美元

| 临床实例 | 医学知识 |

急性深静脉血栓形成

病因及发病机制　急性下肢深静脉栓塞导致静脉血液淤滞/集中并且增高远端阻塞的静脉压力。典型的模式有髂股静脉(髂静脉和股静脉)以及腘静脉血栓形成。

临床表现　典型的下肢水肿好发在小腿部位的患者(病例1),会在下床活动时加重水肿,休息及抬高双腿时缓解。患者一般会报告病发之前的相关事件及诱发因素,比如近期手术、创伤、长期卧床或癌症的诊断。体检时,患侧下肢的腿围较健侧的会显著增加(增加程度 > 2 cm)。

诊断　急性发作的下肢水肿在多普勒下肢静脉造影上能找到急性深静脉血栓堵塞的证据,具有诊断性意义。

处理　治疗包括肝素和华法林抗凝治疗。局部症状可以通过抬高下肢来控制。患者用压力绷带缠在腿上就可以走动。不同等级的压力丝袜可以代替压力绷带来控制急性水肿。如果患者有髂股静脉血栓,在没有深静脉血栓早期症状以及有近期(7 日内)急性发作症状的情况下可以选择溶栓治疗。**参见** Sabiston 68,Becker 36。

血栓性浅静脉炎(急性浅静脉闭塞)

病因及发病机制　浅静脉血栓形成导致受累血管周围的局限性炎症。与深静脉栓塞不同的是,浅静脉栓塞时下肢静脉血流动力学通常不受影响。

临床表现　患者典型地表现出一块疼痛并有红斑硬结的区域,包括大腿或小腿内侧面,通常也伴有静脉曲张。疼痛很稳定,不随特殊的行为或体位有所改善或加重。下床走路也没有显著影响。

诊断　多普勒超声用于划分硬结红斑与正常区域间可触及的分界线。诊断和记录浅静脉闭塞或曲张可用多普勒成像。

处理　血栓性浅静脉炎的治疗方法包括非固醇类抗凝消炎药、休息、抬高受累下肢以及热敷湿润压迫受累区域。**参见** Sabiston 68,Becker 36。

慢性深静脉功能不全

病因及发病机制　慢性深静脉功能不全(静脉淤滞性溃疡,静脉炎后综合征)常继发于深静脉血栓形成后的静脉瓣功能不全。由于深静脉血栓形成 5～10 年后才出现症状,患者往往无法回忆早期的不适。患者也应被问及可能的病史中的诱发风险因素,如长骨骨折、盆腔手术或长期卧床。症状进展从下肢轻度肿胀到硬结和脂性硬皮病(皮下组织纤维化和含铁血黄素沉积导致的皮肤褐色变与硬结形成),并最终形成溃疡。溃疡好发于小腿内侧。

临床表现　慢性深静脉功能不全的患者,可有明显的肿胀和水肿。脂性硬皮病和溃疡可能出现在内踝水平(病例 2)。患者诉下肢的疼痛和沉重感随着水肿加重而在一天结束的时候加重。

诊断　深静脉功能不全及静脉反流的诊断可通过多普勒下肢静脉成像确定。在一群症状轻微到适中的患者中,静脉反流未必会被超声检查到,但可以被假定。如果有必要,可用静脉造影确定诊断,其结果一般不会影响治疗。

处理　慢性静脉功能不全的治疗有保守治疗,包括下肢抬高以及穿不同等级的压力丝袜。如果溃疡存在,则通常使用添加药物的加压装置(昂纳长靴)。而试图恢复瓣膜功能的手术修复,结果普遍不甚理想。参见 Sabiston 68,Becker 35。

浅静脉功能不全(静脉曲张)

病因及发病机制　浅静脉功能不全是由于股静脉隐股点和大隐静脉瓣膜闭锁不全造成的。这种情况可能是遗传性的,往往一出生就有。瓣膜功能不全会导致皮下静脉曲张、蜘蛛痣以及毛细血管扩张,随着这些症状的发展形成隐静脉扩张。

临床表现　患者诉有腿部静脉曲张伴有疼痛、酸胀以及沉重感。水肿通常很轻微,但如果有的话会在一天结束时加重。双腿抬高可缓解症状。

诊断　多普勒下肢静脉成像也可用于隐静脉或交通静脉功能丧失的确定。在临床上,大隐静脉瓣膜功能试验(Trendelenberg 测试)可以用于判定隐静脉依赖性的静脉曲张。因站立而快速充盈的静脉曲张提示功能不全的交通静脉。

处理　浅静脉（隐静脉或交通静脉）反流及静脉曲张的治疗是基于消除瓣膜闭锁不全及静脉反流之上的。治疗方式包括隐静脉剥离或腔内消融术、结扎穿孔以及静脉穿刺切除术。**参见 Sabiston 68，Becker 35。**

原发性淋巴水肿

病因及发病机制　原发性淋巴水肿是淋巴系统自身异常引起的，根据发病年龄分级。先天性淋巴水肿在新生儿出生时就有表现并且好发于男性。早发性淋巴水肿是其最常见的形式，多在青春期发病。迟发性淋巴水肿一般在 35 岁以上的人群中比较常见。二者都好发于女性。

临床表现　其临床表现通常为无痛性下肢水肿或轻度不适。症状通常是单侧性的，抬高下肢并不会缓解水肿。随着病情的发展，下肢逐渐呈海绵状，硬度均匀。尽管蜂窝织炎可反复发生，但溃疡发生较罕见。

诊断　诊断通常基于临床症状和体格检查之上。下肢静脉超声成像可排除任何深静脉的异常情况。淋巴显像对探究水肿的病因有很大帮助。

处理　原发性淋巴水肿的治疗通常是以保守治疗为主，包括预防皮肤感染和按摩，以减少组织间隙的液体。积极治疗感染很有必要，通常在刚出现感染迹象时便使用药物治疗（对革兰阳性菌敏感的抗生素）。这是为了防止感染的淋巴管形成瘢痕。加压疗法是治疗的关键，通常是在患者以理疗按摩或机械加压的形式进行淋巴引流之后进行。**参见 Sabiston 69，Becker 35。**

继发性淋巴水肿

病因及发病机制　继发性淋巴水肿在国外较普遍，或者在国外旅游后获得，一般继发于感染（丝虫病）。在美国最常见的病因为局部淋巴结的损伤与切除（病例 3）。其他特殊原因包括癌症（肿瘤、手术或辐射）、感染、炎症或创伤。

临床表现　患者受累肢体会出现肿胀和沉重感。通常情况下，在淋巴水肿之上，患者会并发红斑和蜂窝织炎。

诊断　继发性淋巴水肿的诊断主要靠病史和体格检查，结合早期淋巴管损伤或感染的症状可诊断。诊断不明确时可辅助使用淋巴造影。

处理　继发性淋巴水肿的治疗重点主要是用非手术的方法控制肿胀和防止蜂窝织炎发生。存在感染和蜂窝织炎的患者应积极用抗生素治疗。参见 Sabiston 69，Becker 35。

系统性病变：充血性心力衰竭，肝衰竭，肾衰竭

病因及发病机制　引起下肢水肿的全身病变共同的特征是液体过多及潴留。最常见的引起双侧下肢肿胀的原因是心功能不全和充血性心力衰竭（congestive heart failure，CHF）（病例 4）。充血性心力衰竭最初的征象通常是下肢渐进性的肿胀。其引起的水肿与静脉源性引起的不同，不因下肢抬高而有所改变，并且在早晨就会出现。这也可能与呼吸困难及端坐呼吸有关。

临床表现　典型的充血性心力衰竭、肝衰竭或慢性肾功能不全的患者，尽管外周性水肿可为其初发表现，但他们可能有着之前就已存在的疾病。也可能在某些患者身上能看到早先存在的疾病。

诊断　诊断是临床性的，可以基于超声心动图或实验室检查之上。

处理　虽然压力丝袜可以帮助改善下肢肿胀，但治疗应以解决原发病变为主。参见 Sabiston 69，Becker 35。

少见病

a. **May-Thurner 综合征**：May-Thurner 综合征是由于左髂总静脉穿行于右髂总动脉之下，造成静脉狭窄与闭塞形成的。年轻女性患者多见，尤其是在分娩时子宫压迫左髂总静脉易导致。患者一般表现为左侧下肢水肿，锻炼和活动时加剧，并且通常在一天结束时更严重。用静脉造影术、CT 静脉成像或磁共振静脉成像可明确诊断。治疗包括血管成形术和静脉梗阻段的支架置入。

b. **股白肿（孕期股白肿），股蓝肿，静脉性坏疽**：这些病均存在一系列静脉形成后的并发症，最终导致静脉流出梗阻后的继发性组织缺血。股白肿（腿部疼痛、水肿、苍白）发生时，患肢主要的静脉因静脉丛淤积而闭塞。股蓝肿（腿部疼痛、水肿、发绀）发生时，静脉丛闭塞，流出逐步减少。患肢的组织间隙开始潴留液体，随之形成大面积肿胀。股蓝肿未经治疗发展下去的结果是形成静脉性坏疽。治疗包括抬高下肢及肝素抗凝。手术取栓也是一种治疗方法，目标是尽快恢复静脉血流。**参见 Sabiston 68，Becker 36。**

实践基础上的学习和提升：循证医学

题目
下肢深静脉血栓的诊断。不可靠的临床症状与体征。

作者
Cranley JJ，Canos AJ，Sull WJ

参见
Archives of Surgery，111（1），January 1976

问题
临床上怀疑深静脉血栓的准确度如何？

干预
静脉造影术用来测试临床上怀疑为深静脉血栓的患者

证据质量
对 124 例患者的前瞻性非随机研究

结局/效应

静脉造影的研究表明，单从临床症状判断深静脉血栓形成的灵敏度较低。只有54%怀疑有DVT的患者可通过静脉造影确诊，另外的46%则没有证据可确认。

历史意义/评论

本文证实了对于DVT存在与否的诊断性测试的重要性。今天，多普勒超声已代替静脉造影成为筛查深静脉血栓患者的首要检查方式。

沟通技巧

　　不幸的是，对许多能引起腿部水肿的潜在病因的处理是相当有限的，这样也使得手术疗效不佳，复发率较高。患者应该获知手术治疗极少是有效的，并且淋巴水肿和慢性静脉功能不全需要终生使用加压和支持治疗。

　　有时，"听"是你与下肢水肿患者沟通的最重要方面，有效的倾听包括以下技巧：

　　1. 保持与患者的眼神交流；

　　2. 观察患者的肢体语言，从字里行间聆听；

　　3. 在脑海中组织有用的信息以便把注意力集中在患者上（而不是继续做笔记）；

　　4. 在问患者更多问题前要确保患者对之前的问题已回答完毕。

职业素养

承诺与患者保持良好的关系

　　由于显著的腿肿往往能明显察觉而且可能伴有影响美观的畸形，患者便会经常焦虑、沮丧并坚持不懈地寻求解决途径。他们可能已经看过多个医生并且可能会被认为在"消费医生"。医生应该理解和忍耐这样的行为。在这种情况下最佳的诊疗方式是医生给予患者一个适当的充满关心和支持的环境，并留有足够的时间来详细回答患者的所有问题。

基于系统的实践

诊疗费：医院怎样收取报酬

你的患者有深静脉血栓。这是主要的入院诊断还是术后并发症？医院根据患者的入院诊断来收取不同的诊疗费。若干年前医院会列出一系列提供的服务的清单，保险公司根据这些项目买单，不过如今不是这种情况了。医院通常会用以下三种方式中的一种收取报酬。

最常见的收费情况是医院固定地收取一个住院患者完整的诊疗费用。其金额与患者的诊断相关，而与他们个人的特殊情况无关，除非住院时间格外长。住院缴费的另一种方式是每日支付，一些医院每日对住院患者收取固定数额的医疗费。还有一些医院加入按人计费的体系，它们为一群患者提供治疗和护理，并按每人每月收取固定金额的诊疗费。医院收取这笔钱与患者是否住进了医院无关。结果是，医院和整个医疗系统都有动力去令患者保持健康，离开医院。

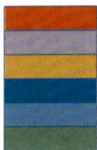

如果你有机会去评估患者的血管疾病，你应该根据本书第 36 页"能力自评量表"的内容详细回顾患者的病程。该表格也可在本书的网站 www.studentconsult.com 中找到，为 Word 形式，可以打印或下载，帮助你建立和患者沟通的体系。

医者金鉴：血管外科

章节回顾

考虑下列临床问题以及提出的问题，然后参阅教授关于这些内容的讨论。

1）患者，男，56 岁，诉步行两个街区后出现左臀部和大腿不适的症状。若停下来休息，症状可在 2～3 分钟内缓解。不适主要表现为痉挛，并已持续了 4～6 个月，不过没有影响患者的体力。

■ 基于上述情况，你能确定患者是否有主髂动脉或股腘动脉的阻塞吗？

■ 你的诊断是否受以下因素影响？
（1）你获悉患者患有糖尿病，高血压和高脂血症；
（2）你确定患者有 2 + 级的股动脉搏动并缺乏腘动脉搏动。

2）患者，女，65 岁，2 小时前发生右小腿和足部疼痛。她否认之前有过任何的跛行症状。查体：右脚苍白，触之较冷，腘动脉和胫动脉的搏动缺如，小腿远端和足部感觉减退。

移动脚趾或脚背屈时力量减弱。

■ 基于这些临床症状，你能确定患者是否有栓子形成或血栓栓塞吗？

■ 若你随后发现患者曾用可密定治疗房颤，是否会改变你最初的诊断？

3）患者，男，72 岁，步行一个街区后会出现左小腿无力的症状，已有 2 年。这两年来症状一直存在，但在最近 3 个月中加重。该症状并不随患者休息而缓解。患者有着高血压，吸烟和糖尿病的病史。

■ 基于临床症状，你能确定患者发生这些症状的病因吗？

■ 你的诊断是否受以下因素影响？
（1）你获悉该患者有腰椎椎板切除手术史；
（2）体检时，患者有明显的左侧股动脉搏动；而左腘窝、足背和胫后动脉搏动缺如，左侧踝臂指数为 0.5。

4）患者，男，62 岁，症状出现在脚前掌和脚趾上。他有两年跛行的病史，一般出现在步行一个街区后。两年前他还可以连走 5～6 个街区不休息。风险因素包括高血压和高脂血症。他每天抽一包香烟，抽了 20 年。

- 基于症状，你有没有足够的信息来作出静息痛的诊断？
- 请问你作出诊断是否考虑以下情况？
  （1）患者患胰岛素依赖型糖尿病 10 年。
  （2）在体检时，双侧股动脉和腘动脉搏动为 2 + 级。双侧足背动脉及胫后动脉脉冲不能扪及。左侧踝肱指数为 1.65。
  （3）患者主诉夜间疼痛加重，变换体位症状不能缓解，在房内行走症状也没有任何改善。

5）患者，男，49 岁，右脚跖侧溃疡难以愈合。他是一个青少年发病的糖尿病患者并使用胰岛素治疗，而且还有高血压病史。体格检查发现，患者第一跖骨足底趾关节下方有直径约 2 cm 的溃疡。右侧股动脉和腘动脉搏动为 2 + 级。右侧足背动脉及胫后动脉搏动不能扪及。

- 根据以上提供的信息，你能确定该患者溃疡的病因吗？
- 请问你作出诊断是否考虑以下情况？
  （1）脚踝右侧踝肱指数为 1.69。
  （2）物理检查，伤口处也没有扪及骨。
  （3）进一步研究显示足背 $TcPO_2$ 值为 50 mmHg，脚趾的压力为 45 mmHg。足部 X 线片显示没有骨髓炎证据。

6）患者，男，65 岁，左侧颈部血管有杂音。既往有跛行病史，同时接受高血压和高脂血症的治疗。

- 根据提供的信息，你能否确定杂音的意义？
- 以下信息是否影响你的临床推理？
  （1）在体查时，双侧颈动脉搏动为 2 + 级。在左颈部闻及杂音，在颈部中段最为明显，并向下颌骨放射。颈部基底未闻及杂音。
  （2）颈动脉多普勒成像技术显示，左侧颈内动脉狭窄大于 70%。
- 根据提供的信息，你能否确定患者是否需要手术治疗？

7) 患者，男，46 岁，既往体健，在度假归来后随即出现为期 2 天的左腿肿胀和疼痛症状。体查时发现左小腿周径较右侧小腿长 3 cm，而左侧大腿无肿胀，整个左下肢肤色未变化。

- 根据所提供的信息，你能否根据患者的症状，作出急性下肢深静脉血栓形成（DVT）的诊断？
- 根据所提供的信息，你能否确定是否开始抗凝治疗？
- DVT 的危险因素有哪些，对于该患者，他可能的危险因素是什么？
- 双重成像提示左侧股静脉及腘静脉血栓形成，而且患者已接受抗凝治疗。你是否能确定患者会产生后静脉炎的并发症？

内布拉斯加大学医学院的医学博士及外科教授 Thomas G. Lynch 的讨论

答案 1

病史提示跛行。该症状由运动诱发，当患者停止或休息时，症状可缓解。产生症状的位置认为是在血管阻塞近端。比如主髂动脉阻塞，最有可能导致阻塞近侧的肌肉群（即臀部和大腿）产生症状。糖尿病、高血压、高脂血症等血栓形成的危险因素对于临床决策的影响不大，因为它涉及到这些疾病的严重程度。危险因素可能会在任何级别影响疾病的发展。基于病史，你会想到缺少了左股动脉搏动。如果有搏动，患者不太可能有主髂动脉疾病。你应该再次证实病史和重复体查。椎管狭窄症也应被视为另一个诊断。

答案 2

由于患者有急性发作的症状。该症状包括了远端的腿和脚以及腘动脉和胫骨脉冲缺如，这表明血栓形成或股浅动脉或腘动脉闭塞。因为患者原来没有跛行症状，股动脉或腘动脉没有显示动脉粥样硬化，所以由此引发血栓形成的可能性不大。房颤会导致血栓闭塞的可能性增加。

答案3

患者的病史提示该疾病是血管源性的。症状在行走时发生，休息可以缓解。即使患者的主诉较轻，但不太可能是椎管狭窄。椎管狭窄的症状是复杂多样的。休息时跛行症状不会快速消失。基于病史，虽然患者曾行腰椎椎板切除，椎管狭窄的可能性仍然很低。体查和血管实验室检查支持血管源性跛行，而不是神经源性。

答案4

患者出现疼痛，累及左前足和足趾。之前的病史中渐进性跛行提示血管源性因素。危险因素也导致患者易患血管疾病。糖尿病的病史显然参与了远端腘动脉和胫动脉血管病变，这可能增加你对于血管疾病的怀疑，但也应该提高了糖尿病神经病变的可能性。人为设定的踝臂指数升高也与糖尿病内侧钙化一致。基于该信息，到目前为止，静息痛的可能性不能被排除，但是，事实上症状没有随着病程进展而增加，这提示很可能不是静息痛，而是神经性疼痛。

答案5

任何一个未愈合的足底溃疡患者可有一个或多个潜在的病因，包括神经病变、局部缺血或骨髓炎。病变范围超过足底，糖尿病的病史和远侧腘动脉或胫动脉的搏动情况提示闭塞性疾病，提示糖尿病神经病变。然而，缺血和骨髓炎不能排除。踝臂指数是没有帮助的，因为该指数是人为设定的。伤口处骨的表现会强烈提示骨髓炎，未见骨髓炎性质的骨的情况下并不能排除骨髓炎。正常的 $TcPO_2$ 值和脚趾的压力表明，有足够的血供来治愈伤口。阴性的 X 线片会排除明显的骨髓炎。根据该数据，伤口最初被作为一个神经性溃疡进行治疗。如果减轻溃疡区域压力症状改善不明显，应重新评估血管状态和进行 MRI 检查。

答案 6

颈动脉杂音是由胸部传导而来或继发于颈动脉疾病，一般在颈部中段最明显并向下颌骨辐射。

该杂音可能是颈动脉杂音，因为在颈部基底部未闻及。杂音形成是由于血管壁发生湍流。湍流可能与血流动力学改变（血管狭窄 <50%，或 >70%）有关。实际上当狭窄大于 90% 时，可能不会产生杂音。动脉的横截面面积的减小时，血液速度会增加，以保持恒定的流量。该流量增加时有可能导致湍流。在某个临界点，流量和速度实际上会降低，流量和流速没有增加，将不再形成湍流。杂音是动脉粥样硬化最好的标志。了解狭窄程度对治疗方案的制定很关键。治疗方式的选择，应依靠患者是有症状（NASCET 实验）或无症状（ACAS 实验）。对于任一实验的结果，考虑患者的年龄、预期寿命和医疗风险因素都必不可少，这些因素可能影响手术的发病率和死亡率，以及外科医生执行手术时的发病率和死亡率。不能单纯地应用公布的数据，还必须了解当地的手术团队的技术水平。

答案 7

患者既往健康，出现急性左腿肿胀。肿胀局限于小腿应高度怀疑深静脉血栓形成。然而，不能单纯诊断深静脉血栓形成。由于症状是单侧的，系统性疾病的可能性不大。然而，不能排除其它引发疼痛和肿胀症状的原因，如创伤、应激、浅表性血栓性静脉炎、血肿、皮炎、蜂窝织炎。诊断和治疗之前应使用双重成像加以证实。DVT 的危险因素包括肥胖、近期心肌梗死、长骨骨折、制动、癌症和激素治疗。对于该患者，由于刚刚休假归来，长时间的飞机或汽车旅行应加以考虑。这与静脉血栓再通不同。然而，瓣膜功能一般不再保留。静脉回流可以使患者易患静脉炎后并发症。这些症状多在深静脉血栓形成 5 ~ 10 年后出现，症状包括肿胀、硬结、溃疡。静脉炎后肿胀应以弹力袜控制，以防止静脉炎后综合征相关的并发症。

（李民、熊俊　译）

第五部分
消化道出血病例

章节编辑：
Linnea S. Hauge PhD
Mary Ann Hopkins Mphil，MD

目 录

第 38 章
胃肠道出血的放射学诊断

John F. Schilling MD & Anton Mahne MD

急性胃肠道出血患者的出血点可能是在上消化道,亦可能是下消化道。上消化道出血常采用内镜诊断,在诊断过程中能同时进行治疗性干预。

核医学红细胞标记(tagged-RBC)扫描是评价下消化道出血的常用手段,尤其是慢性出血或者间断出血患者。患者自身红细胞被标记 ^{99m} 锝后,再次注射到体内(图 38 – 1)。在正前方视角收集腹部的动态图片。在胃肠道出血患者检测中,可见腹部开始出现异常的放射示踪剂信号,提示此处为出血点。随着检测的进行,若出血持续存在,由于肠道过度活跃致放射示踪剂信号顺向和(或)逆向移行。

当 tagged-RBC 扫描阳性时,应进一步采用血管造影检查对出血点精确定位,同时可对其进行治疗性干预(图 38 – 2)。

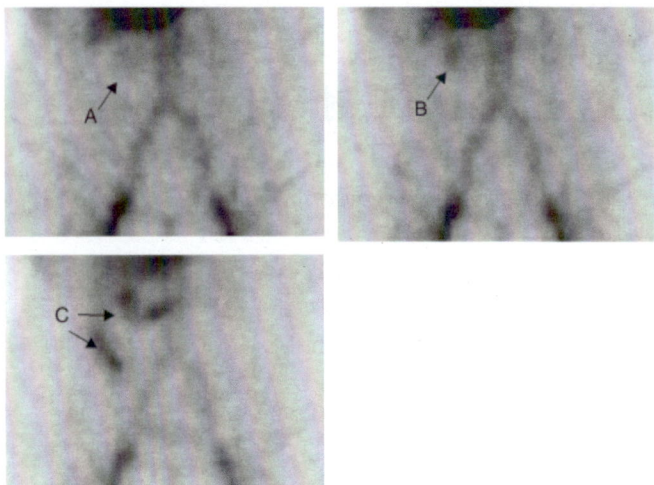

图 38－1　^{99m}锝标记红细胞扫描图像

在结肠右曲处可见放射示踪剂溢出在血管外区域(A 和 B)，随着检测进行可见示踪剂顺向和逆向移行(C)。

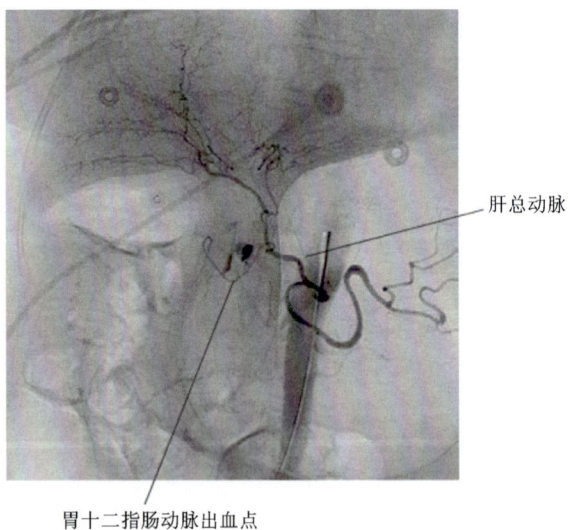

肝总动脉

胃十二指肠动脉出血点

图 38－2　胃肠道血管造影影像

（李民、熊俊　译）

第 39 章
病例 24：患者，男，58 岁，上消化道出血

Veeraiah Siripurapu MD & Robert B. Noone，Jr. MD

病例 24：患者，男，58 岁，因上消化道出血入院。

鉴别诊断

胃溃疡与胃黏膜糜烂	十二指肠溃疡	胃炎
食管静脉曲张	Mallory-Weiss 综合征（食管贲门黏膜撕裂）	胃癌

诊疗思路

　　当接诊消化道出血患者时，我首先会对患者进行心肺复苏。遵循 ABC 原则，保持气道通畅，建立静脉通路，合理输液以补充循环量（晶体液：胶体液为 3:1）。监测中心静脉压（central venous pressure，CVP），留置导尿并记录尿量。留置胃管，若胃管回抽液呈血性，提示上消化道出血，其可能性高达 93%。

　　内镜检查是最初的诊断方式，同时也是治疗方法。最常用的三种内镜治疗分别是注射法（注射血管活性药物、硬化剂等）、凝固法（加压或热探头）以及激光光疗。内镜下所见为外科干预和干预时机提供依据。

患者诊疗

临床思维

- 当怀疑消化道出血时，先自问"是上消化道还是下消化道"。上消化道指十二指肠屈氏韧带以上部分，此处出血概率是下消化道的 4 倍。切记，评估患者出血来源的同时，必须要建立在患

者生命体征稳定的基础上!

病史

- 应寻找是否存在消化道出血的既往史:既往是否呕鲜红色或咖啡色液体? 是否存在黑便或慢性贫血?
- 是否与腹痛相关?
- 寻找与鉴别诊断相关的既往史:
  - 是否存在 NASAID 用药史,或有无幽门螺杆菌感染史?
  - 询问饮酒史及与导致肝硬化相关疾病史,比如乙肝病毒、丙肝病毒感染史及基因型。这些肝病可引起静脉曲张,甚至出血。
  - 剧烈呕吐或胸部锐痛提示 Mallory-Weiss 综合征。
  - 早饱和体重减轻提示恶性肿瘤可能。
- 需要注意的是,上消化道出血最显著的表现是黑便(70%)和呕血(50%);其次有上腹痛(40%)、昏厥(40%)、烧心感(20%)和体重下降(10%)。

体格检查

目前尚无特定体征提示上消化道出血,但以下这些可供病因参考。

- 视诊:若患者体态消瘦、营养不良,需考虑肿瘤或嗜酒;若有黄疸、蜘蛛痣、扑翼样震颤等慢性肝病表现,需考虑肝硬化合并静脉曲张可能。
- 腹部瘢痕提示既往胃部或大动脉手术史。
- 触诊:评估上腹部肌紧张度,肝脏边缘或结节是否可及,淋巴结是否可及,锁骨上淋巴结(Virchow's 结)或脐周淋巴结(Sister Mary Joseph's 结)肿大是进展期胃癌体征。

实验室检查

- **血常规**:血红蛋白和血小板计数。 35 美元
- **尿素氮/肌酐**:无肾功能不全患者出现该比值 >36,提示上消化道出血。 45 美元
- **肝功能**:了解是否存在肝硬化。 65 美元
- **淀粉酶**:持续升高出现于胰腺炎和肠穿孔。 25 美元
- **凝血功能(PT/INR/PTT)**:监测凝血功能紊乱为药源性还是肝源性。 55 美元

- **血型与交叉配血**：复苏抢救时备血之用。[备注：输血需求应符合外科手术标准，且存在致死风险（＞5 单位 = 57% 手术概率，43% 死亡率）]
　　　　　　　　　　　　　　　　　　　　　　　　　68 美元

影像学检查

➡ **吞钡/上消化道检查**：用于发现糜烂性食管炎、胃部肿块和消化性溃疡等，也适用于诊断食管静脉曲张。大部分情况下已被内镜所替代。
　　　　　　　　　　　　　　　　　　　　　　　　500 美元

临床实例	医学知识

消化性溃疡

病因及发病机制　消化性溃疡由消化道胃酸过多或黏膜防御能力减弱所致；其形成常与幽门螺杆菌的存在有关。

临床表现　无论是胃溃疡还是十二指肠溃疡，均有黑便、呕血伴或不伴上腹痛。其中十二指肠溃疡更为多见，但两者导致消化道出血的概率相当。溃疡底部若存在大于 1.5mm 的动脉血管糜烂易致出血死亡。

诊断　诊断的确立主要基于内镜下发现。组织活检可确诊是否存在恶性可能。检测幽门螺杆菌（血浓度检测/病理组织活检）以决定用药方案。

处理　80% 的溃疡出血能自动停止。内镜下注射治疗、热探针、双极凝固器或钛夹应用均行之有效。配合质子泵抑制药促进溃疡愈合，并预防溃疡发生。对于再次出血患者，仍可使用内镜治疗，若内镜治疗失败，建议外科手术干预。手术方式有选择性迷走神经切断术、迷走神经切断 + 幽门成形术、迷走神经切断 + 胃窦切除术等。手术方式的选择取决于术前准备速度、患者生命体征、复发率及主刀医生的经验。**参见 Sabiston 46，Becker 26。**

静脉曲张破裂出血

病因及发病机制　门静脉压力升高并超过 10 mmHg 时称为门脉高压，其部位原有吻合支的血管扩张，形成旁路。胃冠状静脉/食管黏膜下静脉丛因无法顺利流入门静脉而导致食管静脉曲张。病程中约 50% 的出血来自于此部位，死亡率高达 30% ~ 50%。肝功能正常患者享有较高生存率。四个常见的门静脉侧支循环为：①食管黏膜下静脉丛；②胃冠状静脉；③腹壁 – 脐周系统；④直肠侧支循环。

临床表现　可表现为典型无痛性呕血，出血量大甚至休克，需紧急复苏抢救。

诊断　诊断的确立主要基于患者内镜下所见和肝硬化的临床表现。

处理　概括而言，主要的治疗方法是药物治疗、内镜治疗、填塞法、减压法（放射介入和外科干预）以及肝移植等。具体内容如下：

a. 药物治疗：血管加压素、特利加压素、生长抑素及其类似物。

b. 内镜治疗：内镜下食管静脉出血套扎与硬化剂注射治疗，常用硬化剂为乙醇胺或聚乙二醇单十二醚。新近 Meta 分析认为，与内镜下硬化剂注射相比，套扎术更有利。

c. 三腔二囊管（Sengstaken-Blackemore 或 Minnesota 管）：使食管气囊、胃气囊充气膨胀后压迫曲张的静脉，但易产生误吸、穿孔和黏膜坏死等并发症，鉴于 20% 的高并发症率，目前已逐渐减少该方法的使用。

d. 介入治疗：经颈静脉肝内门体支架分流术（Transjngular intrahepatic portosystemic shunt，TIPS），即在肝内建立腔静脉与门静脉系统间的人工血流通路，使门静脉压力下降至 12 mmHg 以下。90% 患者分流术后可控制出血，但术后半年约一半患者分流失效。外科断流术：主要目的是降低门静脉系统压力、阻断远端食管和近端胃部血流。分为非选择性、选择性和部分断流三种。手术方式的选定取决于肝功能分级评估、将来是否需行肝移植、是否存在肝性脑病等并发症。**参见 Sabiston 46，Becker 35。**

Mallory-Weiss 综合征（MWS）

病因及发病机制　因剧烈呕吐、咳嗽和致腹内压骤然升高的其他情况，造成胃贲门处黏膜纵行撕裂，其产生原因与胃内压 – 胸内压力差骤变相关。85% 病例仅见直径小于 2.5 cm、沿胃小弯的黏膜撕裂伤。约 15% 导致上消化道出血。

临床表现　剧烈呕吐后伴或不伴锐痛，并出现上消化道出血症状。需与表现为全层透壁性穿孔的自发性食管破裂（Boerhaave's 综合征）鉴别。

诊断　需进行胃镜检查以确诊。若怀疑穿孔，建议使用泛影葡胺等胃肠显影剂造影。

处理　行胃镜检查前，50% ~80% MWS 患者已停止活动性出血。若胃镜下仍见出血，可行电凝止血和/或硬化剂注射，也可考虑介入栓塞或经动脉注入血管活性药物。避免使用能造成黏膜撕裂伤口进一步扩大的填塞球囊。若上述方法均失败，应行胃造口术和出血伤口缝补术。参见 Sabiston 46

胃炎

病因及发病机制　由于胃黏膜损伤因子和保护因子失平衡而造成的黏膜炎症，称为胃炎。通常表现为胃黏膜充血水肿，和伴有不同程度的出血性糜烂。烧伤、头颅损伤等应激状态和 NSAIDs 药物的应用均可为其病因。

临床表现　典型的患者表现为黑便伴或不伴贫血，住院患者胃管引流见鲜红色或咖啡色引流物。

诊断　首选为胃镜检查 + 组织活检，必须明确有无幽门螺杆菌感染。影像学检查意义不大。

处理　去除损伤因子，如停止使用 NSAIDs 药物。可加用质子泵抑制药和硫糖铝保护胃黏膜；若存在幽门螺杆菌感染，需行抗菌治疗。参见 Sabiston 46，Becker 26。

胃癌

病因及发病机制 美国地区95%胃癌属于腺癌。随着远端肿瘤发病率的降低，近端恶性增生的病例数却日渐上升。主要高危因素包括饮食(烟熏及含亚硝胺食物)、幽门螺杆菌感染和吸烟。

临床表现 最常见表现为上腹痛、体重下降。近端肿瘤常伴有吞咽困难，远端则伴随有与梗阻有关的恶心、呕吐等表现。

诊断 诊断依靠胃镜及组织活检。

处理 对于未有转移灶的胃癌患者，外科手术是主要治疗手段。肿瘤的大小、位置决定了胃切除术及淋巴结清扫的范围和重建方案。辅助治疗尚存争议。新近发现，术前放疗、化疗治疗有一定疗效。参见 Sabiston 47，Becker 26。

少见病

a. **大动脉－肠瘘**：是指破裂的大动脉延伸至肠腔，通常为十二指肠第三肠段和第四肠段。多见于既往有腹主动脉瘤修补术患者。伴有"前哨征"的消化道出血往往提示大出血可能。行 CT 或胃镜检查屈氏韧带处最有意义。参见 Sabiston 46。

b. **胆道出血**：是肝内动脉系统与胆道系统存在异常通路所导致的出血，病因有异常新生物形成、创伤、血管先天畸形、寄生虫感染和凝血功能紊乱。可表现为右上腹痛、黄疸和消化道出血。参见 Sabiston 52，Becker 17，18。

c. **胃肠间质瘤**：1%消化道肿瘤起源于与成熟 c-kit 癌基因相关的卡介细胞(Cajal)，其中65%位于胃部，25%位于小肠。常伴随有压迫或移位症状，1/4造成出血。参见 Sabiston 41，Becker 26。

d. **血管发育不良**：是黏膜及黏膜下血管异常膨胀所形成的血管性畸形，内镜下表现为浅表小红斑。可能的先天性病因如遗传性出血性毛细血管扩张症（又名 Osler-Weber-Rendu 综合征），也与肾衰竭、大动脉狭窄、肝硬化等获得性损伤有关。约4%患者存在上消化道出血症状。参见 Sabiston 46。

e. **杜氏病**：由胃部近端血管畸形造成，发病部位通常位于食管－胃连接处6 cm内的胃小弯处。胃镜下可见黏膜下较大的溃烂性血管，与慢性胃炎相关。参见 Sabiston 46。

实践基础上的学习和提升：循证医学

题目

胃炎和消化道溃疡患者的胃中存在来路不明的螺旋杆菌

作者

Marshall BJ，Warren JR

参见

Lancet，1984，1(8390)：1311 – 1315

问题

消化性溃疡的病因是酸过多还是其他因素？

干预

了解患者内镜检查结果、消化道症状和病因。取组织活检检测幽门螺杆菌。

证据质量

100名已行内镜检查患者的非随机性前瞻性研究

结局/效应

大部分活动性慢性胃炎、十二指肠溃疡和胃溃疡患者中存在幽门螺杆菌阳性。

历史意义/评论

临床医生 Marshall 和 Warren 发现消化性溃疡和胃炎患者伴有幽门螺杆菌感染。当时普遍接受的观点是胃内不可能有微生物存活，而溃疡是由胃酸过多所造成。他们的研究大大地改变了胃炎的病因学诊断，并最终斩获诺贝尔医学奖。

沟通技巧

当患者因出血而发生情绪创伤时……

任何经历大出血的患者都容易产生焦虑、情绪不稳定，此时对患者及其亲属解释诊断、告知进一步的治疗方案显得极其重要。需要注意的是，因为紧张和害怕，他们正经历着"情绪大波动"，而这些往往又妨碍他们进行合理、有逻辑的思考。因此，请给予他们信息和时间，逐渐平复他们的心情。

职业素养

有义务与患者保持恰当联系

酒精性肝硬化患者往往因静脉曲张破裂出血而就诊。部分内科医生的诊断态度让患者感觉无助与恐惧，以至于他们断然拒绝评估病情，不乐意接受有效的抢救方案。你有没有想过，其实患者初次出血治疗后，便是向其告知如何避免出血高危因素、建立正确生活方式的好机会？

基于系统的实践

医疗安全：血库

ABO 血型不相容往往造成溶血，其导致死亡概率为 1/600000。为避免产生类似危害，医生、护士、血库，甚至医院检验科需要相互把关、环环相扣，确保为患者提供正确、合适的血制品。首先，取患者血样定血型，其次与输血袋中血液进行交叉配血，防止产生抗原抗体反应。准备血制品的血库应仔细贴标，输血前必须有两名工作人员再次确认患者信息、血制品信息，确保"正确的人"使用"正确的血"。输血过程中，务必监测患者的生命体征和输血反应。

（丁雯瑾　译）

第40章
病例25：患者，男，71岁，下消化道出血

Gregg Guilfoyle DO & Robert B. Noone，Jr. MD

病例25：患者，男，71岁，因下消化道出血入院。

鉴别诊断

憩室炎伴出血	动静脉畸形	缺血性肠炎
结肠癌	痔疮	上消化道出血

诊疗思路

　　当我接诊经下消化道出血患者时，首先要稳定患者的生命体征，评估血流动力学状态、确保静脉通路开放且留置导尿，行各项实验室检查，如血常规、凝血功能和生化七项等。送患者血样至血库供定血型和交叉配血用。通过胃管洗胃排除上消化道出血可能后，在患者仍处于活动性出血情况下，尽快安排至核医学室行标记红细胞扫描，以明确出血部位。若扫描结果阳性，进一步行肠系膜造影。

患者诊疗

临床思维

- 通常收治重症监护室（ICU）密切监测。
- 缩小鉴别诊断范围。若考虑出血来源于上消化道，建议留置胃管。
- 谨记"复苏抢救为先"，纠正凝血功能紊乱，监测血常规。
- 尽快稳定患者病情，当患者仍处于活动性出血，可就近或原地固定处理。若患者病情不稳定且需转运时，须有医生随行。ICU护士应随同，务必携带血液、静脉输液和新鲜冻存血浆（fresh frozen plasma，FFP）。

病史

- 评估出血性质：
- 卫生纸上或覆于排泄物上的新鲜血液表明出血来源于肠道近肛门部位。
  - 肛门疼痛伴出血提示肛裂。
  - 若大便与血液相混或血性腹泻，通常表明出血来源于结肠近端。
  - 询问既往史，有无类似发作，有无行肠镜检查。
- 详细追问家族史，家族有无结肠癌患者。

体格检查

- 通过血压、心率、皮肤色泽、毛细血管充盈度、眼睑结膜颜色和精神状态评估出血量。
- 记住：出血患者出现低血压前往往有心动过速表现。
- 大量失血会影响精神状态。
- 直肠检查十分必要。
- 肛门镜有利于诊断明显的痔疮出血。
- 腹部无典型肌紧张和压痛。

实验室检查

- **血常规**：血红蛋白、血细胞比容数值最为重要。 35 美元
- **凝血功能（PT/PTT）**：了解凝血功能。 55 美元
- **电解质**：常使用肌酐判别有无急性肾功能不全。 45 美元
- **胃镜检查**：评估出血是否来源于上消化道。 312 美元
- **肛门镜或硬式乙结肠镜**：评估出血是否来源于直肠。 175 美元
- **全结肠镜**：判断结肠有无肿瘤、动静脉畸形或憩室炎。

  800 美元

影像学检查

- ➡ **标记红细胞扫描**：是出血量达到 0.1 mL/min 的首选检查。

  450 美元

- ➡ **血管造影**：适用于出血量达到 0.5 mL/min，或者标记红细胞扫描呈阳性。 1300 美元

- ➡ **钡剂灌肠**：仅适用于已停止出血的患者，该检查会影响血管造影结果，因而不建议需行血管造影者使用。 350 美元

| 临床实例 | 医学知识 |

痔疮

病因及发病机制　人体直肠末端、肛管皮肤下动静脉丛发生扩张和屈曲而形成的柔软静脉团。"有症状痔疮"由于长期屏气用力，起支撑作用的结缔组织松弛所致。常见的其他病因有怀孕、老年、慢性便秘、腹泻和肛交。扩张屈曲并下垂的内痔往往导致出血。

临床表现　表现为排便后卫生纸或大便上无痛性出血，和下垂于肛管外的突出物。

诊断　依靠肛门镜。

处理　80% 的溃疡出血能自动停止。内镜下注射治疗、热探针、双极凝固器或钛夹应用均行之有效。配合质子泵抑制药促进溃疡愈合，并预防溃疡发生。对于再次出血患者，仍可使用内镜治疗，若内镜治疗失败，建议外科手术干预。手术方式有选择性迷走神经切断术、迷走神经切断 + 幽门成形术、迷走神经切断 + 胃窦切除术等。手术方式的选择取决于术前准备速度、患者生命体征、复发率及主刀医生经验。参见 Sabiston 46，Becker 26。

静脉曲张破裂出血

病因及发病机制　门静脉压力升高并超过 10 mmHg 时称为门静脉高压，其部位原有吻合支的血管扩张，形成旁路。胃冠状静脉/食管黏膜下静脉丛因无法顺利流入门静脉而导致食管静脉曲张。病程中约 50% 的出血来自于此部位，死亡率高达 30% ~ 50%。肝功能正常患者享有较高生存率。四个常见的门静脉侧支循环为：①食管黏膜下静脉丛；②胃冠状静脉；③腹壁 - 脐周系统；④直肠侧支循环。

临床表现　可表现为典型无痛性呕血，出血量大甚至休克，需紧急复苏抢救。

诊断　诊断的确立主要基于患者内镜下所见和肝硬化临床表现。

处理　纤维填塞物、橡皮圈结扎、硬化剂注射、红外线凝结治疗和外科手术行痔疮切除术。治疗方法取决于痔疮分期。参见 Sabiston 46，51；Becker 21。

憩室出血

病因及发病机制 结肠憩室是指黏膜通过结肠壁的弱点疝出、向外凸出形成的袋状。在这些薄弱部位血管渗透出肌层，破裂而造成出血。20%憩室病患者可发生出血，且出血点常位于右侧结肠。高达80%的憩室出血会自行停止，25%患者存在再出血风险。

临床表现 无痛性血便，量大。

诊断 活动性出血时行标记红细胞扫描和肠系膜造影以明确出血点。虽然结肠镜有助于明确诊断，但活动性出血时，内镜下难以观察。钡剂灌肠能判断结肠中憩室的分布，但对判断出血点毫无意义。

处理 出血多呈自限性。若出血部位明确，且持续或反复性发作可行结肠切除术。对于无法明确部位的严重病例，拟行结肠次全切术。血管造影下如见出血来源，行选择性动脉栓塞术。此外，内镜下电灼术或肾上腺素注射也是行之有效的方法。**参见 Sabiston 46, 50；Becker 21, 25。**

动静脉畸形(arteriorenous malformation，AVM)

病因及发病机制 由于肠道壁黏膜下静脉膨大引起的退行性损伤，多位于右侧。20% AVM 患者存在出血，90%可愈。鉴于高复发率，故需治疗。

临床表现 慢性、间断性肠道出血伴贫血。

诊断 可使用选择性肠系膜血管造影诊断。

处理 自限性出血。通过放射介入行动脉填塞，结肠镜下采用凝固法治疗损伤点，反复发作者，可行手术切除。**参见 Sabiston 46。**

结肠癌

病因及发病机制 癌症细胞呈现疯狂生长及扩散之势。恶性肿瘤不仅侵犯淋巴系统，还浸润血管，最终导致出血。结肠息肉是结肠肿瘤的癌前疾病，通常会进展为癌症。

临床表现　早期无明显症状，中晚期有疲劳、虚弱、气急、排便习惯改变、大便变细、腹泻或便秘、血便或黑便、体重减轻及腹痛等表现。右侧结肠癌患者有贫血症状，左侧则有肠梗阻或血便表现。

诊断　诊断依靠钡剂灌肠和肠镜。肠镜的优势在于能获取组织活检。一旦怀疑肿瘤，先予分级分期，明确有无转移，需行的检查有胸片、CT、磁共振和骨扫描。这类患者中癌胚抗原（carcionembryonic antigen，CEA）往往升高，转移疾病中尤甚。

处理　对于无生命威胁的良性息肉，予肠镜下行息肉摘除。恶性肿瘤则建议开腹或腹腔镜下行病灶切除术 + 淋巴结清扫。**参见** Sabiston 50，Becker 21。

缺血性肠炎

病因及发病机制　结肠肠段供血不足所致，是消化道出血的少见病因之一。多为非闭塞性缺血，可分为坏死型（15% ~ 20%）和非坏死型（80% ~ 85%）。非坏死型多呈一过性或慢性、可逆性缺血。

临床表现　主要为典型的腹痛、腹泻和便血三联征。腹痛通常呈绞痛，位于左下腹，似与肠梗阻相关。坏死型缺血伴有休克、败血症，表现为"悲惨腹痛事件"。

诊断　诊断依靠既往史和查体。确诊首选结肠镜 + 组织活检，根据镜下黏膜所见判断缺血程度。

处理　非坏死型缺血为自限性，治疗方案为肠道休息及使用抗生素。肠道黏膜全层缺血则需行切除术（见病例 8）。**参见** Sabiston 50，Becker 21。

少见病

炎症性肠病同样能导致出血。克罗恩病及溃疡性结肠炎（ulcerative colitis，UC）表现为间歇性腹泻和便秘。诊断这类疾病，家族史十分重要。肠切除术能改善克罗恩病所致的并发症，对 UC 可能有治愈作用。**参见** Sabiston 48，50；Becker 22。

实践基础上的学习和提升：发病率与死亡率的自评量表	
并发症	输血反应导致的急性溶血
类型	弄错患者，系统衰竭，可避免的
手术名称	无
疾病名称	男性，72 岁，急性下消化道出血
病情介绍	突发背部疼痛，发热，寒战，心动过速，血红蛋白尿
干预措施	停止输血，静脉补液扩容，升压药的使用，再次审核所输血液
治疗效果	停止输血后给予患者静脉输液及升压药支持治疗；插管行透析治疗，升压药维持中
危险因素	交叉配血的要求；输血审核的人为错误
如何处理危险因素	需要两名人员共同审核受血患者的用血
处理过程中发生了什么	当时院内有两名患者需要受血，这两名患者血型不同，(受血血型不匹配)结果导致抗原介导的严重输血反应
是否还有其他处理方式	患者名字、住院号必须与血液制品匹配，确保输血正确
处理方式不同带来的结果是否不同	患者可以得救

沟通技巧

文化差异

随着美国的种族增多，医生需要留意各种文化之间差异。

不同语言和民族传统造成的障碍会给就诊带来负面影响，比如：

- 对健康问题无法作出辨别和正确反应
- 不恰当的告知同意
- 错误理解医生指示
- 对于治疗计划依从性差
- 错过预约
- 提供不正确的用药史

长期研究显示，单"语言障碍"这一项就能造成：

- 就诊次数减少
- 就诊时间延长
- 行更多的实验室检查
- 急诊就诊频率增加
- 有限的随访
- 对卫生保健服务不满

职业素养

维持信任和管理利益冲突的承诺

利益冲突是指，应根据主要利益（患者福利、研究有效性等）作出的专业判断被次要利益不恰当地影响所造成的一系列情况[1]。犹如其他所有医疗/手术竞技场一样，对于"究竟给予出血患者内镜治疗还是手术治疗"，应该遵循于"哪个更有利于患者"，而非基于"谁能从中获得经济利益"。

基于系统的实践

个体化训练：技术能力的激励与评估

　　某患者因第三次下消化道出血而收治入院，血管造影师在乙状结肠处发现出血的憩室并栓塞出血点。出血停止后，你建议患者行腹腔镜下结肠切除术，而该治疗步骤并没有广泛应用或医学训练中并未学习。

　　这意味着，作为已被认证的执业医师，你仍需提高与个人专业范围相关的疾病处理和诊治技能。一旦你完成住院医生培训，很难在个人经验不足的情况下，冒险应用新技术、新设备于患者。然而幸运的是，其实有更安全的学习机会学习和获取临床技能，比如刺激器的使用。与时俱进，汲取新知识，投身继续教育，不断更新技术，提高医护质量。

参考文献

1. Thompson DF：Understanding financial conflict of interest. N Engl J Med, 1993, 329：573 - 576.

（丁雯瑾　译）

第41章
病例26：患者，男，45岁，直肠肛门疼痛

Catherine M. Schermer MD & W. Randall Russell MD

病例26：患者，男，45岁，因直肠肛门疼痛入院。

鉴别诊断

痔疮	肛裂	（肛周）脓肿
（肛门/直肠）脱垂	肛瘘	鳞状细胞癌

诊疗思路

当我接诊这名直肠肛门疼痛的45岁患者时，首先询问病史，如疼痛发作时间、疼痛性质、排便性状、排气情况、有无出血，以及排便习惯是否改变等详细信息。针对腹部和直肠的查体是必需的。进行查体前，确保患者处于放松状态。直肠检查前，请让患者摆好正确体位，先对肛周视诊，然后抹润滑剂于带套示指进行触诊，或使用肛门镜，甚至直乙结肠镜。整个检查过程中，需要向患者告知并使其安心。该诊断通常依赖于病史和查体。若主诉仅为"直肠肛门痛"，暂无需行一系列其他检查。

患者诊疗

临床思维

- 详细问诊后，根据患者症状，对鉴别诊断做到"心中有数"。进一步视诊和直肠检查以明确诊断。

病史

- 考虑疼痛性质、部位、持续时间及疼痛类型。疼痛是否与排便

有关？卫生纸或粪便上是否有鲜红色血液？

- 血栓性痔疮表现为急性发作的肛门持续性疼痛，与排便无关，病灶通常呈小粒、无色的豆状硬块。
- 若疼痛出现于排便过程中，并伴有不同程度的出血，提示肛裂可能。
- 肛瘘患者往往有肛门直肠脓肿既往史，表现为肛门不适或疼痛感，且有持续性分泌物。
- 伴随排便出现的微红色突出肿块，伴排便不尽感，常提示直肠脱垂。
- 肛门鳞状细胞癌不常见，需肛门肿块活检后病理证实。

体格检查

- 基本的直肠检查四步骤：
  1. 正确的体位：俯卧刀切位、膝胸卧位或左侧卧位。让患者不感觉尴尬和最易接受的是左侧卧位。
  2. 肛周视诊，辨别痔疮、肛瘘或脱垂。视诊过程，若患者存在疼痛，表明与血栓性痔疮、肛裂或脓肿相关。嘱患者行Valsalva动作(令患者深吸气后紧闭声门，再用力做呼气动作)，以评估肛周皮肤及肛门开口情况，此检查或许能提供有价值信息。
  3. 抹润滑剂于带套示指，触诊检查直肠及其周围结构，评估括约肌收缩功能等。必要时，对指套上粪便行隐血检测。
  4. 条件允许下，行肛门镜或直乙结肠镜，它们是评估痔疮和肛管损伤情况的最佳方法，这些靠直肠指检有时较难检出。对于肛裂患者，应尽量避免直肠指检和镜检，因为这些操作会造成不适感和疼痛加剧。

实验室检查

- **血常规**：白细胞增多提示感染和炎症。　　　　　　　35 美元
- **肛镜/直乙结肠镜**：观察黏膜/息肉样破损、肿瘤、炎症改变、肠道狭窄、血管畸形和肛门情况。　　　　　　135 美元

影像学检查

→ **直肠超声镜检查**：便于更深入地观察和诊断视诊及触诊无法
  了解的直肠肛门情况。   225 美元
→ **CT**：便于诊断脓肿的位置与范围。   950 美元

临床实例	医学知识

痔疮

病因及发病机制　分为外痔和内痔。内痔指位于肛门齿状线以上，肛管黏膜下扩大曲张的静脉团；而齿状线以下，肛周异常膨大扩张的静脉团形成外痔。

临床表现　内痔：无痛，出血；外痔：疼痛瘙痒，伴肛门分泌物。

诊断　诊断内痔依靠肛门镜或结肠镜；外痔依赖于视诊。

处理　初次治疗建议坐浴、使用大便软化剂和改变饮食等方法。血栓性外痔常造成剧痛，予活血化瘀和切除痔疮治疗。外科痔疮切除术同样也适用于其他类型的外痔。内痔则可采用皮筋结扎法，使病灶坏死并脱落。参见 Sabiston 46, 51, Becker 21。

肛裂

病因及发病机制　肛裂即肛周黏膜裂伤。急性肛裂经保守治疗后可愈合。慢性肛裂的撕裂口达肛门内括约肌，导致平滑肌痉挛，血流灌注减少，形成缺血性溃疡而延缓愈合。

临床表现　表现为排便期间或便后疼痛。常被患者描述为"刀割样痛"，排便犹如"划过碎玻璃"般痛苦。卫生纸上可见鲜红色血液。慢性肛裂患者往往经历着持续数小时的抽搐疼痛。

诊断　肛门后正中线是肛裂的最常见的发病部位。检查者用两指将肛缘皮肤向两侧轻轻分开，见肛管变形皮肤区有一溃疡，便能确诊。指诊及肛门镜检常常引起患者剧痛，因而一旦确诊肛裂后，不宜采用。

处理　非手术治疗方法常有温水坐浴，补充膳食纤维，局部用药缓解平滑肌痉挛（如硝酸甘油或硝苯地平油膏）。一般而言，肛裂6周可愈。慢性肛裂患者可采用手术治疗，内括约肌切开术能有效缓解慢性括约肌痉挛。参见 Sabiston 51，Becker 21。

肛周脓肿

病因及发病机制　肛管周围肛内导管闭塞导致脓肿形成和局部感染，并播散至肛门内括约肌、肛周、坐骨直肠区域以及肛提肌上方，同时相应地出现一系列症状。

临床表现　肛周出现柔软、色红、波动性肿块，伴随患者发热、寒战及白细胞增多。糖尿病及免疫缺陷病患者应及时服用抗生素和外科手术治疗。

诊断　肛门直肠检查后可确诊。盆腔 CT 示脓肿波及上提肌范围。对于没有外部症状的内括约肌和肛提肌上方脓肿，则需要在麻醉下进行检查。

处理　治疗方案取决于脓肿部位、大小、涉及范围。可行床边切开引流及冲洗，注意每日伤口护理。若脓肿巨大、患者患有糖尿病或免疫缺陷综合征时，建议手术室内切开引流。参见 Sabiston 51，Becker 21。

肛瘘

病因及发病机制　肛瘘常见于肛周脓肿或炎症等既往史患者。肛内隐窝与肛周皮肤相通，形成瘘管，约50%肛周脓肿患者切开引流后可导致该病。按瘘管通路分为：括约肌间型、经括约肌型、括约肌外型和括约肌上型。

临床表现　患者常主诉（肛门区）肿胀、疼痛，有混着粪便的黏液或腐臭味液体分泌。

诊断　依靠视诊和直肠指检。肛门镜检查有助于确定内口位置。麻醉下检查确定瘘管并辅助治疗。

处理　先确定瘘管位置，行瘘管切开术引流，促进伤口缓慢愈合至闭合。若脓肿持续形成，则需敞开瘘管，持续引流。**参见** Sabiston 51，Becker 21。

肛门直肠脱垂

病因及发病机制　当支撑固定直肠的前侧提肌和周围多种韧带组织松弛时，则导致肛门直肠脱垂。由于肌肉松弛，加上排便时持续用力，引起直肠向下突出：若挤出的直肠呈多个同心圆黏膜环折叠，称为完全性脱垂；若脱出部分仅为直肠黏膜，称部分性脱垂。

临床表现　疼痛、便秘、排便不尽感和见明显脱垂物。

诊断　诊断依靠直肠检查。让患者于坐便器上屏气用力，能见脱垂物。

处理　非手术治疗包括排便后人为托肛、避免便秘、加强会阴部力量和硬化剂注射。手术治疗有：行 Douglas 陷凹闭塞术，保留盆骨底，经会阴切除肠段术，直肠悬吊固定术。**参见** Sabiston 51，Becker 21。

鳞状细胞癌

病因及发病机制　通常鳞状细胞癌由人乳头瘤病毒致癌亚型 16 和 18（HPV－16、HPV－18）感染所致，大部分病例属于性传播感染，临床上与肛疣形成有关。HPV 病毒 DNA 整合入肛管细胞染色体后发展为癌症。

临床表现　典型表现为痛性肿块伴出血，初诊易误诊为痔疮。

诊断　确诊依靠肛直肠活检，同时扩大范围行周围淋巴结活检，以评估局部转移程度。

处理　与单纯化疗相比，放疗与化疗联合治疗更利于提高生存率。联合治疗后，如肿瘤病灶仍残留，建议行腹部－会阴切除术。**参见** Sabiston 51，Becker 21。

少见病

a. **粪便嵌顿**：长期便秘导致直肠内形成难以排出的干硬、大块状粪便，与此同时，来源于高位肠段的稀薄粪便环于粪块周围并不断渗出，最终引起大便失禁。**参见 Sabiston 51**。

b. **炎症性肠病**：在肛直肠病理中，炎症性肠病占有一定比例。建议行诸如痔疮切除术等侵入性手术前，排除该病可能。**参见 Sabiston 48，50，51；Becker 22**。

c. **性传播疾病**：尖锐湿疣（肛疣）是最常见和棘手的一种性传播疾病，即使行手术也难以清除病灶。该病患者肛门处可见多个不连续、持续生长的小粒赘生物，这些赘生物排列紧密，形成菜花样团状刺瘤。此外，单纯性疱疹、梅毒和软性下疳均能导致典型痛性肛门溃疡。肛直肠淋病也会引起疼痛、瘙痒、血性或黏液状分泌物。**参见 Sabiston 51**。

d. **结核**：多见于发展中国家，呈现为非典型部位的肛裂（非齿状线处），且愈合缓慢。需与克罗恩病、肛裂、肛瘘等疾病鉴别。如病灶标本呈抗酸杆菌阳性、病理见干酪样肉芽肿，则确诊。

实践基础上的学习和提升：发病率与死亡率的自评量表	
并发症	痔疮切除术后的慢性溃疡
类型	不必要流程，判断失误，诊断错误，可预防
手术名称	痔疮切除术
疾病名称	克罗恩病活动期出现于会阴周围的皮赘
病情介绍	女，31 岁，软性皮赘，肛瘘和腹泻
干预措施	痔疮切除术
治疗效果	切除部位的慢性溃疡和疼痛加剧
危险因素	克罗恩病；忽略的疾病症状，如多处齿状线外的肛瘘
如何处理危险因素	坐浴，局部伤口护理，控制腹泻
处理过程中发生了什么	术后 2 个月，患者伤口部位仍有引流物伴疼痛。经查，因克罗恩病导致伤口愈合差

是否还有其他处理方式	局部伤口护理；给予克罗恩病药物治疗，以替代手术疗法；辨别克罗恩病典型症状
处理方式不同带来的结果是否不同	对症治疗原发病后肛瘘愈合

沟通技巧

克服尴尬，获得准确个人史

　　肛门直肠疾病患者就诊时常觉尴尬，一旦病患部位出现肿块时，他们又暗自担心，害怕得了肿瘤。肛门直肠部位的损伤或可疑创伤往往源于肛交和非常态交配，这些常使得患者羞于启齿。

　　医学生、住院医生和就诊医生在问及患者隐私这方面时，难免也会觉得不自在。因而，告知患者"问诊的最终目的"是"为了他的健康"，确保隐私性和客观性十分重要。虽然很难举出特定病例，但简而言之，医生应提高问诊技巧，在问及患者"不愿提及"的个人史时避免其尴尬难堪。无论如何，"因尴尬而不仔细询问正确的个人史"绝不能成为理由。

职业素养

与患者维持恰当关系的承诺

　　直肠指检在查体项目中略受质疑，尤其在病理学已完善的当今。诚然，这项检查会带给患者尴尬和不舒适感，但仍有检查的必要。检查前，确保环境的安全性和私密性，获得患者信任，向他解释将要做的检查和检查中可能带来的不适。尽管对医学生而言，学会正确的直肠指检（尤其是亲眼目睹和体会病理学发现）十分重要，但医生仍应将操作人员数量减至最少。切记，指检过程中，务必有另一个医护人员在场。

基于系统的实践

退还条款：共付额和免赔额

为肛裂女患者检查完后，你可以陪同她去前台，建立随访预约，然后秘书会请她支付共付额。

让患者支付共付额的主要目的是防止他们寻求自身不需要的医疗需求。卫生经济学家研究后告诉我们，这种情况称为"弹性需求"，即当医疗护理和治疗完全免费时，人们会有过多的需求。"共付额"意味着患者不得不为医疗行为而支付小额费用，这样他们更倾向于只做需要做的诊治。但若共付额太高，患者又会放弃诊疗。因此，保险公司一直努力设定合理数目的共付额，既保障需要医疗的患者得到救治，又能避免医疗资源的浪费。

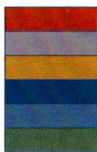

如有机会评估消化道出血患者的病情，请参照第36页上"能力自评量表"分析患者情况，也可从网址www.studentconsult.com 下载该表。需要注意的是，各种科室医疗服务（如消化科、外科、急诊科或手术室）协作的质量可能影响患者的诊治。

医者金鉴：消化道出血

章节回顾

阅读以下病例并思考相关问题，然后参考专家观点。

1）患者，男，59岁，因呕血就诊。该患者有关节炎病史，平时规律服用NSAIDs。体重下降12千克，餐后腹痛3周，腹痛无法定位。呼气中测出乙醇成分。生命体征：体温37.1℃，脉搏120次/分，血压90/60mmHg。

问题：当你接诊这一患者时，首选应该怎么做？鉴别诊断有哪些？

2）患者，女，71岁，严重的下消化道出血。既往无出血史，有高血压和房颤病史，已服用香豆素2年。生命体征：体温37℃，脉搏115次/分，血压105/60 mmHg。

问题：当你接诊这一患者时，首选应该怎么做？鉴别诊断有哪些？若出血不止或加重，且无法确定出血点时，又该怎么办？

3）患者，男，60岁，因痔疮就诊。过去几个月间，多次发现卫生纸上有鲜血。直肠指检发现肛缘一肿块。

问题：若病理活检证实为鳞状细胞癌，你该怎么处理？若病理检查结果为腺癌，又该怎么处理？

讨论（John H. Marks，MD，宾夕法尼亚州维尼伍德 Main Line 卫生系统结直肠科主任）

答案 1

59 岁，上消化道出血男性患者，既往有 NSAIDs 服用史，有明显体重下降，本次就诊发现呼气中含酒精。来院时有心动过速和低血压，呈现Ⅱ度休克。首选，我立即行 ABC 治疗，开放两路静脉（18 号针或更大），输注 2L 乳酸林格氏液。若低血压仍持续，将予输血。治疗的同时进行各项实验室检查，如血常规（白细胞和血小板计数）、凝血功能（PT，PTT）、生化 7 项、肝功能、血淀粉酶和脂肪酶、交叉配血和备血 4U。通知血库，先备血 2U，随时待命。此外，留置导尿。

因患者有 NSAIDs 药物史，我首先需要考虑溃疡出血的可能。患者呼气中含酒精，故而需要考虑（肝硬化）食管静脉曲张破裂出血，为此，我查体时特意留意了因门静脉高压而出现的蜘蛛痣。"体重下降 12 千克"提示食道或胃恶性肿瘤的可能性，然而恶性肿瘤更易表现为慢性贫血。

关键的确诊检查是胃镜！鉴于患者的出血量，行胃镜时我给予他气管插管，保持气道通畅。

若患者被证实为十二指肠后壁溃疡出血，意味着胃镜下无法治疗，则预约手术，行十二指肠前壁切开术缝合溃疡伤口。当然，如果消化性溃疡持续不愈，需考虑行迷走神经切断术和幽门成形术，或者高度选择性迷走神经断离术。

答案 2

71 岁，严重下消化道出血女性患者，长期服用抗凝药物。对于任何处于Ⅰ度休克的患者，首选按 ABC 原则处理。确保气道畅通后，留置 18 号针以开放静脉（这些与病例 1 患者处理相类似。）

接着，我会自问，该患者既往有无类似发作？她的凝血状态是否稳定？哪些因素可能影响凝血功能？香豆素剂量有无改变？近期有没有服用新的药物或抗生素？有无腹泻或腹痛？有无呕吐或纳差？（任何营养状况的改变都会显著影响患者的抗凝状态。）

治疗上，首选给予液体复苏。鉴别诊断既要考虑上消化道来源的出血又要考虑到下消化道。给予留置胃管洗胃，即便未见血性液体，也不能排除上消化道出血，除非胃管引流物中见胆汁。

　　下消化道出血的鉴别诊断包括小肠疾病、结肠疾病和肛门直肠病变。最常见的结肠出血病种有动静脉畸形（AVM）和憩室病。另一些导致服用抗凝药物患者反常出血的结肠疾病有异常新生物形成、缺血性肠炎、创伤和炎症性肠病。动静脉血管畸形和平滑肌瘤是最常见的小肠出血性疾病。至于肛门直肠来源的出血则多为痔疮，其出血呈鲜红色，抗凝患者中尤甚。最尴尬的事莫过于让痔疮出血患者行血管造影！为避免这类事件的发生，查体时务必行直肠指检。肛门镜或乙状结肠镜可用于诊断肛直肠来源的出血。当乙状结肠镜检阴性且肛周存在出血时，提示肛直肠疾病。但乙状结肠镜检阳性时，并不能排除肛门直肠来源，因为肛门括约肌紧闭的情况下，大量痔疮出血有可能充盈至直肠之上的肠段。

　　考虑到该患者胃管洗出液未见出血表现，我接下来安排的检查是核素出血扫描。若患者出血量非常大时，可以先行血管造影。众所周知，血管造影的优点是更准确地定位出血点，为术前准备提供极大帮助。当然，许多放射科为了减少该项检查的阴性病例数，他们往往希望患者先行核素检查。但无论是核素扫描还是血管造影，均只适用于活动性出血病患。当出血量达 $0.1 \sim 0.5$ mL/min，核素出血扫描呈阳性；当出血量大于 1 mL/min，血管造影可呈阳性。

　　根据医学院教我们的思路，可以让这些患者行下消化道内镜检查，该检查的优势在于不仅可以诊断还能用于治疗。但我的经验是，当肠腔内充满大量血液时，很难在内镜下得到良好的视野来观察黏膜。而且这些处于低血容量的患者往往无法配合肠镜前的肠道准备。需要指出的是，血管造影下栓塞有一定疗效，可以考虑用于术前，但我等绝非这项操作的狂热支持者。因为肠道属于脉管系统，栓塞后 $3 \sim 7$ 日易发生肠壁透壁性梗死和穿孔等并发症。

　　若患者24小时内输血超过6 U但仍无法止血时，则需手术治疗。术前至少得行核素出血扫描或血管造影中的一种，以明确出血来源。若仍无法定位，我将在手术室行剖腹探查，观察血液聚集积于何处，以获取出血信息。假如小肠部位未见大量出血，意味着出血位于结肠，我倾向于行结肠次全切除术。回直肠吻合术或末端回肠造口术适用于血流动力学稳定的患者，如果患者营养状况不佳或血流动力欠稳时，尽量避免吻合术。

答案3

应对该患者行全面检查，尤其是肛直肠部位，了解出血损伤点位于前壁、后壁、左侧还是右侧？在肛提肌之上或之下多少厘米？检查者重中之重的首要任务是判别"直肠癌抑或肛门癌"、病灶大小及其与肛门括约肌的距离。关于"排便自制力""肠道手术史或疾病既往史""有无伴随疼痛"等重要的问诊也有助于正确诊断。

若病理检查证实是肛缘处鳞状细胞癌，该怎么办？最近30年内，肛缘鳞状细胞癌的治疗经历了巨大变革。该类病灶对放疗敏感，主要的确切治疗方案便是放化疗。首先，病理确诊，随后行腹股沟淋巴结活检、肠镜、胸部/腹部/盆腔CT全面评估病情。若这些部位均无异常，则开始行放化疗治疗，一般起始用5-氟尿嘧啶和丝裂霉素联合化疗，以4500~5500 cGy照光强度的放疗结束。对病灶行3周一次的复评，如果完整治疗4~6周后仍有残留痕迹，建议再次活检。[如果没有残留痕迹，无溃疡无硬结，（即"对治疗有完全反应"），需继续密切观察该区域。]若活检仍提示病理阳性（有20%发生率），追加3000 cGy的照光强度。倘若此治疗后肛门肿瘤依旧存在，应行腹部-会阴切除术（abdominoperineal resection，APR）。

应该提醒医学生的是，20世纪70年代前，腹部-会阴切除术（APR）是鳞状细胞癌患者首选方案，但70年代后治疗方案发生了巨大改变。

若病理证实为腺癌且距齿状线3 cm，该怎么办？这种情况应诊断为直肠癌，而非肛门癌。同样，先进行临床评估，采用超声内镜或3-特斯拉线圈磁共振了解肿瘤侵及的肠壁范围。由于直肠远端3 cm处病灶复发率高，因而，即便是T1或T2期肿瘤，我们还是提倡行术前化放疗。如果放疗结束后，损伤部位发生变化，建议手术中保留括约肌。达成共识的是，必须对T3期或已出现淋巴结阳性的进展期肿瘤行术前放疗，一般采用的强度是5500 cGy。至于手术方法，有些外科医生倾向于局部切除，有些则倡导腹部-会阴切除术。倘若损伤部位不固定，可行经肛经腹直乙结肠切除+降结肠吻合术，该方法的优点是行切除于齿状线上（经直肠而非经腹），能更大程度地保留病灶远端部位，确保肛门括约肌的功能。

倘若尚不确定自己是否具备行这类吻合术的能力，或者没有设立此类亚专科中心，可选择行腹部-会阴切除术。

（丁雯瑾 译）

第六部分
术后管理病例

章节编辑：
Peter F. Lalor MD

目　录

第 42 章
病例 27：术后胸痛

Peter F. Lalor MD

病例 27：患者，男，67 岁，因憩室炎行乙状结肠切除术后 2 天出现胸疼。

鉴别诊断

心肌梗死	肺炎	胃食管分流
肺栓塞	气胸	术后焦虑

诊疗思路

当我因为患者术后胸痛被叫去查房时，我预计这会是一个很棘手的问题。参看了病例并观察生命体征、氧饱和度指数及胸部查体后，考虑到不能排除急性心肌梗死，我给患者进行了心电图、心肌酶谱检查，并给予 MONA（吗啡、输氧、硝酸甘油、镇痛；详解见下文）处理。如果是肺栓塞，行 X 线胸片检查则是必须的。在这种情况下，我们应该首先考虑鉴别那些可能危及生命的诊断，如心肌梗死、肺栓塞等。首先，我安抚患者；之后，我与护士一起对患者进行各种检查和干预。

患者诊疗

临床思维

- 首先，应该注意和处理危及患者生命的心肺并发症。患者可随时发生心肌梗死，但多发于术后第 2 天或第 3 天。对于任何手术患者都应该提防肺栓塞的发生，尤其对于有深静脉血栓风险的患者。

- 仔细检查患者的病历，进行针对性的体格检查有助于查找病因和鉴别诊断。应特别注意对比新出现的症状和原有症状的不同。

病史

* 疼痛的部位、性质，是否有放射。疼痛的开始时间及持续时间，是否有前驱症状。
* 心肌梗死常表现为压榨性疼痛，可向左肩部放射。肺栓塞除表现为胸痛外，常伴有气短。肺栓塞患者可伴或不伴有深静脉血栓病史。肺炎患者一般不表现为胸痛，但有肺部疾病史或麻醉致肺部感染者除外。除近期行胸腔手术或有中心静脉导管插入的患者外，一般术后患者出现自发气胸者较少见。病史或前期症状有助于对胃食管反流所致胸痛者进行鉴别诊断。

体格检查

* 详细的体格检查有助于判断疾病的严重程度及是否需要转入ICU。患者若出现面色苍白、出汗、呼吸急促等症状提示急性心肌梗死可能。
* 胸痛患者常伴有心动过速。虽然肺栓塞患者进行体格检查常无特异性，但是发热伴胸痛提示可能患有肺栓塞。低血压提示可能患有肺栓塞和心肌梗死。血氧饱和度下降提示可能患有肺栓塞、肺炎、气胸。
* 心脏听诊有新发杂音提示可能患有心肌梗死。肺部听诊有干、湿啰音提示有肺炎，呼吸音减弱常见于气胸。

实验室检查

* **血常规**：感染和肺炎等病症会出现白细胞升高。   35 美元
* **血红蛋白定量**：贫血可导致心脏压力。   35 美元
* **电解质测定**：对纠正心脏病因很重要。   35 美元
* **心肌酶谱（CK，CK-MB，肌钙蛋白）**：心肌酶谱升高常提示有心肌损伤。   115 美元
* **动脉血气分析**：急性肺栓塞表现为呼吸性碱中毒。   65 美元
* **心电图**：心电图有助于诊断心肌梗死（需与以往心电图对比，排除心肌损伤）。   125 美元

影像学检查

➡️ **胸片**：便携式前后侧卧位胸片的成像效果很差，直立位胸片效果较好，但是需要一定条件和设备。胸片可鉴别气胸、充血性心力衰竭、肺栓塞、肺不张、肺炎、胸腔积液及血胸等。
120 美元

➡️ **螺旋 CT 与肺栓塞**：螺旋 CT 是诊断肺栓塞最快速有效的方法。CT 也可用于诊断主动脉夹层和气胸。增强 CT 需静脉注射碘造影剂，所以需要在造影前检测肾功能。 1200 美元

➡️ **肺扫描通气–灌注成像**：灌注/通气核扫描可用于肾功能不全和碘过敏患者的 CT 替代检查，根据放射性核素的不同，灌注/通气核扫描需要花费几个小时来完成检查。对于进行机械通气的患者，只能进行灌注扫描。
600 美元

➡️ **超声心动图**：超声心动图可显示心肌梗死的心功能及肺栓塞的右心室劳损情况。
325 美元

| 临床实例 | 医学知识 |

心肌梗死（myocardial infarction，MI）

病因及发病机制 心肌梗死是指心肌的缺血性损伤，常发生于冠心病和有动脉粥样硬化高风险的患者。心肌梗死常发生于术后第 2 天或第 3 天，也可发生于术后其他时间。术中低血压也可引起心肌缺血性损伤。

临床表现 典型症状是压榨性胸痛并向下颌或左臂放射，同时伴有面色苍白、心慌、气促和出冷汗等。通常有心电图改变，但发病初期心肌酶多无异常表现。

诊断 通过病史和体格检查诊断心肌梗死较困难，特别是对于行腰椎手术和气管插管的患者来说尤其如此。

处理 紧急治疗采取 MONA（吗啡、输氧、硝酸甘油、镇痛），需要持续监测患者疾病进展情况、心内科会诊、甚至重症监护。**参见 Sabiston 15，61；Becker 29。**

肺栓塞(pulmonary embolism，PE)

病因及发病机制 肺栓塞的发生原因是血栓堵塞肺动脉腔，常引起严重的呼吸功能或血流动力学功能不全。肺部栓子可来源于任何部位的深静脉血栓，但以下肢深静脉血栓最为常见。

临床表现 典型症状包括急性呼吸困难、胸痛、心动过速、呼吸急促，有时伴有发热。低血压提示有大面积栓塞，这种情况有生命危险。动脉血气显示呼吸性碱中毒。

诊断 诊断的金标准是肺部血管造影，通气血流造影表现为通气量与灌注量不匹配，但通气血流扫描敏感性稍差。

处理 首选肝素抗凝治疗。不能进行抗凝治疗的患者可采取下腔静脉过滤。有明显低血压的血栓建议采取导管取栓术(需在放射条件下进行)而不是手术取栓。一般术后禁止立即采取溶栓剂治疗。参见 Sabiston 15，59；Becker 36。

肺炎【参见本书第 43 章】

肺炎表现为胸痛伴呼吸急促。详解见本书第 43 章。参见 Sabiston 15，59；Becker 5，10。

气胸

病因及发病机制 气胸是指气体进入胸膜腔，引起肺受压萎缩。自发性气胸是肺小泡破裂所致。张力性气胸常与中心静脉置管的医源性损伤有关。如果张力性气胸不能及时解除，可引起气体持续进入胸膜腔而导致肺大面积受压萎缩或大血管受压。

临床表现 患者表现为胸痛、呼吸急促及氧饱和度下降。

诊断 气胸一般可通过听诊和体格检查或 X 线胸片确诊(最好选用直立位全肺野胸片)。

处理 气胸需采用穿刺减压或胸腔闭式引流。如果肺脏萎缩面积小于 10%～15%，胸部 X 线检查可明确诊断，数日后可自愈。参见 Sabiston 15，57；Becker 28。

胃食管反流

病因及发病机制 胃食管反流是指由贲门括约肌松弛导致的胃内容物反流到食管中段而引起的一系列症状。常发生于普外科有NG（鼻胃管）替代的患者。

临床表现 患者有明显烧灼性胸骨下疼痛，很多患者有胃食管返流病史。

诊断 通过患者的既往病史及排除其他心肺相关疾病可诊断胃食管反流。

处理 采用组胺（H_2）受体拮抗药或质子泵抑制药治疗。**参见 Sabiston 15，42；Becker 27**。

术后焦虑

病因及发病机制 术后焦虑是指由恐惧、焦虑和担心等一系列心理反应所引起的生理紊乱性疾病。

临床表现 常表现为胸痛、呼吸困难、心动过速和心悸等。

诊断 重要的是要认识到，虽然大多数患者会在术后有一定的焦虑表现，在诊断为术后焦虑前必须排除心肺疾病。对于年轻医生，在会诊"术后焦虑"时，只简单地开止痛药或抗焦虑药是不够的，应该判断患者是否有其他器质性病变。当面临这种问题时，应该询问患者的病史、检查血氧饱和度或者做动脉血气分析。

少见病

a. **肌肉骨骼痛**：骨骼或肌肉疼痛常由局部感染、挫伤等引起，应进行鉴别诊断。

b. **主动脉夹层**：主动脉夹层并非常见的术后并发症。胸痛表现为烧灼感，心电图无异样表现，X线胸片显示纵隔增宽，CT血管造影可明确诊断。**参见 Sabiston 63，Becker 29**。

实践基础上的学习和提升：循证医学

题目
在非心脏手术中心血管风险的多因素指标

作者
Goldman L, Caldera DL, Nussbaum SR, et al.

参与机构
多中心研究

参见
New England Journal of Medicine, 1977, 297(16): 845 – 850.

问题
评估近期发生心肌梗死患者接受非心脏手术的心脏风险

干预
多变量分析识别风险因素

证据质量
前瞻性，非随机 1001 名患者多因素分析

结局/效应
无心肌梗死病史患者的心源性死亡风险约在 1%，手术 6 个月前有心肌梗死病史的患者死亡率约在 6%，而 3 个月以内有心肌梗死的患者在行非心脏手术时，心源性死亡的风险高达 16% ~ 37%。

风险因素
有 9 个术前风险因素：颈静脉扩张；6 个月前有心肌梗死病史；每分钟超过 5 个室性期前收缩；房性期前收缩；年龄超过 70 岁；胸腔，腹腔或主动脉手术；急诊手术，严重的主动脉瓣狭窄；拙劣的手术条件。

历史意义/评论
该文献把心脏事件分为 4 类，心脏风险指数的重点在心肌梗死病史。

该文章认为有心肌梗死病史的患者是手术的高风险因素。

沟通技巧

紧急情况谈话

67 岁男性患者突发胸痛，患者及其亲属出现恐慌。此时作为医生，我们应该以简单易懂的语言给患者及亲属介绍突发胸痛的可能原因。在谈话过程中，语速很重要，以医生之间介绍病情的语速与患者谈话是不恰当的。我们要放慢语速并确认患者是否听懂和理解。语速过快会被认为"冷漠"和"漠不关心"。要使患者相信及早发现对疾病的治疗是很关键的，我们也在尽全力医治。所有的检查都是为了能及早地发现胸痛的原因，这对治疗起着至关重要的作用。谈话过程要给予患者信心。如果患者病危，需要转入 ICU 治疗，要让患者及其亲属明白，ICU 给患者提供了最优的治疗环境和最佳的治疗条件。

职业素养

承担专业责任

即使在深夜，患者病危需要转入 ICU 时，也一定要告知患者亲属。如果患者亲属发现患者被转入 ICU 而未被告知，这种医患沟通的缺乏则会导致患者亲属对医生的不信任，这将影响患者以后的治疗。

对于住院医生来说，当有患者病情危重时，是否通知上级医生，这是一个艰难的抉择。上级医生的工作习惯和偏好、患者的情况、住院医生的经验将决定是否通知主治医生。但是，对于确实需要转诊的患者，上级医生是愿意知晓的。如果在深夜没能及时告知上级医生，也应该在上级医生早晨查房前将患者的情况向其汇报。如果有疑问，随时拨打电话。

基于系统的实践

医疗程序的改进

协作完成患者的紧急检查和转入 ICU 是一件很棘手的事情，尤其在值夜班时。当一个患者在夜班时出现胸痛，疑似肺栓塞时，应立即行肺部 CT 检查，下医嘱，通知患者并取得同意，告知护士并准备转移物品，给影像科打电话并确认准备工作，安排转运工作并追踪检查结果。这些步骤对及时挽救患者的性命至关重要。

（张卫杰、熊俊 译）

第43章
病例28：术后气短

Steve B. Behrens MD, Omar Yusef Kudsi MD
& Catherine L. Kuntz MD, MSCE

　　病例28：患者，男，69岁，于主动脉—双股动脉旁路移植术后第5天出现气短（shortness of breath，SOB）。

鉴别诊断

肺栓塞（PE）	心肌梗死（MI）	充血性心力衰竭（CHF）	肺炎	气胸
心律失常	支气管痉挛	上呼吸道梗阻	黏液栓	休克/酸中毒

诊疗思路

　　处理气短患者时需及时评估气短程度，因为需要气管插管的患者病情会迅速恶化。通过询问病史和体格检查能够获得很多评估气短程度的线索。肺泡呼吸音和血氧饱和度必须检测，听诊有助于鉴别过度通气与气胸。鉴别诊断的大部分内容由心脏以及肺部并发症构成，所以我需要对患者做血气分析、心电图和胸片检查，并给予吸氧。如果患者病情未见改善则需气管插管或转入ICU。如果怀疑肺栓塞，则考虑作CT肺血管造影。在不能明确诊断时，紧急情况下即做心肺复苏。评估病情以及观察呼吸困难程度对决定是否需要气管插管是很有价值的。我会尽量关注病情以使患者得到安慰。和患者的护士一起分析病情，同时行任何对患者有益的干预措施以确保一个基于团队合作的治疗方案。

患者诊疗

临床思维

- 首先，必须判断患者是否需要紧急气管插管。
- 患者病情一旦稳定，应鉴别是否为危及生命的心肺并发症。对于大手术日期（POD）后 2～3 天频繁气短的患者，不论其之前行任何手术都应高度考虑肺栓塞可能。有慢性心力衰竭病史的患者即使在围术期得到合理的液体复苏也会很快发展为高容量负荷状态。
- 牢记所有可能的情况。回顾病历并且关注病史以及体格检查可以缩小鉴别范围。

病史

- 确定原发病因，病情严重性和症状持续时间。询问最初类似的发作过程和伴随症状，如胸痛、频繁咳嗽或泡沫痰，这些往往能为诊断提供线索。
- 喉头水肿通常在气管拔管的数小时内出现，并且常和喘鸣有关。
- 肺栓塞常和气短并存，这类患者可以伴或不伴深静脉血栓（deep vein thrombosis，DVT）。胸膜炎性疼痛和频繁咳嗽提示肺炎或手术中误吸。
- 心肌梗死通常表现为放射性疼痛或绞窄性胸痛，常常伴有呼吸困难，或仅有呼吸困难而无疼痛，尤其多发于糖尿病患者和女性患者中。心肌病或者充血性心力衰竭使患者更多地接受静脉输液，这使得充血性心力衰竭因容量负荷过多而加重。
- 气胸可发生于中心静脉穿刺术后，以及胸部和上腹部胃肠手术后，也可发生于气管插管患者。
- 通过仔细的病历回顾可发现始发的心律失常。

体格检查

- 暂停下来观察病情。仔细观察病情往往能发现疾病进展过程的严重程度。辅助呼吸肌参与呼吸运动提示疾病进程不能很快好转，这就需要对患者行气管插管。
- 评估肺泡呼吸音，包括血氧浓度测定。缺氧可发生于任何可能的实质性病变。发热时应考虑肺炎和肺栓塞。低血压提示大面积肺栓塞、心肌梗死、感染性休克、张力性气胸，或心律失常。
- 心脏听诊闻及新发杂音提示心肌梗死，听诊也可闻及心律失常的存在。

- 肺部听诊呼吸音消失并且叩诊呈鼓音提示气胸，听诊无呼吸音且叩诊浊音提示胸腔积液。散在的高调哮鸣音提示支气管痉挛，而靠近颈部的低音调哮鸣，有时于吸气相较响亮，这提示上呼吸道梗阻。肺部听诊闻及鼾音提示感染或黏液堵塞，于吸气相与呼气相均存在的湿啰音提示充血性心力衰竭加剧。

实验室检查

- **动脉血气分析**：肺栓塞常合并呼吸性碱中毒、支气管痉挛使得二氧化碳潴留；寻找造成酸中毒的诱因，如气短。　　100 美元
- **心电图**：任何气短患者均应做心电图检查；该检查能诊断出大多数心肌梗死和心律失常（将心电图和初始检查作对比）。

  150 美元
- **白细胞计数**：在肺炎和其他感染性疾病中常升高。　　30 美元
- **血红蛋白定量**：贫血会加重心脏负担。　　30 美元
- **电解质测定**：对纠正心律失常至关重要；测定碳酸氢盐浓度和阴离子间隙。　　50 美元
- **心肌酶谱（CK，CK – MB，肌钙蛋白）**：显示心肌有无损害。

  115 美元

影像学检查

➡ **胸片**：床旁前后位胸片诊断价值有限。胸部正侧位片效果最佳，然而这项检查需要移动患者。该检查可诊断气胸、充血性心力衰竭、肺栓塞、肺不张、肺炎、胸腔积液以及胸腔积血。

➡ **CT 血管造影**：只要操作得当，螺旋 CT 对肺栓塞的诊断是最快速且最准确的。同时也能判断有无主动脉夹层和气胸。该检查需要静脉注射碘剂以增强，故需同时测定肾功能。

➡ **通气/血流比值测定**：肾功能不全或对碘剂过敏的患者，通气量/血流量核扫描成为替代 CT 的一种理想检查方式。当患者处于机械通气状态时，仅血流扫描可进行。单纯通气/血流扫描很少具有诊断价值，在大多数病例中其必须结合临床情况与多普勒结果综合诊断。

➡ **超声心动图**：该检查能显示心肌梗死造成的心脏功能障碍和大面积肺栓塞造成的右心室高压力。

| 临床实例 | 医学知识 |

肺栓塞【参见本书第 42 章】

血栓堵塞肺动脉管腔时即发生肺栓塞，可导致严重呼吸困难，有时伴有血流动力学障碍。该内容已于本书第 42 章有详细讨论，**参见 Sabiston 15，59；Becker 36**。

心肌梗死【参见本书第 42 章】

心肌梗死常伴急性心力衰竭以及气短。详细内容见本书第 42 章。下文的充血性心力衰竭也将作介绍。**参见 Sabiston 15，61；Becker 29**。

充血性心力衰竭

病因及发病机制　心力衰竭导致心脏泵血功能不能满足机体需要。心脏射血能力减弱合并血管内容量增加导致肺以及其他组织淤血（外周水肿）。

临床表现　充血性心力衰竭表现为气短、端坐呼吸、咳粉红色泡沫痰、颈静脉怒张和肺部湿啰音。

诊断　通过患者临床表现可作出初步诊断，胸片可确诊。Kerley B 线、心脏扩大、胸腔积液、肺水肿和肺充血均可在胸片上得以表现。

处理　紧急治疗的目的在于通过利尿和停止静脉输液以减少容量负荷。使用吗啡和硝酸类药物减小心脏前负荷可迅速缓解气短。进一步治疗包括增强心肌收缩力。**参见 Sabiston 15，Becker 29**。

肺炎

病因及发病机制 肺炎是由细菌、病毒或刺激物引起的以分泌功能亢进的肺实质炎症为特征的病理变化。术后患者肺部容易感染，存在基础肺疾病、呕吐后误吸、气管插管期间或长期插管的患者尤其易感。

临床表现 肺炎表现为胸痛、咳嗽和发热。

诊断 通过患者临床表现可初步诊断，胸片和痰培养对诊断有重要价值。

处理 肺炎需要及早选择具有合适抗菌谱的抗生素治疗。病情发展成为呼吸衰竭或者感染性休克的重病患者可能需要气管插管。参见 Sabiston 15，59；Becker 5，10。

气胸【参见本书第 42 章】

气胸常发生于术后气短患者。该内容在本书第 42 章、第 51 章、第 52 章中有详细描述。参见 Sabiston 15，57；Becker 28。

心律失常

病因及发病机制 心律失常包括任何形式的频率、节律以及激动次序的心律失常。早期识别具有重要意义，因为有些类型的心律失常患者不能耐受且可导致猝死。伴血压下降的任何类型的心律失常都是危险的。具有心律失常或慢性动脉疾病病史的患者在围术期发生心律失常的风险较高。这类患者对电解质紊乱尤其敏感。

临床表现 心律失常患者胸部有急促撞击感，继发性低血压可造成眩晕或晕厥。

诊断 通过感知脉搏和心脏听诊来判断心动频率和节律以诊断心律失常。心律失常发作期间的 12 导联心电图与之前心电图作对比对心律失常的精确诊断和治疗具有重要价值。

处理 纠正电解质紊乱并确保机体良好的氧合状态。药物治疗对于不同类型的心律失常具有特异性，应严格按照高级心脏生命支持(advanced life support，ACLS)指南执行。建议就近治疗原则。心脏复律(电复律或药物复律)对血流动力学不稳定或胸痛患者是必要的。参见 Sabiston 15。

支气管痉挛

病因及发病机制 支气管痉挛通常在医院内发生，曾有慢性阻塞性肺疾病或哮喘病史者多发。该病可出现于心力衰竭、感染、近期使用 β 受体阻滞药的患者或未使用雾化吸入剂的门诊患者。

临床表现 支气管痉挛常以胸部紧缩感和呼吸困难、咳嗽、难于将空气吸入或呼出肺部为特点。

诊断 诊断主要通过体格检查，于呼气相或偶于吸气相听诊闻及高调乐鸣音(哮鸣音)。

处理 哮鸣音通常可在单用支气管舒张剂后消失，然而对于症状持续的患者常需使用激素。如果诱因为充血性心力衰竭，利尿则为最佳选择。如果加用 β 受体阻滞药治疗，则需停药。参见 Sabiston 15。

上呼吸道梗阻

病因及发病机制 上呼吸道梗阻多由气管插管相关并发症引起，如气道或声带水肿、声带麻痹。

临床表现 喉头水肿引起的上呼吸道梗阻在气管拔管后不久即出现，通常在数分钟至数小时之内。患者常因过度的呼吸运动而出现哮鸣和气短。

诊断 通常可根据临床病史作出诊断，但对于诊断不明确者可使用喉镜检查以确诊。

处理 雾化吸入肾上腺素治疗有效，哮鸣患者在气管拔管后48～72 小时使用激素。参见 Sabiston 15；Becker 12, 64。

黏液栓

病因及发病机制   黏液栓常由梗阻性肺不张引起，因为梗阻远端的肺段缺少通气，同时其内空气被吸收入血。梗阻的位置决定了是部分(肺叶)肺不张或整个单叶肺不张。

临床表现   黏液栓患者常表现为呼吸困难和低氧血症，尤其是气道分泌物过剩的患者。

诊断   胸片可显示部分肺实变或阶段性肺不张。

处理   可使用深呼吸物理疗法以及应用化痰药。对于病情严重或持续的患者可能需要支气管镜清理气道。

休克/酸中毒

病因及发病机制   全身性酸中毒源于例如心源性休克、大出血、脓毒症或组织灌注不足引起的肠缺血。代谢性酸中毒和全身炎性反应使呼吸频率增加以代偿酸中毒。

临床表现   其他症状包括心动过速、血压下降和少尿。

诊断   酸中毒可根据血气分析和血生化检测而诊断，同时需明确病因，这包括寻找感染灶、糖尿病酮症酸中毒，或类似肠或心脏等器官的缺血。

处理   治疗关键在于处理潜在的病因。严重酸中毒患者以及呼吸功能受限的有潜在肺疾病的患者可能需要机械通气。手术患者可能出现出血性休克、低血容量性休克、心源性休克或感染性休克。处理手段为液体复苏、气管插管、抗感染、有创性动脉检测以及升血压治疗。参见 Sabiston 5，15；Becker 11。

少见病

a. **成人呼吸窘迫综合征（acute respiratory distress syndrom, ARDS）**：ARDS 是一种继发于休克、脓毒症、肺炎或误吸的严重肺损伤。ARDS 以进行性低氧血症和由非心源性肺水肿、肺顺应性降低以及肺内分流而造成的过度通气为特征。胸片显示双肺浸润性病变。早期使用低潮气量正压通气以及呼气末正压通气以使肺泡达到最大的氧合作用。**参见 Sabiston 15，24，59；Becker 12。**

b. **胸腔积液**：少量胸腔积液在手术后患者中很常见，其治疗效果通常很理想。如果症状明显并且利尿治疗无效则行胸腔穿刺。如果诊断为感染性脓胸或胸腔抽出液中细菌革兰染色阳性或细胞培养阳性，则需要胸腔穿刺置管并行静脉抗菌治疗。**参见 Sabiston 15，57；Becker 28。**

实践基础上的学习和提升：循证医学

题目
术后肺部并发症：观察预防理疗手段

作者
Thoren L

参见
Acta Chirurgica Scandinavica, 1954, 107(2-3): 193-205.

问题
如何最大程度减少术后肺部并发症的发生？

干预
胸部理疗：激励呼吸，深呼吸，咳嗽练习，间断正压呼吸，体位引流。

结局/效应
胸部物理治疗可使胆囊切除术后患者发生肺部并发症的风险减少 50%。

历史意义/评论
研究认为术前即行胸部物理治疗能有效减少术后肺部并发症。那选用激发呼吸的原因何在？

沟通技巧

关于使用机械通气的交流

当患者病情发展成为严重的呼吸气促（shortness of breath，SOB）需要气管插管时，向患者解释下一步的治疗及其原因。讲述操作步骤以缓解并预防患者的不安情绪，并了解患者能否明白你所解释的内容。如果患者出现意外的需要插管的病情，无论何时都需要向其亲属交代情况。一旦插管，则需给予患者适当镇静，在缓解患者焦虑情绪和呼吸困难时通常让患者保持一定程度的觉醒状态。插管时保持和患者说话有助于使其放松并配合，同时可以减少镇静药物的用量。给患者插管需上报主治医生。

职业素养

患者自主原则：与患者保持适当关系的承诺

SOB 有时通过适当治疗可很快缓解，然而，如上文所述，有时需要机械通气。如果需要使用机械通气时，应确认患者愿意接受。每例患者都有其特殊性。病情严重的情况下，只要患者不反对，通常需要立即做检查。必须与患者及其亲属进行交流以确保他们相信目前对给予患者的治疗是适合的。在此困难时刻，与患者家属建立信任关系很有必要。

基于系统的实践

与护理及患者看护团队一起工作

协同看护在气短患者中至关重要，特别是在需要进行研究及转运至 ICU 的情况时。与看护团队里的所有成员进行沟通实属必要，因为患者转至 ICU 时，护理人员和内科医生可能会更换。如果患者有心肌梗死，则需要咨询心脏学家并及时与护理团队的人员沟通。与将要成为患者护理团队的人员直接交流是最全面和准确的沟通方式。

（张卫杰、熊俊　译）

第 44 章
病例 29：术后发热

Charles Shieh MD，*Julia Bulatova MD*
& Mary Ann Hopkins MPhil，*MD*

病例29： 患者，女，52 岁，因肠梗阻行肠切除及吻合术后 3 天发热。

鉴别诊断				医学知识
感染因素				
肺不张/肺炎	尿路感染	手术感染	缝线感染	腹腔感染/吻合口瘘
非感染因素				
药物源性发热		深静脉血栓		血液制品反应

诊疗思路

　　当一个患者术后体温超过 38℃时，应该及时处理。首先，我会详细了解患者病史、入院后诊疗过程并进行与手术相关的体格检查。主要检查生命体征、血氧饱和度、肺功能、手术切口、引流管及末梢循环情况。主要的相关检查有胸片、血尿常规（全血细胞记数、尿酸）及血培养。

　　5 个常见的术后发热原因（五 W）

Wind	肺不张肺炎
Wound	手术感染
Water	尿路感染
Walking	深静脉血栓、肺栓塞、静脉炎
Wonder drug	药物反应

患者诊疗

临床思维

- 首先考虑可能危及生命的疾病，有时需行紧急治疗，例如手术感染，应仔细检查伤口以防漏诊。
- 如果怀疑有肺栓塞可能，行 CT 检查。肺栓塞需紧急抗凝治疗。

病史

- 发热的开始及持续时间是最重要的。伴随症状（例如疼痛、呼吸困难、咳嗽和腹泻）为诊疗提供线索，并有利于评估患者情况。
- 术后 48 小时内的发热较常见，非感染所致。
- 术后第 5～10 天的发热多提示有外科感染、腹腔脓肿或胃肠道手术的吻合口瘘。
- 详细的术前检查为诊断疾病提供了线索：插管困难的患者提示有吸入性肺炎可能，深静脉血栓患者有高发肺栓塞的风险。

体格检查

- 患者出现生命体征及血氧饱和度异常，发热，热型不定。
- 检查伤口有无红肿、脓性积液及伤口皮下捻发音有助于判断是否有术后感染发生。
- 下肢水肿提示深静脉血栓的可能。
- 检查导管处是否有红肿及脓性积液。
- 肺部听诊：湿啰音、摩擦音或肺呼吸音减弱提示肺不张或肺炎的可能。

实验室检查

- **全细胞计数及分类**：明确是否有感染　　　　　　　57 美元
- **尿常规**：白细胞、亚硝酸盐　　　　　　　　　　　38 美元
- **血培养**：菌血症　　　　　　　　　　　　　　　100 美元
- **痰液培养**：查找细菌　　　　　　　　　　　　　100 美元

影像学检查

➡ **胸片**：肺动脉压和胸片检查有助于肺炎和肺不张的诊断。

125 美元

➡ **腹部/盆腔 CT**：CT 是判断术后并发症最有效的手段，需要口服和静脉注射造影剂。口服水溶性造影剂 gastrograffin 用来判断吻合口瘘。

850 美元

➡ **肺栓塞患者的螺旋 CT**：用于高度怀疑有肺栓塞的患者。

1200 美元

➡ **通气/血流灌注成像**：替代 CT 用于高度怀疑有肺栓塞的患者

600 美元

➡ **多普勒检查下肢静脉**：实时扫描通过大腿和膝关节的深静脉，检查是否有血栓存在。优点是可于床边操作，不适用造影剂。

850 美元

临床特点 医学知识

肺不张

病因及发病机制 肺不张是术后第 1、2 天引起发热的最常见原因之一。术中机械通气和术后呼吸功能锻炼差，可引起肺不张。

临床表现 患者因呼吸道分泌物引流不畅，胸部听诊可闻及基底部湿啰音。肺不张常见于吸烟、有慢性呼吸系统病史、肥胖、上腹部或胸部手术患者。

诊断/处理 胸部 X 线片对轻度肺不张患者敏感性不高。确诊为肺不张的患者应锻炼肺活量、采取直立体位、多下床活动、使用吸入器帮助排除肺分泌物。如果患者发热及肺部症状持续存在，考虑肺炎可能。**参见 Sabiston 15，Becker 10。**

肺炎

病因及发病机制   肺炎是指细菌、病毒或真菌导致的肺部炎症。

临床表现   主要表现为咳嗽、咳痰、胸部疼痛及发热。吸入性肺炎常和插管困难或呕吐有关。细菌性肺炎与肺通气功能障碍或肺分泌物清除障碍有关。

诊断   肺炎可通过病史、体格检查和胸片诊断,痰培养和血培养可用于病原学诊断。

处理   合理应用抗生素和呼吸支持治疗,病情较严重时,可采用支气管镜检查和支气管肺泡灌洗。

泌尿系感染

病因及发病机制   泌尿系感染一般出现在术后第 4 天,也可出现在术后任何时间。常见于在术前或术后使用福利式导尿管插管的患者,鉴于这个原因,术后导尿管应尽早拔出。

临床表现   尿频及排尿困难并不常有。

诊断   术后发热患者应行尿常规、尿培养检查。

处理   以病原学检查结果指导治疗方案。参见 Becker 10。

手术感染

病因及发病机制/临床表现   伤口感染的征兆常出现在术后第 4 天至第 6 天。高发风险包括腹部或急诊手术、伤口有明显坏死、血肿、组织缺血、糖尿病、肥胖患者或营养不良患者。

诊断   应该每天检查伤口是否有红肿、积液和压痛。深部组织感染常无明显的外在症状。

处理   怀疑有伤口感染时,打开伤口,清创,纱条引流。有关伤口感染和伤口并发症的内容详见本书第 46 章。参见 Sabiston 14,15;Becker 10。

注射型感染

病因及发病机制/临床表现　因静脉注射相关因素造成的静脉炎，表现为红斑、硬结及触痛。这种局部反应可能是由于感染或炎症引起。非感染性静脉炎可以通过移除导管来解决。当感染的病原菌通过中心静脉或锁骨下静脉进入血液循环时，可能引起严重的感染症状。皮肤寄生菌(葡萄球菌和链球菌)是最常见的致病菌。

诊断/处理　当怀疑有败血症发生时，所有的静脉导管应更换置管部位。行导管周围液体取样培养及血培养。最好的防止导管感染的方法是严格遵守无菌操作。参见 Sabiston 14，15；Becker 10。

腹腔脓肿/吻合口瘘

病因及发病机制　在普通外科领域，腹腔脓肿形成常发生于有严重感染的空腔脏器(如脏器穿孔)或污染手术(如结肠切除术)。进行吻合术的患者均应考虑吻合口瘘的可能。吻合口瘘常发生于术后第 4 天。

临床表现　典型症状有发热、白细胞增多、压痛、持续性肠梗阻及腹胀。

诊断　怀疑腹腔脓肿或吻合口瘘出现时，CT 是最有效的检查方法。患者有呼吸急促的表现时，常提示有吻合口瘘所致的败血症发生。

处理　腹腔脓肿积液时可在 CT 引导下行腹腔穿刺引流，而吻合口瘘常需要再次手术。

深静脉血栓

病因及发病机制　深静脉血栓常发生在术前有深静脉血流不畅的患者，血栓多来源于下肢和盆腔。

临床表现　最常见的症状为下肢水肿，另外可有触痛、压痛、红斑等。Homans 征(腿伸踝试验)阳性。

诊断　诊断的关键是看有无发病风险：深静脉血栓病史、糖尿病、制动、骨盆或骨科手术、肿瘤、高凝状态及外周静脉疾病等。多普勒是最好的检查方法。

处理 深静脉血栓需要静脉抗凝治疗(肝素钠),随后口服华法林。再发肺栓塞或有深静脉血栓高风险的患者应注意预防,有溶栓禁忌证的患者可行下腔静脉滤器植入术。**参见 Sabiston 15, 68;Becker 36**。

血液制品反应

临床表现

非溶血性输血发热反应:是最常见的输血反应,表现为输血后1~6 小时出现发热、呼吸困难。属良性表现,无持续不良反应。

急性溶血反应:常发生于紧急输血时,医护人员将异型血误输(第40 章发病率与死亡率的自评量表部分),红细胞被宿主抗体大量破坏。表现为发热、寒战、背痛、大量血红蛋白尿导致肾衰竭。

过敏反应:患者可出现严重的过敏反应(患者有不明原因的 IgA 缺乏),发生率在 1/30000~1/50000。

输血相关的急性肺损伤:一种急性肺损伤综合征,表现为发热、非心源性肺水肿、低血压。严重者可危及生命,死亡率高达10%,不过大部分患者2~3 天可完全恢复正常。

诊断 有近期输血史,并排除其他术后发热因素。

处理 立即停止输血,给予支持治疗。

药物所致发热

病因及发病机制 给药后可引起全身发热、过敏或给药部位感染(静脉炎、脓肿)。药物或其运输系统可存在致热源或微生物污染。某些药物可能引起产热(如甲状腺素片)、限制散热或体温改变(如吩噻嗪类、抗组胺类药物)。发热还可与抗生素类(β - 内酰胺类)、抗高血压类(甲基多巴)、抗心律不齐类(普鲁卡因)、抗癫痫类(苯妥英钠)等药物有关。

临床表现 发热出现于用药后,而停药后数天仍持续存在。部分患者出现皮疹或嗜酸性粒细胞增多。

诊断 在排除其他发热原因后,同时存在药物与发热的时间关系时可诊断。

处理 停止服用药物。**参见 Sabiston 15**。

少见病

a. **酒精戒断症状**：酒精戒断时可出现高热，特别在同时有幻觉出现时。发生在戒断后第 1～14 天。

b. **鼻窦炎**：鼻窦炎发生在需长期鼻饲管营养支持的患者。表现为鼻腔分泌物增多及 CT 见鼻窦内液气平面。需要抗生素治疗或鼻窦腔引流。

实践基础上的学习和提升：循证医学

题目
术后发热评估的价值

作者
Freischlag J, Busuttil RW

参见
Surgery, 1983, 94(2): 358 – 363

问题
如何有效地进行常规的术后发热评估, 评估结果对诊断和治疗有何影响?

干预
无干预

证据质量
对 464 例行腹部手术患者中 71 例术后发热患者的临床资料进行回顾性分析。

结局/效应
仅 27% 的患者血培养证实有感染表现。74% 的患者通过单一检查和临床症状确诊。不必要的检查导致超额浪费 19738 美元。

历史意义/评论
文献证实了术后发热是一种常见症状, 且并不是主要来源于感染因素。文章强调病史及体格检查在评估术后发热中的重要性, 尤其是在这个医疗资源缺乏的年代更是如此。

沟通技巧

了解患者的想法

在术后一段时间，特别是术后并发症出现的时候，医护人员展现出对患者的同情心非常重要。感同身受，这种识别和了解别人感受和痛楚的能力，是一种行为而不是情绪状态。展现同情心的能力可以通过学习得到锻炼。根据以下几点建议，你可以更好地对你的患者表达同情。

- 表现出你的担忧和同情，这是一种自然反应。
- 虽然觉得做起来很困难，但你一定会全力以赴地去解决。
- 理解患者的感受。

职业素养

提高护理质量的义务

当在 ICU 里多位患者同时出现多重感染时，必须找到"ICU 传染性感染"的感染源。无论"感染源"是金黄色葡萄球菌携带者或是由于不恰当应用呼吸机所致铜绿假单胞菌感染，都必须仔细评估疾病的过程及预后以提高护理质量。

基于系统的实践

患者安全：在手术间里

术后发热在手术治疗中是常见的。然而，当较多患者发生相同术后感染问题时，则有必要进一步对此调查。例如，当一个医院的术后伤口感染数量发生无法解释的增加，则检查其手术室工作流程对发现其中的消毒技术漏洞就大有帮助。是高压灭菌锅的温度不够高吗？是手术室的层流系统非正常运转吗？还是未对手术室里的新进员工进行合格的消毒技术培训？如果某种特定的微生物很普遍，则有必要调查消毒的抗菌谱是否确实有效。抗菌谱覆盖不足是导致感染发生的主要原因。然而广谱的抗菌同样存在问题，因为其会导致耐药菌株的出现。手术病例讨论是发现问题和提出解决方案的绝佳方式。

（张卫杰、熊俊　译）

第 45 章
病例 30：术后少尿

Gregory Peck DO，Umber Burhan MD
& Robert L. Benz MD

> **病例 30**：患者，男，58 岁，因"急性胆囊炎行剖腹胆囊切除后少尿 1 天"入院，既往有冠心病病史。

鉴别诊断

肾前性（低灌注）	肾性	肾后性（梗阻性）
低血容量	急性肾小管坏死（ATN）	尿潴留
休克	急性间质性肾炎（AIN）	良性前列腺增生（BPH）输尿管结扎

诊疗思路

我在接诊术后少尿的患者时，第一步是获取相关病史，包括患者基本的健康状况（术前肌酐水平）和任何最近的药物暴露史（肾毒素）。检查是否存在低血压、心动过速及任何"摄入"与"排出"（包括隐性丢失）体液不平衡的情况。检查手术记录、并发症、术中液体及血液丢失情况及血液制品的给予情况。患者的尿量按每千克体重每小时 0.5 mL 计算。此外，要确保患者摄入足够的液体，包括基础损失量和临床丢失量的补给。如果怀疑有肾后性因素，需进行膀胱影像学检查或留置导尿管来检测有无梗阻并可以监测干预的反应。肾脏超声检查有助于判断有无肾盂积水。

患者诊疗

临床思维

- 肾脏接受了 20% 的心排出量，尿量在一定程度上能反映心排出量。同样，尿量也是血容量状况的一种间接衡量指标。尿量减少虽然不是诊断指标，但却是灌注不足、肾脏损伤或肾后梗阻的征象。

- 引起尿量减少的原因不外乎下列三种原因之一：肾前性、肾性及肾后性。

- 肾前性最常见的是血容量过低，临床上表现为少尿、低血压、心动过速及黏膜干燥。血容量过低引起的少尿应该补充适当的液体。肌酐的增加通常小于 $0.1 \sim 0.3$ mg/(dL·d)。

- 肾前性最常见的病因是急性肾小管坏死，常因缺血或中毒所致。由于急性肾小管坏死（acute tubular mecrosis，ATN）的病理损伤是严重且隐匿的不可逆损伤，因此其起病常常很突然且治疗复杂。肌酐的增加通常超过 0.5 mg/(dL·d)。

- 肾后性最常见的病因是梗阻，可以是机械性的也可以是生理性的，常由于尿潴留、前列腺疾病和/或肾结石所致。

- 如果患者已经留置尿管，要确保导尿管正常工作。

- 检查患者是否在浴室排空尿液而没有记录，否则将误认为患者无尿而判断为晚期肾脏疾病。

病史

- 询问有无直立性晕厥、头晕和口渴。

- 检查耻骨上区是否膨隆，膨隆表明可能是膀胱因素所致，如尿潴留、排尿困难或排尿费力等，这些症状提示可能存在前列腺疾病或急性尿路感染（urinary tract infection，UTI）。

- 收集相关的冠心病病史，既往的梗死、高血压病史，既往的肾脏疾病、自身免疫性疾病、前列腺及膀胱病史，既往药物过敏史，最近的术前及术中造影情况。

- 回顾少尿前患者的服药史，确定有无下列药物暴露：非甾体类消炎药、血管紧张素转化酶抑制药（argiotensin converting enzyme inhibitors，ACEI）、血管紧张素 II 受体阻滞药、全身麻醉药等。

- 评估出入量。关于摄入量应考虑：患者是禁食吗？食欲不振吗？是已经补给的液体量不够吗？对于出量应考虑：患者接受了肠道准备吗？有呕吐、腹泻、出汗吗？患者使用了利尿药吗？

- 记住，术前的因素会影响患者术后的体液平衡状况。

体格检查

- 生命体征与入量/出量监测：监测体温、脉搏、血压、中心静脉压（central venous pressure，CVP）、肺毛细血管楔压（pulmonary avtery wedge pressure，PCWP），结果可靠，可以发现血容量减少的迹象。
- 外貌：如果面色苍白、眼睛深陷、黏膜干燥、皮肤干瘪、腋窝干燥应怀疑血容量减少。
- 胸部：颈静脉怒张（jugular venous distension，JVD）、外周充盈性水肿提示充血性心力衰竭。
- 腹部：膀胱膨隆及腹部杂音。
- 外科情况：检查引流管的引流量、切口渗出量、败血症的可能原因等。
- 肛门指检：前列腺增生。
- 其他因素：检查导尿管是否正确地插入且不弯折、不阻塞，静脉置管是否正常工作？

实验室检查

- **尿肌酐清除率**：这个比率决定了病因可能是肾前性的［尿/血肌酐（U/P）>60］或急性肾小管坏死（U/P<40），并且是影响部分钠离子分泌（FE_{Na}）的一个因素。　　100 美元
- **尿电解质和尿常规（U/A）**：指特定的尿比重和尿沉积物（如管型），可以鉴别肾前性和肾性肾功能衰竭。　　200 美元
- **尿素氮/肌酐（BUN/Cr）比值**：>20:1 是肾前肾功能不全，<20:1 是肾性肾衰竭。　　45 美元
- **心电图、心肌酶**：心源性休克。　　115 美元
- **中心静脉压、全身血管阻力（SVR），肺毛细血管楔压（PCWP）**：区分不同类型的休克（比如低血容量性、脓毒性、心源性休克）。　　500 美元
- **血、伤口及尿液行革兰染色培养**：针对怀疑败血症者。　　300 美元

影像学检查

➡ **膀胱超声检查**：简单的膀胱超声检查可以鉴别有无尿潴留，在床旁即可完成。 225 美元

➡ **胸部 X 线检查（CXR）**：通过肺部第三间距来评估肺水肿和肺体积的缩小。 150 美元

➡ **肾脏超声检查**：用来评估肾盂积水和尿路梗阻。超声检查通过测量肾脏体积和肾脏回声来提示肾脏自身病变："内科性肾脏疾病"。 250 美元

临床实例	医学知识

肾前性（灌注不足）

病因及发病机制 血容量减少是少尿的最常见原因，可以导致低灌注，这种情况通常是由于血容量不足、复苏和/或饱食引起。低白蛋白血症或组织损伤引起的第三间隙损失会使血管内容量进一步减少。血容量减少将导致肾血流减少、肾小球滤过率下降、肾小管重吸收水和钠增加（水钠潴留）、尿量减少。休克也会导致低灌注。心源性休克因低心排出量而导致低灌注。感染性休克的特点是外围血管舒张和血管通透性增加，导致肾灌注不足。血容量减少和休克引起的肾前性急性肾衰竭（ARF），尿常规（U/A）检查时没有管型。

临床表现 不论是低血容量性、心源性还是感染性休克，患者术后的典型表现是低血压和心动过速。依据休克的临床背景和体检结果、心脏的无创检查评估和系统循环参数来区分休克的类型。

血容量减少

- 临床背景：典型情况出现于下列情况：长时间的腹腔手术，使腹腔长时间暴露、大量不显性液体丢失、液体转移以及液体补充不够。

- 查体：黏膜可能苍白和干燥。

心源性休克

- 临床背景：具有冠心病（coronary artery disease，CAD）或糖尿病（diabetes mellitus，DM）的高龄心肌梗死患者。

- 查体：表现为"冷休克"，即四肢冷 + 颈静脉怒张（JVD）、肺湿啰音、水肿、收缩期 3 级杂音（S3）、哮鸣音、端坐呼吸。

感染性休克

- 临床背景：内脏穿孔手术后。
- 查体：表现为"暖休克"，即四肢温暖、发热（常见）、无颈静脉怒张（JVD）及肺湿啰音。

诊断

　血容量减少

- 检查血红蛋白/血细胞比容，以便排除继发于术后失血者。

　心源性休克

- 心电图变化，心肌酶升高、胸部 X 线检查（CXR）显示肺水肿、超声心动图提示心脏收缩功能减退。

　感染性休克

- 血液、肺、尿液、伤口行细菌学培养；胸部 X 线检查（CXR）肺部有无感染。

　　使用中心静脉压（CVP）测压导管或 Swan-Ganz 导管来帮助鉴别诊断。

　　区分低血容量性、心源性和感染性休克时，中央静脉监测可以保证获得正确的中心静脉压；一个 Swan-Ganz 导管可显示其他有用的参数[中心静脉压（CVP），心脏指数（CI）和肺毛细血管楔压（PCWP）]，特别是在区分心源性与感染性休克时。上述参数在不同病因的休克时的特征性改变如下：

病因	CVP	SVR	CI	PCWP
灌注不足	↓	↑	↓	↓
心源性	↑	↑	↓	↑
脓毒症	↓	↓	↑	↓ 或正常

对于所有低灌注引起的肾前性肾功能不全：

- 尿液分析没有管型
- 尿比重 >1.015
- 钠排泄指数（FE_{Na}）<1*
- 尿素氮/肌酐 >20
- 尿 Na（U_{Na}）<20

　　$FE_{Na} = 100 \times$（尿 Na/血 Na）/（尿肌酐/血肌酐）

处理

血容量减少

- 静脉补充液体

心源性休克

- 静脉输液(如果患者是充血性心力衰竭,维持静脉通道是明智的)
- β_1受体激动药可以增加心肌的变力效果和收缩力。米利酮(米力农)和多巴酚丁胺等药物可增加心排出量。

感染性休克

- 静脉输液
- 抗生素
- 去除病因:如引流脓肿、切除缺血的肠段、清创。
- 升压药:如抗利尿激素和去甲肾上腺素等维持血压。

参见 Sabiston 15,Becker 10。

*注:利尿药和生理盐水(IVF)可影响 FE_{Na} 的可靠性。

肾性肾衰竭:急性肾小管坏死(ATN)

病因及发病机制 ATN 由严重或长时间肾缺血、肾毒性药物引起,其特征是肾小管上皮细胞的破坏和随后因管腔阻塞出现的急性肾功能不全、肾间质的渗出,肾内尿液受阻导致尿量减少。静脉给以特定造影剂可引起小血管内皮细胞高渗性损伤、肾小管上皮细胞氧化损伤。典型的 ATN 通常继发于长时间或复杂手术的失血或低血压,表现为术后少尿。血清肌酐的增加通常是快速的。骨筋膜室综合征引起的横纹肌溶解可因肌蛋白的肾毒性引发 ATN。术后 ATN 还应考虑到可能是术前/术中静脉造影所致。

诊断 尿沉渣检查可发现管型,提示存在坏死的肾小管细胞。肾性急性肾衰竭时 BUN/Cr < 15:1。$尿_{Na}$ > 40 mEq/L,FE_{Na} > 2%。血液透析的指征是高钾血症、容量负荷过重或尿毒症症状。

处理 治疗包括停止使用对肾小管有损伤的药物,如果必须应用,须进行水化。参见 Sabiston 15。

肾性肾衰竭：急性间质性肾炎（acute interstitial nephritis，AIN）

病因及发病机制　AIN 是一个过敏反应，最常见于使用抗生素和其他药物，如非甾体类消炎药后。AIN 包括了肾间质的炎症反应、肾单位处肾小管的损害。它通常与摄入的药物损害有关并表现为三联征：发热、斑丘疹、少尿。

诊断　肾性急性肾衰竭者尿 Na > 40 mEq/L，$FE_{Na} > 2\%$，尿液镜检可以区分嗜酸性粒细胞和白细胞管型。经皮肾穿刺活检发现肾间质的炎症及嗜酸性粒细胞可确诊。

处理　中止有害药物的摄入并进行水化（稀释）。类固醇类药物治疗可减少炎症反应持续时间、减轻炎症反应的严重程度。参见 Sabiston 15。

肾后性肾功能衰竭（梗阻所致）

病因及发病机制　肾实质（上尿路）远端或下尿路的梗阻会导致肾后性急性肾衰竭。肾盏、输尿管、膀胱、前列腺和尿道都有可能出现梗阻。尿潴留和前列腺肥大是最常见的肾后性急性肾衰竭的原因。如果患者只有一个有功能的肾，在腹部手术中意外结扎了输尿管将导致急性肾衰竭，从而出现少尿。少尿和耻骨弓上膨隆很可能是尿潴留。少尿伴有肉眼血尿、不能排尿和/或尿流缓慢提示良性前列腺增生。

诊断　肾脏超声检查是诊断泌尿系统梗阻的金标准。如果梗阻明显，将表现为肾盂积水。膀胱镜检有助于判断梗阻的具体原因（结石或外在压迫）。老年男性患者可能存在良性前列腺增生或神经源性膀胱炎，两者均有残余尿（膀胱超声检查可确定），插入 Foley 尿管可以量化尿潴留的程度。

处理　治疗取决于病因。α 受体阻滞药可治疗良性前列腺增生者，如有必要，也可行输尿管镜下输尿管支架植入。如果下尿路阻塞，则一个"直导管"既是诊断又是治疗的工具。参见 Sabiston 15。

少见病

a. **记录错误**：可能会被误解为尿量减少。记录错误经常发生。患者可能在浴室或在床上已经排空尿液，这种情况下记录的尿量是不准确的。

b. **Foley 尿管阻塞**：导管可能因打折或凝块阻塞其管腔，简单的调整导管位置或生理盐水冲洗导管即可纠正。

实践基础上的学习和提升：发病率与死亡率的自评量表	
并发症	与 ATN 相对应的反应
类型	药物不良反应是可预防的
手术名称	未行手术；ATN 发生于静脉注射造影剂后的 CT 检查
疾病名称	男性患者，61 岁，患有严重胆源性胰腺炎并疑似胰腺坏死
病情简介	CT 检查后肌酐的持续升高
干预措施	血液透析
治疗效果	血液透析；结局不确定
危险因素	CT 检查前肌酐 141.44 μmol/L
如何处理危险因素	患者 CT 检查前充分水化，排除对造影剂的禁忌证
处理过程中发生了什么	第二天上午肌酐从 97.24 μmol/L 升至 203.32 μmol/L
是否还有其他处理方式	MRI 代替 CT 或 CT 时仅行口服造影剂
处理方式不同带来的结果是否不同	可避免血液透析

沟通技巧

当人们健康素质已下降时：

术后少尿，其潜在病因、检查、可能的治疗方法、预后等应该尽可能的和患者及其亲属进行充分的讨论。当患者或其亲属对健康的认知能力已下降时，应以简单的语言慢慢地表达(如说"肾脏的工作"而不是"肾脏功能")，并应避免提供过多的超过他们接受能力的信息，以免使他/她不知所措。

美国健康与人类服务部门指出，大众卫生保健能力的下降影响了与患者相关的三个领域：①临床方面——影响了后续对患者在自我管理的方向和方法方面的精确指导；②预防方面——影响了患者健康生活方式的实践、认知以及对卫生保健问题的相关反应能力的培养及维持；③个人拓展卫生保健系统的能力方面——涵盖及未涵盖利益相关的事、推荐、医疗补助资格以及知情同意等问题。注意你的患者存在的这些局限、培养发展策略并寻找健康相关资源，将有助于弥补你在沟通方面可能出现的不足。

职业素养

专业责任的保证

发表在《新英格兰医学杂志》的研究结果表明："在医学院时受州医学委员会训练的医生，其职业生涯中表现出不专业行为的概率是他们同事的三分之一。"

医师的受训内容包括药物或酒精的使用、不专业的做法、犯罪的界定、疏忽大意。州医学委员会认为医学院不专业的行为是后期医生受处分的最大的危险因素。遗憾的是，这些具有非专业性行为表现的医生很少进行充分反省、自我评估和寻求咨询；很少认识到对学生来说遇到这样的问题时要及时鼓励、寻求咨询。这是一个专业的责任要求。

基于系统的实践

患者，女，77 岁，因"呕吐，腹泻 3 天"就诊。

由于她过去有充血性心力衰竭病史，她严重脱水的状态并没有被察觉，给她静脉输液的速度是 50 mL/hr。24 小时后，她从少尿变成急性肾衰竭，需要进行血液透析，她的生活质量明显降低、生活成本明显增加。

据估计，在美国每年有数十亿美元被浪费在不必要的治疗上。不必要的治疗分为四类：

（1）低效率的系统：比如电子医疗记录的缺乏导致不必要的重复进行化验和影像检查。

（2）患者安全问题：导致患者住院时间延长、再次入院、遭受不必要的痛苦和风险。

（3）医疗事故诉讼的风险：导致实践中的"防御式医疗"——过度诊断以力求防止可能的诉讼。

（4）未能与患者和其亲属进行有效沟通：导致徒劳的努力来延长患者的生命。

医生通过识别浪费性支出的源头，加以认真和谨慎的努力可以减少不必要的医疗成本。

参考文献

1. Papadakis MA, et al.: Disciplinary action by medical boards and prior behavior in medical school. N Engl J Med, 2005.

（方克伟 译）

第 46 章
病例 31：术后切口并发症

Gabriel Del Corral MD，*Larry Jonas MD* & *Leo A. Gordon MD*

　　病例 31：患者，男，32 岁，因腹部枪伤行剖腹探查术后 5 天，切口引流量增加。

鉴别诊断

血肿	血清肿	肠外瘘
浅表切口感染	伤口裂开/内脏脱出	坏死性筋膜炎

诊疗思路

　　当我去看一个术后切口异常的患者，回顾详细的手术过程可使我理智地评估切口。检查手术切口前，我会先查看生命体征和体温，向护士了解伤口护理的详细信息，核实有无切口引流及引流状况以及有无其他特殊的切口处理。

患者诊疗

临床思维

- 评估患者有无全身感染、局部感染或引流异常的征象。排除可能需要紧急手术干预的切口并发症。
- **切口裂开**：手术关闭的切口或瘢痕可能裂开。
- **内脏外露**：提示皮肤裂开，腹腔内容物暴露在外。此并发症需要床边紧急处理使其稳定，多数情况下，需在手术室探查关闭切口。
- **坏死性筋膜炎**：是进展迅速的严重切口感染。需紧急手术大范围清创并使用广谱抗生素。

- **浅表切口感染**：通常需要床边探查切口以充分引流。
- **伤口愈合**：分为一期愈合，二期愈合，延迟愈合。切口通过缝合或订合而关闭称为一期愈合；切口开放，经肉芽组织缓慢长入而愈合称为二期愈合；切口开放数天后再关闭并愈合称为延迟一期闭合。延迟一期关闭可增加切口的拉伸强度和对感染的耐受性。

病史

- 回顾手术的详细过程，包括关闭切口的方法（订合还是缝合？减张缝合？敞开覆盖？等等）。
- 确定手术并发症与手术的间隔。如果在最初的 12 小时内出现恶臭浆液性引流物伴皮下捻发音提示可能出现坏死性筋膜炎。如果腹部手术后 1 周内出现浅橙色引流物提示可能伤口裂开。如果引流液含肠内容物，可能存在肠外瘘，可出现于腹部术后数天至数周。
- 伤口并发症的风险因素包括营养不良、服用类固醇激素、肥胖、吸烟、糖尿病、缺氧、感染、伤口缝合技术欠佳、紧急的或多个外科手术。

体格检查

- 应每天更换敷料。检查伤口周围有无发红、皮肤破损、出血或明显的排液。引流液的量和特征。
- 轻轻触诊伤口看皮肤是否会发白，有无压痛、捻发音或排液。伤口感染的四大经典症状为红、肿、热、痛。疼痛是感染的最敏感的指标。
- 怀疑伤口裂开时，伤口不应该随便被打开。如果是血肿和浅表性的伤口感染，可能需要探查伤口深部，需要在更高年资医生的指导或监督下进行。

实验室检查

- **白细胞计数及分类**：伤口感染可升高。　　　　　30 美元
- **血红蛋白**：大血肿可以减少。　　　　　　　　　45 美元
- **切口分泌物革兰染色和培养**：特别是在怀疑梭状芽胞杆菌（革兰阳性杆菌）感染时；抗生素敏感试验也非常重要。　100 美元
- **白蛋白/前白蛋白**：评估营养状态。　　　　　　66 美元

影像学检查

➡ **梗阻相关**：直立位胸片和卧立位腹部平片。术后腹腔游离气体可能存在 1 周。注意软组织中有否积气。　75 美元

➡ **腹/盆腔 CT**：是评估术后腹腔内并发症的最有效手段。需要口服或静脉注射造影剂。如果怀疑肠瘘，可口服水溶性的泛影葡胺作为造影剂，如造影剂外渗可确诊肠外瘘。　850 美元

临床实例　　　　　　　　　　　　　　　　医学知识

血肿

病因及发病机制　血肿一般是术中止血不足或常见于围术期抗凝的患者。

临床表现及诊断　血肿可能表现为引流出血性液体或肿大的包块，可于床边作出临床诊断。

处理　通常行支持治疗，包括镇痛、冰敷、局部压迫。如果血肿扩大致异常疼痛或压迫致影响血流，需行手术引流。通常容易找到出血来源。由于颈部血肿可能压迫气道，需返回手术室紧急抽空止血。由于血液是良好的感染媒介，污染区域的血肿也应排空。**参见 Sabiston 15，Becker 8**。

浅表性伤口感染

病因及发病机制　是切口皮下组织的局部感染。切口依据污染的风险分类，切口感染的风险会依次成倍增加。

	清洁	半污染	污染	感染
手术感染风险	<2%，如皮肤、乳腺、疝手术	4% ~ 10%，如肠道、肺、妇产科及口咽部手术	>10%，如穿透伤致大量肠内容物外溢	100%，已经存在活动性感染如脓肿
微生物种类	金葡菌	内源性定植菌（大肠埃希菌，拟杆菌属，革兰阴性菌）	外源性菌（大肠埃希菌，拟杆菌属，革兰阴性菌）	优先培养，可能含多种微生物

临床表现 围术期风险因素包括肥胖、低体温、缺氧、缺血、吸烟、糖尿病。浅表性感染可能表现为发红、触痛、脓性引流物，可能还伴有发热和白细胞增高。

诊断 可通过临床表现确诊。如果不能确定，可行培养。

处理 敞开切口，引流感染灶。依据具体情况决定是否使用抗生素。证据显示，伤口切开前 1 小时内预防性使用抗生素，预防切口感染的效果最佳。参见 Sabiston 14，15；Becker 10。

血清肿

病因及发病机制 血清肿属于浆液性渗出积聚，是由于手术分离了组织，阻断了淋巴回流，渗出液积聚所致。

临床表现 血清肿在疝修补使用补片后、在分离腋窝或腹股沟组织后、在整形手术中游离皮瓣后尤其常见。

诊断 检查伤口可诊断，必要时穿刺抽吸明确。

处理 90% 的血清肿会在 6 周内自行吸收，勿需处理。有持续症状，或感染则需抽吸引流。只有在怀疑感染时才使用抗生素。参见 Sabiston 15，Becker 9。

切口裂开

病因及发病机制 切口裂开是指经手术关闭的皮肤或筋膜的连续性中断。

临床表现 切口有张力、缺血、营养不良、服用内固醇激素、肥胖、感染是最常见的危险因素。

诊断 切口裂开可临床诊断。关闭的皮肤切口可能裂开。可能皮肤完好，而其下的筋膜组织裂开。腹部手术后 2 周内，如果橙红色液体从伤口流出可能发生筋膜裂开。

处理 治疗方式取决于患者状况及诊断时机。如果早期发现且患者病情稳定，常需返回手术室关闭裂开的筋膜。如果发现晚或患者病情不稳定，且没有腹腔内容物脱出，裂开可经肉芽组织长入愈合。参见 Sabiston 15，Becker 9。

内脏脱出

病因及发病机制　内脏脱出是指大范围的筋膜连续性中断，导致腹腔内容物脱出。

临床表现　危险因素同切口裂开（见上）。

诊断　切口内见腹腔内容物可确诊。

处理　内脏脱出需急诊手术，迅速在无菌环境下关闭腹壁缺损。快速检查后，脱出的内脏需用无菌的热生理盐水纱布（大的腹腔纱布或无菌毛巾）覆盖以防组织脱水。小的海绵纱布可能丢失或遗忘，因此不鼓励使用。**参见 Sabiston 15，Becker 9。**

肠外瘘

病因及发病机制　肠外瘘是肠管和皮肤之间发生异常交通，肠内容物从皮肤流出体外。依据发生外瘘的消化道的不同部位，可将其分为：胃瘘、小肠瘘、结肠瘘。

临床表现　小肠瘘常见于腹部多发伤、多次手术、损伤控制性腹部手术（由于腹腔无法关闭，皮肤、筋膜敞开，以肉芽组织愈合）后。

诊断　肠内容物或气泡经切口流出可临床诊断肠外瘘。可口服造影剂，CT 扫描确诊，可见造影剂进入切口，或行瘘管造影（通过腹壁外口造影检查）。

处理　通常行非手术治疗，包括肠道休息、全胃肠外营养、纠正电解质紊乱、抑酸（组胺受体拮抗药或质子泵抑制药）等。可使用生长抑素类似物以减少胃肠道和胰腺的分泌，但无足够证据表明这样可加速瘘管愈合。营养支持和局部伤口护理对瘘管愈合非常重要。如果消化道远端无梗阻，低流量瘘（<500 mL/d）会在数周至数月闭合。而 6 个月均不见好转的大流量瘘，可能需要手术闭合，这也是最后的选择。阻碍愈合的因素可用"FRIEND"记忆：Foreign body（异物）、Radiation（放疗）、Infection/Inflammation（感染/炎症）、Epithelialization（上皮形成）、Neoplasm（新生物）、Distal obstruction（远端梗阻）。**参见 Sabiston 15，Becker 48。**

坏死性筋膜炎

病因及发病机制   坏死性筋膜炎是进展迅速、快速蔓延的炎性感染，需紧急手术。其发生于深筋膜深层但继发皮下组织坏死。

临床表现   伤口早期出现快速蔓延的皮肤昏暗和青紫，伴皮下气肿、特异性恶臭和灰色浆液。如果不立即处理，可在几个小时内发生组织破坏和全身性败血症，并危及生命。

诊断   早期诊断很重要。常见的病原体为 β - 溶血性链球菌，凝固酶阴性葡萄球菌，或产气荚膜梭菌。然而，许多情况下，该病的患者可能同时感染了多种微生物。

处理   治疗方式为紧急手术，清除所有的失活组织。之后可能还需要数次清创。尽早使用广谱抗生素和进行大量的液体复苏。如果男性或女性的外阴部发生坏死性筋膜炎，通常简称为福尼埃氏坏疽。参见 Sabiston 14，Becker 10。

少见病

a. **腹水渗漏**：可见于有腹水的患者，包括肝硬化、门脉高压、或癌症，行腹部手术后。当有腹水的患者需行手术时，需严密缝合关闭切口以达密封。腹水的治疗需依据潜在病因。参见 Sabiston 12，53。

b. **胰瘘**：此并发症见于胰腺创伤或手术后，胰液从切口漏出。检测漏出液淀粉酶水平可确诊。治疗包括合适的伤口护理、肠道休息、生长抑素类似物抑制胃肠道分泌。参见 Sabiston 15，Becker 24。

实践基础上的学习和提升：发病率和死亡率的自评量表	
并发症	术后第 4 天，十二指肠残端瘘
类型	技术失误；很可能避免
手术名称	十二指肠溃疡行胃窦切除 + 迷走神经切断术，Billroth Ⅱ式吻合

疾病名称	46 岁，男性，对口溃疡（十二指肠后壁溃疡并前壁溃疡穿孔）。
病情简介	术后第 3 天开始发热（T = 38.9℃）；术后第 4 天，腹部正中切口上部可见胆汁流出。
干预措施	肝胆闪烁成像显示十二指肠残端胆漏。重新探查并用大网膜关闭残端。十二指肠造口（降低残端压力）从切口外侧引出。
治疗效果	中线切口敞开，经肉芽长入，二期愈合。患者康复出院。
危险因素	十二指肠残端瘘是 Billroth Ⅱ 式吻合术的并发症，十二指肠溃疡行手术治疗时，十二指肠关闭部位可能含有炎症。
如何处理危险因素	十二指肠残端置入 Jackson-Pratt 引流。
处理过程中发生了什么	十二指肠残端破裂，胆汁漏入右上腹并于术后第 4 天从切口上部流出。
是否还有其他处理方式	如果有以上危险因素，可在第一次手术时加行十二指肠造口作为预防措施。
处理方式不同带来的结果是否不同	再次全麻手术、切口敞开、住院时间延长均可能避免。

沟通技巧

设置期望值

如果患者出现伤口并发症，患者会很担心，医生会很沮丧。使患者重拾信心、用易懂的术语向患者解释并发症、与护理人员有效沟通伤口管理均很重要。对于伤口愈合过程，给患者一个客观精确的期望，对于完全愈合的时间，给出一个保守的估计亦很重要。在手术前与患者讨论任何手术时，均应提到术后感染的可能。如果在术前就告诉患者术后若发生切口感染可以如何处理，那么真的发生感染时，患者将更有心理准备。

职业素养

诚实地同患者交流

如果你的患者发生切口感染,患者会很生气,并对你进行指责,你该如何对待?

坦诚地面对患者,告诉患者你觉得是什么导致的感染。虽然讨论中也会涉及到患者本人的因素,但不要显得冒犯,巧妙地将部分责任转移给患者。试着强调你将如何处理感染,最终会获得好的结果。

这是每个外科医生均会面临的困难时刻,极其考验专业素养。

基于系统的实践

准备将患者转诊至长期护理中心或其他机构

术后患者伤口并发症或伤口处理需向患者及护理人员详细说明。在将患者转诊至护理或康复机构时,应同新机构进行适当的电话联系以便及时、恰当的转诊。应交代具体使用的材料和方法(纱布先湿后干、包扎等)。出院时记录伤口的状态,包括大小、深度、肉芽组织、破坏深度和渗出物性状。照片或草图可协助检测恢复进程。对于复杂的或使用了真空辅助伤口闭合系统的患者,在患者护理中应有经过全面训练的切口护理专家参与。

医者金鉴：术后管理

章节回顾

思考下面列出的问题，并参考后面给出的专家讨论。

1）患者，男，65 岁，5 天前因结肠癌行左半结肠切除术。心脏术前评估无明显异常。术后第 5 天早上起床时突然出现气短。生命体征：T = 37.7℃，P = 125 次／分，R = 26 次／分，Bp = 130/80 mmHg。肺部检查：双肺呼吸音清晰。动脉血气（吸入空气时）：pH = 7.48，PCO_2 = 30 mmHg，PaO_2 = 84 mmHg。你的鉴别诊断是什么？做什么检查确诊？如何治疗？

2）患者，男，70 岁，有良性前列腺增生病史，因小肠梗阻行粘连松解术后。现在术后第 4 天，新诉下腹痛。同时有睡眠障碍，但过去三晚必要时均服用苯海拉明有效。患者无尿 16 小时，所以你被叫入病房。生命体征：T = 37.1℃，P = 92 次／分，R = 16 次／分，Bp = 150/84 mmHg。体格检查仅发现耻骨上压痛。全血细胞计数及血液生化检查均在正常范围，除了肌酐 1.5（正常上限 1.0）。行何种辅助检查可明确诊断？如何治疗？

3）患者，男，24 岁，腹部枪伤致小肠多处穿孔 4 天后，术后持续发热，双侧呼吸音减弱。护士认为有渣引流物从正中切口上方流出并做了标记。如何鉴别诊断？你的诊断是什么？如何治疗？

由 Leo A. Gordon，MD 点评，来自雪松－西奈医学中心，洛杉矶，加利福利亚

答案 1

术后第 5 天，一切已经很平稳，医疗团队可能在考虑增加饮食，准备出院。对于手术患者，需仔细回顾术中详细过程：病变位置有多低？吻合有无技术问题？虽然患者表现出典型的原发腹部疾病的并发症，如肺栓塞的症状，但外科医生需要留意可能是吻合口瘘所造成的，其表现为败血症，气短。

建议评估心肺功能并将患者转入重症监护病房。确保足够氧合并全身肝素化直到通过肺部螺旋 CT 排除肺栓塞为止。如果评估心肺均无阳性发现，应采用水溶性的增强剂评估吻合口。

答案 2

永远记住：常见的情况最常发生。这是位 70 岁的老年男性，前列腺增大。毫无疑问，4 天前的手术使他输入了大量液体。患者完全无尿（而不是少尿）提示尿道梗阻，极可能由他的前列腺造成。床旁膀胱超声可确诊，导尿就能解决问题。

但是，尿管无法通过前列腺，即使你使用了润滑剂，反复调整阴茎和导管方向，导管仍无法通过。如果你有使用折叠尖端的导管的经验，则可以在此时进行尝试。然而，最重要的一点是避免尿道损伤，不然将带来更严重的问题。因此，此时需要立即请示上级医生。

答案 3

评估伤口引流物时，需熟悉手术过程。本例患者为枪伤后小肠多处穿孔，急诊手术。

穿孔如何关闭？关腹有无技术难度？是用普通缝合还是加用减张缝合？

取用一块干净纱布，轻压有引流物区域后检查纱布：是否有液化血肿？有肠内容物？如果看到肠内容物，可以认为发生了肠瘘，最大的可能是来自某个肠切口的关闭部位。此时应立即开始禁食，观察引流物的量和性状，密切观察有无败血症的体征（肠瘘未完全引流出体外的情况）。

（孙平、熊俊　译）

第七部分
创伤病例

章节编辑：
Amy J. Goldberg MD

第 47 章
外伤患者：初级评估和次级评估

Amy J. Goldberg MD

初级评估：外伤评估的 ABCDE 原则

气道(A)、呼吸(B)、循环(C)、功能障碍(D)、暴露检查(E)

　　所有创伤患者都应进行标准系统的评估。根据患者的初始情况进行初级评估。异常情况一经发现应立即处理。初级评估完成，患者经过复苏程序趋于稳定后，再进行详细的次级评估。

　　气道(airway)：与患者交谈是评价气道最快、最简单的方式。简单地介绍自己，并询问患者的名字。患者的正确回应能够反映气道通畅并且脑血流充足。

　　影响气道的可能因素有：口腔或气管的直接损伤；呕吐物或假牙等异物的存在；严重的头部外伤造成精神状态下降；以及各种因素导致的严重低血压引起脑血流灌注减少。如果气道不通畅或患者不足以保护自身的呼吸道，应置入口咽通气道。如果需行气管插管，必须固定颈椎。为了确保气管内导管已正确放置，需检查呼气末 CO_2 及听诊双侧呼吸音。必要时可行环甲膜切开术，但这种情况很罕见。

　　呼吸(breathing)：检查呼吸需要听诊双侧肺部，判定气管位置(居中或偏离)，查看是否存在颈静脉扩张(JVD)。这些物理检查能够协助判定是否存在单纯气胸、血胸，张力性气胸或心包压塞，这些情况须立即诊断并治疗。

　　循环(circulation)：循环管理包括测量患者的血压、脉搏(上下肢)、直接压迫出血点、送血样进行血型鉴定及血液交叉配型、在肘窝建立大管径静脉通道，输注等张液(乳酸林格液或生理盐水)保证血管充盈。如果外周静脉通道无法建立，可于颈静脉、锁骨下静脉或股静脉等中央静脉建立通道。如果静脉输液无法维持血压，可在创伤急救室直接输注未交叉配型的血液。

功能障碍(disability)：功能障碍检测包括检查瞳孔大小、对光反射以及进行格拉斯哥昏迷评分(GCS)。格拉斯哥评分包括肢体运动(1~6分)，语言反应(1~5分)和睁眼反应(1~4分)。分数最好15分，最差3分。

暴露检查(exposure)：患者必须完全暴露并滚动翻身。必须移除所有衣物，需注意是否存在枪伤、刺伤、创伤、骨折、擦伤、撕裂伤或挫伤。需警惕患者可能在遭枪击后发生车祸。

初级评估结束后，不要移除通气道除非气道通畅并且患者能够保护自身的呼吸道。如果患者受到了头部创伤并反应迟钝，需在检测呼吸前进行气管插管。如果两侧呼吸音不同，需要进行胸腔置管或穿刺降低胸腔压力。在初级评估(ABCDE)完成、复苏建立及患者生命体征稳定后才能进行次级评估。

次级评估

次级评估是对患者从头到脚的详细评估。从头部开始，眼、耳、鼻、喉，之后是颈、胸、腹、盆腔、外阴部、四肢、后背，最后进行详细的神经检查。次级评估中系统的体格检查是诊断外伤的关键。

五官：头皮撕裂伤、瞳孔大小、鼓室积血、面颅骨骨擦音、口腔肿胀或出血、鼻漏、巴特尔征或眶周淤斑

颈部：气管的位置，是否存在颈静脉扩张、裂伤、血肿，颈椎压痛，骨擦音或皮下气肿

胸部：呼吸音，胸壁不稳定，捻发音，皮下气肿，肋骨骨折

腹部：伤口，擦伤，压痛，腹胀，安全带征，直肠指诊——是否存在出血或高位前列腺

骨盆：骨盆的稳定性，耻骨上血肿

生殖器：阴囊血肿，阴道撕裂，尿道出血，肛门指诊——是否存在出血或高骑式之前列腺

四肢：骨性畸形，骨擦音，裂伤，末梢脉搏

背部：擦伤，挫伤，创伤，胸椎或腰椎压痛，凹陷，肿胀

神经系统检查：全面的运动和感觉检查

应从现场的紧急医疗人员、警察或患者本人处搜集可以得到的任何信息。快速回顾过去的医疗手术史、药物史、过敏史、社会史、伤口周围的事件以及最后一次用餐时间。在次级评估中，需进行颈部、胸部和骨盆的 X 线平片检查。在适当的时候进行 FAST(着重创伤的腹部超声)检查。创伤的放射学检查(参见第 48 章)，可帮助我们了解更多信息。

(孙平、熊俊 译)

第 48 章
外伤的放射学检查方法

Jonathan R. Hiatt MD & Michael Zucker MD

外伤患者的放射学检查结果可为早期治疗方案的制定提供重要的辅助信息。由于大多数损伤都是钝伤，颈椎、胸部和骨盆应进行 X 线平片检查，而腹部和心包要进行超声诊断。CT 检查适用于头部、颈部、胸部、腹部和骨盆部位的特异性损伤，动脉造影术适用于骨盆骨折的出血诊断及胸主动脉损伤的诊断。

以下简述处治初发伤时常用的放射学检查方法的选择及其特征。

颈椎侧位片

颈椎侧位片用于诊断椎体序列、骨折及牵张损伤，如图48-1和图48-2。

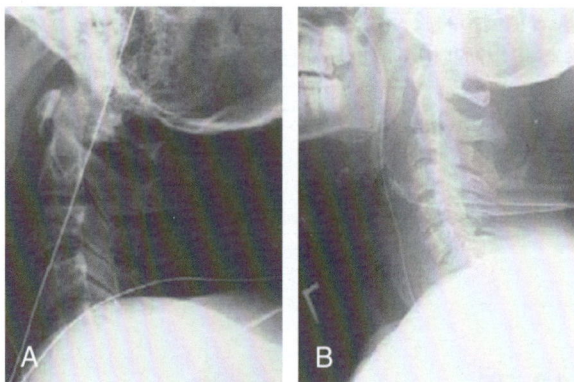

图48-1 不完整的颈椎片，CT未显示，会造成骨折遗漏，颈椎侧位片则显示C7椎体粉碎性骨折。

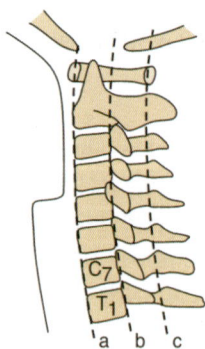

图48-2 颈椎侧位片用来诊断椎体序列、骨折及牵引损伤。三条线用来评价椎体排列：a椎体前缘线、b椎体后缘线、c棘突椎板线。

检查椎体高度丢失或椎体骨折。检查所有的骨骼部分，包括椎弓根、椎板、棘突及横突。椎前软组织肿胀也是脊髓损伤的一种表现。

前后位胸片

前后位胸片用来诊断骨损伤、胸膜间隙、肺实质及纵隔结构。如图 48 – 3 至图 48 – 5。

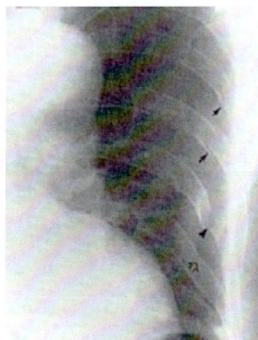

图 48 – 3 前后位胸片所显示的骨骼影像,胸片结果显示为多发性肋骨骨折。

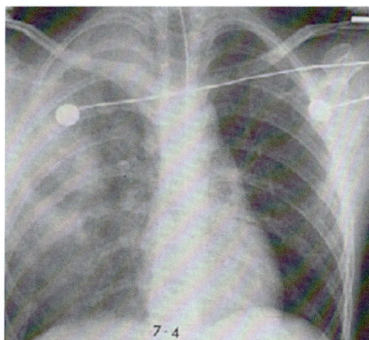

图 48 – 4 前后位胸片显示的肺实质影像,提示为肺实质损伤且右肺有肺挫伤。

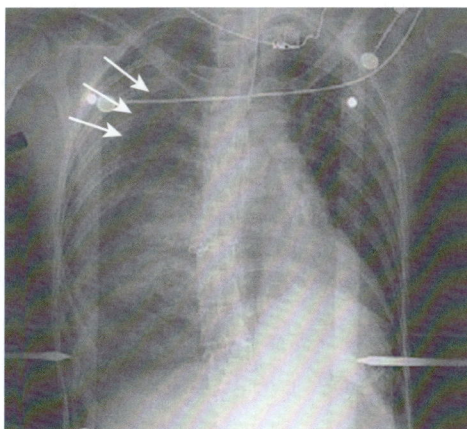

图 48 – 5 前后位胸片显示的胸膜腔影像,胸膜间隙显示气胸(箭头)

在胸膜间隙,主要显示为气胸、血胸(图 48 – 5 和图 48 – 6):肋膈角明显加深提示气胸;肋膈角模糊的提示血胸。

在观察纵隔结构中,检查心脏轮廓并检查测量纵隔结构。可能发现心脏和大血管损伤。纵隔扩大(> 8 cm)则有可能为胸主动脉损伤,需要做螺旋 CT 增强扫描或胸动脉造影确认(图 48 – 7)。

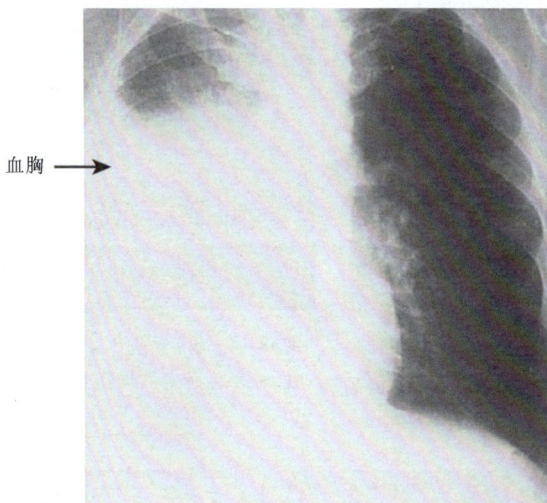

血胸 →

图 48 – 6 前后位胸片影像显示肋膈角模糊,提示为血胸。

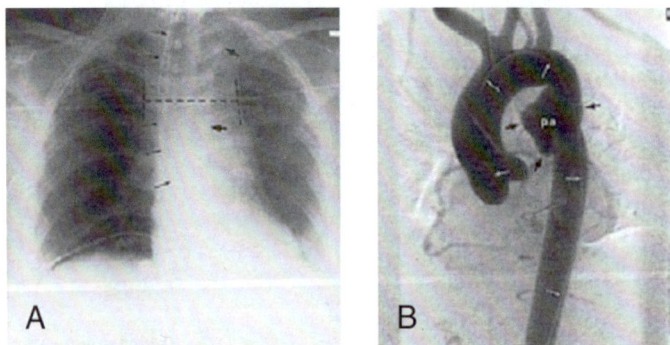

图 48 – 7 前后位胸片及胸动脉造影影像。A. 胸部平片上显示纵隔扩大;B. 胸动脉造影显示主动脉中断(黑色箭头)。

骨盆前后位片

骨盆损伤源于横向压缩、前后压缩和垂直切变。骨盆前后位片主要用来显示髂骨坐骨和耻骨的完整性、耻骨联合的分离（>1 mm）、骶髂关节扩大（大于5 mm）及骨盆抬高，如图48-8。

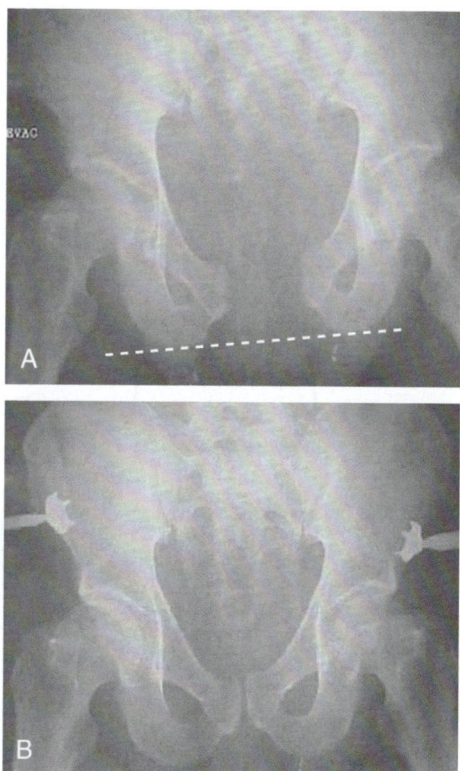

图48-8 骨盆前后位片影像。A. 显示耻骨联合及骶髂关节断裂。虚线显示垂直切变产生的半骨盆抬高，坐骨结节倾斜。B. 放置外固定支架可以关闭骨盆环并有助于控制出血。盆腔大出血则需用血管内栓塞来加以控制。

超声诊断

外伤的超声诊断评估（focused assessment of sonography for trauma, FAST）是早期决策的依据之一，也是一种快速诊断胸部和腹部损伤的方法。FAST 可以用于鉴别心包膜、腹膜和骨盆的出血，不稳定患者的快速分流及出血损伤识别与控制。检查区域包括心包膜、肝肾间隙、脾肾间隙及骨盆盲管，如图 48-9 和图 48-10。

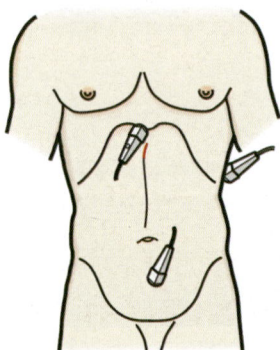

图 48-9　超声探头的放置

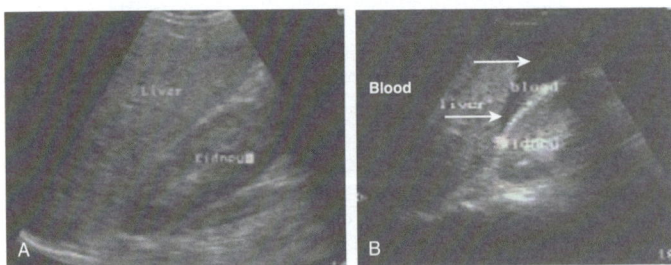

图 48-10　肝脏、肾脏和隔膜正常（A），肝和肾之间的肝肾间隙（又称肝肾隐窝，Morrison's pouch）内的出血（B）。

CT

CT 可用于血液、体液及血流动力学稳定的特异性器官损伤患者的鉴别。不稳定的患者不能做 CT。

静脉注射造影剂用于胸腹部 CT，头颅 CT 进行无对比剂填充。见图 48-11 至图 48-14。

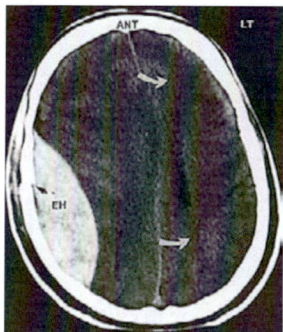

图 48 – 11　右顶叶硬膜外血肿及中线移位(白色箭头)。

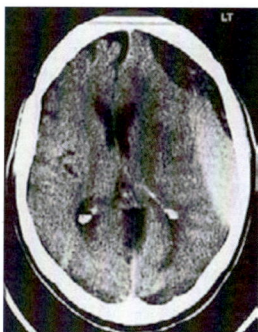

图 48 – 12　左侧硬脑膜下血肿及中线移位。

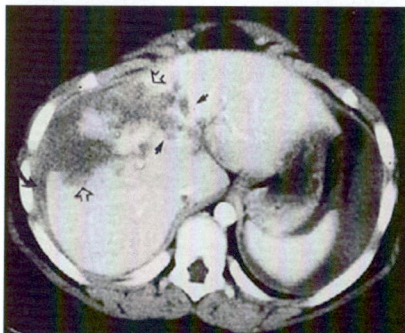

图 48 – 13　腹部 CT 显示为严重的肝裂伤。

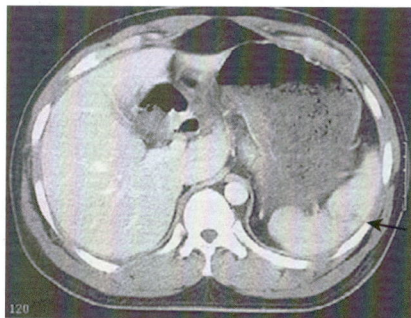

图 48 – 14　钝性外伤引起的脾裂伤。

(谢恩　译)

第 49 章
病例 32：头部创伤

Michael W. Weaver MD & Darric E. Baty MD

病例 32：患者，男，28 岁，因车祸致头部外伤急诊入院。伤者没安全保护措施，伤后意识丧失。在到达急诊室前，患者躁动，不合作，并伴明显的头/面部创伤。

鉴别诊断

颅骨骨折	蛛网膜下腔出血	挫伤

诊疗思路

当接诊一位头部创伤的患者时，我首先要根据 ABC 的原则进行充分的评估和管理。接下来，再进行精细和全面的神经系统检查，记录格拉斯哥昏迷量表（Glasgow Coma Scale，GCS）评分、瞳孔大小、对光反射、四肢检查和全面仔细的运动/感觉神经检查。一旦患者血压稳定下来，即行头颅 CT 检查。患者完全清醒和定向准确时不需要急诊神经外科手术干预。明显的头面部联合创伤，伴随烦躁，提示可能存在大脑损伤。结合患者神经系统检查和头部 CT 扫描的帮助，需神经外科医生制定出最佳诊疗计划，配合 ICU 的神经系统监测行开颅探查术，或提示需急诊手术治疗。

患者诊疗

临床思维

- **气道**：确定患者是否能保持他或她自己的气道通畅。严重的神经损伤者需要插管来防止误吸和缺氧。
- **呼吸**：呼吸模式非常重要：不规则的呼吸是库欣三联症（Cushing's triad）的表现之一，提示脑干受压。气管插管可以用来人为提高呼吸效率并降低二氧化碳分压，这也是用于降低颅内压的短期而有效的方法。

- **循环**：高血压和心动过缓是库欣三联症的另外两个表现，是即将面临脑疝和死亡的信号。要避免低血压以防止继发性脑损伤的发生。
- **脑功能**：颅神经功能，GCS 评分，四肢的运动和感觉功能的评估非常重要。
- **暴露**：注意有无其他明显的损伤，包括脊柱骨折和头皮裂伤，如果患者没有进行全面的检查则很容易被忽略。

病史

- 受伤的机制是什么？这是个枪伤（大口径与小口径）、袭击还是机动车事故？
- 曾有意识丧失吗？意识丧失持续了多久？
- 患者接受过什么治疗或服用过什么药物？这会对患者精神状态产生影响吗？
- 患者之前有神经精神障碍或基础疾病吗？
- 充分的病史询问：AMPLE（allergies，过敏史；medications，服药史；past medical hx，既往史；last meal，最后用餐时间；events leading to presentation，症状缓解及诱发因素）。

体格检查

- A 患者是否存在昏睡而不能保持足够的气道通气？
- B 呼吸是否规律，太快或太慢？
- C 生命征是否提示有遗漏的出血处，患者是否有正在发生脑疝的可能？
- D 患者的神经系统检查结果正在恶化吗？头骨或面部有明显骨折吗？
- E 有大范围的头皮撕裂，需要清创缝合吗？

实验室检查

- **血常规**：神经外科手术干预前必须进行血小板计数检查。

  34 美元
- **凝血功能（PT/PTT/INR）**：纠正凝血功能的异常，阻止出血，为神经外科手术干预提供条件。

  56 美元
- **尿液毒理学检测**：查找损害神经系统的物质。

  235 美元

- **血清乙醇水平检测**：考虑患者兴奋是因为酗酒，而不是神经损伤。 53 美元

影像学检查

➡️ **头颅 CT 平扫**：寻找出血点、头骨骨折及其对大脑实质的影响。 2000 美元

临床实例	医学知识

颅骨骨折

病因及发病机制 颅骨骨折（颅底骨折）是指组成头颅的骨头的连续性中断。颅骨骨折提示头部受到过强大外力作用。

临床表现 虽然有些患者表现清醒而具有定向力，但颅骨骨折常伴随中度到重度的创伤性脑损伤。

诊断 基部的颅骨骨折（颅底骨折）的临床表现包括熊猫眼征（两只眼睛瘀斑），Battle 征（乳突区瘀斑），脑脊液鼻漏或脑脊液耳漏。首选头部 CT 检查。

处理 闭合性的颅骨骨折一般不需要任何外科治疗。除非有明显的颅骨凹陷（超过邻近颅骨的内板）。脑脊液鼻漏或耳漏几乎都可以通过保守治疗治愈，但持久的脑脊液漏需要行腰椎穿刺引流或进行硬膜外自体血液填塞。伤后幸存下来的开放性骨折患者，通常需要冲洗、清创来预防感染。参见 Sabiston 20，72；Becker 11。

硬膜外血肿

病因及发病机制 硬膜外血肿是指积聚于颅骨内板和硬脑膜之间的出血。硬膜外血肿通常由脑膜动脉撕裂或撕脱引起，最常见于脑膜中动脉。

临床表现 在受伤初期意识障碍和由进行性增大的血肿或脑疝继发的意识障碍之间，患者可表现出典型的"中间清醒期"。

诊断 硬膜外血肿的发生常与脑膜中动脉行程附近的颞骨的骨折有关，但血肿也可出现在其他任何地方。在 CT 上显示呈凸透镜样，而且不会跨越骨缝（冠状缝或人字缝等）。

处理 硬膜外血肿通常需要神经外科急诊手术引流，但对于血肿小并且稳定的患者可以进行密切监视下的保守治疗。**参见 Sabiston 20，72；Becker 11，47。**

蛛网膜下腔出血

病因及发病机制 蛛网膜下腔出血是最常见病因。另一个常见病因是脑膜动脉瘤破裂，根据其出血部位不同应予以足够重视。

临床表现 蛛网膜下腔出血常伴发其他脑部损伤，如颅骨骨折或挫伤，并常出现在受伤颅骨邻近的脑组织沟回中。

诊断 出血可通过头颅 CT 检出。单纯的头部外伤并不是腰椎穿刺的指征。

处理 创伤性蛛网膜下腔出血的治疗为保守治疗，动态的神经系统检查和头颅 CT 扫描跟踪有助于排除和/或观察相关的复合伤。

硬膜下血肿

病因及发病机制 硬膜下血肿是在硬脑膜下发生的血肿。通常由大脑皮质层到硬脑膜的静脉桥破裂形成，或可见于脑挫伤出血流至硬膜下腔。

临床表现 硬膜下血肿在中重度颅脑损伤中较常见。老年人常有脑实质萎缩，并与表面硬脑膜和头骨分离，较轻微的颅脑损伤也会引起硬膜下血肿。

诊断 急性和慢性的硬膜下血肿通过头颅 CT 可以很容易地诊断。亚急性出血，由于血和大脑密度相近，容易被忽略。无论任何年龄，血肿 CT 上均现新月形，可跨越骨缝。硬膜下血肿通常伴有其下方脑组织的显著损伤。

处理　较大的、有症状的硬膜下血肿需行手术引流。小的血肿必须随访，因为其随时间推移，可能形成慢性血肿并逐渐增大。**参见 Sabiston 20，72；Becker 11。**

挫伤

病因及发病机制　脑挫伤简单来说就是脑组织的挫伤，就像皮肤的挫伤瘀血肿胀一样，在损伤发生的几天后看起来会更严重。尽管初期 CT 检查无异常，但复查 CT 时可以看到挫伤出现或增大。

临床表现　挫伤往往伴有头部其他损伤。小的挫伤可见于较小的创伤，而严重的挫伤应由明显暴力引起。

诊断　挫伤能通过 CT 扫描诊断。挫伤往往出现在大脑表面，大脑被颅骨的内板冲击受伤。小的挫伤可因 CT 扫描上存在许多射线硬化伪影而难以被发现。

处理　大多数挫伤可以保守治疗，定期行头部 CT 复查。较大的、有症状的挫伤，则可能需要神经外科医生进行更积极的外科干预。**参见 Sabiston 20，72；Becker 11。**

弥漫性轴索损伤

病因及发病机制　弥漫性轴索损伤指的是继发于强大的剪切力的轴突撕裂。

临床表现　能产生这种类型的脑组织损伤的外力常可导致严重的创伤性脑损伤。患者可能表现出昏迷或严重的抑制性的精神状态，且无明显的可解释该症状的大脑病变。

诊断　诊断主要靠临床表现和相应的放射影像学资料得出。有时我们能看到灰白质交界区小的斑点状出血。

处理　治疗方式通过视神经检查及影像学检查结果而定，通常需要行脑室造口术来监测颅内压（但颅内压常为正常）。根据患者的具体情况予对症支持治疗。**参见 Sabiston 20，72；Becker 47。**

少见病

代谢紊乱：患者精神状态的改变可能是由头部创伤导致的，但精神状态异常也可与代谢紊乱、药物过量、酒精中毒、基础的精神疾病或先前的神经创伤有关。应注意到患者非创伤性的病因也会成为精神状态改变的基础。

实践基础上的学习和提升：循证医学

题目
严重创伤性脑损伤的处理指南，第 3 版

作者
Bullock MR, Chestnut R, Clifton G, et al.

参见
Journal of Neurotrauma 2007；24（suppl. 1）.

问题
在该指南的第 1 版（1996）出版前，几乎没有已出版的关于严重创伤性脑损伤患者的处理指南。

干预
无

证据质量
基于最佳证据的 Meta 分析

结局/效应
该指南的出版为神经外科医生提供了一系列指引，帮助他们思考对于头部创伤的患者，哪种治疗措施是有效的，哪方面还需要更多的研究。

历史意义/评论
尽管大多数指引没有高质量的证据支持，但他们为头部创伤患者的治疗提供了国际标准。

沟通技巧

创伤中坏消息的传达

　　神经损伤及与其相关的并发症的发生率和死亡率的相关消息对于患者和他们的亲属而言常常是灾难性的。直接、坦诚、移情式的交流方式既能向其传达病情的紧急性，长远来看，也有助于建立良好的医患关系。应认识到在处理创伤患者时(与癌症情形不同)，无论患者本人或其亲属，都没有任何心理准备去接受坏消息，所以，应预料到患者及家庭成员情绪反应会有大的波动。这时，耐心、认真地倾听和移情式的交流就是最好的人际沟通技巧。

职业素养

分配有限的医疗资源和专业责任

　　研究发现，关于佩戴头盔的普通法降低了摩托车驾驶者的死亡率和严重颅脑创伤的发生率。削弱和撤消这些法律，佩戴摩托车头盔者将减少，随之而来的是明显上升的创伤发生率和死亡率。例如在得克萨斯州，关于佩戴摩托车头盔的普通法在 1968 年间开始实施和 1977 年首次修订期间，估计挽救了 650 条生命。修订后，该法仅适用于年龄小于 18 岁摩托车驾驶员，随着该法的实施，摩托车驾驶员的死亡率增加了 35%。1989 年，当德克萨斯州恢复了该普通法的适用范围后，由于此前修订法的实施已经下降到 41% 的的头盔使用率迅速上升到 98%，平均的每辆注册的摩托车严重伤亡事故的发生率再次下降了 11%。

　　这是需要医疗专业人士参与的社会问题。跟踪患者结局并建立数据库，并对其进行适当的分析和传播，将有助于这些数据成为社会改变的催化剂。

基于系统的实践

临床信息的标准化：Glasgow 昏迷量表

格拉斯哥昏迷量表(Glasgow Coma Scale，GCS)用来定量评估患者外伤性脑损伤后意识等级的量表。这种评估患者状况的标准化的方法相对简单，可信度高，与脑损伤后的预后相关。

按照上述 GCS 评分，观察者要记录患者最佳的睁眼反应，语言反应和运动反应。患者的 GCS 评分为各个分类得分的总和。该评分在气管内插管的患者中的使用受到限制(患者不能说话)，这时分数后面应该加个"T"，记作 10 T。GCS 评分的也可以按照各个分类得分分别记录(例如，E4 M6 V5)。插管的患者应再次使用在语言反映得分后加"T"记录(例如，E4 M6 V1T = 11T)。

(杨斌 译)

第 50 章
病例 33：颈部穿透伤

Abhijit S. Pathak MD & Christine T. Trankiem MD

病例 33：患者，女，44 岁，因左颈部刺伤急诊入院。

鉴别诊断

颈动脉损伤	气管损伤/喉损伤
颈静脉损伤	食管损伤

诊疗思路

当接诊颈部被刺伤的患者时，我会首先进行急救评估程序（ABCs）并开始实施复苏。我最关心的是气道方面的问题，如果我对气道是否通畅存在疑问，我会对患者进行气管插管。如果有存在颈椎损伤的可能，则还需要对患者进行颈椎固定。我尽可能去记录神经系统的检查结果，包括在插管前的格拉斯哥昏迷量表评分。接着，我会检查是否存在提示重要的血管、呼吸道和消化道损伤，需要立刻进行手术探查和处理的"重要症状"，如活动性出血、进行性扩大或搏动的血肿、轻偏瘫、伤口处有气泡溢出、喘鸣或血流动力学状态不稳定等。如果患者没有上述"特殊症状"，病情稳定，我会评估颈阔肌是否受到暴力损伤，如果损伤的确存在，则应对血管、消化道和呼吸道的损伤情况进行恰当的评估。

患者诊疗

临床思维

- 回顾第 47 章中提及的创伤患者进行检查处理时应遵循的按主

次顺序检查的原则。

- **气道**：应检查气道是否通畅及患者是否有能力自行维持气道的通畅，如果不是，你则必须进行气管插管以确保气道通气功能。必须考虑到患者有颈椎损伤的可能，并进行恰当的保护，直至颈椎损伤的可能被排除。

- 对一个存在颈部刺伤的患者，及早维持气道通气顺畅非常关键。如果怀疑患者无法自主保护气道，则需对患者进行气管插管。

- **呼吸**：听诊每个肺野的呼吸音，并注意是否有捻发音，皮下气肿或空气自伤口逸出。

- **循环**：在肘窝建立两条大的静脉输液通道，用 0.9% 氯化钠注射液进行液体复苏。寻找是否存在活动性出血或进行性扩大的血肿。在活动性出血部位予直接压迫控制出血。检查患者血流动力学是否稳定（是否存在低血压，心动过速）。

- **昏迷**：检查瞳孔和计算 GCS 评分。记录任何提示神经功能异常的征象。

- **暴露**：脱去所有衣物，全面检查患者是否存在其他部位的伤口。

- 颈部大静脉受伤可因为空气栓塞而导致死亡。覆盖所有伤口，必要时加压包扎并将患者置于头低脚高位。

- 如发生颈阔肌损伤，则其下的组织结构也存在损伤的可能。可用受伤位置（Ⅰ区Ⅱ区或Ⅲ区；图 50 - 1）来指导你的检查诊断。

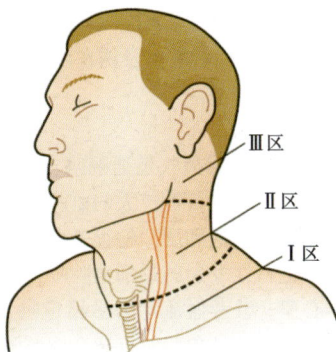

图 50 - 1　颈部分区

- Ⅰ区：下至胸廓出口锁骨水平，上至环状软骨水平。可能发生损伤的结构：主要血管结构（大静脉，颈动脉和椎动脉，颈内静脉），肺尖，食管，胸导管，颈神经干。

- Ⅱ区：下至环状软骨，上至下颌角。可能发生损伤的结构：主要血管结构（颈动脉和椎动脉，颈静脉）、食管和主要气道结构（咽、喉、气管）。

- Ⅲ区：下至下颌角，上至颅骨基底部。可能发生损伤的结构：主要血管结构（颈内动脉和椎动脉，颈静脉）和咽。

- 传统上，所有Ⅱ区颈阔肌受到暴力损伤的患者，必须行颈部手术探查，故很多探查手术术中并未发现可辨认的损伤。目前，对于存在Ⅱ区损伤的患者，如其病情稳定，没有证据表明其存在潜在的损伤时，应进一步评估（颈部CT血管造影），待明确伤情后再作相应处理。Ⅰ区和Ⅲ区有骨性结构保护，这些区域的损伤很难评估。Ⅰ区和Ⅲ区受伤后病情稳定的患者，需要完善检查（CT颈部血管造影）以评估伤情，并为手术干预提供指导。

- 有不止一个区域受到损伤的可能！

病史

- 患者被什么刺伤？刺伤的轨迹是什么？
- 是否存在新发的神经功能障碍？
- 是否存在气促、声音嘶哑、声音改变、咯血、疼痛或吞咽困难？
- 充分的病史询问：AMPLE（allergies，过敏史；medications，服药史；past medical hx，既往史；last meal，最后用餐时间；events leading to presentation，症状缓解及诱发因素）。

体格检查

- A 气道通畅吗？患者能保持气道通畅吗？患者需要气道管理/气管插管吗？患者存在进行性扩大的血肿压迫气管吗？
- B 检查呼吸节律和血氧饱和度。检查是否存在皮下气肿或气泡自伤口逸出？有进行性发展的颈部血肿吗？
- C 检查血压、心率；患者血流动力学稳定吗？是否存在休克？有活动性出血或休克的征象吗？有杂音或血肿吗？
- D 注意患者的 GCS 评分和任何神经功能障碍。
- E 注意刺伤发生的位置：Ⅰ区，Ⅱ区，Ⅲ区。

影像学检查

➡ **CXR[胸肺 X 线片(直立)]**：评估气胸、血胸，纵隔气肿。
115 美元

➡ **颈部前位和侧位片**：评估皮下气体，异物，颈椎损伤。
250 美元

➡ **颈部 CT 血管造影**：静脉注射造影剂，以螺旋 CT 颈部快速扫描，并进行三维重建。但并非每家医院均有条件进行。经导管血管造影是血管受伤诊断的金标准。
1050 美元

➡ **钡餐**：显示消化道损伤。如果怀疑咽喉或食管撕裂，应予水溶性泛影葡胺造影。
265 美元

临床实例　　　　　　　　　　　　　　医学知识

颈动脉损伤

病因及发病机制　颈动脉损伤可以分为部分性(裂伤)或完全性(断裂)。

临床表现　临床症状包括活动性动脉出血、进行性增大的血肿、血管杂音、血流动力学不稳定或出现轻偏瘫。

诊断　可以通过临床诊断或者血管造影诊断(静脉造影剂出现外渗，或血管显影突然中断)。

处理　如果患者神经完好无损，要尽一切努力修复颈动脉。**参见** Sabiston 20，67，72；Becker 39。

颈静脉损伤

病因及发病机制　颈静脉损伤可以分为是部分性(裂伤)或完全性(断裂)。

临床表现　临床症状包括出血和血肿。

诊断　颈部手术探查中诊断。

处理　颈外静脉结扎没有不良影响。如果患者情况允许，应该对颈内静脉进行修复，否则，应结扎颈内静脉。颈部大静脉损伤会因为空气栓塞而导致死亡，应覆盖所有开放性伤口，必要时加压包扎。

气管损伤/喉损伤

病因及发病机制　气管损伤或喉部损伤均属于呼吸道损伤。

临床表现　临床症状可能包括喘鸣、呼吸窘迫、捻发音、皮下气肿、咯血或空气自伤口逸出。同时患者会伴随声音改变，吞咽困难或吞咽疼痛。

诊断　可通过直视检查设备，如直视喉镜、气管镜或支气管镜作出诊断。

处理　气管撕裂伤可以通过可吸收缝线单层缝合修补。如果食管受损，或邻近动脉受损，可利用肌肉瓣或带血管蒂的组织予以修复。如果是复合损伤，应该行气管造口术。气管损伤或喉部损伤的患者在术后应保留气管插管来保持气道通畅。参见 Sabiston 20，57；Becker 28。

食管损伤

病因及发病机制　对于食管损伤的患者，关键是早期诊断。延迟诊断和治疗与并发症发生率和死亡率升高显著相关。

临床表现　临床症状包括空气和唾液从伤口溢出，吞咽困难，吞咽疼痛，呕血。

诊断　通过咽镜、食管镜检查(可以明确血肿、出血，或撕裂伤的诊断)和钡餐(显示口服的造影剂外渗)进行诊断。

处理　对于食管的损伤的患者，应对损伤部位进行清创，并分两层进行修补。修补处以肌瓣或带血管蒂的组织瓣覆盖可减少瘘道形成的风险。通常会在修补部位的附近放置闭式抽吸引流。参见 Sabiston 20，41；Becker 27。

实践基础上的学习和提升：发病率与死亡率的自评量表

并发症	颈部刺伤手术探查术后第一天，伤口内部出血
类型	技术上的失误；遗漏的损伤；可预防的

手术名称	左侧颈部 II 区手术探查
疾病名称	25 岁男性，颈部刺伤
病情简介	手术 8 小时后，患者开始有呼吸困难，喘鸣和颈部肿胀
干预措施	再次手术探查，结扎出血血管
治疗效果	完全康复
危险因素	紧急手术，探查时发现已有血肿存在
如何处理危险因素	行血肿探查以更好显露进行性的出血
处理过程中发生了什么	血肿阻碍了视野；忽略了潜在的损伤
是否还有其他处理方式	尽管存在血肿，初次手术也要细致地解剖。必须找到活动性的出血点
处理方式不同带来的结果是否不同	可以避免二次手术和全身麻醉

沟通技巧

解决家庭暴力

　　家庭暴力是发生在配偶、同居者或未婚亲密伴侣之间的暴力行为。无论男性或者女性，均可能遭受暴力或对他人施以暴力。暴力行为可发生在同性或异性之间，也可发生于任何文化和社会阶层。无论创伤事件是颈部刺伤或仅为轻微的创伤，作为一名医生，您将是最先为受害者提供帮助的人。无论是对于你熟知的患者或只是偶然在急诊科遇到的患者，你都需要更敏锐地察觉到一些提示创伤事件是家庭暴力结果的征象。你也许需要想出一套合适的策略去询问这些创伤会不会是"家庭问题"的结果。当你怀疑有家庭暴力时，请确保你会将你的患者介绍给相应的部门并寻求帮助。

职业素养

患者自主权的原则

每个患者都有权利决定他或她自己要接受的医疗保健服务的程度。但当一个脑外伤的患者坚决拒绝可以拯救其生命的治疗时，这就成了一个问题。如果患者没有健全的认知能力，则他或她可能无法为自己作决定。当需要对患者采取紧急救治措施时，须与患者的家庭成员进行讨论以推测患者的意愿。如果家庭成员无法立即到场，患者的病情又要求对治疗措施迅速作出决定，则对患者的救治应该遵循最合适和常规的措施。

基于系统的实践

商业技巧：合作商讨和冲突解决

假设你是一个覆盖到三个县区的创伤外科医生组织的高级成员，你要和你的组织和覆盖到的四家医院就一个新的合约展开协商。

此时，作为一个外科医生，与医院系统、其他外科医生、患者、管理式医疗公司、你的配偶、你的孩子的协商能力，将会成为你已获得的最重要的技能集合。协同磋商的技能和能力是成功的关键。在一个涵盖数百名外科医生的研究中，最常见的处理冲突的方法是**竞争**，紧随其后的是**回避**，而最不常用的处理冲突的方式则是**协作**。然而，当问及他们的目标时，参与者则一面倒地表示为折中妥协。这里有一些关于合作谈判的技巧的建议：

- 应把谈判视为一个机会，而不是一件苦差事。避免从心理上形成回避模棱两可和让人沮丧的事情的倾向。
- 如能合作，则尽量合作，如需妥协，则还需妥协。在大多数谈判中，解决问题需要想象力和创造力。找一种方法，使你能在耗费最低代价的前提下，使另一方得到他们想要的东西。这允许你在建立关系和发展信任时，解决问题。
- 透过现象看本质，记住你的目标。最成功的谈判依赖于谈判双方对双方利益的理解。

（付必莽、唐波　译）

第 51 章
病例 34：胸部穿刺伤

Amy J. Goldberg MD & Justin B. Hurie MD

> **病例 34**：患者，男，23 岁，因左胸部穿刺伤就诊。

鉴别诊断

单纯性气胸	张力性气胸	血胸	心包压塞

诊疗思路

当接诊一位左胸穿刺伤的患者时，我首先会检查其气道、呼吸及循环等并开始实施复苏。我主要关注的是患者的生命征和血压的稳定性，如果是稳定的，我首先给患者进行立位胸部 X 线检查。如果患者左肺呼吸音消失并伴有血压不稳，我将立即用针穿刺减压，然后通常留置胸腔闭式引流管。心动过速和低血压需要补充液体。若胸腔闭式引流管最初引流超过 1500 mL 血液或超过 200 mL/h 持续 4 小时时，需行剖胸手术。如果生命体征消失，该患者需急诊行剖胸手术。

患者诊疗

临床思维

- 建议复习第 47 章的内容，该章介绍了用于创伤患者的基本和深入的诊疗。
- 气道：评估患者气道是否通畅、患者是否能够保持气道通畅。
- 呼吸：评估患者双侧肺野呼吸音及有无颈静脉怒张（JVD）和/或气管偏移。
- 循环：在肘窝开放 2 个大口径静脉通路，开始静脉输注乳酸林格氏液或 0.9% 氯化钠注射液；直接压迫任何活动性出血点。
- 意识：迅速评估瞳孔并计算格拉斯哥昏迷量表（GCS）评分。

- 暴露：脱去患者所有衣物，尽可能全面地检查患者身上的伤口。

病史

- 导致穿刺伤所用工具？明确是左手还是右手实施的穿刺或穿刺的轨迹。
- 受伤的时间？
- 是否有呼吸急促、是否有胸部或腹部疼痛？
- AMPLE：过敏史、服药史、既往史、最后一次用餐的时间、症状缓解及诱发因素。

体格检查

- A：呼吸道是否通畅。
- B：检查呼吸频率及氧饱和度。

  气管是否居中或偏移。

  是否存在颈静脉怒张（JVD）

  是否存在呼吸音异常

  是否有捻发音和皮下气肿
- C：血压、心率；是否有活动性出血

  GCS 评分，是否有脊髓神经损伤

  注意特殊部位的穿刺伤，在伤口处标记

影像学检查

➡ 胸片：X 线胸片检查可评估血胸、气胸、纵隔积气等。注意：在紧急情况下，上述症状的判断应该迅速得到临床判断而不是通过 X 线检查   120 美元

临床实例   医学知识

（单纯）气胸

病因及发病机制　患者胸部的伤口在穿透壁层胸膜和脏层胸膜时渗入一定量的气体，导致肺部受到挤压，形成单纯性气胸。

临床表现 典型症状是胸部穿刺伤、患侧呼吸音减弱。

诊断 通过胸部 X 线检查可明确诊断。

处理 最有效的治疗是放置胸腔引流管。参见 Sabiston 20，57；Becker 11。

张力性气胸

病因及发病机制 空气经漏口持续进入胸膜腔、不断累积压迫肺和纵隔结构，形成张力性气胸。

临床表现 患者早期表现有焦虑、呼吸困难、呼吸急促、心动过速；呼吸音减弱和增强可能出现在伤侧。典型的患者会出现因同侧肺受压引起的缺氧症状，也可能是因纵隔偏移影响静脉回流而出现缺氧症状。气管可能会偏离气胸一侧、出现颈静脉怒张（JVD）。

诊断 体检即可诊断。无需胸片来确定是否为张力性气胸，应立即开始治疗。

处理 一旦怀疑是张力性气胸，应立即在锁骨中线第 2 肋间用 16G 带外鞘的针穿刺减压。一旦排气完成，在标准的位置留置一根胸腔引流管。参见 Sabiston 20，57；Becker 11。

血胸

病因及发病机制 胸部穿刺伤后胸腔任何组织的出血形成血胸，包括：肋间动脉、肺、大静脉或心脏的出血。

临床表现 患者开始表现为焦虑、呼吸困难、呼吸急促、心动过速。伤侧胸腔呼吸音减弱、叩诊浊音。

诊断及处理 当接诊一位穿刺伤且呼吸音减弱的患者，需置入胸腔引流管。若引流出血达 1500 mL 或 2～4 小时连续每小时引流达 200 mL，则需要开胸止血。在急诊室里如出现生命体征的减弱，是急诊开胸的指征。无论是穿通伤还是闭合性损伤，都必须考虑到膈下出血的可能，即胸腔的积血来源于腹腔。快速的超声评估或腹腔/盆腔的 CT 是对鉴别诊断有帮助的。

心包填塞

病因及发病机制　心包是一个包绕心脏的两层膜组成的结构，通常有 20 ~ 50 mL 的液体。创伤之后心包积液快速积累至 150 mL 即可产生心包填塞和低血压。创伤所致心包内积血因心室破裂（通常为右侧，因其在前面）或冠状动脉裂伤所致。心包内积液的增多增加了心室的韧性，需要更大的压力来维持心排出量。心包积液的进一步增加引起心包压力的增大，导致体循环静脉回流减少、心脏舒张期充盈量减少、心排出量下降。如果不经治疗，心包填塞可以引起循环衰竭和死亡。

临床表现　Beck 三联征（动脉低血压、静脉高血压、心音遥远）是心包填塞的典型表现；也可见脉压缩小和奇脉（吸气与呼气时收缩压的改变大于 10 mmHg）。急性心包填塞患者可能会出现呼吸困难、心动过速、呼吸急促。

诊断　生命体征变化和体格检查即可诊断。创伤部位超声检查（FAST）可显示心包内积液，超声心动图可以用于稳定的患者，外科心包开窗术可用于诊断及治疗。

处理　心包填塞从受伤之时起即需要马上手术探查并修复出血点。在送患者到手术室的过程中需要输注液体来维持循环负荷及心脏排出量。必要时行剑突下经皮心包穿刺术以临时急救。**参见 Sabiston 5，Becker 11。**

少见病

a. **肌肉骨骼痛**：骨骼或肌肉疼痛常由局部感染、挫伤等引起，应进行鉴别诊断。

b. **主动脉夹层**：主动脉夹层并不是常见的术后并发症。胸痛表现为烧灼感，心电图无异样表现，胸片显示纵隔增宽，CT 血管造影可明确诊断。**参见 Sabiston 63，Becker 29。**

实践基础上的学习和提升：循证医学

标题

创伤性胸腔出血患者紧急开胸手术的时机选择

作者

Karmy-Jones R，Jurkovich GJ，Nathens AB，Shatz DV，Brundage S，Wall MJ Jr，Engelhardt S，Hoyt DB，Holcroft J，Knudson MM

参与机构

多中心研究

参见

Archives of Surgery 2001；136(5)：513－518

问题

胸部创伤引起的胸腔出血量到多少会增加死亡率而需要行开胸手术？

干预

胸部钝性(n＝36)或穿透(n＝121)伤后开胸探查

证据质量

回顾性分析157例患者

结局/效应

失血量1500 mL的死亡风险是失血量为500 mL的3倍、线性增加了胸部受伤后总的胸部出血量。这表明最初的失血量为1500 mL或持续的出血是剖胸手术的指征。

历史意义/评论

虽然是回顾性研究，该多中心研究结果指出了创伤性胸腔出血的重要处理原则。

沟通技巧

同情、解释、面对面的交流

在处理一个需要留置胸腔引流管的患者时，同情心是必不可少的。重要的是要记住：一个清醒的创伤患者带着一个胸腔引流管是非常痛苦的。可能的话，应该充分解释其过程、得到患者的同意，再次让患者明白所有的努力都是使其不适最小化。

最重要的沟通技巧之一是开始即有一个能够清晰、全面、面对面与患者交流的同事，当你不在医院时他将承担照顾患者的责任。

职业素养

专业责任的承诺

对于创伤复苏，所有参与者总是紧张的。创伤救治小组组长必须保持镇静、对组员清晰传达救治计划，展示强有力的领导能力，尊重知识和尊重团队其他专业人员的专业素养而并不相互排斥。为了使其他队员舒适感最大化以便继续提供患者后续的病情信息，你语言和非语言的交流都必须是有礼貌的。成功的创伤救治领袖是自信和平易近人的。

基于系统的实践

医疗程序的改进

为创伤急救室提供标准化和可靠的物资供应是至关重要的。例如，为胸外伤患者留置胸腔引流管时一个大的胸腔引流管(36F)是必不可少的。只要有血，这个向后上方放置的大直径胸腔引流管就一直留置着，并可排除胸腔滞留的空气。已经准备好的物资应该定期由护士及救治人员检查。

（方克伟、张卫杰 译）

第 52 章
病例 35：胸部钝性伤

Jeffry L. Kashuk MD & Benjamin J. Rogoway MD

病例 35：患者，男，67 岁，因胸部钝器伤就诊。

编者：在第 51 章我们学习了胸部穿刺伤。其中的四个鉴别诊断在本章再次加以回顾。以下是对前面章节中的四个鉴别诊断的回顾。

鉴别诊断

单纯性气胸	张力性气胸	血胸	心包填塞
以下为胸部钝性伤还应额外考虑的鉴别诊断：			
胸壁骨折： 　肋骨 　胸骨 　锁骨	开放性气胸（气胸）	气道阻塞（气管/支气管断裂）	合并有隐匿肺损伤的连枷胸	创伤性大动脉断裂

诊疗思路

临床技巧

最常见的胸壁损伤——肋骨、胸骨、锁骨骨折是很少威胁生命的，但这些损伤往往预示着存在严重的隐匿的内脏或神经血管的损伤。我重点关注以下六个直接威胁生命的情况：

1. 气道阻塞
2. 张力性气胸
3. 开放性气胸
4. 合并隐匿肺损伤的连枷胸
5. 血胸
6. 心包填塞

根据 ATLS（创伤高级生命支持）法则的要求，应遵循创伤检查流程（ABCs）以指导我优先对以上六个方面进行评估。只有经过评估确认患者的血流动力学稳定以及患者气道、呼吸和循环平稳后才能进行下一步评估(从头到脚的完整体格检查,包括神经系统检查以排除脊柱损伤)。

胸部影像学检查可协助诊断气胸、血胸、胸壁损伤及肺挫伤。**创伤重点超声评估法(FAST)**可排外心包填塞并有助于诊断腹部损伤。

完成重点检查和全身评估后,我通常会安排病情稳定的患者行**胸部、腹部和盆腔CT扫描**。不稳定的患者可能需要紧急手术干预,但因钝挫伤在急诊科进行的开胸手术却几乎从未成功过。

患者诊疗

临床思维

- **气道**:对气道的通畅情况及保护实施进行标准评估的同时,必须仔细寻找有无气管损伤,是否存在钝性裂伤导致的阻塞或损伤?是否存在防碍气管插管而可能需要气管切开等外科手段维持气道通畅的面部或颈部创伤?

- **呼吸**:检查呼吸音,如果气道完整而呼吸音消失,是否需要立即行穿刺减压或留置胸管以治疗张力性气胸?如果患者生命征不稳定,则听诊检查完成时就应该立即作出判断,而不是等待胸片结果回报后才决定。患者是否存在需要治疗的连枷胸或胸廓塌陷?

- **循环**:建立大口径的静脉通路并进行复苏治疗后患者是否还处于休克状态?是否全身各处都检查过有无出血部位?

- **意识**:进行神经系统检查、评估格拉斯哥昏迷评分、评价直肠张力。

- **暴露**:移除所有衣服,评估可能引起失血的其他伤口、骨折或畸形。

病史

- 受伤的原因是什么?
- 如果是机动车辆碰撞,从急救人员那里可以得到什么细节吗?是在旷野还是在路上?
- 患者主诉;疼痛的部位?
- AMPLE(过敏史;服药史;既往史;最后用餐的时间;症状缓解

及诱发因素）

体格检查

- 仔细的体格检查
- 认真检测生命体征和氧饱和度，观察是否有颈静脉怒张、胸部运动情况、是否有连枷胸，检查是否有奇脉。
- 在紧急情况下，为抢救生命需要紧急进行开放气道或放置胸腔引流管时，应停止体格检查，优先进行抢救处理。
- 仔细评估是否有进行性出血，观察包括伤口、腹部、骨盆或下肢等损伤所引起的大量出血。

实验室检查

- **常规创伤检查：**
  全血细胞计数：帮助判断是否有大出血。　　　　　　36 美元
  生化检查：检测电解质、有时电解质紊乱可危及生命。
  　　　　　　　　　　　　　　　　　　　　　　　　120 美元
  动脉血气分析：检测氧饱和度、酸碱平衡有助于指导是否行气管插管或液体复苏等抢救措施。　　　　　100 美元
  血型及交叉配血：为可能进行的输血做准备。　60 美元
  凝血功能检查：对存在进行性出血和行大量输血的患者行凝血功能检查。　　　　　　　　　　　　　　　　156 美元
- **肌钙蛋白水平**：心肌损伤特异性标记物。判断是否有心脏挫伤或伴发急性心肌梗死。　　　　　　　　　　　115 美元
- **心电图检查**：提示是否有新发生的心肌损伤或影响治疗策略的慢性疾病。　　　　　　　　　　　　　　　150 美元
- **经食管超声心动图（TEE）**：用于评价心脏功能并彻底地检查是否有钝挫伤引起的胸主动脉损伤。TEE 为有创检查。
  　　　　　　　　　　　　　　　　　　　　　　　1000 美元
- **食管镜检查和/或食管造影**：急性/不稳定的患者不做。可以确定是否有隐蔽的食管损伤。　　　　　　　500 美元
- **支气管镜检**：急性/不稳定的患者不做。可以确定是否有隐蔽的气管支气管断裂，尤其患者持续存在和/或显著的气体泄漏。在急诊条件下也可能是有用的治疗方法。　　　353 美元

影像学检查

➡ **胸部 X 线片(CXR)**：评估气胸、张力性气胸、血胸、胸壁骨折和肺挫伤。
120 美元

➡ **创伤点超声检查(FAST)**：排除心包填塞。
250 美元

➡ **胸部、腹部和盆部 CT 检查(仅用于稳定的患者)**：静脉给予造影剂。可快速、可靠地获得撕裂伤和挫伤的影像。
1150 美元

➡ **CT 血管显像**：CT 为高速螺旋扫描时，常规 CT 扫描同时即可进行 CT 血管成像。
800 美元

➡ **介入血管造影显像**：仍然是评价主动脉损伤的金标准。
1050 美元

临床实例　　　　　　　　　　　　　　　　　　　医学知识

胸壁骨折

病因及发病机制　钝性损伤时的过度能量传递，可使胸部的任何骨性结构发生断裂——肋骨、胸骨、锁骨。单纯性肋骨骨折是最常见的类型，虽然通常不会危及生命，但可提示肋骨下的损伤情况。

临床表现　患者表现为损伤部位的疼痛、触痛及深呼吸不适，体查发现局部触痛、肿胀及瘀斑等表现。有时可出现肋骨骨折相关的捻发音。在一些病情严重的患者，有呼吸不畅的表现，具体表现为呼吸急促、深大呼吸、发绀等，常伴有焦虑和烦躁情绪。

诊断　胸部检查用于初步诊断，胸部 CT 检查可提供更多关于损伤程度的信息。

处理　止痛和观察是单纯胸壁骨折的常规疗法。镇痛剂、肋间神经阻滞、硬膜外镇痛都已经被成功应用。积极的肺部清洁用来预防肺不张和继发性肺炎。简单的骨折很少需要手术，但在明显的粉碎性骨折、骨折撕裂静脉出血或慢性骨折不愈合时需手术。**参见 Sabiston 20，57。**

气道阻塞(气管/支气管干断裂)

病因及发病机制 急速减速或对气管、支气管干的严重挤压是气管支气管断裂的常见原因，内脏在前面的胸壁及后面的脊椎之间受压。大多数严重气管支气管损伤的患者在到达医院之前就已死于呼吸道梗阻或相关的损伤。

临床表现 呼吸窘迫是这类患者最显著的表现，他们呼吸困难、无法发声。如果放置了胸腔引流管，通常造成一个显著的空气泄漏。普遍存在气胸和皮下气肿。

诊断 如果最初评估时患者幸存，CXR 和/或 CT 通常可以诊断重要的损伤。亚急性期患者可能需要支气管镜检查来评估不太明显的损伤。实验室检查则很少用到。

处理 气管钝性损伤立即会威胁患者生命，不修补不会自愈，因此一旦确诊需立即手术治疗。如果气道塌陷，应进行气管内插管。支气管软镜可以帮助插管到达损伤远端部位。如果传统气管导管放置失败，需要建立紧急外科气道。手术包括清创手术修复断裂的气管、恢复气道连续性。参见 Sabiston 20。

开放性气胸

病因及发病机制 尽管开放性气胸更常见于穿刺伤，但也可见于胸部钝性损伤。病理生理改变与张力性气胸相似，不同的是其胸壁被破坏、胸膜腔与大气联通。由于胸内负压的丧失，肺的所有活动受影响。胸内的压力上升，可以使纵隔及其内容物移向对侧、心输出量减少、血压不稳定，最终出现心源性呼吸困难。

临床表现 由于受损肺的塌陷，患者典型表现为呼吸窘迫。体格检查可发现明显的胸壁缺损。听诊可以发现呼吸音完全或几乎完全消失。

诊断 体格检查即可明确诊断。

处理　开放性气胸的治疗是在伤口放置一个三通道的密闭敷料覆盖伤口，这样呼气时排除气体、吸气时防止气体吸入，其目的是为了防止伤侧胸腔压力的升高。然后放置一个胸腔引流管。初始治疗稳定后，大多数患者须接受手术来完成确切的胸壁关闭。较大的胸壁缺失需要人工材料覆盖，疼痛控制和肺部清洁是必不可少的。**参见 Sabiston 20。**

连枷胸和肺挫伤

病因及发病机制　连枷胸的定义是指两处或更多处发生的三个或更多连续肋骨骨折的胸外伤，引起粉碎性骨折，骨折段是自由浮动地、不稳定地从余下胸壁分离。由于这种损伤需要较大的力量，因此，复合伤比较常见，应该积极地寻找复合伤。肺挫伤是连枷胸最常见的局部损伤，其死亡率是值得重视的。

临床表现　呼吸窘迫是最常见的初期表现。呼吸困难、心动过速、呼吸急促、疼痛和压痛是常见的表现。连枷段经常为反向运动：与相对的半胸运动反向。连枷段的反向运动增加呼吸做功，从而加重呼吸困难。随着病情的急性进展，肺功能在恶化。听诊损伤部位的呼吸音减弱。

诊断　体格检查和 CXR 即可诊断。CT 可能有助于诊断早期肺挫伤。可能出现低氧血症，此时应该评估血氧饱和度并进行血气分析。

处理　上述胸壁骨折患者的治疗方式同样适合于连枷胸，包括止痛、肺部清洁、吸氧等是肺挫伤最基本的治疗。连枷胸严重且合并有肺挫伤时常需要气管插管和正压机械通气。患者可能需要镇静和神经肌肉阻滞药来克服连枷段引起的呼吸做功。因为这些患者往往进展为成人呼吸窘迫综合征，维持最佳通气是至关重要的。管理好静脉补液是明智的，因为液体负荷过重会沉积在肺部，加速发生呼吸衰竭，尤其是严重的肺挫伤患者更要注意这一点。**参见 Sabiston 20。**

创伤性主动脉破裂

病因及发病机制　任何遭受胸部压迫损伤的患者，都应该怀疑主动脉破裂。机动车事故死亡的 15% 是由主动脉损伤直接引起或间接导致的。虽然近端降主动脉由于与动脉韧带相连并在此处固定而经常损伤外，其他主动脉段也可能涉及，其损伤的可能机制是在骨折碎片之间受压或短暂的管腔内的高压损伤。体格检查可发现包括心包内杂音、上肢高血压、四肢血压或脉搏不相等。CXR 可发现纵隔大于 8 cm 的扩大、主动脉弓闭塞、左主支气管塌陷、或者是一个"形态变异的纵隔"。这应该强调，面对明确损伤机制的创伤和其他复合伤时，常规的 CXR 并不能排外损伤。

诊断　CT、CTA、MRI、经食管超声心动图（TEE）都是监测手段、都可显示纵隔血肿。除了近端主动脉降部外，这些检查还不能确诊胸主动脉损伤。由于存在伪影和潜在的假阳性，血管造影术仍然是诊断的金标准，随着不断改善 CT 的成像，这种标准可能会改变。患者在 CXR 有一个明显纵隔血肿表现时，即应该进行血管造影术。在怀疑患者有损伤可能而 CXR 正常时，应该进行 CT 检查看有无纵隔血肿。如果有，血管造影术仍然需要。

处理　血管造影术确诊的病情不稳定的患者，经复苏治疗生命体征仍然不稳定者需要立即手术治疗。对于生命体征稳定的患者，重要的处理原则是容许血容量减少、积极地使等容收缩期左心室内压力上升速率（dP/dT）最小化（概念源于主动脉剥离和动脉瘤破裂的治疗）。对合适的患者，支架植入动脉撕裂处要优于开放手术修复（尽管缺乏远期追踪结果）。参见 Sabiston 20，67。

少见病

a. **膈肌破裂伤**：膈肌破裂并不常见，但更常见于腹部钝性伤的复合伤，本书第 54 章有详细介绍。**参见 Sabiston 20**。

b. **腹部损伤引起腹腔积血**：腹部损伤引起腹腔积血并不常见，但是胸部钝性伤时必须要考虑到腹部钝性伤。这些关键性内容在第 54 章中有详细论述。**参见 Sabiston 20，45，Becker 11**。

c. **心脏和大血管钝性伤**：患者心脏和大血管受到明显的钝性损伤几乎都无法存活到达医院。这种情况下，急诊开胸术几乎没有机会应用。**参见 Sabiston 20**。

d. **食管破裂**：钝性伤时食管损伤很少单独发生，这种少见损伤大多数情况是因其他损伤进行全身 CT 检查时发现的。**参见 Sabiston 20，41**。

实践基础上的学习和提升：循证医学

题目
连枷胸和肺挫伤的治疗选择

作者
Richardson JD，Adams L，Flint LM．

参见
Annals of Surgery，1982，196（4）：481 – 487

问题
对连枷胸或肺挫伤患者可以安全进行选择性插管和机械通气吗？

干预
选择性地使用气管内插管和机械通气是与补液限制、积极的肺部清洁和止痛配合使用的。

证据质量
证据源于前瞻性非随机研究的 427 例严重胸部创伤患者。

结局/效应
选择性插管用于 327 例（77％）患者（其中 50％ 仅为连枷胸、80％ 只有肺挫伤），其中 96.6％ 得到成功治疗。这项研究表明，选择性插管是安全的，机械通气的并发症发生率是显著降低的。

历史意义/评论

当人们认识到肺挫伤是胸部钝性伤影响预后最重要的因素时，对胸部损伤的处理模式发生了转变。研究还表明，传统的治疗（机械通气）实际上可能会引起一些并发症（如肺炎）。

沟通技巧

与患者亲属沟通病史

多系统钝性创伤的高龄外伤患者，通常有相关的并存疾病如心脏和肺部疾病、大量服药史。对就医史需要仔细注意细节，与患者及其亲属密切沟通。例如，老年患者可能在服用抗凝药，这将是一个关键性的病史。小心注意细节能够拯救生命。

职业素养

患者利益是首要原则：承诺与患者保持适当的关系

热爱创伤救治的人要认识到，创伤对一个家庭犹如地震。作为创伤救治的领导者，你应抢先进行创伤复苏救治并确保患者的利益。一个急诊联络员或另一个被任命者一到达现场就应该被分配去与患者亲属交流。一旦病情稳定，应直接告知其亲属并为患者家庭提供帮助。

基于系统的实践

与急诊团队合作

创伤救治成功的一个重要要求是急诊救治团队要系统化、组织化。医务人员、消防人员和执法官员是创伤救治团队不可或缺的部分。

（方克伟 译）

第 53 章
病例 36：腹部穿透伤

Mark J. Seamon MD & Brian P. Smith MD

病例 36：患者，男，51 岁，因左上腹枪伤就诊。

鉴别诊断

腹腔积血：由重要血管损伤或实质器官损伤导致	腹膜炎：由空腔脏器损伤伴腹膜污染导致	腹膜后血肿

诊疗思路

当遇到腹部穿透伤的患者时，我考虑两点：首先，患者是否有需要手术治疗的腹膜内或腹膜外出血？第二，患者是否有需要腹腔冲洗的腹部污染或需修补的空腔脏器？虽然根据穿刺的机制不同处理起来有稍许差异，但基本原则都是有血流动力学不稳定的任何穿透伤和/或腹腔内受伤，即需及时手术治疗。

患者诊疗

临床思维

对于所有的创伤患者：

- A 患者是否有充足的通气，是否有能力维持气道通畅？
- B 患者有自主呼吸吗？氧合和通气功能足够吗？记住，高位腹部枪伤，可以穿透膈肌和导致严重的胸部损伤。
- C 患者有足够的血容量和灌注吗？患者复苏效果如何？这位 51 岁的男性是否服用过药物（如 β 受体阻滞药，这可能掩盖了心动过速）？
- D 评估患者的执行能力和应答能力。中枢神经瘫痪是由休克还是直接的脊髓损伤引起？
- E 充分暴露患者，全面评估损伤。不要忽略腋窝、背部、臀部和会阴撕裂伤。

- 腹部穿透伤患者最好在术前就给予抗生素治疗。开始予以广谱抗生素，覆盖革兰阳性和阴性菌。最新医疗指南建议术前及术中全程使用广谱抗生素。
- 入院就使用破伤风抗毒素。
- 手术修复后创伤患者的治疗并没有结束。低体温和凝血障碍患者易发生多种术后并发症。

  遇到术后血容量明显不足者，经常需要大量输液复苏。

  若考虑有（危及生命的）腹腔间隔室综合征：应积极寻找尿量降低、气道压力增加、静脉回流减少和腹压增加的证据。

病史

- 查明损伤的机制：由手枪低速子弹造成的伤害与猎枪高速子弹造成的爆破伤是不一样的。
- 充分的病史询问（过敏史，服药史，既往史，最后用餐时间，症状缓解及诱发因素）。
- 既往史：询问患者或亲属，了解潜在的病情。例如，β 受体阻滞药将阻断休克第二阶段的心动过速。

体格检查

- 编者按：尽管存在例外，讨论腹部查体时应该记住一点——枪击是可能导致腹部穿透并危及生命的。
- 注意腹部穿透伤明显的痕迹并且尽量重现出损伤的途径。
- 谨慎观察表面损伤。患者身上对齐的两个洞不一定是伤口的出口与入口。
- 患者有腹痛吗？患者是由于腹腔出血导致心动过速和低血压吗？呼吸困难是因为腹胀和膈肌移动受限还是因为气胸？
- 鼻胃管插入后：是否有血性液体流出？
- 直肠检查可提示肠腔内出血。
- 导尿管引流出了血性的尿吗？
- 所有这些症状均可增加剖腹探查必要性，但是血流动力学不稳定、腹胀、腹膜炎体征是剖腹探查的绝对适应证。

实验室检查

- 血型鉴定及筛查：应假设所有的患者都需要手术治疗。65 美元

- 获得非交叉配血的血液：如病情需要应提前备血。

  440 美元/单位

- 血常规，基础代谢率和凝血功能。即使这些检查提供的信息通常很少，也要常规检查。 120 美元

- 对育龄期女性行尿 HCG 检查，因为对孕妇和非怀孕女性的处理是不一样的。 56 美元

- 血清淀粉酶提示可能存在空腔脏器损伤。但血淀粉酶的变化可能比临床症状滞后。 35 美元

- 诊断性腹腔灌洗。当子弹导致的腹腔穿透伤病情不明时，可考虑行诊断性腹腔灌洗。 450 美元

影像学检查

→ **X 线片**：快速行胸部、腹部和骨盆 X 线照片检查，在伤口部位放置不透 X 线的标志物很有益处。 156 美元

→ **CT 扫描**：病情稳定的患者可进行水溶性口服造影、静脉造影和经直肠造影。警告：CT 室通常很远，当把患者送到 CT 室扫描时，患者与创伤治疗团队分开了。因而，作为外科医生应该十分谨慎地决定是否行 CT 检查。 850 美元

→ **腹部创伤部位超声检查**：超声发现穿透伤病变不如其检查钝伤有优势，但可显示腹膜内的损伤。 250 美元

临床实例   医学知识

腹腔积血

病因及发病机制 腹腔的暴力致重要血管或实质脏器受伤，引起腹腔积血。最终患者血液流入腹膜腔，甚至死于低血容量性休克。

临床表现 患者可表现出腹膜穿透伤所有症状。病程与休克的四个阶段一致。应注意关键症状标志。

诊断 腹腔积血可通过剖腹手术、腹腔镜检查或腹膜内抽出物（诊断性腹腔灌洗，DPL）诊断。

处理　腹腔积血需要快速诊断和控制出血来源。应该抽出腹部内所有的积血，在系统检查和控制之前加压包扎出血部位以暂时止血。参见 Sabiston 20, 45。

腹膜炎

病因及发病机制　腹腔出血或肠内容物溢出导致腹膜刺激和炎症。腹膜炎可致剧烈腹痛，可发展为全身感染，脓毒症，甚至死亡。

临床表现　壁腹膜极其敏感，受到刺激会造成剧烈的、弥散性的剧痛。非自主的肌肉收缩或强直会形成板状腹。腹腔内游离液体和肠梗阻会造成继发性腹胀。

诊断　通过剖腹手术确诊。穿透性损伤有腹膜炎症状必须行剖腹手术。

处理　当腹膜污染时，应该尽快清除污染物。仔细检查所有的腹部脏器损伤。受伤的肠段或拟切除或修补的肠段可临时予止血钳钳夹止血。对于严重失血、血流动力学不稳定、生理紊乱包括低体温和酸中毒的患者，应行临时损伤控制手术。损害控制的目的是快速控制出血和控制肠内容物溢流。待患者被送至手术室，应进行更确定的处理损伤肠管、修复肠道连续性。参见 Sabiston 43, 45；Becker 14。

外伤性腹膜后血肿

病因及发病机制　血液聚积在腹膜后间隙或腹膜后组织损伤形成血肿。

病因及发病机制　腹膜后血肿可通过 CT 扫描或手术探查发现。在剖腹手术过程中，外科医生应该探查腹膜后间隙的解剖学区域：Ⅰ区域包括大血管；Ⅱ区域在左右两面，延伸到肾外侧；Ⅲ区域为盆腔腹膜后间隙。

处理　像治疗所有血管损伤一样，治疗第一步是充分暴露损伤血管，控制近心端和远心端。在暴露此区域时，必须谨慎以免伤到其他腹膜后结构，如胰腺和输尿管。在一些病例中，血管造影栓塞可控制出血。在穿透性伤中，所有腹膜后血肿均应被探查。在钝性伤中，探查仅限于在Ⅰ区域。参见 Sabiston 43, 67。

实践基础上的学习和提升：循证医学

题目
穿透性结肠损伤的处理：一期缝合与造瘘术的比较

作者
Stone HH，Fabian TC

参见
Annals of Surgery，1979，190(4)：430–436

问题
在第一次世界大战期间，穿透性结肠损伤行结肠造瘘术治疗，而在随后的战争中，外科医生质疑结肠损伤是否能一期缝合关闭伤口，或是否所有的伤员均需行结肠造瘘术。

干预
一期关闭结肠伤口或行结肠造瘘术的患者被随机分组。排除标准包括：休克、失血大于20%、排泄物污染、超过两个器官受伤、延误了手术时机以及严重组织破坏需要切除的患者。

证据质量
前瞻性、随机、非盲法分析了268例穿透结肠损伤病例。

结局/效应
穿透性结肠损伤行一期关闭伤口与造瘘术对比，围术期发病率明显降低(伤口感染，腹腔内感染)、住院时间缩短、费用更低。

历史意义/评论
首个前瞻性研究表明一期结肠修复能改善手术疗效。

沟通技巧

"交接"信息

　　腹部穿透性创伤的患者治疗需要多团队长时间协作，团队之间信息的精确、完整传递是关键。

　　研究显示，大量卫生保健预警事件与保健机构间不恰当的"交接"有关。在给患者提供的卫生保健服务中，传递信息是一个明显的脆弱环节。2006年1月，医疗组织鉴定联合委员会(JCAHO)规定医疗机构交接必须标准化。交接信息的结构化方案可使得机构间沟通、医疗相关的冲突最小化，以避免灾难性结果的发生。

职业素养

社会正义的原则，专业责任的承诺

在过去10年中，未满19岁青少年的谋杀率升高，平均每天9例。职业医生对创伤的治疗应该与司法部门合作，创造积极的社区项目，可以减少暴力创伤的频率。CDC的损伤中心提供了一个题为《最佳青少年暴力预防的实践：社区行动资料集》的在线出版物，可以在http://www.cdc.gov/ncipc/dvp/bestpractices.htm获得。这本资料集研究了特定暴力预防实践的效果，被分为4个关键领域：父母和家庭；老师和家访；社会和冲突解析技巧。创伤预防是整个社会的责任，最好由日常生活中的目击者完成。

基于系统的实践

交接的医疗小组团队间的合作

腹部穿透性创伤的患者需要多次去手术室行冲洗和最后的修补治疗。送患者到手术室的团队与执行不同手术操作的团队是不一样的。应要注意团队与团队之间的沟通和每个团队里处理措施的记录，关注整体围术期的计划。所有成员应该知道治疗计划，并且不同团队领导之间应该进行短期和长期的目标交流。

参考文献

1. Nurs Manage，2007；38(1)：10-12.

（付必莽、朱磊　译）

第 54 章
病例 37：腹部闭合伤

Kevin M. Bradley MD & Carlos R. Medina MD

病例 37：患者，男，62 岁，因车祸致腹部闭合伤就诊。

鉴别诊断

实质脏器损伤（脾、肾、肝、胰腺）	空腔脏器损伤（胃、小肠、结肠）	实质脏器损伤（脾、肾、肝、胰腺）
血管损伤（肠系膜血管破坏，特别是老年人）	膈破裂	血管损伤（肠系膜血管破坏，特别是老年人）

诊疗思路

接诊因交通事故受伤的患者时，我优先评估可危及生命的伤害，建立急救流程并设置了 A－B－C－D－E 方案。优先评估气道（A）、呼吸（B）、循环（C）、瘫痪（D）和充分暴露（E）的情况，然后再进行下一步体格检查（全面的体格检查）。在这个病例里，我将注意力集中在腹部查体，检查是否存在压痛、反跳痛、肌紧张和腹胀。了解其创伤形式（腹部条带状伤痕、擦伤、瘀斑）并试着通过现场医疗人员、警察或目击者了解受伤机制。问诊时还应记住询问充分的病史（AMPLE）：过敏史（A）、服药史（M）、既往史（P）、最后进食时间（L）及症状缓解及诱发因素（E）。如果患者存在低血压或其他危及生命的症状，我考虑以下可能性：腹腔内出血、伴腹膜后出血的骨盆骨折、长骨（例如股骨）骨折出血，血胸，开放性伤口失血。

患者诊疗

临床思维

回顾创伤患者的诊疗流程(参见本书第 47 章)

- **气道(A)**：检查呼吸道是否通畅并评估其是否有能力保持呼吸道通畅。
- **呼吸(B)**：迅速检查气管是否偏斜，听诊每个肺野的呼吸音，检查有无捻发音、颈静脉怒张。
- **循环(C)**：留置两根大口径(14G 或 16G 标准针)静脉导管，开始补液，定血型并交叉配血。
- **瘫痪(D)**：检查瞳孔并评估神经系统状况(格拉斯哥昏迷评分)。检查脊柱是否存在压痛和/或移位。
- **充分暴露(E)**：脱掉所有衣服，检查有无其他伤口及有可能伴随的创伤，检查过程中应避免患者受凉。

病史

- 明确受伤机制(受压、车辆气囊打开、车辆的撞击和损伤、解救的拖延时间、车辆排出物)。
- 询问事故中意识的丧失时间。
- 评估饮酒和服药情况。
- 评估短促呼吸、胸腹疼痛或有任何部位的压痛。
- 收集充分的病史进行诊断，如果是女性，患者是否怀孕。

体格检查

- **初步检查**：如果患者血流动力学不稳定，推迟综合性的进一步检查(追溯到 ABC 检查和评估危及生命的伤害)。评估对体格检查不可靠的原因，例如：伤害分散性(如长骨骨折)、心理状态改变或服用药物或酒精中毒。
- **视诊**：寻找损伤的体表征象(如：损伤的模式，瘀血，破损)。
- **听诊**：缺少肠鸣音提示腹部受伤，但是创伤后肠梗阻是很常见的。
- **触诊**：评估压痛，肌紧张，腹胀或反跳痛。当然也要检查骨盆的稳定性或压痛和进行直肠指检(评估前列腺和直肠，评估粪便的量和隐血)。高位的前列腺提示尿道损伤的可能性。骨盆压痛或者不稳定，提示骨盆骨折。

- **叩诊**：叩诊后疼痛提示腹膜炎症状。压痛通常需要进一步评估和/或诊断研究。

实验室检查

- **血型鉴定**：所有患者均按拟行手术准备。 　　　　　65 美元
- **获得非交叉配型血液**：如果临床需要。 　　　　　440 美元
- CBC，基本代谢，凝血参数是通常指标，尽管这些测试通常能提供的信息很少。 　　　　　120 美元
- 生育年龄的女性要查尿 HCG，因为孕妇的处理是不同于未孕女性的。 　　　　　56 美元
- **血清淀粉酶**：可能提示一个空腔脏器损伤，但像其他的血清学反应可能晚于临床损伤症状的出现。 　　　　　35 美元

  如果创伤焦点性评估在腹部评估中是模棱两可的，且患者存在低血压，将需要行诊断性腹腔灌洗(DPL)。 　　　　　450 美元

影像学检查

➡ **编者按**：受到严重钝性外伤的患者，可能需要全面的影像学检查。对于检查的概述如下，读者可以查阅第 48 章。

➡ 前后位(如果可能直立)胸部摄片(吸气末) 　　　　　120 美元

➡ 颈部侧位片 　　　　　50 美元

➡ AP 骨盆影像检查 　　　　　80 美元

➡ **FAST**：评估游离液体出现的腔隙(心包，肝肾间、脾肾间、骨盆)。一个血流动力学不稳定患者 FAST 检查阳性提示需要剖腹手术。有阳性的结果但病情稳定的患者需要进一步 CT 扫描。 　　　　　190 美元

➡ **根据临床表现选择**：

  头，脊柱，胸，腹部和骨盆 CT：CT 用于病情稳定的患者和腹部压痛，因异常感觉而检查不可靠时，或 FAST 阳性的稳定患者。 　　　　　每项 800 美元

  血管造影术：由熟练的放射科介入医生操作，用于 CT 扫描显示在实质器官或骨盆中有对比剂填充的稳定患者。

　　　　　1100 美元

临床实例	医学知识

实质脏器损伤（例如肝脏、胰腺、肾或脾脏）

病因及发病机制　冲击力（压缩，震荡）导致被膜下血肿和实质器官（脾、肾、肝）撕裂引起脏器损伤。也包含减速力。一个典型的减速伤例子就是肝沿着肝圆韧带撕裂。胰腺通常由于上腹部直接打击受伤，引起器官压缩横过脊柱。总的来说，肝和脾是最容易受伤的器官。

临床表现　早期症状包括腹部压痛、肌紧张、反跳痛、腹胀、血尿（有肾挫伤或裂伤）或低血压（在某些严重病例）。

诊断　依据 FAST、CT 或 DPL 有助于确诊和处理创伤。

处理　CT 可以用作实质器官损伤非手术治疗的直接指导。血管造影栓塞可用于稳定患者的非手术治疗，该患者 CT 扫描显示实质器官（肝、脾、肾脏）有对比剂填充。然而，腹部压痛，血流动力学不稳定，腹部反跳痛和重要器官损伤，需要紧急剖腹探查手术。

此外，低血压患者存在多系统联合损伤，如头部和腹部创伤，可能需要一个联合的紧急手术方法。

非手术治疗实体脏器钝器伤越来越多，器官损伤尺度用来描述和定义实质器官损伤患者的诊断。重点考虑血流动力学的状态、合并伤以及是否有输血的必要。应该牢记，数据显示，在钝性伤害后各种不同实质器官的表象不同，应该灵活应用处理。

大多数在血流动力学上稳定的 CT 确诊的钝性肝损伤患者不考虑有严重的肝损伤或大量的腹腔积血，可进行非手术保守治疗。严重的肝损伤剖腹手术是一个具有挑战性的技术，因为处理损伤肝静脉可能引起大量出血。在生命体征稳定的患者，CT 扫描有对比剂充填提示需要行血管造影。非手术治疗的患者被分拣筛选进外科 ICU 监控。剖腹手术的适应证包括：血液动力学不稳定、腹膜炎症、需要持续输血和有需要手术治疗的合并伤。

大多数脾脏钝挫伤进行非手术治疗。剖腹手术适应证包括：V 级伴脾门中断的脾损伤、血压不稳定、腹膜炎症状和血容量下降需要持续进行输血；CT 发现静脉对比剂充填提示需要进行血管造影和栓塞术；非手术治疗对老年患者脾脏损伤更易于失败。

当剖腹手术时,受伤脾脏的治疗措施包括脾切除或脾缝合或脾修补术。采用脾缝合术的患者还须包括缝合支撑凝血酶、蛋白凝胶应用、网孔套应用。脾切除术后免疫接种肺炎、脑膜炎球菌和嗜血杆菌疫苗防止这些病原入侵。

肾钝挫伤患者,手术治疗的适应证包括:生命体征不稳定、探查时血肿扩大、肾蒂撕裂。在血流动力学上稳定的严重的肾损伤患者和/或 CT 扫描见血管出血,可进行血管造影(栓塞、支架、经皮引流)或者剖腹手术,这一切要依靠建立的参数和诊断依据及院内医疗资源,应该请泌尿科专家会诊。

胰腺钝挫伤,通常需要手术干预,根据受伤的严重程度,行简单的引流或全部胰腺切除术。评估合并伤(十二指肠、下腔静脉)十分重要。要考虑行肠道探查。奥曲肽是一种生长抑素,用于控制患者术后出现胰瘘。**参见 Sabiston 20,Becker 11。**

空腔脏器损伤(胃、十二指肠、小肠或大肠)

病因及发病机制   由于安全带的挤压作用和震荡力量,可能导致空腔脏器的变形,瞬间管腔内压力升高和导致断裂。肠壁受伤可以是一部分,能产生肠壁内血肿或全层断裂。胃的损伤很罕见,通常发生于腹部受重击且贲门关闭状况下,伤口通常在或靠近胃与食管连接处。上腹部直接受力可使十二指肠损伤。

临床表现   临床症状包括腹部压痛,经常伴肌紧张和反跳痛。这些症状开始可能无法察觉,随着时间推移会变得明显,必须密切观察和系统地检查腹部。十二指肠受伤的患者,由于出口梗阻,会表现出严重的恶心和喷射性呕吐。

诊断   很少通过 FAST 检查作出诊断,因为少量的溢出的液体难以检出。DPL 可以阳性。CT 扫描可能显示肠系膜搁浅,肠壁增厚提示血肿、游离液体、游离气体。CT 扫描显示腹腔积液、无实质脏器损伤时,应该怀疑空腔脏器有损伤。胸部 X 影像提示有膈下气体。上消化道显影剂将进一步评估十二指肠情况,如果有损伤,可呈现"硬币堆叠"形状。

处理　小肠和结肠损伤以剖腹手术进行修复或切除受伤的肠道来治疗。损伤肠段的肠系膜应该仔细检查，触诊搏动或用多普勒超声检查。当行切除术时，在受伤小肠近端行吻合术。远端小肠和结肠损伤，行吻合术还是造口术取决于输血需求、粪瘘程度和相关的合并伤。

对十二指肠损伤患者，通常需要探查。仅损伤十二指肠或损伤轻，或较稳定不伴炎性反应（发热、心动过速、白细胞计数升高或腹膜炎）的患者，可以插胃管进行胃肠减压。上消化道显影可用来评估胃肠道通畅和对比剂外渗情况。这些患者在外科 ICU 应该被严密监控和仔细系统动态地检查。剖腹手术时，仔细检查十二指肠受伤程度，同时也要认真检查胰腺。治疗手段包括引流、排除操作以绕过受伤的肠段、限制性切除术、十二指肠空肠改道术、空肠的浆膜修补。广泛的引流和肠内探查是治疗十二指肠损伤的关键原则。**参见 Sabiston 20。**

血管损伤（肠系膜或肾动脉损伤）

病因及发病机制　减速力可引起游离和固定的动脉之间交界处的拉伸。随后的剪切力往往导致血栓形成、肠系膜撕裂和撕脱伤。老年人血管钙化，更容易受伤。肠系膜上下动脉撕裂伤通常发生在老年人，是一种危及生命的创伤，其有潜在的失血，可伴随损伤失去过长的肠管。功能良好的肠段不足可导致短肠综合征。

临床表现　初始症状包括低血压、心动过速、腹部压痛。

诊断　FAST 检查有阳性症状、CT 扫描肠系膜血肿、静脉造影剂溢出或 DPL 阳性，都可以帮助诊断和治疗。

处理　剖腹手术是合适的治疗，可进一步评估和修复损伤的动脉以及评估肠管活性。当肠管活力遭质疑时，24～48 小时内需行第 2 次剖腹探查术，进一步行坏死肠段切除及肠吻合术。**参见 Sabiston 20，67；Becker 11。**

膈肌破裂

病因及发病机制　膈肌破裂可由上腹部任何强烈的打击导致，例如机动车创伤、动物踢打或塌方造成的膈损伤。这些患者通常有胸和/或腹部联合伤，可能伴随或肢体严重创伤。此时胸膜腔负压吸气，致使腹腔脏器吸入患侧胸腔。

临床表现　有呼吸困难病史和可出现与肺有关的症状。偶尔可以通过胸部听到肠鸣音或受伤侧胸壁的叩诊浊音确诊。

诊断　胸部 X 线是最重要的诊断方法。可以显示偏侧膈肌的高度，胸部可观察到肠道气体，或本应在腹腔的胃管卷曲进入胸部。肝脏通常能阻止右侧膈肌破裂形成的内脏疝出。因此，这些破裂可由于部分肝脏疝入只会出现偏侧膈肌抬高。当肠管疝入左侧胸腔时，左侧膈肌破裂是很显然的。

处理　外科手术治疗包括剖腹探查寻找合并伤和修补膈肌。其中一些损伤可能在数月或者多年后迟发出现，通常表现为腹部疼痛、呼吸困难或者肠阻塞。这种病例的治疗是具有挑战性的，因为内脏慢性疝进入胸腔，腹部失去了正常结构的支持。

少见病

屈曲牵张性骨折（Chance 骨折）是椎体 T_{12} 到 L_4 的骨折（最高发病率在 L_2）。典型的受伤与机动车事故有关，常有后座上患者由于安全带限制或高处坠落而发生。屈曲牵张力引发 Chance 骨折。一个患者主诉背部疼痛，可能有一个横过腹壁的安全带擦伤。胸腰椎片可确诊骨折，这需要脊柱外科医生来进行评估。要注意腹腔内脏器官伴随损伤的高发率（包括肝脏、脾脏、胰腺或肠）。**参见 Sabiston 20，Becker 45。**

实践基础上的学习和提升：发病率和死亡率的自评量表

并发症	脾切除术后感染、血肿/左下腹脓肿
类型	技术错误（可预防的）
手术名称	脾切除术

疾病名称	63 岁的男子机动车事故后脾静脉撕裂
病情简介	发热、白细胞增多，CT 扫描发现腹腔积液
干预措施	CT 引导下经皮穿刺引流和针对脓肿药敏培养结果静脉注射抗生素。根据 CT 扫描分析脓肿部位
治疗效果	脓肿消失，经皮引流 10 天后，患者出院回家
危险因素	失血过多，年龄因素
如何处理危险因素	细致地止血；仔细寻找其他损伤；围术期使用抗生素
处理过程中发生了什么	术后发热和白细胞增多 腹部 CT 扫描结果
是否还有其他处理方式	更好地止血；细致地清除腹腔液体（血液、脓液、冲洗液等）
处理方式不同带来的结果是否不同	可能避免引流操作和长期住院

沟通技巧

留心你无关的对话

　　记得在急诊科、清创室或是任何地方不要谈及不相关的谈话。患者对你怎样度的周末或昨晚你和谁一起晚餐并不感兴趣，而谈论这样的话题会暗示患者你不是很关心他。

职业素养

保持与患者适当的关系与承诺

　　在执行创伤的评估（ABCD）和自动分类和试验装置（FAST）中，患者将会完全暴露（脱去所有衣物）。虽然治疗方案要求充分暴露患者，但是要尊重患者的尊严，一旦全面性评估完成就应给患者身体遮盖。

基于系统的实践

患者转移措施

我工作在资源有限的乡村医院。当一个多系统创伤的患者送达我们的诊室，首先评估伤害，同时依照 ATLS 协议评估损伤和稳定患者。提前思考是优化患者结果的关键，就拿一个机动车事故中的年轻患者来说(头部和胸部钝挫伤)，在急诊室有低血压，同时伴有股骨骨折、瞳孔散大、呼吸窘迫，腹部膨隆。当我在家一接到电话，提前思考能让我动用的资源是重要的，因为时间很紧迫。鉴于腹胀和低血压，我考虑有腹腔出血，这将需要在转移之前纠正。最终这个患者需要一个神经外科医生。应提醒最近的创伤中心患者可能有潜在的头部创伤，在患者脾脏被切除后和血压稳定的前提下，手术室(operating room, OR)应打出电话直接安排接受患者。患者将直接由 OR 转移到直升机进行运输转诊至条件更好的中心医院。

（王琳、董丽英　译）

第 55 章
病例 38：骨盆骨折

Saqib Rehman MD

病例 38：患者，女，64 岁，因交通事故引起骨盆骨折就诊。

鉴别诊断

稳定骨盆骨折	开放性骨盆骨折	不稳定骨盆骨折	膀胱/尿道损伤

诊疗思路

　　骨盆骨折通常是由明显的钝伤或较明显的骨质疏松引起的。在任何情况下，我都很重视骨盆骨折患者。因为有可能发生大出血，进而引起失血性休克。骨盆骨折的症状及其后遗症通常不明显。因此，我将为患者做一个彻底的检查，包括直肠和阴道检查，以避免漏诊开放性骨盆骨折、神经血管损伤及泌尿系统损伤等。单一的前后位骨盆平片通常可以直接鉴别是否为不稳定骨盆骨折。一旦确诊则应该立刻进行液体复苏、盆腔粘结剂或外固定支架进行骨折复位及血管造影等。血栓栓塞是骨盆骨折患者的安全隐患，需要注意预防。

患者诊疗

临床思维
- 诊断时须考虑到，严重的肌肉骨骼损伤患者很容易失去基本的生命体征。切记，关注基本的生命体征。

病史
- 应寻找损伤的原因：是否是车祸或高处坠落引起的高能量损伤（如果是车祸，患者是否系安全带？患者是在车内还是车外?）。

是否是跌倒引起的低能量损伤？
- 患者是否麻木、刺痛或下肢无力？
- AMPLE（A 过敏史；M 服药史；P 既往病史；L 最后进食时间；E 症状缓解或诱发因素）。
- 了解患者是否患有心血管疾病或外周血管病。

体格检查

- 体格检查从基本生命体征的检查开始。
- **气道**：确保气道顺畅。
- **呼吸系统**：检查呼吸是否费力、急促。双侧呼吸声音是否对称、平稳。
- **循环系统**：检查血压、脉搏或心率。患者出血后表现为低血压症状。
- **残疾**：检查畸形、创伤和挫伤。
- 检查背部和臀部及身体其他系统，特别是神经系统、肌肉骨骼系统和泌尿生殖系统。
- 从双腿长度的差异可以判断四肢的损伤程度，或是否为垂直不稳定骨盆骨折。
- 应轻轻牵引和按压髂嵴处以检查骨盆的不稳定性，不要重复检查。
- 做骨盆的分离试验检查和桥压试验检查。
- 检查运动功能、感觉和反射活动，尤其是骨盆骨折患者的下肢。坐骨神经损伤会引起足下垂，合并脊髓损伤还会导致异常的神经系统检查结果。
- 直肠检查：检查出血、骶运动功能；阴道检查：检查出血。这些部位的出血可能暗示开放性骨盆骨折。
- 尿道口或经导尿管的出血表明可能为膀胱或尿道断裂。

实验室检查

- 血型鉴定和筛选。   65 美元
- **全血球计数与自动分选**：检查血小板和血红蛋白。   34 美元
- **凝血酶原时间（PT）和部分促凝血酶原激酶时间（PTT）延长**：检查凝血。   56 美元
- 动脉血气分析测定和血清乳酸水平可以显示患者缺血缺氧程度，也可帮助确定患者是否完全复苏。   156 美元
- **诊断性腹腔灌洗（DPL）**通常被认为是确定是否有腹腔内出血

的黄金标准； 450 美元

- 有经验的医疗人员还应进行**外伤重点腹部超声波检查**以确定是否有腹腔内出血。 250 美元

- **膀胱尿道造影**可以检测骨盆骨折患者常见的尿路损伤，如尿道损伤，膀胱破裂等。 775 美元

影像学检查

➡ **平片**：骨盆前后位平片。稳定骨盆骨折时可以加做侧位片。
　　 200 美元

➡ **CT**：断层 CT 扫描可以显示骨盆骨折的三维图像，是髋臼和骨盆骨折的最佳诊断方法，也是显示软组织损伤的最佳手段。 850 美元

➡ **血管造影**：用来检查疑似血管损伤患者，介入治疗可以治疗此类损伤。 2000 美元

临床实例　　　　　　　　　　　　　　　　医学知识

稳定骨盆骨折

病因及发病机制 骨盆骨折可能引起骨盆环断裂，而撕脱骨折和髂骨翼骨折一般不会引起骨盆环断裂。撕脱骨折或孤立的髂骨翼骨折不导致骨盆环中断。若骨盆底韧带［包括骶结节韧带、骶棘韧带及后韧带（如骶髂韧带）］是完整的，则骨盆的生物力学稳定。低能量损伤可以引起撕脱骨折（如轻微的运动损伤等），也可以引起稳定骨盆环骨折（如骨质疏松症患者或盆腔转移性病变患者的跌倒等）。

临床表现 患者未见明显的畸形，出血少。

诊断 诊断的确立主要基于影像学检查。通常情况下，稳定骨盆骨折会引起轻度移位，但韧带完整，而且一般不会引起骨盆环断裂。

处理 早期的预防和保护性负重很关键。在辅助设备（如拐杖等）的保护下，可适当负重。通过影像学检查确认骨盆没有移位。
参见 Sabiston 21，Becker 11。

不稳定骨盆骨折

病因及发病机制　不稳定骨盆骨折主要有两种类型：旋转不稳定和旋转垂直不稳定。盆底韧带和骶髂韧带的开放性损伤及耻骨联合的断裂可引起旋转不稳定。此外，半骨盆向内旋转移位还会引起横向的损伤，进而引起骨盆前环和后环发生骨折。骨盆前环和后环的完全断裂会引起垂直不稳定。髂内动脉的分支（如臀上动脉）出血会引起腹膜后出血。静脉出血及骨出血往往比动脉破裂失血更多。

临床表现　患者表现为盆腔出血和骨盆不稳定。X 线片显示为骨盆骨折和开放性脱位损伤。

诊断　诊断的确立主要基于影像学检查。须确定骨盆后环是否存在垂直移位。

处理　使用盆腔粘结剂或外固定支架进行骨折复位，尤其是开放性脱位损伤，以减少骨盆容量和出血量。对出血的处理程序还存在争议。血管造影有助于处理动脉出血。但需要注意的是，血管造影只能用于动脉出血的辅助治疗，不能用于静脉出血及骨出血的辅助治疗。如果是剖腹手术，压迫止血是减少进一步失血的关键，这也是进行剖腹手术的必备技术。通常情况下，有必要推迟矫形外科手术直至患者情况稳定。参见 Sabiston 21，Becker 11。

开放性骨盆骨折

病因及发病机制　与其他开放性骨折一样，开放性骨盆骨折通过破裂的皮肤、直肠和阴道与外环境直接接触。

临床表现　患者通常表现为高能量损伤，有时也表现为贯穿伤，如枪伤等。会阴裂伤时，直肠或阴道检查可发现出血或骨碎片。

诊断　开放性骨盆骨折与外环境直接接触；CT 发现肾盂内有空气，也可确诊。

处理　处理方法与上述骨盆骨折类似。盆腔感染风险大，需紧急清创冲洗伤口。对于会阴、直肠和阴道的伤口，转移结肠造瘘术可防止粪便感染。抗生素也可预防感染。参见 Sabiston 21，Becker 11。

膀胱/尿道损伤

病因及发病机制　膀胱和尿道与骨盆前环联系紧密，骨盆环断裂可引起膀胱和尿道损伤。腹膜内和腹膜外都可发生膀胱破裂。

临床表现　患者表现为尿道口出血或经导尿管的出血。

诊断　诊断的确立需要进行逆行膀胱尿道造影。当怀疑有尿道损伤时（如在尿道口发现血液），切记，在进行逆行膀胱尿道造影前，不要插入导尿管。

处理　腹膜内膀胱破裂通常需要紧急修补。必要时，可同时进行前骨重建（如耻骨联合钢板固定术）。腹膜外膀胱破裂通常不需要修补。如果需要进行前骨重建，膀胱可同时进行修补，但要注意防止感染。通常应避免耻骨上导管，而导尿管的长期使用是必不可少的。参见 Sabiston 20。

少见病

骨折病史和骨化中心：在愈合不同阶段，偶尔会在患者的骨盆平片上发现陈旧性骨折，这时需要结合检查结果与患者的骨折病史以确定是否属于新的损伤。骨骼未发育成熟患者的髋臼 Y 形软骨、髂嵴二次骨化中心、髂前上棘及坐骨结节与骨折类似，缺乏经验的临床医生需要额外注意。患者的病史、检查结果可以帮助避免这一错误。

实践基础上的学习和提升：发病率和死亡率的自评量表	
并发症	骨盆骨折后深静脉血栓（DVT）形成
类型	诊断失误；治疗延迟；可避免
手术名称	无
疾病名称	23 岁的女性，摩托车事故，上下肢骨折
病情简介	在损伤后的第 6 天下肢疼痛和肿胀，骨盆骨折后深静脉血栓（DVT）形成
干预措施	低分子肝素抗凝治疗，其次是口服华法林抗凝治疗

治疗效果	症状改善；进一步物理治疗
危险因素	骨盆骨折，固定
如何处理危险因素	采用气动加压装置，安排物理治疗
处理过程中发生了什么	患者大腿疼痛和腿部肿胀
是否还有其他处理方式	预防性抗凝。患者无头部外伤或骨盆出血等抗凝禁忌证。早期连续使用气动袜治疗
处理方式不同带来的结果是否不同	可以避免长期的抗凝治疗，住院时间缩短

沟通技巧

气管插管：沟通和安慰

　　骨盆骨折患者可能最终需要气管插管，与患者进行早期全面的沟通是很必要的。如果患者由于药物或插管等的原因没有意识，肌肉骨骼系统和神经系统检查将会十分困难。应该在患者有意识时得到紧急联络资料及手术同意书。切记，气管插管对患者而言很可怕，要向患者解释"气管插管的必要性"。持续与患者说话，让患者舒适放松，通过眼睛和手势等了解患者的内心。切记，虽然患者不能回应，但可以感知周围所发生的一切。

职业素养

提高医疗质量

　　骨盆骨折的治疗需要在急诊、创伤外科、整形外科、泌尿科和放射科等多学科的协调下完成。至关重要的是，每个学科团队都要理解自己的任务和相互间扮演的角色，从而实现高效、高质量的医疗服务。治疗同时，还要及时联系康复专家。注意细节是预防患者死亡和长期伤残的关键。

基于系统的实践

标准化的实践

以临床实际为基础的实践可以提高患者治疗的安全性，尤其是在重症监护病房。所有与并发症［包括呼吸机相关性肺炎（VAP）和中心静脉导管相关血流感染］相关的预防治疗措施被称为系统。正确实施系统的所有措施可以极大地减少并发症的发生。

系统预防 VAP 的措施包括抬高患者床头 30 到 40 度、应激性溃疡的预防、DVT 的预防、逐渐减少镇静药用量及患者的日常呼吸能力评估等。

系统预防中心静脉导管相关血流感染的措施包括良好的手部卫生、导管插入时的无菌环境、皮肤消毒、定期检查中心静脉导管等。

安全的治疗关键在于认真落实与患者的护理协议，从而达到最佳的疗效。

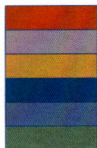

如果你有机会参与治疗骨盆骨折患者，你可以按照本章的自评量表来审查你的治疗过程，思考一下如何更好地系统地治疗你的患者，你将会有所提高。

（谢恩　译）

医者金鉴：创伤

章节回顾

思考如下的临床案例和相关的问题。然后参阅专家的讨论结果。

1）患者，男，18 岁，因左胸乳头旁穿刺伤就诊。在送到急诊科时，患者诉呼吸急促，左胸伤口疼痛。心率 110 次/min，BP 是 90/55 mmHg。体格检查显示颈静脉怒张（JVD），气管偏向右侧，左胸呼吸音降低。腹部无压痛，无局限及全腹膨隆。胸部、背部、或四肢未发现伤口。患者略烦躁，不配合检查。

你认为什么是最可能的诊断？什么是最急需处理的问题？

2）患者，男，30 岁，因系着安全带驾车时发生了碰撞就诊，被带到急诊科，左侧 T - 型骨折，乘客空间受挤压。血压 110/70 mmHg；脉搏是 105 次/min；额头有一处擦伤；左胸到右上腹部被肩带挫伤。患者四肢活动自如，但是烦躁，定向障碍，重复话语。

优先治疗的重点是什么？有什么可能的伤害？应该如何评估？

3）患者，男，23 岁，因从摩托车甩出后被车撞到。在急诊科，他的血压 140/90 mmHg，脉搏 100 次/min，左下肢肿胀畸形，但皮肤完整。

你最关心这患者哪方面症状？怎样评估？诊断是什么？处理原则是什么？

主持讨论者：Jonathan R. Hiatt，加州大学洛杉矶分校普通外科主任，博士，外科教育部主任

答案 1

创伤患者的治疗，优先措施是一样的，包括关注气道、呼吸、循环、神经功能损害，完全暴露患者，并控制复苏的环境。我强调，我们不仅对 ABCDEs 方案的每一项进行评估，而且要处理它们，在处理当前程序前，不进入下一个程序。我们控制气道；发现呼吸损害并予以纠正；通过静脉通路控制循环和抽血进行交叉配血。

该患者气道通畅但呼吸还是有问题的。他有张力性呼吸迹象和/或血胸，需要在锁骨中线第 2 肋间细针胸腔穿刺（在肋骨上

方,因为肋骨下有脉管),其次是管状胸廓造口术。尽管立刻获得 X 线照片是有意义的,但这些措施不要因为胸肺 X 线检查(CXR)而延误。复苏时应该持续留置大口径静脉导管通道,灌输生理盐水或乳酸林格氏液,并行胸部 X 线片检查。除了肺,肺门和大血管外,患者有心脏、左侧膈肌和腹腔内脏受伤可能。伤处超声评估检查应该在开始就尽快进行。在乳头下肋缘附近任何刺伤都对膈肌有危险。膈肌损伤相对隐蔽,特别是穿透性损伤,对其进行诊断可能需要腹腔镜手术探查。膈肌损伤必须查明和进行修补,因为并发症可能包括胃和结肠受伤,如果被忽略,症状会在往后几小时或几天,有些甚至会延迟几年或几十年表现出来。

答案 2

严重的钝挫伤对所有器官和系统的伤害都很危险,而且事故中撞击的性质和其他的细节可产生很多可能的损伤。撞击左侧和乘客空间受挤压,司机左侧身体会受到特殊损伤,包括胸腔、腹腔、脾、左肾和左结肠。安全带压印是损伤的标志,与左侧胸腔和左肝创伤有关(当有安全带的挫伤症状,应该考虑到肠道损伤,其症状也许会延迟发生或是潜在的)。

如果在刚进行处理时,就陈述在急诊科的患者"循环稳定",这点令我有些不快,因为描述"稳定"似乎暗示可以暂时进行观察。同时,这份陈述是建立在静脉输液基础上,但并没有证明器官灌注是否足够的数据。这个患者的高危风险是胸部和腹部创伤,而且他有明显的头部伤,应该怀疑是否有颈椎受伤可能。此刻,我们没有任何权力或自信说他已经稳定,评估必须继续进行。

我们总是按照 ABCDEs 这个程序开始检查。精神抑郁的患者,可能无法配合我们进行气道保护,但气道必须确保安全通畅。除非证明颈椎是正常的,否则要考虑到颈椎损伤可能并进行保护。通过检查和 X 线评估呼吸,留置静脉通道,计算格拉斯哥昏迷(GCS)评分。如果在初始的评估后患者病情没有恶化,应考虑进一步行 CT 诊断(在急诊科中常常执行伤处超声检查,但若无明显的或持续的出血征象,即使超声发现液体也不能作为剖腹手术的指征)。患者还需要进行头部、腹部、盆腔 CT 扫描,同时通常要增加颈部、胸部扫描,因为高速扫描器能迅速地检查和回答许多初期处理时的问题。

如果外科医生可以确定出血已停止，则对肝脏、脾脏和肾脏实质脏器钝挫伤损伤常采取非手术治疗。对患者要密切监测，尤其在 ICU，应随时选择调整治疗方案或在任何时间行剖腹手术。早期手术适应证，包括大量腹腔积血，持续出血，或存在分散的损伤(如有主要的骨折)，这些会使腹部评估很困难。临床迹象可提示持续性出血，比如血流动力学不稳定、需要持续输血以及 CT 增强对比(有时需要血管造影栓塞术处理)。晚期手术适应证，包括持续性出血，或出现新的腹部体征。一个非手术处理和观察的准则，对一个负责任的外科医生是绝对必要的。

答案 3

联合伤的患者在章节里没有讲述，但对其进行了解也是很重要的。虽然他有明显的下肢的损伤，评估必须有体格检查和额外的特殊专项检查，但所有的器官系统存在危险，遵循 ABCDE 程序是必须的。

我们检查腿部灌注受损的症状，包括畸形或无脉搏以及血管充盈延迟。感觉和运动检查用于进一步检查受伤程度。与没有受伤的肢体进行对比是很关键的——是灌注和/或神经系统的单边异常，提示一个局部问题，或如果是双边的，则提示一个近端的或是系统性问题？如果无脉搏，可以使用手提式的多普勒超声检查，但任何脉搏异常都是重要的，特别当其是不对称时。

应该行腿部 X 线检查。封闭空间的骨折(在胫骨和/或腓骨这种情况下)会发生骨筋膜室综合征，发生时组织压力超过灌注压力并导致缺血性损伤。骨筋膜室综合征是一个临床诊断，基于创伤机制，并通过主观和客观条件判断。判断包括五个急性缺血综合征表现(疼痛，感觉异常，苍白，无脉，麻痹)。快速诊断和治疗能中止其进程。骨筋膜室压力可以证实诊断，可用针测压法或诊断眼压计测压。

未经处理的骨筋膜室综合征会引起一些主要的问题。其中最重要的肢体损伤威胁来自于持续的组织和神经受损。肌肉坏死，或横纹肌溶解，可能会导致肾小管肌红蛋白沉淀，从而导致肾损害。

处理原则包括，首先，对于任何创伤病行 ABCDE 程序处理，之后可疑骨筋膜室综合征的诊断并评估肢体骨折和筋膜压力。当确诊骨筋膜室综合征，应对受影响的筋膜行手术筋膜切开减压。下肢筋膜切开手术的内容细节可在任何整形书上查阅。

应该检查尿液的肌红蛋白。定量是有用的，但是需要一个方法来快速诊断：用肌红蛋白尿。如同确定血红蛋白，尿液试纸将确定肌红蛋白，且血液测试呈阳性，但显微镜下检查没有发现红细胞。如果有肌红蛋白尿出现，应该通过静脉输注碳酸氢盐碱化尿液，因为酸性环境会使肌红蛋白沉淀。

第八部分
减重外科病例

第 56 章
教学示例：Roux-en-Y 吻合

Barry D. Mann MD

目标

- 画出 Roux-en-Y 吻合的模式图，并讨论其在腹部外科中的应用。
- 在描述胃旁路手术时，画出 Roux-en-Y 吻合的模式图向患者解释。

医学知识

注意图 56 – 1 左图中的点 A，B，C。为完成 Roux-en-Y 吻合，要在 A 点和 B 点之间切断空肠，按右图所示将游离空肠的 B 点"上提"。

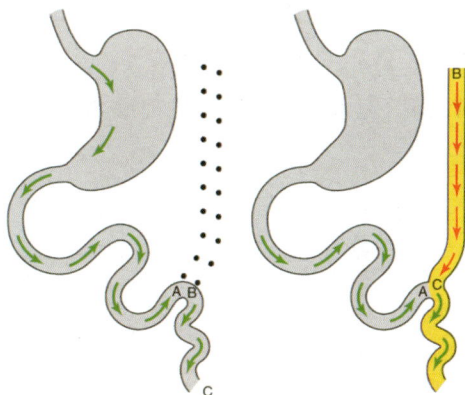

图 56 – 1　Roux-en-Y 吻合。箭头所示为肠蠕动的方向。

　　绿色箭头所示为正常的食物流向。注意在 Roux-en-Y 吻合中，B 点至 C 点不再有食物通过，但仍有顺行的肠蠕动(红色箭头)。
　　Roux-en-Y 吻合是一个非常有价值的治疗手段，它类似真空清洁器，能收集近端的分泌液和引流物并将其输送到远端。
　　在掌握(并能画出)Roux-en-Y 吻合后，在后面的内容中学习其应用。

例如，图56-2A的患者患有 Klatskin 肿瘤，即左右肝管汇合部的胆管癌。尽管可以将胆管缝合于空肠袢上，但由于食物通过的位置太靠近胆管，有逆行性胆管炎的风险。Roux-en-Y 肝总管空肠吻合可以将食物隔离开来，从而解决这个问题。

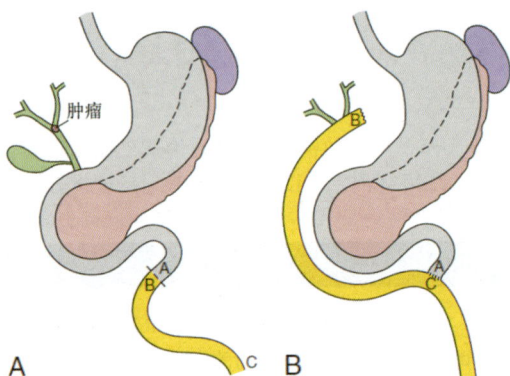

图56-2　Roux-en-Y 肝总管空肠吻合

在图56-3，因为胃癌行全胃切除术，十二指肠不可能游离并吻合于食管远端。行 Roux-en-Y 吻合法完成 Roux-en-Y 食管空肠吻合。

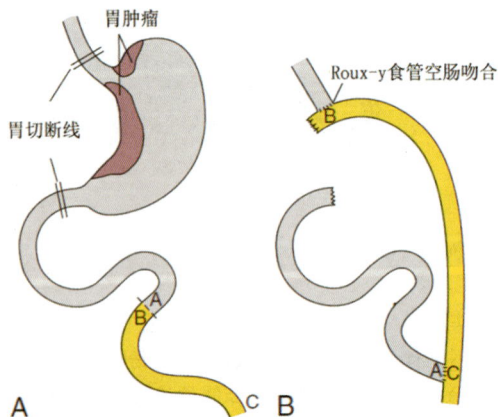

图56-3　Roux-en-Y 食管空肠吻合

图 56 – 4 显示为慢性胰腺炎患者的胰腺，胰管显著扩张（珠链征，又叫串珠征）。在图 56 – 4B 中，将 Roux-en-Y 吻合的肠祥直接缝合至胰管（Puestow 手术），完成 Roux-en-Y 胰管空肠吻合。

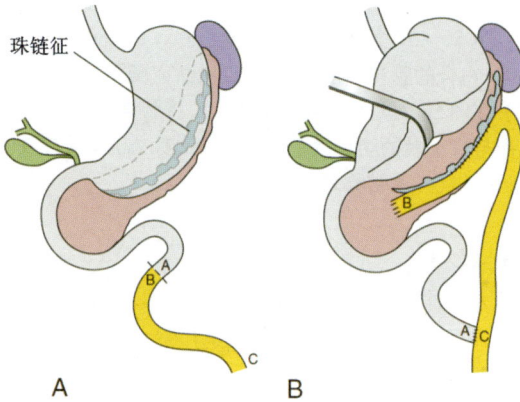

珠链征

A   B

图 56 – 4 Roux-en-Y 胰管空肠吻合

图 56 – 5A 显示为一个位于胰尾的胰腺假性囊肿。将 Roux-en-Y 吻合的肠祥缝合于囊肿壁，完成 Roux-en-Y 胰腺囊肿空肠吻合。

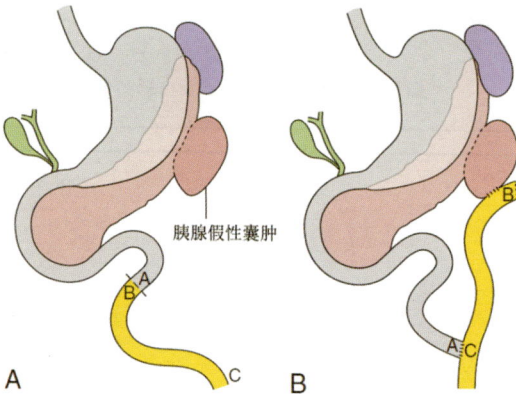

胰腺假性囊肿

A   B

图 56 – 5 Roux-en-Y 胰腺囊肿空肠吻合

沟通技巧

向患者描述胃旁路手术:

(1) 在图 56 – 6A 中连接所有的点,完成正常上消化道的解剖图。

(2) 图 56 – 6B 显示完成胃小囊(在 xy 线处横断胃)并完成 Roux-en-Y 吻合的肠袢(在点 A – B 点横断空肠)。

(3) 在图 56 – 6C 中连接所有的点,将肠袢"上提"至胃小囊。描出肠袢与胃小囊的吻合处(点状的环形标志)和肠袢在 C 点与近端空肠的吻合(通常称之为"胆胰支")。

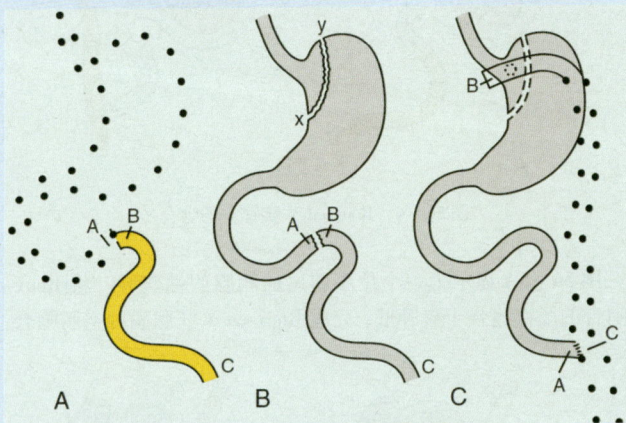

图 56 – 6 Roux-en-Y 胃小囊空肠吻合

(帅晓明 译)

第 57 章
病例 39：胃旁路手术

Lisa R. Weisfelner MD & Andres E. Castellanos MD

病例 39：患者，女，37 岁，因拟行胃旁路手术就诊。

肥胖伴发病

当对患者行胃旁路手术(全称是 Roux-en-Y 胃旁路手术)的评估时，下列是需要考虑的最常见的伴发病。

糖尿病	睡眠呼吸暂停综合征	抑郁症
高血压病	关节痛	胃食管反流(GERD)

经验之谈

当接诊要求行胃旁路手术的患者时，我必须判断患者是否适合于该手术。我要考虑患者的身体质量指数(Body Mass Index，BMI)和医学伴发病，并按照国立卫生研究院(National Institutes of Health，NIH)和美国代谢和肥胖外科协会(Americal Society for Metabolic & Bariatric Surgery，ASMBS)的推荐意见处理。

除了 BMI 指数外，最重要的标准是患者改变当前生活方式的个人动机。我依赖于多学科手段来选择适于手术的患者，包括寻求营养师和心理医师的建议。

患者诊疗

临床思维

- 肥胖是一种伴发因素日益恶化的慢性疾病。现在认识到的肥胖患者的重要伴发病包括 2 型糖尿病、高血压病、关节炎、睡眠呼吸暂停、高胆固醇血症和 GERD。

- 理想体重表、腰围或 BMI 用来评判需要手术的患者。BMI 指数最常用，用于测量身高与体重是否相适应，以公斤/m^2 表示，由下列公式推算：

$$BMI = \frac{体重(kg)}{身高(m)^2} \quad 或 \quad BMI = \frac{体重(磅) \times 703}{身高(英寸)^2}$$

BMI 分类：

分类	BMI
正常	18.5 ~ 24.9
超重	25.0 ~ 29.9
肥胖	
Ⅰ型	30.0 ~ 34.9
Ⅱ型	35.0 ~ 39.9
病态肥胖	40.0 ~ 49.9
超级肥胖	>50

- 拟行胃旁路手术的患者 BMI 指数要大于 40 或更高，大约超过理想体重 100 磅。
- 在某些情况下，BMI 指数在 35 ~ 40 之间的患者，如果他们的伴发病有可能通过外科手术缓解（如严重的睡眠呼吸暂停、肥胖相关的心脏疾病、严重的糖尿病），也可以考虑外科手术。
- 良好的外科适应证：①符合病态肥胖的标准；②排除内分泌原因的肥胖；③可接受的手术风险；④了解外科手术及其风险；⑤无毒品或酒精问题；⑥无不可控制的心理问题；⑦愿意改变生活方式并长期随访。

病史

- 询问患者为什么要行减重手术。
- 获取对患者体重问题的准确印象，应包括下列问题：
  - 最初发胖时间，成年后的最高和最低体重，体重对日常生活的影响，以及饮食异常的病史。
  - 肥胖的家族史。
  - 现在的饮食习惯，包括进食频率和量。
  - 曾经尝试的饮食调节和药物减重措施，以及减去和再获得的体重。
  - 运动史，包括生理限制。
- 社会史应该包括婚姻状态、家庭成员、援助计划、吸烟史、药物和酒精史以及可确定的压力因素。如果患者曾因任何原因找精神健康专业人员就诊，应该引起注意并予以讨论。
- 既往史应该包括所有伴发病的详细病史。既往手术史对评估患者的全麻风险很重要。

体格检查

对肥胖患者完成彻底的体格检查很困难，具有挑战性。要注意尚未诊断的肥胖相关疾病的征象。

需要密切关注的特殊检查发现包括：

- **头颈部**：注意潜在的呼吸道问题、短脖子、突出的扁桃体和扁桃体肥大、甲状腺增大。
- **心血管系统**：观察有无水肿和外周动脉搏动。
- **呼吸系统**：检查呼气状态，双肺野听诊有无吸气和呼气喘息。
- **腹部**：注意以前的手术瘢痕和腹壁切口疝。
- **四肢**：肥胖患者有深静脉血栓的风险（包括术前和术后）。要求术前仔细检查。

实验室检查

咨询和评估要个体化。

- 营养咨询：所有患者都要进行。　　　　　　　　　　50 美元
- 肺功能评估：大多数中心要求行肺功能检查。如患者有睡眠呼吸暂停，则要求行正规的睡眠监测。　　　　150~400 美元
- 心脏评估：基于病史和风险因素，可能需要行心电图、负荷试验或心脏造影检查。　　　　　　　　　　150~2000 美元
- 心理/精神评估：尽管有争议，我们相信排除妨碍手术成功的活动性情绪疾病尤其重要。　　　　　　　　150 美元
- 胃的评估：在某些情况下，排除消化性溃疡很重要。在某些中心，必须行幽门螺杆菌检测。有些中心选择行上消化道内镜以排除消化性溃疡。　　　　　　　　　　　　500 美元

  幽门螺杆菌　　　　　　　　　　　　　　　　　50 美元
- 内分泌评估：在特殊情况下可能需要进行内分泌评估，以排除肥胖的代谢因素，或帮助术前控制糖尿病。　　150~400 美元
- 物理治疗评估：术前评估有助于增加术前活动，利于术后恢复。　　　　　　　　　　　　　　　　150~300 美元
- 参加援助小组：在我们的程序中，这是一个由术后患者、新患者、减重小组成员讨论胃旁路手术围术期和长期适应相关问题的互动论坛。要求患者在考虑手术治疗前参加至少两次会议。

　　　　　　　　　　　　　　　　　　　　20 美元/次

影像学检查

➡ **右上腹超声检查**：肥胖患者中胆石病很普遍，30%的接受减重手术的患者最终会有胆囊结石。因此，有些外科医生推荐在行胃旁路手术时行预防性的胆囊切除术。现有的证据似乎更倾向密切观察，患者术后有症状时再考虑外科干预。术前常规行超声检查现在已不再受青睐。 225 美元

肥胖伴发病和胃旁路手术效果

2 型糖尿病

病因及发病机制 肥胖和 2 型糖尿病相关。肥胖诱发糖尿病的确切病理生理机制还不明确，但认为与肝脏摄取胰岛素受损有关，导致全身性的高胰岛素血症和外周胰岛素抵抗。一种名为 "resistin" 的脂肪细胞因子可能与胰岛素抵抗有关。

处理 胃旁路手术的潜在效果通常（92%）2 型糖尿病患者在胃旁路手术后能消除对胰岛素的需要。**参见 Sabiston 17，Becker 5。**

高血压

病因及发病机制 肥胖可以增加肾小管吸收，削弱压力性尿钠排泄，以及激活交感神经系统和肾素 – 血管紧张素 – 醛固酮系统，从而促进容量扩张。

高血压病没有典型的临床表现。在发生器官损害之前，高血压病常常是一种隐匿的疾病。

胃旁路手术的潜在效果

70% 患者的高血压可以得到缓解，在余下患者中大多数患者使用药物明显减少。**参见 Sabiston 17。**

胃食管反流

病因及发病机制 胃食管反流（GERD）的常见症状多由食管下段括约肌压力下降所致。病态肥胖患者腹腔内压力升高，易导致 GERD。

胃旁路手术的潜在效果

几乎所有的患者在术后会立即出现 GERD 症状的缓解。**参见 Sabiston 42，Becker 27。**

阻塞性睡眠呼吸暂停综合征

病因及发病机制　肥胖是睡眠呼吸暂停综合征最重要的风险因素。上呼吸道周围脂肪堆积引起解剖改变而导致睡眠呼吸暂停。患者夜间由于咽部水平的气道阻塞，会有多次睡眠呼吸暂停，每晚会多次醒来大口吸气，早上起来常感觉疲劳。大多数患者伴侣会汇报其打鼾问题。治疗是持续正压通气（continuous positive airway pressure，CPAP），其效果好，但患者因必须戴面罩睡觉而感到很麻烦。

胃旁路手术的潜在效果
大多数患者在达到减重效果后睡眠呼吸暂停会有改善。**参见** Sabiston 17。

抑郁症

病因及发病机制　肥胖和抑郁症长期以来就是互相关联的。有研究提示二者通过下丘脑－垂体轴和皮质醇释放相关联。二者有明确的社会因素关联：肥胖患者遭遇的负面影响促进了抑郁症。其自卑感也起了作用。

胃旁路手术的潜在效果
抑郁症不会在术后立即缓解，也可能不会缓解。援助小组和其他咨询服务是用于帮助患者去经历注定会发生的改变。
人际关系也会改变，但不一定是朝好的方向改变。关于这些问题必须对患者提前警示。**参见** Sabiston 17。

骨关节炎

病因及发病机制　骨关节炎是关节机械磨损的最终结果（尤其是髋关节和膝关节），可因肥胖加重。

胃旁路手术的潜在效果
几乎所有患者达到明显减重后关节痛会减轻。**参见** Sabiston 17，Becker 42。

外科手术的选择	医学知识

编者按：正如本章所述，胃旁路手术已经成为减重手术的金标准。了解过去 40 年里减重手术的发展背景和理论非常重要，有些手术现在还在应用。

垂直绑带式胃减容术（Vertical Banded Gastroplasty, VBG）：是一种在近端胃制作一个胃小囊的限制性手术。没有食物流的分流。问题是患者倾向于转而食用高热量的液体食物，违背了 VBG 手术的初衷。

腹腔镜可调节胃绑带术（The Adjustable Laparoscopic Gastric Banding, Lap-Band）：在欧洲和澳大利亚流行了十余年，并在美国流行。该手术包括腹腔镜手术下放置可调节的绑带，围绕在胃食管结合部下方的胃近端以形成一个胃小囊。从生理上类似 VBG 手术。胃绑带优于胃旁路手术的两个优点是其减少了并发症发生率且易于实施。减重效果通常较胃旁路手术差。

胆胰转流术（Bilio-pancreatic diversion, BPD）：是一种限制吸收的手术。最初该手术适于 BMI >60 的超级肥胖患者，手术包括切除 2/3 胃和建立小肠旁路。其增加了营养不良风险，需要密切监测和积极营养替代。

胆胰转流术加十二指肠转位术（Bilio-pancreatic diversion with duodenal switch, BPD/DS）：是 BPD 手术的改良方式。其保留了幽门以降低倾倒综合征发生率。

空回肠短路：现在已经成为历史，在 1970 年代流行，这种限制吸收手术由于严重并发症的高发生率而被放弃，并发症包括肝衰竭、严重营养不良和电解质紊乱。参见 Sabiston 17。

患者诊疗

胃旁路手术的术后问题

早期并发症

- 吻合口瘘
- 出血
- 肺不张/肺炎
- 深静脉血栓（DVT）和肺栓塞
- 切口感染

晚期并发症

- 吻合口狭窄
- 边缘溃疡
- 疝
- 多余的皮肤引起的皮肤感染
- 维生素/矿物质缺乏：铁、B_{12}、钙

值得注意的特殊术后问题：

- 吻合口瘘可发生于第一个 24 小时，在进流食前要用水溶性造影剂行造影检查。

- 在病态肥胖患者中行体格检查是不可靠的。患者可能有腹膜炎，但没有阳性的体检发现。

- 长期随访系统，包括至少每年进行一次营养评估和维生素检测。

实践基础上的学习和提升：循证医学

题目
减重手术的系统回顾与 Meta 分析

作者
Buchwald H, Avidor Y, Braunwald E, Jensen MD, Porias W, et al.

参见
JAMA 2005；293（14）：1726

问题
5% 的美国人有病态肥胖。通过饮食和药物治疗难以控制该疾病。外科手术是否有帮助？

干预
无

证据质量
1999—2003 年英文减重文献的 Meta 分析

结局/效应
所有患者平均超出体重减少达 61.2%。手术死亡率为 1%。77% 患者的糖尿病完全缓解，61.7% 的患者高血压缓解，85.7% 的患者睡眠呼吸暂停有缓解，70% 患者高脂血症有缓解。

历史意义/评论
这是一篇证明减重手术在减轻体重和缓解并发症方面的优势的标志性文献之一。该手术的手术死亡率极低。

沟通技巧

选择语言：谈论肥胖

由于多年忍受的负面遭遇，病态肥胖患者常有与其体重相关的情绪问题。理解和接受尤为重要，要安排额外的时间来允许患者谈论肥胖的非医学方面的问题。

明智地选择语言：问一个患者"你像这么肥有多长时间了？"是不合适的。你应该问："你的体重问题有多长时间了？"这种敏感性应该是无所不在的：办公室职员、学生、住院医生、主治医生都要认识到语言选择和关注敏感情绪的重要性。

职业素养

社会公正的原则

肥胖患者常被社会忽视和错误对待，卫生保健系统也不例外。在一项研究中，50%的初诊医生认为肥胖患者"笨拙、没有吸引力、丑陋、不服从"。相反地，75%的肥胖患者希望医生能为他/她的肥胖问题"做点事情"。我们对于肥胖的专业看法要发生巨大的改变。我们要认识到肥胖是一种疾病，而且能有效地给予合适治疗。

很少有卫生保健机构具备治疗和管理肥胖患者的合适设备。比如，很多放射设备最多能承重350磅。多数医院的担架、轮椅、床的承重性更差。无论一个设备是否为减重中心而设计，医院应该有更好的设备为肥胖患者服务。

很多患者因为肥胖失去工作能力。减重手术有可能恢复这些患者在社会中的工作能力。医生有责任为这些患者提供建议。

基于系统的实践

公共健康干预和与付款方工作

　　胃旁路手术作为一个长期控制体重的有效方法而迅速被广为接受，使美国施行的减重手术数量大幅升高。从每年接近10000例到2006年超过150000例，导致保险公司的费用升高，且经验较少的医生施行该手术的数量升高，同时并发症比例增加。因此保险公司限制接受和赔付该手术，专业协会也为减重手术指定了培训指南。2004年佛罗里达州的蓝十字会宣布它从2005年1月起不再覆盖这些减重手术（费用约20000～35000美元）。2005年美国减重外科协会启动"杰出中心计划"，以使减重外科的质量和实践标准化，美国外科学院也采取了类似的做法。

参考文献

1. Foster GD，Wadden TA，Makris AP，et al. Primary care physicians' attitudes about obesity and its treatment. Obesity Res，2003，11：1168–1177.

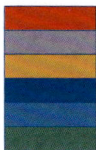

　　你是否曾有机会评估一个考虑行减重手术的肥胖患者？可考虑依据第36页能力自我评估表的内容回顾你和患者之间的交流，也可以在本书网站www.studentconsult.com上找到该表格的Word版本。

（帅晓明　译）

第九部分
心胸外科病例

章节编辑：
Francis D. Ferdinand MD

第 58 章
病例 40：冠状动脉重建

Sharon Ben-Or MD & Francis D. Ferdinand MD

本章讨论 2 个病例：

病例 1　患者，男，67 岁，急性心肌梗死。

病例 2　患者，女，61 岁，劳力性胸痛。

诊疗思路

当急性心肌梗死、劳力性胸痛或者负荷试验异常的患者到心外科就诊时，绝大多数患者在此之前已经完善了负荷试验、心导管检查等心肌缺血的相关检查。尽管如此，当我接诊考虑做冠状动脉重建的患者时，我依然会仔细询问病史，以便根据患者的症状对其进行纽约心脏协会（NYHA）制定的心功能分级。

我们需要确定患者冠状血管病变的部位和严重程度，以及有无伴随瓣膜损伤和心律失常，以便手术时进行相应处理。对患者合并症进行评估是安排后续手术和评估手术风险的关键。我常常评估的合并症包括周围血管闭塞性疾病、脑血管疾病、肾功能不全和糖尿病。

患者诊疗

临床思维

- **病例 1**：患者急性胸痛发作，应立即行心电图（EKG）检查，这对于了解 ST 段是否抬高以及病变部位、是否伴发心律失常非常重要。

  急性发病的条件下，心导管检查是有指征的，其目的是证实病变部位和其他部位的狭窄、疏通病变的血管、预防不可逆的心肌损伤。

  建议待患者病情稳定 72 小时后再进行手术。

- **病例 1 和病例 2**：心导管检查有助于了解患者心脏的解剖结构，

有利于更好地计划支架植入术或血管旁路移植术。

超声心动图可明确冠状动脉疾病患者是否伴发心瓣膜病变。

病史

- **明确症状的特征和持续时间**：部位、是否有放射痛、疼痛特点；是否伴有恶心、呕吐、出汗、心悸。
- 有哪些疼痛加重因素？如体力活动、运动负荷。有哪些症状缓解因素？如休息、硝酸甘油、抗焦虑药物等。
- 症状有无进行性加重？
- 明确患者有无冠状动脉疾病、周围性血管疾病、肾功能不全、脑血管疾病等病史。
- 有无心脏疾病的家族史。

体格检查

- 听诊颈动脉杂音。
- 听诊肺部啰音。
- 心脏检查应聚焦于心率和心律是否规整，明确是否存在杂音、摩擦音、奔马律。
- 检查脉搏。
- 需要特别注意双臂的艾伦试验（Allen's test）。检查步骤如下：检查者用双手同时按压桡动脉和尺动脉，嘱患者反复用力握拳和张开手指5~7次至手掌变白，松开对尺动脉的压迫，继续保持压迫桡动脉，观察手掌颜色变化。

实验室检查

- **血常规**：血小板、血红蛋白和白细胞计数　　　　　　　　　35 美元
- **血脂**：总胆固醇、高密度脂蛋白、低密度脂蛋白、甘油三酯。低密度脂蛋白升高与病变的进展密切相关，而高密度脂蛋白升高则与长期生存有关。　　　　　　　　　　　　　　65 美元
- **基础代谢检查**：血钾、尿素氮、肌酐、钠、血糖　　　　　　45 美元
- **糖化血红蛋白**：糖化血红蛋白（HbAlc）水平在血糖控制不佳患者的红细胞中升高。由于葡萄糖保持与红细胞结合（红细胞平均寿命120天），HbAlC 反映了最近4个月平均血糖水平。43 美元
- **负荷试验**：通过运动试验或药物负荷，负荷试验使得患者心脏处于负荷状态，表现异常的心电图、超声心动图、心肌灌注成像，可提示心肌缺血。　　　　　　　　　　　　　　　465 美元

影像学检查

➡ **超声心动图**：术前超声评估心脏瓣膜和室壁运动功能对于手术计划非常重要。隐匿的主动脉狭窄、室壁瘤、严重主动脉粥样硬化可影响治疗方式的正确选择。 325 美元

➡ **心导管检查**：冠状动脉导管造影可明确冠状动脉解剖结构、病变处狭窄程度以及评估经皮介入治疗的可行性。

2000 美元

➡ **冠状动脉 CT 动脉造影**：无创 CT 需要高速多检测头扫描器和心脏门控对心脏及冠状动脉进行三维重建。目前技术尚不成熟，该方法仅用于实验研究。 875 美元

➡ **颈动脉多普勒检查**：是否进行术前超声筛查颈动脉尚存争议，但是在预防脑卒中时，仍应该考虑到颈动脉粥样硬化和冠状动脉粥样硬化的相关性。 325 美元

临床实例	医学知识

冠状动脉供血不足

病因及发病机制 冠状动脉疾病的发病机制是粥样斑块经过数十年从指纹逐渐增大直至病变致血管狭窄。斑块破裂或者斑块内出血均可导致冠状动脉的急性闭塞。

病例 1

临床表现 急性心肌梗死患者常感觉到胸闷，就像"有只大象坐在自己胸口上"。伴随症状有恶心、呕吐、大汗、呼吸困难，偶有意识丧失。

诊断 急性心肌梗死时，心电图可显示相应导联上 ST 段的改变，心肌酶谱显示 CK - MB、肌钙蛋白升高。此时，心导管术既可用于检查，也可用于治疗。

处理 对于急性冠状动脉综合征患者，应予以口服阿司匹林、静脉滴注 β 受体阻滞药以及硝酸甘油，必要时进一步按照高级心脏支持(ACLS)步骤进行处理。观察患者能否通过溶栓、经皮冠状动脉介入治疗方式恢复心肌再灌注。研究表明，患者病情稳定 72 小时后再行血管重建术可降低手术风险。

病例2

临床表现　心绞痛患者典型表现为活动后胸痛并放射到左臂或下颌。但是心绞痛有多种非典型的临床表现，患者可仅表现为疲劳、气促，甚至完全没有症状。

诊断　负荷试验异常，显示局部区域核素摄取减少、心肌缺血。见于心绞痛患者以及心肌灌注不足患者。

处理　对于没有累及左冠状动脉主干或者左前降支近端的病变，可予以冠状动脉血管旁路移植术（coronary artery bypass grafting，CABG）或血管成形术，以及支架植入术。一般来说，病变离主动脉越近、受累血管数目越多，CABG术的长期预后就越好。当疾病处于慢性期时，治疗方法的选择（手术、内科治疗、介入治疗）应由外科医生、心血管内科医生和患者共同讨论决定。CABG的一般指征是患者至少达到下述条件之一：累及左冠状动脉主干，累及左前降支，两条以上血管受累，糖尿病以及左室功能下降。在上述情况下，CABG成本效益更高，长期预后更好。**参见** Sabiston 61，Becker 29。

少见病

a. **无症状心肌缺血**：许多患者（特别是糖尿病患者）可能有无症状心肌缺血，没有教科书上描述的典型心绞痛症状，表现为无胸痛、无气促、无呼吸困难、无胃食管反流样症状或者不典型部位的疼痛（比如下颌）。

b. **继发于变异型心绞痛或可卡因使用的冠状动脉痉挛**：常位于或邻近粥样硬化部位，冠状动脉痉挛与急性冠状动脉综合征类似。该病不是心肌梗死，但是可以预测心脏疾病即将出现。

c. **主动脉狭窄**：因为冠状动脉血流减少，可以表现为心绞痛。**参见** Becker 29。

d. **主动脉夹层**：如果夹层累及冠状动脉或者主动脉急剧扩张时，可表现为心绞痛。**参见** Sabiston 62，63；Becker 29。

实践基础上的学习和提升：循证医学

题目

冠状动脉搭桥术与支架植入长期预后的对比。

作者

Hannan EL, Racz MJ, Walford G, Jones RH, Ryan TJ, Bennet E, Culliford AT, Isom OW, Gold JP, Rose EA

参见机构

多中心研究

参见

New England Journal of Medicine, 1995, 352(21): 2174–2183

问题

CABG 长期预后是否优于支架植入？

干预

无

证据质量

回顾性分析了纽约 37212 位接受 CABG 术的患者以及 22102 位接受支架植入的患者。

结局/效应

8% 支架植入的患者需要 CABG 术，27% 需要再次支架植入；然而，仅有 0.3% CABG 术的患者需要再次 CABG，5% 需要支架植入。该研究提示，CABG 更能提高累及两个及以上血管冠状动脉疾病患者的调整生存率和血管开放率，因而优于支架植入。

历史意义/评论

在进行该项研究时，冠状动脉支架植入已经成为冠状动脉疾病治疗的标准。这些数据为 CABG 提供了强大的证据，特别是对于多血管受累的冠状动脉疾病患者。

沟通技巧

团队沟通协作

心脏外科医生必须与多个学科的团队良好地沟通。手术室团队包括手术助手、护士、体外循环治疗师、麻醉师。ICU团队负责复苏过程。第三个多学科团队包括社会工作者、物理治疗师、营养治疗师，负责改变患者的生活方式、术前危险因素，以预防术后疾病复发或继续进展。

以下有几个建议，可以帮你在医疗团队中进行更好的沟通：

- 聆听。
- 尊重他人的观点。
- 尽力理解他人的观点。
- 不要意气用事。
- 协作，信任你的同事。
- 不要品头论足。
- 学会折衷。
- 寻找灵活的方式解决冲突。
- 敢于认错。

职业素养

承担专业责任

外科人格危险吗？

虽然常被误称或过度强调，但是外科人格的确存在，它的特点包括以傲慢的方式运用权威，以精神虐待的方式对待下属。位高权重的人滥用权威羞辱属下的现象在任何地方都不少见，就像陈词滥调和思维定势一样，外科医生相对于其他科医生更容易有外科人格。但是任何专业的内科医生都可能具有"外科人格"。

人非圣贤，孰能无过。安全医疗系统设计学会对可预防性医学不良事件的流行作了创新性报告，报告将医生对错误和批评的不良反应进行了认定，分为"谩骂""责备""羞辱"，试图通过这种方式来抑制这些共有的、可预防的错误重复出现。为了减少可以预防的错误，外科人格者必须包容他人建设性的指责和反馈。

基于系统的实践

医疗实践的标准化：临床路径

按照一定方案或者临床路径管理患者，让小组里每一位成员都知道术前、术中、术后管理中的每一个步骤，对于心胸外科业务的成功开展非常重要。下面是我们机构里标准化管理患者的一些医疗常规举例：

在术前检查期间，心血管医生、麻醉医生和外科医生共同协作，通过提高患者营养状态、改善肾功能不全患者的水和电解质平衡、使用 β 受体阻滞药和他汀类药物保护心肌，以及对患者及其亲属就疾病恢复过程进行宣教等方式使手术风险最小化。

对所有患者采用统一的术前准备和抗生素方案，有效观察、跟踪疗效。

大约75%的患者在手术室拔除气管插管，动员患者早期下床活动，促进肺功能恢复。如果尿量正常，术后第1天拔除导尿管。尽量使用小型胸腔引流装置，以便于患者行走。

一旦患者病情稳定了（通常在术后24小时以内），就转到心胸外科普通病房，在外科医生的指导下，由病房的护士、物理治疗师、营养治疗师协同工作，加快患者恢复过程。

所有患者资料均被前瞻性纳入胸部外科医师协会的共享数据库，以便对质量管理和疗效进行评价。

参考文献

1. Kohn LT, Corrigan JM, Donaldson MS. To Err Is Human：Designing a Safer Health Care System. Washington, DC：National Academy Press, 2000

2. Bosk CL：Is the "Surgical Personality" a Threat to Patient Safety? Spotlight Case. WebM&M, April 2006. http://www.ahrq.gov

（郭兵、熊俊 译）

第 59 章

可视教学：
冠状动脉搭桥术

Sharon Ben-Or MD & Francis p. Sutter DO

要求

- 画出必要的冠状动脉解剖图。
- 向患者解释左胸廓内动脉及主动脉、冠状动脉血管。

医学常识

　　冠状动脉造影评估是手术规划的关键。手术医生必须要使损伤的位置及范围显现以便决定需要多少移植血管。

　　图 59 - 1 标注的主要血管：右、左主冠状动脉，左前降支和左回旋支。右冠状动脉（约 85%）、回旋支（约 10%）或两者（约 5%）共同发出的右后降支。

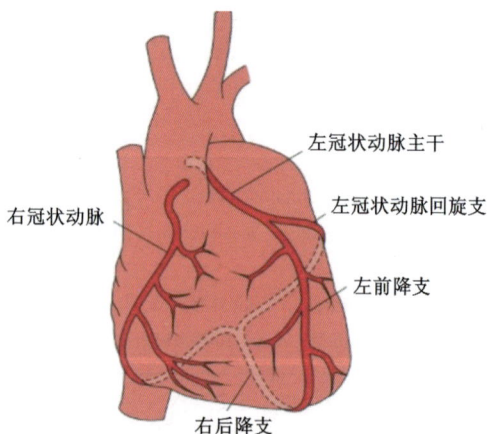

图 59 - 1　心脏的主要血管

　　左胸廓内动脉是左前降支搭桥的金标准血管。隐静脉和桡动脉同样可以作为搭桥血管。右胸廓内动脉可作为右冠状动脉的移植血管。在控制不佳或是肥胖糖尿病患者，同时行双侧胸廓内动脉手术可避免由胸部伤口感染导致的较高风险。

胸廓内动脉沿胸骨内侧走行，能显著抵抗动脉粥样硬化。胸廓内动脉毗邻冠状动脉最重要分支左前降支，在完全游离胸廓内动脉后可使其远端与左前降支吻合（图 59 - 2）。

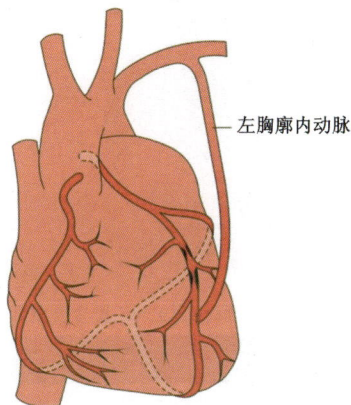

图 59 - 2　胸廓内动脉与左前降支吻合

大隐静脉容易取材（开放手术或内镜技术），并通常足够提供多个移植血管。大隐静脉口径比胸廓内动脉大，这使得外科吻合更容易，并且需要两端吻合（近端吻合至主动脉，远端吻合至冠状动脉各血管支）（图 59 - 3）。

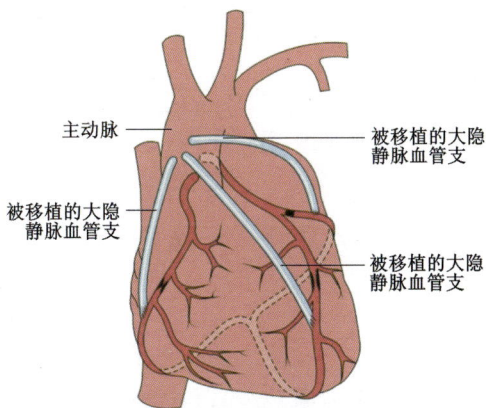

图 59 - 3　取材的大隐静脉血管支与主动脉、左前降支、
左冠状动脉回旋支、右冠状动脉吻合

图 59 – 4 中，完整的实点连线构成以下血管及彼此之间的吻合：右冠状动脉、左冠状动脉、左冠状动脉回旋支、冠状动脉左前降支和后降支。

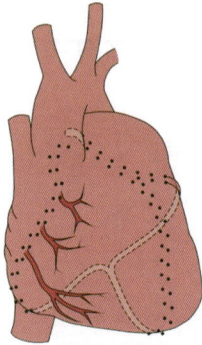

图 59 – 4　取材的大隐静脉血管支与心脏主要血管支吻合状态

沟通技巧

指导患者

图 59 – 5 中，右冠状动脉、冠状动脉左回旋支和左前降支存在明显狭窄。连接实心点向患者解释如下问题：

用左胸廓内动脉增加左前降支血供。

用大隐静脉做搭桥移植血管绕过右冠状动脉和左回旋支血管狭窄。

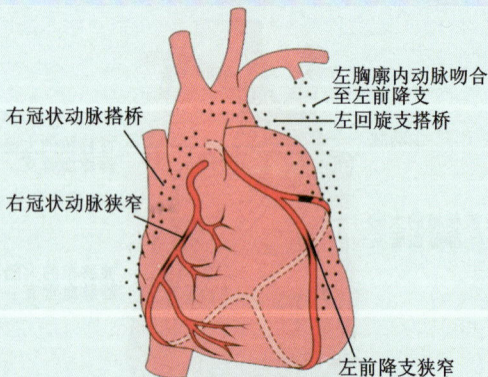

图 59 – 5　心脏血管移植术血管吻合模式

（李锦锦、熊俊　译）

第60章
病例41：患者，男，61岁，纵隔肿块

Douglas E. Paull MD

病例41：患者，男，61岁，因纵隔肿块就诊。

鉴别诊断

胸腺瘤	淋巴瘤	神经源性肿瘤
支气管源性囊肿	胸骨后甲状腺肿	胚细胞瘤

诊疗思路

当接诊一位有纵隔肿块的患者时，我首先询问3个问题：①患者的年龄；②是否有症状；③肿块位置位于前纵隔、中纵隔还是后纵隔。

前纵隔（上至胸廓入口，下至膈肌，前至胸骨，后至心包前表面）包含甲状腺、淋巴结和头臂血管。中纵隔包含心脏、大血管、气管、淋巴结和膈神经。后纵隔（由肋骨和脊柱、心脏后面及横膈上面所包围）包含神经根、交感神经链、迷走神经、食管、降主动脉、胸导管。

明确患者年龄及病变位置能够缩小诊断范围、选择经济有效的检查，并能提供准确快速的治疗建议。

患者诊疗

临床思维

* 前纵隔肿块诊治包含"4T"：胸腺瘤（Thymoma），淋巴瘤（Terrible lymphoma），畸胎瘤（胚细胞瘤，Teratoma）及胸骨后甲状腺肿（Thyroid）。

- 中纵隔肿块包含淋巴瘤及支气管源性囊肿。
- 后纵隔肿块主要是神经源性肿瘤。
- 小儿症状表现及恶性肿瘤发生率较成人多。例如，罹患后纵隔肿块而有症状儿童极有可能是神经细胞瘤，而无症状的成年后纵隔肿块患者更可能是神经鞘膜瘤（许旺氏细胞瘤）。

病史

- 胸腺瘤患者常抱怨肿块压迫产生的局部症状（胸痛、呼吸困难或咳嗽），此外还可能出现伴随胸腺瘤的自身免疫异常，如重症肌无力。
- 除局部症状外，淋巴瘤患者还常有发热、夜间盗汗或体重减轻的症状。
- 许多神经源性肿瘤为常规体检胸片发现；嗜铬细胞瘤表现为儿茶酚胺分泌过多的症状（高血压、心悸及头痛）。
- 绝大多数支气管囊肿是无症状的；患者可能主诉胸痛、咳嗽、呼吸困难，偶尔听诊出现哮鸣音。
- 胸骨后甲状腺肿患者常表现为气管（喘鸣、呼吸困难）或食管（吞咽困难）压迫症状，少数情况下表现为甲状腺毒症。
- 恶性胚细胞瘤症状明显，包括胸痛、呼吸困难、体重减轻及上腔静脉阻塞症状（头痛及上肢肿胀）。尽管十分罕见，但是咳出头发或者脂质成分常常是良性胚细胞瘤（畸胎瘤）侵袭气管支气管的特征性表现。

体格检查

- 任何纵隔肿块均有可能造成上腔静脉阻塞综合征，主要表现为头、颈及上肢水肿、发绀。
- 胸腺瘤伴重症肌无力患者可能以颅内神经麻痹为主要表现，包括上睑下垂、复视等。
- 淋巴瘤患者可触及肿大淋巴结及脾脏。
- 神经源性肿瘤侵及交感神经链或星状神经节可导致 Horner 征：同侧眼睑下垂、瞳孔缩小及无汗。
- 颈部可触及甲状腺肿大的患者通常为胸骨后甲状腺肿。
- 睾丸肿块同时伴有纵隔肿块的男性患者提示转移性胚细胞瘤。

实验室检查

- 纵隔镜：用于评估中纵隔淋巴病变（淋巴瘤或结节病）。是肺癌

可能伴有纵隔淋巴结转移的患者的常规分期手段。　　414 美元

- 胸腔镜（video-assisted thoracoscopic surgery，VATS）：不仅用于诊断，在肿块的精细切除上的应用也日趋广泛。　　481 美元

影像学检查

➡ CXR（前后位及侧位）：最先进行的影像检查。对整个胸腔进行术前评估，明确病变大小和范围。　　327 美元

➡ 胸部 CT 平扫及增强：对纵隔解剖、病变大小及范围进行精确评估，还能够区分病变良恶性（如周围组织侵犯、钙化或内部囊性结构）。　　950 美元

➡ MRI：用于评估后纵隔神经源性肿块或病变。可选 MRI 钆显像。心脏门控 MRI 在评估心脏及血管病变的十分有价值。
　　1428 美元

| 临床实例 | 医学知识 |

胸腺瘤

病因及发病机制　胸腺瘤是前纵隔最常见肿瘤，占所有纵隔肿瘤的 19%。胸腺瘤有多种组织学亚型：上皮型、纺锤细胞型、淋巴细胞型及混合型。伴随症状包括重症肌无力（30%~60%）和红细胞形成不全（5%）。

临床表现　患者为成人，半数无症状，半数表现为胸痛、呼吸困难或上腔静脉综合征（SVC）。

诊断　诊断明确的患者，可直接行手术切除而不经术前组织学鉴别。病变进展或诊断不明确的，CT 引导的细针穿刺、VATS 或 Chamberlain 术（前纵隔切开术）均可取得组织标本，但有种植转移的危险。

处理　尽可能行完全的手术切除，通常通过中线开胸手术。Ⅰ期（无包膜侵犯）可单独切除病变。Ⅱ期（侵袭周围脂肪）和Ⅲ期（侵袭周围组织、心包）完全切除后行放射治疗。Ⅳ期（转移）患者接受以铂为基础的化疗。胸腺瘤 10 年生存率Ⅰ期，86%；Ⅱ期，75%；Ⅲ期，58%；Ⅳ期，40%。**参见 Sabiston 58，Becker 28。**

淋巴瘤

病因及发病机制   淋巴瘤占所有纵隔肿块的13%，分为霍奇金淋巴瘤（特征性 RS 细胞）和非霍奇金淋巴瘤。结节硬化是纵隔霍奇金淋巴瘤最常见的类型。

临床表现   纵隔并非淋巴瘤的唯一发病部位。淋巴瘤可表现非特异症状如发热、体重减轻及肿块造成的局部压迫症状[（胸痛、呼吸困难、上腔静脉综合征（SVC）]。患者也可无任何症状。典型的霍奇金淋巴瘤患者为年轻人，出现颈部淋巴结病变。非霍奇金淋巴瘤恶性程度高，且更少出现症状。纵隔淋巴瘤包括淋巴母细胞瘤、淋巴瘤（儿童）和大细胞淋巴瘤（成人）。

诊断   与胸腺瘤（实体肿块）的 CT 表现不同，淋巴瘤 CT 表现为由淋巴结组成的多发结节。细针穿刺可能不成功。若不能行细针穿刺获取样本，或者结果不能确诊，则需行 Chamberlain（前纵隔探查）术或电视辅助的胸腔镜手术（VATS）以辅助诊断。

处理   霍奇金淋巴瘤的治疗应根据分期（Ann Arbor），但主要为多药物化疗联合放疗。**参见 Sabiston 58，Becker 28**。

神经源性肿瘤

病因及发病机制   神经源性肿瘤常发生于后纵隔，占纵隔肿块的20%。肿瘤可起源于神经鞘（神经鞘膜瘤＝许旺氏细胞瘤），自主神经（成神经细胞瘤）或副神经系统（嗜铬细胞瘤）。大多数成人神经原性肿瘤（神经鞘膜瘤）为良性，而儿童中恶性（成神经细胞瘤）多见。

临床表现   成人患者常无症状而在常规胸片检查中发现纵隔肿块。儿童神经细胞瘤常表现为转移性疾病、脊髓压迫和/或癌旁综合征。

诊断   后纵隔肿块而未侵及椎管（dual-bell 肿瘤）的一般状况良好患者，通过 VATS 或开胸进行肿块切除，既是诊断方法也是治疗手段。对疑似嗜铬细胞瘤（高血压）患者，应行甲氧基肾上腺素及香草基扁桃酸（VMA）检查明确诊断并于术前服用 α 受体阻滞药。

处理 dual-bell 肿瘤患者应请神经科会诊，并行 Laminectomy 联合开胸术。儿童成神经细胞瘤患者治疗应依据疾病分期，可能包括手术（切除、剥除及姑息）、放疗及化疗。

支气管源性囊肿

病因及发病机制 支气管源性囊肿可能是由于胎儿期有一种或多种组织成分过渡发育异常，或是胎儿肺芽发育过程中受未知因素的影响，囊壁由呼吸道上皮覆盖。支气管源性囊肿常位于气管隆突处，位于中纵隔，与其他纵隔囊肿（如心包囊肿、肠重复畸形囊肿）一起占总的纵隔囊肿的18%。

临床表现 通常成人无明显症状而于常规胸片检查时发现异常，儿童患者表现为压迫症状。

诊断 可由 CT 及 MRI（T2 加权增强信号影）发现的在气管隆突水平的壁光滑的囊肿影而作出诊断。

处理 一般状况好的患者行手术切除可预防并发症（感染）的发生。手术方式为开胸手术或 VATS。**参见 Sabiston 58，Becker 28，56。**

胸骨后甲状腺肿

病因及发病机制 胸骨后甲状腺肿来源于颈部甲状腺向胸骨后的延伸，是最多见的内分泌肿瘤，占纵隔肿瘤的6%。

临床表现 多见于女性患者（3∶1），多为 60~70 岁，无症状，颈部可触及甲状腺肿大。当出现症状时可表现为呼吸困难及吞咽困难。

诊断 CT 表现为异质性的、多叶的、有包裹的肿块，自颈部甲状腺延伸下来。

处理 有症状的胸骨后甲状腺肿应切除。由于肿块血供来源于颈部，大部分病变可由颈部切口切除。更大的甲状腺肿需要部分或全部胸骨切开。**参见 Sabiston 58，Becker 28。**

胚细胞瘤

病因及发病机制 胚细胞瘤起源于原始尿生殖脊细胞巢。可能为良性(畸胎瘤)或者恶性(精原细胞癌或非精原细胞癌)。非精原细胞胚细胞瘤包括胚细胞癌、绒毛膜癌和内胚细胞肿瘤。胚细胞肿瘤占纵隔肿块的10%。

临床表现 恶性纵隔胚细胞瘤患者多为30~40岁男性,表现为胸痛、呼吸困难、咳嗽及体重减轻。畸胎瘤发病无性别差异。

诊断 恶性非精原细胞癌CT可见前纵隔大块的异质性(坏死区)结构,压迫临近组织。血清甲胎蛋白及β-HCG升高提示恶性非精原细胞癌(如胚细胞癌)。精原细胞癌CT可见前纵隔大块的异质性(坏死区)结构,但不压迫临近组织。精原细胞癌一般血清学变化不显著,可行细针穿刺、Chamberlain或VATS获取病理诊断。畸胎瘤患者CT可见清晰、光滑、包含脂肪与钙化的分叶肿块。良性畸胎瘤的确诊来自手术切除。

处理 畸胎瘤通过胸骨正中切口切除。非精原细胞癌治疗基于以顺铂及依托泊苷为基础的化疗。通过监测血清学指标变化评估对治疗的反应。血清学及影像学提示恢复正常的患者可密切关注病情变化。对于肿瘤标志物恢复正常水平而影像学肿块尚未完全消失的患者可行手术切除。总的5年生存率为45%。精原细胞癌给予放疗和/或化疗,5年生存率可达88%。**参见 Sabiston 58,Becker 28。**

少见病

a. 巨细胞淋巴结增生(Castleman病):肿块可发生于纵隔的任何部位,病理提示 hylanized 滤泡伴毛细血管增生。**参见Sabiston 58。**

b. 髓外血细胞生成:位于后纵隔椎旁双侧肿块,可见于骨髓纤维化及珠蛋白生成障碍性贫血患者。**参见 Sabiston 58。**

c. 纵隔神经内分泌肿瘤(类癌):起于胸腺 Kulchitsky 细胞。通常为40~50岁男性患者,侵袭性肿瘤,许多具有内分泌活性,分泌 ACTH(库欣综合征)。**参见 Sabiston 58。**

实践基础上的学习和提升：循证医学

题目

胸腺瘤切除术的预后影响因素：307 名患者的回顾性研究

作者

Regnard JF, Magdeleinat P, Dromer C, Dulmet E, De Montpreville V, Levi J, Levasseur P

参见

Journal of Thoracic and Cardiovascular Surgery, 1996, 112: 376 – 384.

问题

影响胸腺瘤预后的因素难以确定，因为这是一种不常见的、生长缓慢的肿瘤，且解剖及病理具有多样性。缺少大样本长随访时间的研究。

干预

无。

证据质量

包含 307 名患者的回顾性研究。

结局/效应

在多变量分析中，肿块的完全切除是唯一对预后有显著影响的因素。肿块完全切除患者的 10 年生存率为 76%，而不完全切除者为 28%。

历史意义/评论

尽管对于像胸腺瘤这样的少见病难以进行随机对照研究，该大样本量研究还是证明了手术完全切除是单独的对于胸腺瘤预后最有利的影响因素。

沟通技巧

术前准备

　　重症肌无力及前纵隔肿块（胸腺瘤）患者术后可能需要气管切开长期插管。首先，倾听患者及亲属的诉说。通过术前血浆置换及术中避免应用肌松药物，大部分肌无力患者可在术后立即拔管。我会向患者及亲属交代关于延长机械通气患者的治疗（包括镇静、呼吸机相关性肺炎及可能的气管造口术等），以便他们对这些小概率事件有所准备。

职业素养

与患者保持适当的关系的承诺

　　假设有这样一种情况，一个有纵隔肿块的患者是耶和华证人会成员，拒绝输血。但手术过程可能需要输血。尽管耶和华证人会成员不接受输血，但主要限制同种异体输血及自体血液离开身体一定时间后的自体输血，却并不限制术中一个闭合环路的自体血液回收及再回输。同样的，围术期使用促红细胞生成素，其中包含少量的白蛋白，往往是可以接受的。与患者讨论潜在威胁生命的出血及其后果，并签署知情同意书。所有的讨论应认真记录。问题仍存时，外科医生可致电耶和华证人会联络委员会寻求进一步的指导。如果外科医生对患者该需要所带来的挑战感到不适，应当将患者转诊至非输血手术中心。当然，该种讨论对于那些需要接受潜在致命出血手术（例如心脏手术）而无行为能力或者意识丧失患者，或者需要手术的儿童患者将更为复杂。

基于系统的实践

补偿：报销新的和实验性的诊疗手段

如果你要向纵隔肿块患者提供一种新的诊疗方法（如利用超声内镜对纵隔囊肿进行检查），但是保险拒绝支付，这时你将如何处理？有一些能够有效推翻保险公司拒绝支付这些治疗的手段。医生应当致函保险公司，信件内容包括患者医疗需求以及所有病历资料（病理报告，手术记录等）。如果医生能够附两篇已经在医疗杂志上发表且详细说明所推荐的治疗方案的益处的文章，那么这种新的、探索性的治疗手段将会被报销。保险公司通常愿意支付通常涵盖的项目，以避免其他更昂贵的选择。在该示例中，如果患者年老体弱患有支气管囊肿，为了患者的存活以及较短的住院时间，应当支持清醒状态下予以镇静行支气管镜治疗，而 VATS 或者开胸手术需要全身麻醉，可能会延长术后医疗护理时长。

（刘鹏　译）

第 61 章
病例 42：患者，男，58 岁，孤立性肺结节

Dennis F. Zagrodnik ‖ MD

病例 42：患者，男，58 岁，因孤立性肺结节就诊。

鉴别诊断

非小细胞肺癌	小细胞肺癌	肉芽肿	先天性疾病	转移癌

诊疗思路

当接诊一位 58 岁男性孤立性肺结节（Solitary pulmonary nodule, SPN）患者时，详细地询问病史能够帮助我进行诊疗，我会询问怎样发现的异常，是常规的胸片体检，还是患者出现了咳嗽、咯血或是近期肺炎等不适。我要确定患者是否有吸烟史，有无职业暴露或者是最近是否旅行过，有无肺结核病史或是肿瘤病史。最后，我会询问患者既往是否知道肺部有结节，或是之前是否拍摄过胸片或胸部 CT 以提示肺部结节出现的时间。

患者诊疗

临床思维

- 时刻牢记，50 岁以上、男性患者、吸烟史提示肺癌的可能性增加，无论在男性还是女性中，肺癌均是导致死亡的排在首位的恶性肿瘤。
- 当进行检查时，临床病史和影像学表现有助于确定恶性可能，肺癌的 5 年生存率一般低至 5%～10%，只有早期确诊为 I 期肺癌的患者，其 5 年生存率可达到 60%～70%。

病史

- 考虑患者是如何被发现肺部孤立性结节的，胸部平片的筛查？感染症状？术前评估？
- 详细询问吸烟史，长时间和大量吸烟增加癌症风险。
- 详细询问职业暴露史，尤其是石棉、重金属、氡气、粉尘。
- 旅游史和居住史对真菌性疾病有重要提示意义，如西南的球孢子菌病以及美国中西部组织胞浆菌病，出国旅游和任何肺结核的暴露都有重要意义。
- 多数孤立性肺结节没有临床症状（如疼痛）或体格检查阳性发现。非小细胞肺癌和小细胞肺癌可有咯血、干咳，累及胸膜时，可出现胸痛。一般患者还有疲劳、消瘦等非特异性症状。肉芽肿疾病常以发热、咳嗽、乏力等起病，或已持续数年。先天性病变通常无症状，除非出现感染。转移灶通常无症状，除非有其他部位的累及。

体格检查

- 体格检查很少能发现孤立性肺结节的致病原因。检查应该集中在以下几点：排除潜在的肺外转移；同时存在或先天性的疾病；检查有无无症状的肺外原发恶性肿瘤。
- 所有患者需要评估肺功能。
- 体格检查评估肺癌远处转移应注意颈部和锁骨上淋巴结有无转移。四肢骨骼检查应注意有无骨压痛、软组织包块、杵状指、肥厚性骨关节病等副癌综合征表现（小细胞肺癌常见）。神经系统检查应集中在有无中枢系统的潜在转移或累及神经系统的癌旁综合征。
- 如有腹部包块、乳腺包块、异常的皮损（黑色素瘤）或软组织肿块（肉瘤）、男性睾丸肿块（生殖细胞肿瘤）等，则考虑无症状的胸外恶性肿瘤伴有单一的肺部转移。
- 一项评估肺功能的简单方法：嘱患者爬楼梯（3 ~ 5 层），完毕后，观察患者是否可以将一句话讲全。

实验室检查

- **肺功能和动脉血气分析**：可否耐受手术及活检等。　　26 美元
- **电子支气管镜活检**：可以观察气管情况，但对周围型结节和小结节的诊断率低，常出现阴性结果，但不能除外恶性。

　　　　　　　　　　　　　　　　　　　　　　401 美元
- **经皮肺穿刺针吸活检**：CT 引导下的细针和核芯针活检。气胸

发生率 20%，有凝血异常和肺气肿改变的患者，风险更高。仅仅用于辅助诊断，阴性结果不能除外肿瘤恶性。 950 美元

- **胸腔镜手术或开胸活检**：当气管镜活检或 CT 引导下的活检无法确诊，影像学和其他危险因素提示恶性可能大的选择。

1912 美元

临床实例	医学知识

非小细胞肺癌

病因及发病机制 非小细胞肺癌主要分为 4 种：鳞状细胞癌（25%），腺癌（40%），大细胞癌（10%），腺鳞癌（3%）。它们均来源于支气管，但通常鳞状细胞为中心型，而腺癌多为周围型。

临床表现 典型的肺癌症状包括咳嗽、咯血、胸痛、呼吸困难。只有 10% ~ 20% 的早期肺癌患者无明显症状，在体检中无意发现病灶并最终选择外科治疗。

诊断 可经支气管镜微创活检、CT 引导下穿刺活检或直接术中活检确定 TNM 分期。

处理 若非手术活检显示病灶为良性或不能明确诊断，同时患者可耐受手术，应争取外科切除以明确诊断。若术前活检明确为非小细胞肺癌，应根据患者的残肺功能选用肺叶切除术或全肺切除术 + 淋巴清扫。根据术中病理诊断选择合适的辅助化疗和放疗。参见 Sabiston 59，Becker 28。

小细胞肺癌

病因及发病机制 小细胞肺癌为一种支气管来源的恶性肿瘤，生长迅速且具侵蚀性，但孤立性肺结节少见。小细胞癌约占肺癌的 15%，病灶局限（单肺病变）患者的中位存活时间约为 18 个月。该病发现时多为中央型伴弥漫性纵隔淋巴结肿大，常伴广泛远处转移。

临床表现 典型的小细胞肺癌症状包括咳嗽、咯血、胸痛、呼吸困难和体重减轻。由于副癌综合征的原因，可出现神经肌肉症状、神经病变或无力等表现。

诊断　可经支气管镜微创活检、CT 引导下穿刺活检或直接术中活检明确。

处理　手术治疗只适用于非常早期的病例。若微创活检明确病灶为小细胞肺癌，应行脑部和骨骼 CT/MRI 扫描明确转移情况。目前治疗手段主要为基于铂剂的化疗及外照放疗。**参见 Sabiston 59，Becker 28。**

肉芽肿

病因及发病机制　肉芽肿主要源于感染引起的过度纤维化反应。在美国的一些地区，病原通常为真菌，多见于组织胞浆菌属、球孢菌属、芽生菌属。分枝杆菌感染，包括结核分枝杆菌和非结核杆菌、往往形成伴有周围病变和中央型空洞的肉芽样改变。某些免疫性疾病，如韦格纳氏病和肉瘤样病也常表现为肉芽肿样改变，但往往是多发的。

临床表现　肉芽肿患者常常无症状，但多有既往或反复发作的上呼吸道感染病史。常有疫区旅游史或居住史。

诊断　主要依据影像学，特别是特征性的良性钙化。如果有钙化存在，需要进一步行影像学随访。如果考虑存在潜在恶性，则一开始即需要按照非小细胞肺癌的治疗原则行活检检查。

处理　手术除明确肉芽肿诊断外，对治疗作用有限。**参见 Sabiston 59。**

先天性疾病

病因及发病机制　肺部的先天性疾病较少见，多数无症状或者症状较轻，直到成年时才表现出症状。动静脉畸形在具有血管性遗传病家族中较为多见。支气管源性囊肿和叶内分隔可表现为肺部实性结节。

临床表现　具有先天性肺部疾病的患者在相当长的时间内没有任何临床症状。动静脉畸形可逐步加重，并导致动脉分流及进行性加重的低氧血症。支气管源性囊肿或者叶内分隔常继发感染，导致反复发作的肺炎，或由于病变内部出血而迅速增大。

诊断　需要依靠影像学手段，尤其是 CT 观察到血管及囊性结构。肺部血管造影及 MRI 检查也有诊断价值。

处理 有症状的动静脉畸形可通过介入栓塞。血供明确的单发病灶可行手术切除，甚至对于一些多发病灶如果局限于一定范围，也可行手术切除。手术切除是治疗有症状的支气管源性囊肿及叶内分隔的常规手段。参见 Sabiston 59。

转移性疾病

病因及发病机制 肺外恶性肿瘤转移途径通常为血行传播，尤其是肉瘤、胚细胞肿瘤、乳腺癌、结直肠癌、肾透明细胞癌及黑色素瘤。这些病灶常常多发，但可表现为实性结节。

临床表现 转移性肺癌患者多数没有症状，除非既往的原发病未得到控制或转移灶在肺内广泛播散。

诊断 可通过支气管镜微创活检或者 CT 引导下穿刺活检，或直接手术获取病理组织。

处理 在原发灶得到控制的前提下，手术切除肺部转移灶可提高肉瘤、生殖细胞瘤及上皮细胞瘤等患者的存活率。通常通过手术排除原发性肺癌。影响转移灶切除预后的因素包括组织病理类型、转移灶是否为单发、疾病缓解期是否大于 36 个月及肿块切除是否完整。参见 Sabiston 59，Becker 28。

少见病

肺外密度增高： 软组织肿块、骨赘、乳头影及心电图导联线等均可被误认为孤立性肺结节（SPN）。皮肤标记及重复影像学检查可予排除。

实践基础上的学习和提升：循证医学

题目
早期肺癌计划：肺癌筛查的设计与发现

作者
Henschke CI, McCauley DI, Yankelevitz DF, et al

参见

Lancet, 1999, 354(9173)：99 – 105

问题

肺癌的筛查计划并未使普通人群受益，那么它可否有效降低高危人群的死亡率呢？

干预

对高危人群（年吸烟量超过 10 包且年龄大于 60 岁）进行一年一次的低剂量 CT 和 CXR 筛检。

证据质量

包含 1000 名高危患者的前瞻性非随机试验。

结局/效应

低剂量 CT 比 CXR 在检非钙化结节（3 倍）、恶性肿瘤（4 倍）和 I 期肿瘤（6 倍）方面具有优势。肺癌早期诊断得到改善，对该项目随访的初步结果显示检测出的 I 期非小细胞肺癌的 8 年治愈率为 95%。

历史意义/评论

该文章结论支持应用低剂量 CT 作为筛查非小细胞肺癌高危患者的手段。由于该项研究仍在进行，今后数据将更加完整。该研究是在合适的目标人群中验证最经济有效的诊治技术的极好例子。

沟通技巧

处理自责

　　一名 58 岁的男性吸烟患者最近被诊断为肺部孤立性结节，他认为是自己吸烟的习惯导致了疾病的发生，因此他非常自责。医生不应该批评或者否定患者之前吸烟的习惯，那是不能改变的。我试着专注于解释现在戒烟的好处，不仅是防止其他癌症的发生、预防心血管疾病，还能为身边的人营造一个健康的环境。作为一个外科医生我还向其强调，他的疾病很可能是在早期并是可以切除的，不像其他 80% 的肺癌患者那样发现时已经失去了手术机会。

职业素养

患者利益为主原则；忠于职守原则

如果你的妹妹常规胸片发现肺孤立性结节，你将如何和她的医生互动？换句话说，你会坚持让她立即去大型医疗中心的专科医师那里就诊吗？

作为一个基本的原则，分清家庭人员和职业行为是非常重要的。当患者是你的亲戚或者朋友的时候，你很难保持客观。尊重你的妹妹（或者其他亲戚）与她私人医生之间的关系，只有在被问及时才提出自己的意见。如果你对治疗非常担心的话，可以征询你妹妹的意见，看其是否愿意你与她的医生讨论治疗方案。

基于系统的实践

术后护理合作

患者经常是带着导线、引流管、导管、静脉输液、动脉输液和/或者暂时留置的外膜起搏导线离开手术室的。每个设备都是有用的。手术团队必须告知护理组每个设备的详细信息：位置、如何固定、如何与其他设备相连，使用的目的以及如何管理。相关信息应该记录在病历及设备上。若是留置装置，必须明确装置是如何进入患者体内的，并记录下相关信息确保无差错。注意如下情况将产生不良后果：①想当然地使用装置（比如将 Foley 导管用来插胃管）；②装置未固定好；③装置未连接好；④装置重新连接；⑤装置被污染；⑥错将装置置于外面而不是患者身上；⑦装置电源切断却未移除；⑧移除时使用蛮力对抗产生的阻力。手术室人员和术后护理人员书面和口头的沟通可以使错误及不良后果最小化。

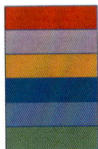

你是否曾经诊治过一位胸痛或者具有肺部肿块的患者？团队合作如何？当你的患者对诊断检查不知所措时，你的团队如何与患者沟通？可以通过本书第36页的自评量表来了解自己与患者沟通的能力。这个表格也可在 www.studentconsult.com 上找到。

医者金鉴：心胸外科

章节回顾

考虑下述这些临床问题，然后查阅教授对这些问题的意见。

1）患者，男，36 岁，胸痛、体重下降，伴有非特异性咳嗽。胸部正侧位片显示前纵隔肿块。接下来的诊治流程是怎样的？

2）患者，女，68 岁，无吸烟史，4 年前有复发的黑色素瘤病史，胸片显示右下肺非钙化结节，确诊黑素瘤时结节并不存在。患者无明显症状，体检无明显阳性体征，未发现淋巴结肿大。下一步的治疗方案是什么？

3）患者，男，73 岁，既往有冠心病、高血压病史。突发胸痛，冠状动脉造影显示右冠状动脉 95% 狭窄。下一步的治疗措施是什么？

4）患者，女，52 岁，糖尿病病史，劳力后胸痛。压力试验提示心肌缺血，冠状动脉造影显示左前降支中段 90% 狭窄，对角支中段 85% 狭窄，右冠状动脉远端 95% 狭窄。下一步的治疗措施是什么？

讨论(Scott M. Goldman，MD，Chief of Surgery，Main Line Health System，Wynnewood，Pennsylvania)

答案1

前纵隔肿块的患者，查体不要遗漏淋巴结肿大的征象及神经症状。CT可以明确病灶的部位，是源于胸腺还是甲状腺，是否为淋巴结病。实验室检查如：甲胎蛋白、β–HCG有助于恶性非精原细胞瘤等的诊断。最后，病理学诊断是必须的，可以通过Chamberlain(前纵隔探查术)、VATS或者胸骨切开术取得。

答案2

由于该患者既往有黑色素瘤病史，因此需要行胸部CT找出可能存在的肺部多发转移结节，也可以通过PET或者其他手段寻找其他部位可能存在的转移灶。肺功能检查是必要的，以评估患者能否耐受肺切除术。转移癌是最可能的诊断，可行外科手术辅助诊断。外科肺转移灶切除术已经证明可以在原发肿瘤已经控制的情况下，提高肉瘤、胚细胞肿瘤及一部分上皮癌转移患者的生存率。

答案3

该患者可考虑冠状动脉内支架植入，因为病变是单一的、近端病变，未累计左前降支。急性发病时，冠状动脉造影既可诊断也可治疗，通过冠状动脉造影可进行溶栓和(或)血管成形术及支架植入。

答案4

该患者有大于2处的非近端病变，有糖尿病史，且病变累及左前降支。冠状动脉旁路移植术(CABG)在该患者可取得较好的长期效果，且费用较低。该病例首选CABG而非冠状动脉内支架。

(刘鹏　译)

第十部分
小儿外科病例

章节编辑：
David A. Rogers MD, MHPE

第 62 章
病例 43：患儿，1 个月，
持续性黄疸

David A. Rogers MD，MHPE

病例 43：患儿，1 个月，因持续性黄疸就诊。

鉴别诊断

胆道闭锁	胆管发育不良症
胆总管囊肿	胆汁淤积症

诊疗思路

我常应邀诊治疗婴幼儿黄疸，因为内科医生怀疑患儿黄疸的主要原因与胆管先天性解剖异常相关。我的目标就是完善相关检查，明确诊断，然后做好患儿的术前准备及与亲属的沟通。

患者诊疗

临床思维
- 黄疸术后常常引起血清中结合胆红素即直接胆红素的升高。
- 为使胆道闭锁患儿能达到最理想的疗效，患儿应在 6 周龄内完成 Kasai 手术（肝门空肠吻合术），需要及时完善各种检查和准确的诊断。

病史
- 第一次黄疸的时间和病程很重要。
- 外科会诊前回顾所有实验室相关检查结果。保守治疗无效的结合性高胆红素血症往往是手术指征。须排除一些非外科病因（如：母婴 ABO 血型不合）。

- α_1-抗胰蛋白酶血凝酶缺乏症或是囊性纤维化(遗传性胰腺病)的家族史有助于诊断这类疾病。检测妊娠期妇女血凝酶可为先天性感染引起的黄疸提供线索。
- 粪便的颜色也很重要,因为胆道系统梗阻会导致缺乏胆色素的"无胆汁"样粪便,即白色或陶土色粪便。

体格检查

- 检查的重点是肝脏的大小和质地。胆道闭锁患儿常有渐进性的肝肿大和触诊肝脏质硬。
- 常规体检可为宫内感染的诊断提供线索。

实验室检查

- **血红蛋白水平**:低血红蛋白可能提示血液疾病。　　　　　25 美元
- **胆红素分级**:显示黄疸是由结合胆红素还是非结合胆红素所致。大多数与结合胆红素相关的疾病需要手术治疗。　　25 美元
- **生化指标**:包括肝功能检查。　　　　　　　　　　　　45 美元
- **α_1-抗胰蛋白酶水平**:需排除该缺陷。　　　　　　　　　70 美元
- **TORCH 滴度**:对弓形虫宫内感染、其他感染(如梅毒)、风疹、疱疹进行评估。对 3 周龄患儿行尿巨细胞病毒检测。

　　　　　　　　　　　　　　　　　　　　　　　　　　275 美元
- **新生儿筛查**:甲状腺功能减退症、囊肿性纤维化和半乳糖血症可导致直接胆红素血症。　　　　　　　　　　　　　250 美元

影像学检查

- ➡ **超声检查**:儿科首选的影像学检查。速度快、无辐射、无需使用镇静剂。很容易发现胆总管囊肿。　　　　　　　150 美元
- ➡ **胆道成像**:采用放射性核素标记,由肝脏排泄到胆道。无排泄:胆道闭锁。囊性累积:胆总管囊肿。　　　　　　450 美元
- ➡ **磁共振胰胆管造影**(magnetic resonance cholangiopancreatography,MRCP):MRI 技术创建胆管的三维图像。由于解剖结构细小,检查需要镇静,在新生儿诊断中,此项检查受到限制。　　　　　　　　　　　　　　　　　900 美元

临床实例	医学知识

胆道闭锁

病因及发病机制 胆道闭锁是胆道梗阻性病变。确切病因尚不清楚。肝脏的病理改变包括汇管区水肿，胆管上皮增生，汇管区和胆管周围炎症以及肝细胞损伤。

临床表现 超过 2 周的黄疸是首先出现的体征。患儿会有白色或"无胆汁"样粪便，尿色深，肝肿大。随着时间的推移，肝脏触诊质硬。

诊断 直接胆红素比例大于 50%，总血清胆红素明显升高。转氨酶和碱性磷酸酶也升高。肝胆显像会显示造影剂摄取进入肝脏而不能排泄。经皮或者胆道造影、术中肝活检可以明确诊断。

处理 切除肝外胆管，行肝门与空肠吻合术 Kasai 术。胆汁通过细小胆管排出。肝移植适用于胆汁流量不增长或最终发展成为肝内胆管纤维化的患儿。**参见 Sabiston 71，Becker 57。**

先天性胆总管囊肿

病因及发病机制 一是由于胰胆管的畸形导致胰液反流进入胆道系统，另一原因是胆总管远端阻塞。

临床表现 囊肿有时可在产前筛查被检测出来。在新生儿中，一般表现为结合性高胆红素血症。在年龄较大的儿童，表现为反复发作的腹痛或持续性黄疸。

诊断 在新生儿期，超声检查是最常见的诊断工具。MRCP 已被用于新生儿，但对于年龄较大的儿童更有帮助，因为其导管结构明显。经内镜逆行胰胆管造影术应用于年龄较大的儿童。

处理 囊肿范围涉及到肝外胆道系统是最常见的类型，手术方式是完整切除囊肿，肝总管空肠 Roux-en-Y 术。**参见 Sabiston 52，71；Becker 57。**

胆道发育不良

病因及发病机制　该疾病有肝内胆管数量的减少。可单独出现，也可以并发于肝动脉发育不良综合征（Alagille 综合征），病因目前还不清楚。

临床表现　Alagille 综合征的患者有三角面貌：宽大突出的额头，广泛深陷的眼睛和尖小的下颌骨。

诊断　如果没有 Alagille 综合征相关表现，诊断手段类似于胆道闭锁。肝脏活检显示肝内胆管数量减少。

处理　症状轻的患者可以药物治疗。病情严重的患者需胆肠吻合术治疗。参见 Sabiston 71，Becker 57。

胆汁黏稠综合征

病因及发病机制　胆道机械性梗阻，其发生与稠厚的胆汁沉渣相关，其中包括由于血型不合导致的大量溶血、囊性纤维化、肠外营养相关的胆汁淤积。

临床表现　病情严重者可表现出类似胆道闭锁的临床表现和影像学表现。轻者有胆汁排泄，表现为轻度黄疸。

诊断　基础疾病的存在是诊断的主线索，胆管造影可以确诊。

处理　该综合征可以随着时间的推移有所改善。病情严重者，使用利胆药物（如苯巴比妥）。行胆管造影时可用生理盐水灌洗胆道系统，但一般很少采用。

少见病

a. **α₁-抗胰蛋白酶缺乏**：大约 10% 的患者会出现胆汁淤积，导致慢性肝脏疾病，年龄较大的儿童和成人会导致肺气肿。

b. **囊性纤维化病**：本病可表现为胆汁淤积或胎粪性肠梗阻综合征。参见 Sabiston 59，71；Becker 57。

实践基础上的学习和提升：循证医学

题目
胆道闭锁手术技术规范和成果

作者
Kasai M, Suzuki S, Ohashi E, Ohi R, Chiba C, Okamoto A

参见
World Journal of Surgery, 1978, 2：571–579

问题
胆道闭锁手术的不良后果。

干预
新的手术技术，将切除范围由胆管系统延伸至肝门纤维组织块。

证据质量
独立机构对一种新技术的预测。

结局/效应
在此之前，切除胆管行肝门部胆肠吻合，治愈率为30%。扩大切除范围，治愈率提高到55%，疗效显著改善。

历史意义/评论
这项技术于1959年用日文报道，20年后这篇文献用英文报道而众所周知，被称为Kasai术式。

沟通技巧

与父母的沟通：当病情恶化时寄予希望

与怀疑胆道闭锁的患儿亲属沟通是一个复杂的过程，因为亲属对这种疾病知之甚少，也没有一个简单的答案来回答所有出现的问题。医生可以为亲属总结出目前对这种疾病的几种认识，但疾病的发病机制不明。由于病情复杂，在术前谈话时医生必须告知亲属即使完成Kasai手术也可能不会产生任何的胆汁排出或黄疸减退。另外，这种疾病是进行性的，即使其Kasai手术是成功的，许多患者最终仍需要肝脏移植。

尽管这些信息令人沮丧，但外科医生重要的是向亲属诚实地说明孩子的病情和手术的效果。一些Kasai手术后效果良好的案例可以使患儿亲属看到希望；分析效果不佳的患者，可以使治疗方案不断发展和完善。

职业素养

培养敬业精神

外科医生一般会向新生儿科专家或初级育婴师咨询有关新生儿黄疸的评价结果，此外还要咨询小儿胃肠病专家。虽然病情的完整评估是很重要，同样重要的是即使完成对黄疸的原因评估，不同的医生可能有不同的意见。医生在相互尊重下必须对不同的意见进行讨论。虽然医疗意见的分歧应与患儿亲属公开讨论，但医生应该意识到，这些差异可能会导致家庭对他们的孩子的病情产生更大的忧虑。因此，医生最好为家庭提出一个共识性的建议。

基于系统的实践

报销：医疗补助制度（medicaid）

孩子诊断为胆道闭锁，给亲属产生了巨大的经济压力。保险的覆盖范围需要包含胆肠吻合和随后的肝移植。医疗补助将覆盖一部分没有医疗保险家庭和低收入家庭的治疗费用。

成立于 1965 年的医疗补助制度是联邦保险计划，旨在为低收入的个人和家庭提供医疗保障，此计划作为联邦和州政府的联合计划获全票通过。在 2006 年，联邦和州政府的医疗补助经费为 313 亿美元，这意味着医疗补助计划覆盖整个国家医疗保健费用的近 15%。

联邦政府规定，各地区必须遵循一定的准则，但个别地区建立了自己的方案，每一个方案有其特定名称（如在美国加州的 MediCal）和一套自己的的严格要求及覆盖范围。联邦政府根据该地区的贫困水平提供总成本一半或以上的资金。与医疗补助计划（medicaid）相对应的是联邦医疗保险计划（Medicare），Medicare 旨在照顾老人和残疾人。

医疗补助和医疗保险之间有许多相似之处，但一些关键的差异是值得注意的。首先，Medicaid 是在各州施行的医疗保险。第二，Medicaid 的医保覆盖范围总的来说比 Medicare 要广。第三，Medicaid 一般提供长期保险，而 Medicare 不是。因此相当大一部分福利院的老人最终选择 Medicaid，因为 Medicare 不提供长期保险。

（王新星、汤绍涛　译）

第 63 章
病例 44：新生儿大面积腹壁缺损

Dan Poenaru MD，*MHPE*

病例 44：新生儿，因大面积腹壁缺损就诊。

鉴别诊断

腹裂	脐膨出	脐疝	腹壁疝

诊疗思路

产前 B 超一般不能发现腹壁缺损。评价患儿的气道、呼吸和循环情况，确保患儿病情稳定。仔细检查缺损处，盐水纱布或专用袋覆盖防止体液和热量损耗。根据临床表现以及相关检查可发现是否有合并畸形。确定手术方式，并与患儿家长讨论，出生后数小时内手术。

患者诊疗

临床思维

- 首先要确定患儿是否有腹裂（gastroschisis），腹裂一般出现在脐右侧，有内脏完全暴露。而脐膨出是由肚脐中央突出体表，常有一层膜覆盖（有时膜已破裂）。腹裂较容易修复，合并畸形也少。而脐膨出修复较困难，常合并其他畸形。

病史

- 脐疝是小的脐膨出。一般容易修复，除非没有被发现，如脐带夹正好置于肠管膨出位置之上。
- 脐疝和腹壁疝不是外科急症，新生儿期一般不重视。脐疝即脐轮以内的缺损，大多数可自愈。腹壁疝常出现在上腹部，不会自行闭合。

体格检查

- 判断缺损位于脐部(脐膨出)还是脐右侧(腹裂)。对于腹裂的患儿,确保没有肠扭转或者肠管偏向一侧,还需要寻找可能存在的小肠闭锁。对于脐膨出的患儿,需要寻找可能存在的合并畸形(心脏杂音,胸骨或者膀胱畸形可以作为线索)。同时要彻底检查有无脐膨出相关的症状体征,如巨舌、Beckwith-Wiedemann 综合征等。对于腹壁的小缺损,应检查中线筋膜有无缺损,评估脐环的大小(而不是膨出物的大小)。大的腹壁缺损出生时已相当明显,但不易通过孕期临床表现和产前 B 超检查发现。

- 在脐疝和腹壁疝的病例中,缺损部位的腹痛对鉴别诊断很重要。

- 实验室检查代谢指标:特别注意脐膨出患儿的血糖水平。

- 高分辨率的染色体核型分析:鉴别腹裂和脐膨出患儿的染色体异常。

影像学检查

➡ **胸片(后前位和侧位)**:是评价肺、心脏和纵隔简单的检查方法,放射线暴露最小。心脏超声:快速/准确评价有无先天性心脏病。

➡ **肾脏 B 超**:筛查泌尿生殖系统结构异常的较好手段。

临床实例 | **医学知识**

脐膨出

病因及发病机制　由侧腹壁反折闭合发生错误引起,形成缺损,空腔脏器和肝脏可通过此缺损脱出体外。所有的患儿都有肠旋转不良,因为膨出的肠管不能完成肠道的正常旋转发育。

临床表现　表现为自脐环膨出的囊状物,裹有内脏,通常是肝脏。腹壁缺损可以很大(大于 5cm),而腹腔很小。膨出的囊可以在产前破裂,导致与腹裂难以鉴别。

诊断　临床表现明显，相关合并畸形的发生率超过 50%，包括心脏、胸骨和膈肌等中线结构的畸形。

处理　需要立即关闭缺损。50% 的患儿需要嵌入一个网眼装置以逐步将疝出物还原到腹腔。大的脐膨出患儿疝出的主要是肝脏，这将增加一期修复的难度。偶尔大缺损仅以皮肤覆盖或者上皮化，等待二期修复。**参见 Sabiston 71，Becker 57。**

腹壁疝

病因及发病机制　由右侧肠系膜动脉的血管破裂引起。偶尔伴有肠狭窄，可为机械性或血运性。所有患儿均有肠旋转不良，因为疝出的肠管无法完成正常的肠旋转发育。

临床表现　疝出物多数为肠管，少数为生殖腺或者实质性脏器。腹壁的缺口通常很小。肠管常有纤维膜覆盖，保护疝出物产前不暴露于羊水。

诊断　多数情况下诊断容易。术后消化道造影能鉴别有无小肠狭窄。

处理　少数情况下产前 B 超若能发现小肠缺血，则需早期行剖宫产。若出生后病情稳定，应尽快行修复手术，90% 患儿的手术简便易行。如果肠管不能安全还纳，则需要将它放入一个网格套管里并用硅胶与腹壁缺口的边缘黏合，肠管需要一段时间逐渐还纳。还纳过程中持续肠梗阻不可避免，因此患儿全肠外营养需要持续到肠梗阻结束。合并的肠狭窄可一期修复，也可以在 3 至 4 周以后修复。**参见 Sabiston 71，Becker 57。**

脐疝

病因及发病机制　产后婴儿腹膜外脂肪和/或肠管自脐环疝出所致。

临床表现　大部分缺损是非对称性的，小缺损疝出的腹膜外脂肪偶尔会导致疼痛。肠梗阻很少见，腹壁缺损面积常小于 2cm。

诊断　大多数病例诊断很明显。偶尔上腹部疝会很接近脐环。

处理　大多数脐疝在 4 至 6 岁以前可以自愈。如果超过此年龄或者对称性疝则推荐手术。缺损大于 2cm 的疝不易自愈，需要早期手术修复。

上腹部疝

病因及发病机制　中线筋膜纤维的小破坏可以导致腹膜外脂肪的疝出。

临床表现　以非对称的中线肿块或者偶尔发作疼痛的中线小缺损起病。缺损一般很小以至于触诊不到，肥胖小儿更加困难。

诊断　需要结合临床。偶尔对于没有其他原因的局限性上腹痛的患儿，B 超可以确认小的腹壁缺损的存在。

处理　上腹部疝不能自愈，所有患儿都推荐手术修复。靠近肚脐的疝可以通过脐上切口进行。**参见 Sabiston 71**。

少见病

a. Cantrell 五联征：包括心脏异位或者心脏缺损、脐膨出、胸骨缺损、横膈缺损及心包缺损。

b. 腹直肌分离症：此病没有太大危害。由于腹直肌未在中线汇合，儿童的腹白线很薄，所以从脐上膨出几厘米。尽管看起来不乐观，但是此病不需要治疗，因为随着年龄增长，腹白线的力量会逐渐加强。**参见 Sabiston 43**。

实践基础上的学习和提升：循证医学

题目

用筒仓治疗腹裂的改进以及延期修复方法

作者

Schlatter M, Norris K, Uitvlugt N, DeCou J, Connors R

参见

Journal of Pediatric Surgery, 2003, 38：459 – 464

问题

腹裂传统采用一期修复，但是并发症很多。作者希望降低并发症并且节约费用，同时改善效果。

干预

筒仓的延期关闭

证据质量

回顾性病例对照研究(65例)

结局/效应

一组接受一期修复的患儿作为历史对照，研究筒仓处理后延期关闭筋膜的病例。筒仓延期关闭可改善疗效，包括提高筋膜关闭率、减少呼吸机使用时间、加快肠功能恢复、缩短住院时间、减少并发症等。

历史意义/评论

研究结果显示一期治疗腹裂效果良好，这使得新生儿筒仓式非手术治疗腹裂被更广泛使用。

沟通技巧

与患儿父母谈话：处理因身体畸形引起的焦虑

大的腹壁缺损婴儿的出生能导致父母的广泛焦虑。产前B超诊断后，给父母做产前咨询可以减少恐惧心理。应详细解释病情，分步讲解治疗，使患儿父母能够了解术后情景。这样孩子出生后父母才能更好地接受婴儿腹壁畸形的外观并实施手术。

职业素养

培养敬业精神

术前检查时，患者是脐膨出还是腹裂？你不甚清楚。而坐在你旁边的学生在渐渐聚拢。医学专业是基于信任、关乎生命的。在医学教育的任何阶段都不允许有欺骗。不能否认医学生阶段的不诚实可以导致以后对患者、同事、保险人员、政府的不诚实。

医学院校应该是培养正直和职业道德敏感度的重要场地。但有数据提示，医学生在医学院学习阶段道德行为没有得到提高，甚至相反出现倒退现象。与这些令人沮丧的现象相对应的是，对分数、竞争、负面偶像、毒品滥用的过分炒作，导致负面信息广泛传播，形成漠视监管、无视欺骗的氛围。

正直的文化氛围很重要。应该由各机构的学术及临床导师身体力行，并与学生形成伙伴关系，从而使学生在自身的创造和培养过程中扮演积极的角色。需要少强调检举批判，多强调创造创新，从而减少不专业行为的发生。

基于系统的实践

赔偿：基于消费者的医疗保健系统

将部分医疗费用的风险转移至决策者(如医生和医院)，已经成为减少总体医疗支出的一种方法。自1990年起，雇主和保险人员已经开始越来越多的将此种风险转移到患者自己身上，这一变化被称为"基于消费者的医疗保健"(consumer directed healthcare, CDH)。在CDH计划中，消费者即患者在决定自己如何使用医疗保险金方面起核心作用。在传统的医疗保险计划中，资金使用范围仅由公司决定。在CDH计划中，将资金放入延迟计税的健康账户中，患者决定如何使用。为了减少患者的风险，大多数CDH计划都提供一个高额赔付健康计划(HDHP)，也称"灾难险"。因为需要支出如此昂贵费用的人群很少，HDHP所需交纳的保险费也相对较少。

参考文献

1. Glick SM：Cheating at medical school. BMJ, 2001, 322：250－251.
2. Self DJ, Schrader DE, Baldwin DC, et al. The moral development of medical students：A pilot study of the possible influence of medical education. Med Educ, 1993, 27：26－34.
3. Jennings JC：Responsibility for integrity lies first with students. JAMA, 1991, 266：2452－2458.

（阳历、汤绍涛　译）

第64章
病例45：新生儿辅助通气和低氧血症

Andreas H. Meier MD

鉴别诊断

先天性膈疝（CDH）	先天性囊性腺瘤样畸形（CCAM）	肺隔离症	先天性肺气肿（CLE）	气管软化

诊疗思路

> 许多原因可引起婴幼儿呼吸窘迫。作为一名外科医生，我倾向于将它们分为两类：一类是由解剖异常的外科原因所致；另一类是由内科原因引起的。因此，我首先要做的就是区分是内科原因还是外科原因引起的呼吸窘迫。对于内科原因引起的呼吸窘迫，我的观点是应当给予气管插管，利用体外膜肺氧合替代自身呼吸，这是内科治疗的一部分。我对需要行外科矫治的患者，先进行诊断性检查，同时做好术前准备。

患者诊疗

临床思维

- 呼吸窘迫综合征的外科原因常涉及到呼吸道、肺、膈，引起的原因不同，治疗方案也存在明显差别。

病史

- 很多疾病都能通过产前超声检查发现（例如先天性膈疝）。家族遗传病病史应当包括有类似疾病的兄弟姐妹和亲属。
- 向患儿的护士或医生询问病情如何开始，有无进食时窒息、反胃，以及呼吸窘迫的发生过程和严重性，这些信息对疾病病因的诊断均有帮助。

体格检查

- 评估患儿的呼吸道和呼吸情况，包括评估异常的呼吸道征象、血氧饱和度和是否有辅助通气的必要。评估胸部，包括检查双侧肺部是否有呼吸音，还应该在患儿呼吸期间同时关注胸廓，确定双侧胸部是否对称。腹部外形对呼吸问题的病因有提示作用。
- 完整的检查还应包括听诊心音及肛门和四肢的评估。

实验室检查

- **血气分析**：更进一步地评估患儿呼吸状态。　　　　　100 美元
- **全血细胞计数**：异常的结果可提示败血症可能。　　　40 美元

影像学检查

➡ **胸部 X 线检查（正侧位）**：评估心、肺、纵隔的简单方法。辐射最小。　　　　　　　　　　　　　　　　　150 美元
➡ **胸部 CT**：常常不需要。辐射较大。　　　　　　　　800 美元
➡ **透视检查**：当怀疑气管软化症时，应用透视检查，能够动态观察呼吸时是否有呼吸道塌陷。　　　　　　　　550 美元

临床实例　　　　　　　　　　　　　　　　　　医学知识

先天性膈疝

病因及发病机制　先天性膈疝表现为膈肌的缺损，小肠、胃、脾或肝脏等脱垂进入胸腔，常发生于左侧。其潜在的病因可能与肺的异常发育有关，表现为伴有异常血管的双侧肺发育不全。

临床表现　患儿可以没有任何症状，或者表现为由肺动脉高压引起的严重休克。

诊断　先天性膈疝常通过超声检查进行诊断，可以通过出生后临床表现推断出病变的范围，胸腹联合平片也能得出准确的诊断。

处理 应尽量避免肺动脉高压的加重，这点十分重要。大多数患儿需要气管插管以免发生低氧血症，对患儿应尽可能避免做过多的处理，可以用鼻胃管进行胃肠减压，积极纠正代谢性酸中毒。对于常规治疗方法不能改善的患儿，可利用体外膜肺氧合（extracorporeal membrane oxygenation，ECMO）来进行换气和氧合支持。手术修补应该在肺动脉高压稳定后才能进行，根据膈肌缺损的大小决定手术修补的范围。

先天性囊性腺瘤样畸形

病因及发病机制 先天性囊性腺瘤样畸形是由于胎儿肺和支气管发育成熟受阻，导致出现一部分发育不良的肺和支气管组织，引起的囊性变，大小不等。

临床表现 症状各不相同。患儿可以多年没有症状，因其他原因胸片检查时偶然发现。最严重的类型是在母体子宫内患儿已经发生纵隔移位，如果治疗不及时，会导致胎儿肺水肿。出生后患儿的症状包括呼吸窘迫，常发生于新生儿期。之后主要表现为肺炎，抗生素治疗无效或反复发作为其特点。

诊断 先天性囊性腺瘤样畸形可以通过产前超声诊断；胸片和CT主要用于出生后的诊断。

处理 出生后有先天性囊性腺瘤样畸形症状的患儿需要行手术治疗，因为患儿容易发生感染或小部分发生恶变。手术时间根据患儿的症状严重程度决定。呼吸窘迫常常需要早期进行处理，而为了避免感染等并发症，其他无明显症状的患儿可在6个月到1岁之间行手术切除。**参见 Sabiston 71。**

肺隔离症

病因及发病机制 是指一部分肺组织血供来源于体循环，多见于膈膜以下的主动脉，肺隔离由腹侧的肺芽发育而来，可位于正常的肺部中间或完全分开。

临床表现　根据肺隔离症的大小不同而有所不同，有肺隔离症的患儿很少早期表现出呼吸窘迫，更常见的是后期的急、慢性肺炎。很多患儿是通过患其他疾病拍胸片时才被发现。

诊断　胸片多表现为左肺下叶后侧肺实变，体循环的血供情况能够通过 CT 或 MRI 来检查。血管造影多不再推荐使用。

处理　病变肺段应及时进行手术处理，以免出现感染。肺外的病变不需要切除正常肺，但是肺内的病变需要行肺叶切除术。**参见 Sabiston 71，Becker 56**。

先天性大叶性肺气肿

病因及发病机制　先天性大叶性肺气肿是由于肺叶出现过度充气，导致毗邻的肺组织受压或纵隔移位，多由支气管内外损伤、肺泡纤维化、增生、支气管分支减少等引起。先天性大叶性肺气肿多发生在男性，左上叶和右中间叶最易发生。

临床表现　大多数有症状的患儿早期即出现明显的呼吸窘迫。

诊断　病变部位肺叶叩诊音可能增强，而呼吸音特征性减低，气管可被压迫到对侧，胸片往往能够确诊。典型的 X 线表现为：肺透光度增加，同时伴有膈肌下降和纵隔移位。

处理　无症状的患者不需要治疗，如果有症状，需要尽快行手术切除。麻醉是一个难题，因为正压通气可能导致急性症状的恶化。**参见 Sabiston 71，Becker 56**。

气管软化

病因及发病机制　畸形或异常软化的气管软骨会导致气管在呼吸过程中部分塌陷。食管闭锁是常见的气管软化病因，因为当扩大的食管压迫附近的气管时会导致软化的气管环在呼吸的过程中塌陷。

临床表现　典型的表现是在新生儿期出现伴随气管扩张和回缩的呼吸窘迫，这种情况常常导致食管闭锁患者发生"海豹音"样咳嗽。

诊断　气道的塌陷能够通过动态 X 线透视检查诊断，对有自主呼吸的患者行支气管镜检查也能诊断此疾病。

处理　气管软化是一种自限性疾病，往往不需要外科治疗。大部分患儿随着气管直径的逐渐增大，症状会逐渐消失。严重的呼吸窘迫包括濒死、气管插管不能拔管、反复发作的肺炎，这种情况下，可通过主动脉固定术行气管支架置入。这种方法是将主动脉弓拉近前胸壁，当前方气管与主动脉弓一起移动时，气管的直径就会增大。参见 Sabiston 57，Becker 56。

少见病

编者按：大部分新生儿呼吸窘迫综合征的基础病因是内科性质的。我们真正需要考虑的是导致呼吸窘迫综合征临床表现的外科原因。

实践基础上的学习和提升：发病率和死亡率的自评量表

并发症	心脏骤停
类型	误诊；可以避免
手术名称	肺叶切除术（骤停后）
疾病名称	先天性肺气肿
病情简介	在手术室，患儿较稳定或有轻微的呼吸急促，但在气管插管后突然出现心脏骤停
干预措施	外科医生到达后急诊行开胸术
治疗效果	存活
危险因素	疾病的表现
如何处理危险因素	对可能出现的状况提高警惕

处理过程中发生了什么	先天性大叶性肺气肿患儿的支气管也存在畸形。当采用正压通气后,肺叶迅速膨胀,从而引起纵隔移位,使回心血量迅速减少,导致心脏骤停
是否还有其他处理方式	外科医生和相关医疗团队都应该做好立即手术的准备。外科医生和麻醉师在麻醉前应该讨论可能发生的并发症。
处理方式不同带来的结果是否不同	不会

沟通技巧

与患儿父母交流:建立良好的沟通渠道

对于家庭来说,刚出生的婴儿就有呼吸窘迫是一个巨大的打击。因此,给患儿家属详述疾病可能存在的问题,并且评估疾病的进展和能够给予的治疗方案是十分重要的。父母需要足够的时间来表达他们的担心以及存在的疑问。用他们能够理解的方式去讨论患儿的治疗方法,并倾听监护人的观察和处理,这样可以建立起患儿父母对小儿外科医生和相关医疗团队的信任。

因为大部分患儿需要小儿外科和小儿内科医生共同治疗,因此,两个科的负责医师应每天至少对患儿的病情进行一次讨论,而且根据患儿病情的变化,讨论的次数也应该相应变化。医生团队的任何成员与亲属交流时,给予一致的信息是极为重要的,同时沟通的渠道完全透明化也是必要的。在医疗团队中选取一人作为主要联系人,向亲属传递重要信息,这有助于减轻亲属的顾虑,防止因医生的意见分歧使他们受到精神上的打击,通过这种方式与亲属之间建立起持久的密切、可信赖的关系。

职业素养

与患者保持适当的关系

当自己刚出生的小孩出现呼吸方面的问题，并在令人感觉不舒适的充满各种医疗仪器检查治疗的环境中，如新生儿重症监护室中进行治疗时，父母常倍受煎熬。作为医疗工作者，对这种情况已经司空见惯，所以有时可能在与患儿亲属交流时表现得不以为然。假设这个患儿是你的孩子，你的感受会是怎样的？因此在与患儿亲属交流的过程中要始终保持同情心，谈及患儿的病情时态度要诚恳，特别是在患儿情况危重的时候，要以亲属最能够接受的方式向他们告知病情。还要铭记一点，在新生儿重症监护室（NICU）中患儿及亲属的隐私是需要保护的，因此对复杂病例需要进行长时间讨论时，最好在一个更为舒适的、隔离的环境中进行。

基于系统的实践

处理：评估当地的资源条件并决定何时进行转诊

新生儿呼吸困难的病因有许多种，治疗方法也不尽相同，有些治疗方案还比较复杂。这些治疗方案的实施有赖于当地的医疗卫生资源。如果医疗资源有限，或者缺乏一些先进的检查设备（如 ECMO 体外膜肺氧合），此时就应该考虑将患儿转往别的治疗中心，这一点很重要。在有限的医疗资源环境下去进行过多的医疗行为是不当的，与相应的能够提供专业知识和技术的转诊中心建立联系，才能够保证患儿得到最佳的照顾和安全的转诊。

（刘勇军、汤绍涛 译）

第 65 章
病例 46：婴幼儿呕吐

Celeste M. Hollands MD

鉴别诊断

食管闭锁	小肠扭转	幽门狭窄	小肠闭锁	胃食管反流

诊疗思路

　　我经常因为婴幼儿呕吐而去会诊，这些婴幼儿可能需要进行手术治疗。我主要的职责就是决定是否需要进行急诊手术，如果需要，就必须尽快进行。我的第二个任务就是确保婴幼儿合理地进行相关检查，尽快地作出诊断。对于那些需要手术治疗的患儿，我要确保能够与其亲属及医疗团队进行有效的沟通，告知他们手术的风险、效果以及其他可以推荐的手术方式，确保手术能够尽可能安全地进行。

患者诊疗

临床思维

- 婴幼儿呕吐的病因有很多，在新生儿中，大多为先天性疾病，常需要及时手术治疗。如果呕吐发生在年龄较大的患儿，这种情况多由后天因素所致，他们大多已经在家喂养过一段时间。
- 并不是所有呕吐的婴幼儿都需要手术治疗。
- 有些婴幼儿呕吐如果不得到及时的处理，后果会很严重。

病史

- 最重要的一点是观察呕吐物是否含有胆汁。胆汁性呕吐需要及时处理并急诊手术治疗。
- 不管是何种性质的呕吐物，患儿的年龄对于鉴别诊断都十分重要。
- 喂养史能够提供一些鉴别诊断的线索。注意患儿是否有喂养过后未出现呕吐的情况。
- 如果呕吐物不含胆汁，注意呕吐物的量，以及其与喂养之间的关系。

体格检查

- 常规的体检能够发现患儿是否有先天性畸形。比如，先天性食管闭锁的患儿可能会有心脏杂音、上肢的畸形或者肛门闭锁，而这些都是 VACTERL 综合征（一种以新生儿食管闭锁、肛门闭锁等为特征的新生儿多发畸形）的一种表现。
- 如果在 3 至 6 周婴儿的上腹部可触及明显包块，该患儿可能为先天性幽门狭窄。

实验室检查

- **基础代谢情况**：能够提示幽门狭窄患儿低氯代谢性碱中毒的程度，或者因为肠旋转不良导致的肠扭转、进而肠坏死而引起的代谢性酸中毒。　　　　　　　　　　　　100 美元
- **pH 检测**：通常连续监测 24 小时，能够提示胃食管反流症及其严重程度。　　　　　　　　　　　　　　　　305 美元

影像学检查

→ **胸腹 X 线检查**：首先考虑的检查。放射性小。可以观察到扩张的食管，以及扩张的上消化道。　　　　　　150 美元

→ **超声检查**：快捷，无放射性，不需要使用镇静药。能够在摇篮中进行检查。能够对狭窄的幽门直接进行测量。　150 美元

→ **上消化道钡剂检查**：通过奶瓶喂以钡剂，能够显示出上消化道的轮廓。规范操作的放射性较小。　　　　　225 美元

→ **胃闪烁扫描显像**：放射性核素标记物能够显示反流以及测量胃排空量。　　　　　　　　　　　　　　　500 美元

临床实例	医学知识

食管闭锁

病因及发病机制　食管闭锁可能伴发有食管支气管瘘。基本的病理表现是上段食管不与远端食管相连续。

临床表现　唾液吞咽困难，或者无法进食。产前检查如果发现母体羊水过多，以及胎儿没有胃泡，应怀疑胎儿患有该疾病。在一些病例中，该病表现为无法对患儿进行胃管插管。

诊断　当对患儿进行胃管插管时遇到阻碍时，往胃管中注入 5～10mL 空气，并行胸部 X 线检查，若发现上胸部充气影，可以诊断该患儿为食管闭锁。如果在腹部 X 线检查中显示消化道里有气体，该患儿可能存在食管支气管瘘。

处理　食管闭锁需要手术治疗，将闭锁的食管两端吻合。约85%的病例合并有食管支气管瘘，在吻合食管之前需要结扎该瘘道。无食管气管瘘的患儿通常首先置入一个胃造口管进行喂养。后期将对手术时间和手术方式的选择进行评估。**参见 Sabiston 71，Becker 56**。

小肠闭锁

病因及发病机制　十二指肠闭锁是指十二指肠肠腔闭塞从而导致十二指肠梗阻。空回肠闭锁常由于产前肠管血管发育异常所致，可发生于任何一段肠管。

临床表现　十二指肠闭锁患儿通常表现为出生第一次喂食后呕吐，呕吐物为胆汁性或非胆汁性，这取决于闭锁位置位于 Vater 壶腹的近端还是远端。小肠闭锁的患儿表现为胆汁性呕吐，不排胎便，以及在出生后第一天或两天发生进行性腹胀。

诊断 婴幼儿早期严重的呕吐应怀疑十二指肠闭锁，如果腹部 X 线检查出现"双泡征"则支持上述诊断。对于空回肠闭锁的诊断，主要依据病史和体格检查，腹部 X 线检查可见扩张的小肠肠管存在气液平面。如果怀疑肠旋转不良导致的肠梗阻，应行局部上消化道造影检查。如果怀疑回肠远端闭锁，则需要进行造影剂灌肠来证实该诊断。通过全面的体格检查来确定患儿是否合并有其他畸形（如唐氏综合征合并十二指肠闭锁）

处理 通过外科手术治疗，吻合闭锁的小肠盲端，使肠管通畅。**参见 Sabiston 71，Becker 57。**

小肠扭转

病因及发病机制 小肠扭转通常与胃肠道旋转不良相关联，包括肠管及肠系膜的扭转，能够导致小肠梗阻和/或扭转小肠的血运障碍。

临床表现 典型表现为胆汁性呕吐。大多数患儿在出生后 1 个月内出现症状。大于 1 岁的儿童可能表现为腹痛，但早期腹部体查常没有异常。

诊断 如果患儿出现胆汁性呕吐，应考虑为肠旋转不良。腹部 X 线检查腹部可能没有游离气体，或者在远端肠管出现"双泡征"，或者以上表现均不明显。通过上消化道造影可以确诊，表现为造影剂无法通过十二指肠空肠连接点到达脊柱左边的肠管。一旦确诊，患儿需要急诊手术治疗。

处理 手术治疗就是处理 Ladd 氏韧带。在上腹部行横行切口，将扭转的肠管沿逆时针方向旋转直到解除扭转。将 Ladd 氏韧带切开，切除阑尾，并将小肠置于右腹，结肠置于左腹侧。**参见 Sabiston 71。**

胃食管反流病

病因及发病机制 胃食管反流病表现为胃内容物反流进入食管。大部分的患儿由于食管下端括约肌生理功能异常，病情程度也不尽相同。

临床表现 典型的临床表现为喂养时患儿明显的不适感，溢奶或者呕吐、弓背或者厌食，体重增长不明显甚至营养不良。年龄稍大的患儿可能表现为慢性咳嗽，或者经常性的中耳流液。由于经常性的微量误吸，导致患儿出现慢性肺疾病。年龄稍大的患儿可表现为烧心、声音嘶哑、经常性的咽喉痛以及偶发性的哮喘。

诊断 认真询问病史，确定患儿呕吐物不含有胆汁。核医学胃排空扫描可能显示反流情况，并能测量胃排空量。pH 检查是诊断胃食管反流病的金标准。上消化道造影有助于显示正常的解剖结构。严重的病例需要进行内镜检查并取活检来确定是否有因为牛奶过敏导致的嗜酸性粒细胞食管炎。

处理 药物治疗，包括 H_2 受体拮抗药，或者质子泵抑制剂。婴幼儿的食物可以调浓稠一些，一些内科医师可能加一些胃肠动力药。外科治疗指征包括药物治疗不满意以及严重的并发症的出现，如反复发作的肺炎、窒息发作、食管狭窄及生长发育迟缓。治疗采用胃底折叠术，该手术有多种手术方式，包括开放手术或者使用腹腔镜进行手术。参见 Sabiston 71，Becker 27。

幽门狭窄

病因及发病机制 幽门狭窄通常是由于后天性幽门括约肌肥厚导致胃流出道梗阻所致。

临床表现 典型的临床表现为 3~6 周大婴幼儿出现进行性呕吐，呈喷射状，不含胆汁。经常更换婴幼儿饮食配方没有成效。随着呕吐越来越频繁，许多患儿出现体重下降。在呕吐的过程中，可以在患儿腹部见到反向的蠕动波。

诊断 该病的诊断主要靠临床检查，在上腹部可触及一包块，大小及触感与橄榄差不多，可以确诊该病；或者通过超声波检查，发现幽门口括约肌增厚以及（或）延长也可以确诊。上消化道造影可见典型的"线样征"，提示幽门梗阻。进行性的呕吐通常导致血容量减少、低氯低钾性代谢性碱中毒。

处理 最初的治疗应是药物治疗，保持内环境稳定，而不是手术治疗。每天按 20 mL/kg 的剂量进行生理盐水静脉滴注直到患儿开始排尿，之后换成葡萄糖生理盐水混合液进行静脉滴注，同时注意加入适量氯化钾。这些液体的入量要稍高于平衡容量，直到患儿的血清中电解质含量以及尿量达到正常水平。手术方式为幽门括约肌切开术，即切开肥厚的幽门括约肌，解除胃流出道的梗阻。参见 Sabiston 71，Becker 57。

少见病

a. 颅内占位性病变，如早产儿由于脑室内出血而导致的脑积水，或者婴儿摇晃综合征导致的硬膜下出血都可以表现为呕吐，这是由于颅内压升高所致。

b. 先天性代谢障碍或者颅内疾病均可以导致呕吐。先天性肾上腺增生也可以导致呕吐，这是由于血钾异常所致。

沟通技巧

与患儿父母交谈

有技巧地处理家属的紧张情绪。在手术后的一段时间里，记住下面这一点很重要：那就是亲属对现代新生儿重症监护室的护理、医疗技术都不熟悉。通过与他们平静的交谈并向他们介绍相关医疗设备的用途以及它们在治疗患儿的过程中起到的作用，能够有效地缓解亲属的紧张的情绪。

职业素养

培养敬业精神

一些因为呕吐症状需要手术治疗的患儿可能同时伴有一些先天性疾病，他们不能过上正常人的生活。染色体异常引起的疾病，患儿的生存质量各不相同，如唐氏综合征患儿的生活质量尚可，而有些染色体异常疾病却是致命的。这种染色体异常的患儿在制定治疗方案的同时必须要考虑患儿是否合并有其他疾病[如脊柱、肛门、心脏、气管、食管、肾和肢体的先天性异常（VACTERL）相关疾病]。

必须与亲属进行详细认真的多方面的讨论，在帮助他们时要明白他们到底需要什么，并引导他们作出对他们来说最合适的决定。许多医院都有伦理委员会，这有助于讨论的进行。

基于系统的实践

手术：患者身份的确认与患者的安全

弄错患者的身份是重大的医疗事故：在实验室里、用药、放射学检查、输血以及外科治疗过程中均有可能犯这个错误。可以通过以下两个手段进行患者的身份确认：第一，通过患者的姓名，前提是患者能够说出自己的姓名。不要直接说出患者的姓名再进行确认，如："你是 Johnny Jones 吗？"而应该这样问："请问你叫什么？"，或者"能告诉我你的姓名吗？"。婴幼儿不能够说出自己的姓名，但腕带能够确认他们身份。第二，通过出生日期、地址、电话号码、身份证号码（医保编号）或者登记照片（如果记录上有）。在进行患者身份确认时必须进行上述两方面认证。病程记录和医嘱必须在正确的患者病历上记录。每个病历夹和文件都必须有正确的身份确认信息。实验室里的标本必须立即进行编号登记，以确保不会将标本弄混淆。高风险的医疗行为，如输血及手术，需要由两个人分别进行患者身份的确认。

（李康、汤绍涛　译）

第 66 章
病例 47：患儿，女，3 岁，腹痛、呕吐、发热

Ruth D. Mayforth MD，PhD

病例 47：患儿，女，3 岁，因突发腹痛、呕吐、发热（T38.5℃）12 小时入院。

鉴别诊断

阑尾炎	肠套叠	肠系膜淋巴结炎	胃肠炎

诊疗思路

首先评估腹痛患儿是否需要外科治疗，若不需外科治疗，可以告知患儿亲属及内科医生疼痛可通过非外科治疗缓解，并应严密观察直至症状消失。对于某些患儿而言，需行辅助检查。若这些检查项目必须及时做，应向亲属讲解所需检查项目的流程，并使患儿做好检查前的准备。

患者诊疗

临床思维

* 迅速判断急诊手术指征对减少病损及降低病死率非常重要。
* 详细询问病史及仔细体检是急腹症外科评估的基础。若患儿年龄过小不能提供病史，可从其父母或医疗护理者处获取。
* 使患儿及亲属安心的重要的第一步是轻柔的体检，在体检时应分散患儿注意力。在实施治疗时应该进一步努力修正诊断，可以一边进行输液一边采集病史。
* CT 是诊断成人腹痛的常用手段（见本书第 11 章），但可能在儿童中并不是最好的方法，特别是使用成人照射方案时，CT 可能

有增加放射性肿瘤的风险。

病史

- 确定疼痛的位置、起始点、持续时间、程度和性质。是持续性的还是间断性的？是固定性疼痛还是转移性疼痛？
- 需注意有无发热、食欲减退或行为改变等。
- 询问有无呕吐、腹泻、便秘、腹胀或大便带血等情况。
- 注意有无腹部手术史。
- 青春期女孩，应注意询问月经史和性行为史。

体格检查

- 进行完整的体检以利于寻找炎症和血容量不足的体征及症状（如毛细血管再充盈时间延长）。也应注意可表现为腹痛的非腹部情况（如链球菌性咽炎）。
- 详细的腹部检查应确定压痛最明显的位置，触诊应从远离压痛点的位置开始，直至压痛区域。腹膜刺激征（压痛及反跳痛）也常存在。弥漫性腹膜炎可能存在更弥散的腹痛，腹膜炎早期可出现腹肌紧张。

实验室检查

- **血常规**：白细胞增多、核左移，提示有炎症反应。　　　35 美元
- **尿常规**：检查是否有泌尿道感染、肾结石或肾盂肾炎。 38 美元

影像学检查

➡ **胸部及腹部 X 线**：较少显示阑尾粪石（20%），但可寻找梗阻部位、游离气体、肾脏结石及胆管结石。

超声检查：无放射性，且不需口服造影剂。假阴性率较高。但可了解有无肾脏结石及胆管结石。

➡ **CT**：由于辐射剂量大、胃肠道充盈延迟，年龄较小的患儿中应少用或谨慎使用。

临床实例	医学知识

阑尾炎

病因及发病机制 阑尾管腔被阑尾粪石或增生的淋巴组织堵塞均可导致阑尾炎症，阑尾管腔的进行性增大可导致阑尾缺血、坏死和穿孔。

临床表现 阑尾炎常出现食欲减退、定位不准确的急性脐周疼痛，并可向右下腹转移，疼痛时常伴恶心呕吐、低热。阑尾穿孔可导致局限性或弥散性腹膜炎，此时表现为脱水及更严重的症状。一些患儿可由炎症肿块或阑尾周围脓肿压迫肠管而出现肠梗阻症状。儿童阑尾炎临床表现不典型，常在穿孔后才出现症状。

诊断 早期白细胞计数可能正常或轻度升高，随病症进展，白细胞显著升高并有明显的核左移。尿常规可见少量白细胞或红细胞。典型急性阑尾炎有右下腹固定压痛和腹膜炎体征。对于瘦小的儿童或青春期女性，超声检查是一种有效的检查手段。如果症状或体检表现不明显或病史较长怀疑穿孔导致脓肿时，可考虑行CT检查。

处理 开放性手术和腹腔镜阑尾切除术相比，在年龄较小的患儿中恢复时间相近，但青少年中行腹腔镜阑尾切除术者较开放性手术者恢复快。对于迟发的穿孔性阑尾炎，可先使用一段时间抗生素后再进行手术。**参见 Sabiston 49，Becker 15**。

肠套叠

病因及发病机制 肠套叠由一段肠管套入邻近肠管引起，在小于2岁的患儿中，肠套叠常由非病理性因素引起，而较大儿童常由病理性因素如美克尔憩室等导致肠套叠。

临床表现 多为3～12个月小儿，常在病毒感染后，出现阵发性剧烈腹痛，伴有易激惹、双腿上蹭，发作间期可表现为昏睡。典型的三联征包括腹痛、呕吐及黏液血便(胶冻样粪便)。

诊断 右上腹可触及一腊肠样包块，大便潜血试验阳性；右上腹近端肠袢扩张，常出现梗阻或压迫症状。

处理 在80%到90%的病例中，钡剂灌肠可进行诊断和治疗，必须等待钡剂流到回肠末端，以确保完全复位。当灌肠失败或有腹膜炎存在时，需进行手术，包括单纯的手法复位、去除导致套叠的病变因素及切除坏死肠段。**参见 Sabiston 71，Becker 57。**

肠系膜淋巴结炎

病因及发病机制 常为回结肠系膜淋巴结炎，可能由细菌或病毒引起，常与链球菌性喉炎并发，在儿童中肠套叠主要与肠道中的病原体有关。

临床表现 临床表现多变，可能出现发热、右下腹疼痛、食欲减退、恶心及呕吐，偶有腹泻。当患儿改变体位时压痛可转移（与阑尾炎的固定压痛点相反）。患儿可有咽炎。

诊断 白细胞计数常升高，若有喉炎存在可做喉链球菌培养，可作为鉴别手段之一。行超声或CT检查可排除阑尾炎。

处理 自限性疾病，若一系列检查均不能排除阑尾炎，应住院观察。

少见病

a. 肺炎：肺炎特别是下叶肺炎可导致腹痛。
b. 卵巢囊肿或扭转：两者均可导致下腹部疼痛，卵巢囊肿需进行囊肿切除术，卵巢扭转需行扭转复位及卵巢固定术。**参见 Sabiston 75。**
c. 美克尔憩室：美克尔憩室最常见的表现为非痛性出血，但当存在炎症时可出现与阑尾炎相似的症状体征。

实践基础上的学习和提升：循证医学

题目
儿童阑尾炎诊断：基于小儿外科评估方法的治疗策略。

作者
Goldthorn JF, Lacey SR

参见

Pediatrics，2004，113(1)：29 – 34.

问题

X线成像可否代替小儿外科医生临床诊断，成为诊断阑尾炎的金标准？

干预

三位小儿外科医生建立一系列标准以诊断阑尾炎。

证据质量

回顾性研究(356名儿童)。

结局/效应

基于临床评估的影像学诊断，敏感性为99%，特异性为92%。单纯使用超声或CT诊断准确率分别为82%及90%，两者结合使用准确率为97%。

历史意义/评论

这项研究结果表明，这个诊断标准强调影像学检查结合临床评价，可准确诊断小儿急性阑尾炎，降低阑尾误切率，实现低成本诊断阑尾穿孔，也可减少不必要的辐射暴露。

沟通技巧

与患儿父母谈话：减轻父母内疚感

由于阑尾炎穿孔前没有进行及时的诊疗，穿孔性阑尾炎儿童的父母可能会感到内疚。他们会想，其他人可能已经为患儿寻求医疗帮助，并已行检查排除肠胃炎、肠系膜淋巴结炎或便秘，他们为孩子被误诊而感到心烦意乱，或因为没有坚持为患儿寻求适当的治疗感到内疚。在大多数情况下，可以安慰家长，儿童的阑尾炎穿孔率比成年人高，不能是因父母的原因使孩子的病情恶化。

职业素养

提高护理质量的承诺：安排合适的随访是提高护理质量的关键

患儿可能在最初检查为阴性时已存在导致腹痛的外科病理改变。例如阑尾炎早期 CT 结果阴性，此时应告诉患儿亲属如果症状改变、持续或恶化，就需要寻求外科医生的帮助。儿科医生或小儿外科医生应调整下一步检查策略，如果亲属怕延误诊疗时机导致病情恶化，可住院观察。

基于系统的实践

患者安全：医疗失误，简化流程

在进行医疗行为的过程中，每一步都可能出现失误。减少失误的一种方法就是减少步骤，去掉不必要的步骤；另一种方法就是增加必要的步骤，对重要信息进行多次确认。尽管腹痛的患者是通过体检进行诊断的，但是通过影像学检查或者病理报告常可以作出外科诊断。当外科医生决定进行手术治疗时，他们依照的是病理学检查而不是口头或书面的描述。当考虑到某个信息对一个决定是否存在价值时，可以这样问自己："如果换成另一个信息，我是否还会作相同的决定？"如果回答是肯定的，那么这个信息就必须再次进行确认。

（普佳睿、汤绍涛　译）

第 67 章
病例 48：患儿，男，4 岁，腹股沟肿物

Barbara J. Pettit MD

病例 48：患儿，男，4 岁，因腹股沟肿物就诊。

鉴别诊断

腹股沟疝	淋巴结相关疾病	鞘膜积液	附睾睾丸炎
睾丸下降不全或回缩性睾丸	睾丸扭转（TT）	睾丸或睾丸附近组织的肿瘤	

诊疗思路

　　当接触到一个腹股沟肿物的患儿时，我会根据病情的急性程度和严重程度进行判断。我常将患儿带至治疗室进行常规检查评估，考虑患儿是否需要手术治疗、进一步检查或者单纯留院观察。对于小儿急性腹股沟肿物，我要考虑是否需要急诊处理，因为这有可能是由嵌顿疝引起的小肠梗阻或者由睾丸扭转引起睾丸血运受阻。

患者诊疗

临床思维

- 首先，在制定治疗计划时，患儿的年龄是一个十分重要的因素。比如，对一个 5 个月患儿鞘膜积液的治疗方法与一个 5 岁患儿的治疗方法就不一样，因为考虑到患儿有自愈的可能。
- 其次，血运受阻的器官（嵌顿在疝囊中的小肠、卵巢，或者睾丸扭转）发展为急性、不可逆的缺血损伤的时间只需数小时。因

此，只能依据病史和体检尽快作出诊断，而没有多余的时间进行其他相关检查。

- 最后，腹股沟肿物可能表现为腹部不适，反之亦然。

病史

- 详细的病史能够帮助我们找出肿物形成的原因。比如，腹股沟疝常见于膀胱纤维化、结缔组织病或者脑室－腹腔分流术后的患儿。
- 系统回顾应关注是否有系统性症状，如发热、寒战，腹部症状如腹痛、腹胀、恶心、呕吐及肠型改变，泌尿生殖系统的症状如排尿困难、尿频、阴囊痛等。
- 对于无痛性的肿块，详细询问肿块发生的情况及原因。下面的问题对疾病诊断尤其有帮助："肿块发现有多长时间了？它会消失吗？如果不消失，肿块的大小会变化吗，变大还是变小？"
- 对于疼痛性肿块也要询问类似的问题。而且，应询问肿块的发生情况、特点、位置、硬度、疼痛的范围、是否有引流及创伤史。

体格检查

- 对患儿的行为举止进行评估，对其特征包括其舒适程度及对患儿的健康进行的总体评价。
- 对于无痛性阴囊肿块尤其应注意患儿是否有性发育的迹象。
- 腹部检查十分重要，注意是否有肠梗阻的表现，可能表现为腹胀或者触痛。
- 对于男孩，生殖器的检查应首先检查阴囊，注意阴囊两侧大小及褶皱的发育程度。阴囊的炎症可能是由于睾丸扭转、附睾睾丸炎，以及嵌顿疝。触诊两侧睾丸，注意其大小和位置。如果睾丸不在阴囊内，在腹股沟管内可能触及到它们。如果存在肿块，必须仔细地触诊睾丸及其周围组织结构。触诊两侧的精索是否正常或有触痛。
- 对于女孩，遇到性质不明的肿块(如阴蒂膨大或其他男性化表现)时要仔细检查外生殖器。注意腹股沟肿块的位置和特点。

实验室检查

- **尿常规(U/A)**：在对附睾睾丸炎患儿进行评估时，有时有帮助。 38 美元
- **HCG 激发试验**：如果双侧睾丸均未触及，该实验用于确定患儿

是双侧睾丸下降不全(UDTs)还是完全没有睾丸。　　　50 美元

影像学检查

➜ **彩色超声多普勒检查**：怀疑睾丸扭转的时候可以考虑该检查，但是不能延误手术时机。　　　300 美元
➜ **超声检查**：能够区分肿物是囊性的还是实性的。　　　250 美元

临床实例	医学知识

腹股沟疝

病因及发病机制　男婴的睾丸是从腹膜后下降到阴囊内的，下降的过程中由腹膜形成了一个条索牵拉着睾丸，这个条索叫鞘状突（processus vaginalis，PV）。在患儿出生前鞘状突内腔开始闭合，到 1 岁时逐渐完全闭塞。对于女孩，子宫圆韧带同样经过腹股沟管。疝气的小孩鞘状突均未闭合。如果鞘状突处于开放状态，腹腔内容物进入该通道内，形成腹股沟疝。如果进入疝囊内的腹腔内容物不回纳，就会形成嵌顿疝，腹腔内容物就会因血运受阻而发生绞窄。

临床表现　亲属发现患儿腹股沟区的肿块。当患儿哭闹或咳嗽时肿块会变大，因为这两种动作会增大腹内压。如果发生嵌顿，肿块不会自行变小。如果嵌顿的是小肠，患儿会表现为肠梗阻，包括腹胀、胆汁性呕吐。如果是卵巢发生嵌顿，可能只表现为不变小的肿块而没有其他症状。

诊断　如果在患儿放松时肿块能够完全消退，或者通过按压肿块能够变小，就可以作出腹股沟疝的诊断。卵巢嵌顿虽然无明显症状，但处于外环口的肿块不会变小，肿块可以推动并总是存在。嵌顿疝不能够通过手法使肿块减小，肿块可能有触痛及发炎。较大的小孩，有腹股沟疝病史，但是体检没有发现肿块，可以让其用力憋气来辅助诊断。

处理　对于不可逆的小肠嵌顿、卵巢嵌顿需行急诊探查。非嵌顿疝、或者无症状的卵巢嵌顿则需尽早行修补术。可以通过腹股沟小切口或者腹腔镜行腹股沟疝修补术。**参见 Sabiston 71，Becker 16**。

鞘膜积液

病因及发病机制 鞘膜积液的病理生理特征与腹股沟疝相似。在非交通性鞘膜积液中，鞘状突的上端已经闭锁，但是液体在鞘状突的远端已经积聚。在交通性鞘膜积液中，鞘状突没有闭锁，但是开口十分狭窄，只有腹腔内的液体能够通过。

临床表现 交通性鞘膜积液患儿病史表现为白天直立或活动时阴囊肿大，清晨起床时肿块可缩小或者消失。非交通性鞘膜积液表现为逐渐减小的无痛性肿块。

诊断 区分交通性和非交通性鞘膜积液主要靠病史，因为两者都不能通过手法使其减小。出现不可回复的、无触痛、柔软、可推动的阴囊肿物，且透光试验阳性可以诊断为鞘膜积液。检查时还可在肿物上方、外环口附近触及到条索状物。

处理 出生不到1年的非交通性鞘膜积液患儿大多数可以自愈，只需注意观察就可以了。1岁以后症状还存在的患儿可以通过外科治疗。任何年龄的交通性鞘膜积液都可以择期通过腹股沟小切口进行手术修补。参见 Sabiston 71，Becker 16。

回缩性睾丸或者睾丸下降不全 (UDTs)

病因及发病机制 在正常小儿发育过程中，睾丸是从肾脏下方的起始点通过腹股沟管下降至阴囊。UDTs 患儿的睾丸下降过程却在中途终止。可在患儿的腹股沟管触及到睾丸，但是不能通过手法将其拉到阴囊内。回缩性睾丸的睾丸下降过程是正常的，但是睾提肌反射过强，睾丸可以通过手法复位到阴囊里。

临床表现 既有回缩性睾丸又有睾丸下降不全的患儿可在腹股沟区或者阴囊上方触及较小、无触痛、可移动的持续性肿块。这种情况可以是单侧的，也可以是双侧的。回缩性睾丸的患儿睾丸可以进入阴囊，以区别于 UDTs 患儿的阴囊内无睾丸。回缩性睾丸患儿可以通过手法复位将睾丸回复到阴囊，而 UDTs 患儿的则不行。

诊断 UDTs 患儿的阴囊小且平，且从没有睾丸在阴囊里的情况发生。如果阴囊两侧均不能触及睾丸，应该进行 HCG 激发试验以检测是否存在有功能的睾丸组织。

处理　回缩性睾丸患儿的治疗方案主要是观察，且让亲属安心。对于 UDTs 患儿则要行睾丸下降固定术，以保证睾丸的生育功能，并改善阴囊外观，同时还必须监测睾丸癌的发生。根据睾丸的位置，可以选择腹股沟切口或者腹腔镜进行一期或者二期手术。**参见 Sabiston 71，Becker 57**。

睾丸扭转（testicular torsion，TT）

病因及发病机制　TT 多发于未成年人，其发生与解剖学上的"钟摆畸形"有关。包绕着睾丸的鞘膜向上插入到精索，这种转动的倾向导致了睾丸扭转。

临床表现　常表现为突然发生的剧烈的睾丸疼痛，但有些小孩疼痛是逐渐进展的，程度也不剧烈，这容易影响诊断。阴囊常会水肿并伴有触痛。

诊断　在急性期之前，可能有周期性、短暂的睾丸疼痛病史。通常还会伴有腹痛、恶心和呕吐。睾丸和附睾出现水肿及触痛，并可能被一层反应性鞘膜积液及水肿的阴囊所覆盖。睾丸在阴囊内可能呈水平位，精索会缩短。如果时间允许，可以进行一些必要的诊断性检查，因为扭转一旦发生，在数小时内可发展为睾丸坏死。

处理　立即行外科探查术，通过阴囊上切口将睾丸复位。如果血运恢复或者睾丸实质有机会存活，需要行睾丸固定术。一旦睾丸坏死或者丧失活力，需要进行切除。由于患侧的睾丸存在解剖学异常，健侧的睾丸需要同时行睾丸固定术。**参见 Sabiston 71，Becker 57**。

淋巴结病

病因及发病机制 腹股沟区的淋巴结病可能是反应性的，可能由感染或者会阴部、臀部或下肢的炎症引起，或者是由于系统性感染、炎症或肿瘤导致的弥漫性淋巴结增大引起。

临床表现 可在腹股沟韧带上方的腹股沟区看见或触及一不可移动性肿块。伴或不伴有触痛。触之坚韧，似橡胶的触感，感觉像由许多小的肿块聚合而成。肿块可能已存在几周。如果有急性感染，可能伴有红斑及触痛，皮肤上有水泡，出现体温波动。感染史（如被昆虫叮咬）或者会阴部、臀部、下肢皮肤损伤均有可能引起该病。

诊断 孤立性的淋巴结病（直径 < 1.5cm），需排除急性感染，不需要再进行任何检查。广泛的淋巴结病需要进行全身各系统的检查（如广泛的感染）。

处理 孤立性非感染的腹股沟淋巴结病需要观察 1~2 个月，观察肿块是否会消散。如果肿块不消失，可考虑进行细胞学穿刺。腹股沟淋巴结感染出现体温波动需要使用抗生素治疗，并行脓肿切开引流术。

睾丸及睾丸周围组织的肿瘤

病因及发病机制 睾丸组织的原位癌来源于精细胞和睾丸基质。肿瘤也可来源于睾丸支持结构和白细胞浸润。睾丸周围组织横纹肌肉瘤发生于睾丸外，但是应作为阴囊实质性肿物的鉴别诊断。类似于睾丸癌的良性病变也有可能发生。

临床表现 肿瘤表现为阴囊内或沿着精索的实质性、无疼痛的肿块，精索位于阴囊内或其上方。如肿瘤分泌激素，患儿可能会出现性早熟。

诊断 对于诊断不明确，或者在鞘膜积液中触及实质性肿块，怀疑睾丸肿瘤的患儿，可行睾丸超声检查。U/A 检查结果正常。如果怀疑睾丸癌，术前需行胸部 X 线检查及血清肿瘤标志物检测（甲胎蛋白和 β - hCG）。

处理　通过腹股沟切口，行睾丸癌切除根治术。后期治疗（如化疗、放疗）则依据肿瘤的分级和分期有选择进行。**参见 Sabiston 71，Becker 61**。

少见病

a. **女孩中的睾丸组织**：有腹股沟疝的女孩的疝囊中 3% ~5% 含有异常的性腺组织，大多数是睾丸组织。这些患儿均患有睾丸雌性化综合征。

b. **睾丸附件的扭转**：有许多退化的附件组织附着于睾丸。其中的一个发生扭转就可以导致病情发生。可通过阴囊见到绞窄的附件呈现为蓝色或黑色的点（"蓝点"征）。**参见 Sabiston 77**。

沟通技巧

与小儿外科患者交流

　　与幼年患者进行交流富有挑战及回报。与儿童一起工作，记住要根据他们的年龄来提供信息，使用通俗易懂的语言来讲明为什么要做手术。一步一步地解释进行手术的过程。学龄期儿童常将医生和医疗行为与"打针"联系在一起。在大多数的机构（你应该熟悉自己的协议），对将要进行择期门诊手术的健康儿童进行术前实验室检查是没有必要的，只有术前通过口服或者直肠灌入镇静药以及面罩麻醉后，才会建立静脉通路。因此如有可能，告诉患儿我们不会给他打针，手术部位如果有任何的疼痛，他们的父母将会给他们减轻疼痛的药，从而使患儿安心。询问患儿近期的活动项目：你的想法，如"放松"一个星期，就与一个 8 岁小孩的不尽相同，他认为将自行车前轮离地地平衡才叫"放松"。手术前允许患儿及其亲属参观手术设备并介绍其功能可有效缓解他们的紧张情绪。也可以向他们提供合适的关于术前经验的书籍和视频资料。

职业素养

提升医疗质量：诊断准确性和早期会诊之间的平衡

在现代的医疗实践中由于过分依赖医疗技术来确诊，从而严重延误了像嵌顿疝、睾丸扭转这类急症的诊断。诊断的正确率可能随着放射学或核医学部门的建立而提升，但这是存在风险的。这样说也许不合适，但是只有在诊断不明确的情况下，才有申请内科医生诊治的必要。一个内科医师与其花费时间去继续观察或做检查，还不如尽早通知他的同事，说："我不能确定是什么病，但是我认为早期的会诊很重要。"相反地，内科医师（住院医生）也应该积极去会诊，即使患儿基本的检查还没有做。

基于系统的实践

创造一个以患者为中心的就医环境

大部分的儿童手术，如腹股沟疝和鞘膜积液修补术都是在门诊进行的。大部分需要手术的儿童都很健康，他们不需要术前实验室筛查或者影像学检查以及术前服用抗生素，门诊手术也不复杂。小儿门诊手术需要一个对患儿及亲属友好的环境，医务人员应熟悉不同年龄人的生理和心理需求。

（黄欣、汤绍涛　译）

第68章
病例49：患儿，男，2岁，胃肠道出血

Donald R. Cooney MD

病例49：患儿，男，2岁，因胃肠道出血就诊。

鉴别诊断

息肉病	消化性溃疡病	肛裂
美克尔憩室	胃肠重复畸形	炎性肠病

诊疗思路

胃肠道出血虽不常造成很大的不良后果，但也可能危及生命。对于消化道出血患者的处理，我常常把它作为一种潜在的危急情况，考虑在那个年龄段最可能导致出血的病因，然后通过体检和化验来决定是否需要外科手术。为了避免再次急性出血，我会用恰当的检查来确定患儿是否有手术指征，如果有手术指征，我会选择最佳手术方式。

患者诊疗

临床思维
- 儿童期出血的特点：自限性、易于处理，但又可能危及生命。
- 在多数情况下，简单的体检、化验及X光片就能得出诊断，进而给予紧急治疗。
- 消化道出血病因的鉴别诊断先要考虑患儿的年龄特点。新生儿期病因包括：坏死性小肠结肠炎、咽下综合征、血友病及中肠扭转等；2~8岁病因包括：肠息肉、美克尔憩室、肠重复畸形、消化性溃疡病等。更大的患儿出血常见的原因是食管静脉曲

张、肠息肉、美克尔憩室及炎性肠病等。

病史

- 熟练掌握不同年龄段常见的出血病因。
- 新生儿产后出血应多考虑胎儿应激反应、咽下综合征的可能。持续性大量出血则需高度重视,可能预示出血与其他疾病有关(如:胎便减少伴呕吐,提示中肠扭转或肠套叠;短期内大量出血可能是消化性溃疡或美克尔憩室)。
- 也要考虑到一些可能导致出血的家族遗传病,如血友病及其他凝血功能障碍。
- 黑便常提示出血来自上消化道,而鲜红色血便更多来自下消化道。
- 另一些疾病,如食管静脉曲张、消化性溃疡及口服非甾体类抗炎药等也可以提供一些与消化道出血相关的线索,如肝脏疾病常可致食管静脉曲张,而其他病因很少导致食管静脉曲张。

体格检查

- 首先确定是否有休克。及时行心肺复苏对于挽救消化道出血患儿生命至关重要。
- 完善的体格检查能够找出出血潜在原因。如口腔黏膜上出现黑色色素可能提示色素沉着息肉综合征。
- 腹部触诊相对于视诊应更为细致。一些致消化道出血的疾病可致腹部膨隆和晚期腹膜炎,如中肠扭转、肠套叠等。
- 肛门指诊也能为出血病因提供重要信息(如肛裂、息肉病)。
- 经胃肠减压抽出胃内容物,能帮助鉴别出血来自于 Treitz 韧带近端或远端(即上消化道或下消化道)。

实验室检查

- **血红蛋白**:用于决定出血的严重程度。对于急性出血,血红蛋白不能立即反映当时的准确失血量。   38 美元
- **凝血功能**:凝血障碍性疾病很少引起儿童的消化道出血,但是大量出血能够引起凝血功能异常,需要术前进行纠正。

    80 美元
- **大便隐血试验**:确定是否存在潜在的出血。   50 美元

影像学检查

➡ **腹部平片**：检测腹腔及肝门静脉系统是否存在空气。

150 美元

➡ **消化道造影**：很少应用，已被消化道内镜取代。　250 美元

➡ **美克尔憩室扫描**：胃黏膜正常情况下会积聚放射性核素。美克尔憩室异位黏膜也能积聚放射性核素。

500 美元

临床实例　　　　　　　　　　　　　　　　　　医学知识

胃肠息肉病

病因及发病机制　儿童和幼儿可出现幼稚性或炎性息肉。某些息肉是由炎性过程引起，肠蠕动将炎性物质逐渐带入结肠内使病情加重。另一些息肉可能与染色体和基因变异有关，包括色素沉着息肉综合征、家族性肠息肉病、幼年性息肉病及 Gardener's 综合征。

临床表现　结肠和肠内息肉病常常表现为间断性便血，粪便可能是黑色也可能是鲜红色。偶尔严重出血影响到血流动力学的稳定。

诊断　息肉病的鉴别可以通过肛门直肠指检和乙状结肠镜或结肠镜来确定。一般通过简单的直肠检查就能看到直肠息肉。消化道造影检查对考虑有色素沉着息肉综合征的小肠息肉更具意义。

处理　最重要的诊断是确定息肉的病理分型。在手术切除息肉后，还需要仔细检查其他结肠，同时确定组织学性质、检测基因改变或癌前病变。多个息肉常常提示某种遗传综合征。患结肠腺瘤性息肉或其他息肉综合征的患者需要进行监测，并尽可能切除结肠黏膜的癌前病变。几乎所有的息肉都能通过结肠镜或乙状结肠镜切除。

美克尔憩室

病因及发病机制　美克尔憩室是一种因脐肠系膜管的残留导致的疾病，最初起源于胚胎的卵黄管。此病发病率约为 2%。常常发生在系膜小肠游离部，离回盲瓣约 60 cm。病变部位可发现异位组织如胰腺、结肠、特别是胃黏膜，它们能分泌酸性物质，并可能引起毗邻小肠黏膜溃疡，最终导致出血。

临床表现　美克尔憩室病发生的出血常常很严重，但不伴疼痛。据报道患者平均血红蛋白为 7 ~ 8 g。出血倾向于自发性停止。

诊断　美克尔憩室能通过仔细的体检及特征性的无痛性突发的、大量出血鉴别。插入胃管有助于诊断上消化道出血。如果出血来自下消化道，下消化道内镜有助于诊断。如果不能确定出血部位，同时患儿生命体征尚平稳，对异位胃黏膜进行放射核素扫描能够确诊。

处理　美克尔憩室并发出血在患儿生命体征控制平稳后应进行手术切除。通常不需要急诊手术，除非出现出血持续不能控制的情况。美克尔憩室切除的时候应该确保所有异位胃黏膜被切除。外科手术能治愈此病。

炎症性肠病

病因及发病机制　克罗恩病和溃疡性结肠炎的病因还不明确。通过对两种疾病的研究发现，基因和环境因素可能都是致病因素。克罗恩病变部位包括整个胃肠道，导致透壁性的肠壁炎症损伤。溃疡性结肠炎主要侵犯结肠，也有少量的肠外病变。

临床表现　克罗恩病的患儿常常较同龄人体重下降。肛周溃疡表明它能导致胃肠道出血。溃疡性结肠炎患儿也可表现为营养不良（如低体重、性发育迟缓等）。伴发胃肠道出血且同时具有上述症状有诊断性意义，但是它是一个自然慢性过程。

诊断　上述放射学特征，能够帮助疾病的诊断。此病依靠食管胃镜或结肠镜取活检来确诊。内镜也常常用来术前定位出血部位。

处理 炎症性肠病的内科治疗包括一系列抗炎和免疫抑制药物治疗。克罗恩病的外科治疗用于对内科药物治疗无显著疗效的患者。炎症性肠病伴发出血的外科治疗通常包括切除完整的病变结肠和小肠造口，待患者病情平稳后再行外科还瘘术。

胃肠重复畸形

病因及发病机制 胃肠重复畸形是一种肠道的先天畸形，表现为球形或圆筒形肠管。它们大多数与胃肠有交通，通常定位在肠系膜面。如果这些重复畸形肠管内包含有胃黏膜，其分泌物可能引起毗邻处溃疡少量的出血，如小肠、胃、十二指肠、结肠等部位出血，极少数会发生严重的出血。

临床表现 腹痛和频繁排出黑红色或胶冻样大便是此病特征性表现。

诊断 放射性核素扫描是最有效的术前诊断方法。偶尔发现有与上消化道并行的小肠，可据此做出诊断。

处理 手术切除重复畸形是最佳治疗方法。需要切除部分小肠。

肛裂

病因及发病机制 病因往往是因为饮食习惯的改变，从日常的或乳制品变为更多的固体食物，导致一些大便变硬、体积增大。虽然肛裂也发生于新生儿期，但是很多时候肛裂的发生跟患儿饮食过度有很大关系。而便秘和大便控制是幼儿和儿童常见的肛裂原因。排便对于一个患有肛裂的患者来说是十分痛苦的事，因为肛门感觉神经对排便时的肛门管壁扩张十分敏感。虐待儿童也可能是原因之一。虐待儿童的诊断必须经过仔细的检查来确定是否存在虐待现象。

临床表现 肛裂最显著的表现是患儿使劲排便，同时伴有疼痛、大便或尿布上带有少量血丝。

诊断 肛裂的诊断主要靠视诊。皮肤前哨痔有时会表现在肛裂的内表面。对于大部分患者，轻度的外翻肛门黏膜即能看到肛门的裂口。用一玻璃管或鼻镜轻轻地插入肛门可以帮助肛裂的诊断。

处理   肛裂的治疗包括增加膳食纤维，同时改变饮食习惯，以改善患儿慢性便秘。应保证足够的水分摄入，柔软的大便能够减轻排便的疼痛感，进而促进病变愈合。

消化性溃疡

病因及发病机制   消化性溃疡的发生可能与烧伤、创伤、恶性肿瘤及败血症等有关；另外患儿可能服用了过多的非甾体类消炎药；感染幽门螺杆菌的患儿很可能导致消化性溃疡的产生。

临床表现   虽然消化性溃疡患者的出血可以混合到粪便里，但是实际上这些患者常常比肠套叠或息肉病患者出血更多。很多时候出血很严重，可能导致血流动力学改变。

诊断   通过插入鼻胃管，消化性溃疡出血与下消化道出血的鉴别相对容易。而且内镜能够诊断出大部分出血的准确部位，也能发现出血的溃疡或胃炎的范围。

处理   大部分消化性溃疡可用内科方法治愈。急性出血常常会自行停止，抑酸药物在治疗上消化道出血时能达到满意的疗效。极少数持续出血患者可能需要内镜止血。在一些特殊的部位，如十二指肠、胃等，需要手术结扎出血血管，只有这样才能挽救生命。

少见病

a. **被吞噬的母体血**：婴儿可能在子宫内吞噬母体血，表现似上消化道出血。Apt-Downey 检测能够区分出胎儿血和母体血，有助鉴别诊断。

b. **溶血性尿毒综合征**：是由系统性疾病导致的重症肺炎、胃肠炎及胃肠出血。

实践基础上的学习和提升：发病率和死亡率的自评量表

并发症	美克尔憩室术后出血
类型	判断错误；可预防的
手术名称	腹腔镜下切除美克尔憩室

疾病名称	美克尔憩室
病情简介	术后直肠出血
干预措施	切除感染的肠段
治疗效果	行第二次手术后患者顺利康复后出院
危险因素	疾病的持续存在
如何处理危险因素	告知亲属手术过程中可能有出血的危险
处理过程中发生了什么	肠内出血来自于第一次手术中没有被切除的与美克尔憩室毗邻的溃疡肠管。
是否还有其他处理方式	为了扩大术中视野，可以把憩室和毗邻的肠管从 trocar 部位拖出。
处理方式不同带来的结果是否不同	不必进行第二次手术，同时大大缩短住院时间。

沟通技巧

与患儿及亲属的交流

消化道出血患儿的亲属对患儿可能出现的严重状况十分焦虑和关注。因此，我们需要安抚亲属，告诉他们我们将会控制出血，且不会导致患儿其他的并发症。

与小孩交流是很有挑战性的，要在亲属参与的情况下，与患儿直接交流，建立一种良好的关系，树立一个善良、温柔、友好的形象。一般应避免站着俯视患儿，而是坐着与之在同一视线水平，减少他的恐惧感。在你建立最起码的关系之前，尽量不要跟他谈论他的症状和体征。这种方法常常用于2岁及大于2岁的儿童。与小孩谈论他的宠物、小伙伴或他床上的玩具常常能使谈话在一个比较好的氛围下开始。

职业素养

培养敬业精神：团队精神及对其他人的尊重

在消化道出血的病例中，会有多位医生一起会诊，他们因为各自对该病的诊断和治疗的认识差别提出各种不同的意见。重要的是我们要认识到，每个症状都可能得出一个诊断，而针对这些不同的情况，都有各自的治疗方法。综合考虑到各种意见，将会使患者得到更好的照顾，也会加强亲属对我们的信任。应在合适的时候与亲属讨论各种可能的诊断及治疗意见，同时告诉他们最终决定采取哪种治疗。

基于系统的实践

手术室里体现的个人能力

在手术室里，不仅出血、感染、不小心造成的肠穿孔会让患儿的手术风险增大，不恰当的操作、异体残留及在氧充足的环境下使用电烧而留下的烧痕也会让患儿的手术风险增大。最好的手术团队要做到，参加手术中的每一个人都了解患儿术中可能的情况（如过敏）及手术要达到的目的，能及时地发现失误并立即处理。

（普佳睿、汤绍涛　译）

第 69 章
病例 50：患儿，4 个月，腹部包块

Douglas Katz MD

病例 50：患儿，4 个月，因发现腹部包块就诊。

鉴别诊断

肾母细胞瘤	神经母细胞瘤
肝母细胞瘤	先天性巨结肠

诊疗思路

当孩子被诊断为腹部包块时，他们的亲属及首诊医生往往会担心这个包块是否为恶性。在这个疾病的会诊过程中，我的主要任务是判断包块的良性还是恶性，然后拟定合适的外科治疗方法。一开始需要问病史、做体格检查。此外，对患儿病情作一个初步的分析，不仅为确诊提供重要线索，也向亲属表明我非常重视这个问题，同时减少了他们的焦虑。

患者诊疗

临床思维
- 其实大多数诊断有"腹部包块"的患儿是不需要手术的，其中有一大部分儿童是因为便秘导致腹胀或膀胱充盈所引起的。
- 及时、准确的诊断能避免并发症并能取得较好的预后。

病史
- 当首次发现包块时，应注意其大小的变化。
- 神经母细胞瘤患者常有骨转移，伴贫血、乏力。

- 在考虑先天性巨结肠症的时候，应注意胎粪排出的时间，及后来粪便排出规律。
- 没有外伤史而出现血尿，常提示肾肿瘤。
- 先天性巨结肠症的家族史非常重要。
- 运动系统功能受损，则提示神经母细胞瘤侵入椎管。

体格检查

- 需记录包块的位置、大小以及活动度。
- 伴有高血压、心动过速提示肿瘤可能压迫血管。
- 神经母细胞瘤有其专科体征：转移到皮肤上会出现蓝色的小结节。转移到眼眶，形成黑眼圈称之为"熊猫"眼。可致眼阵挛、肌阵挛，称之为肌肉阵挛性抽搐，伴眼球震颤，又被称为"跳眼综合征"。

实验室检查

- 甲胎蛋白诊断肝母细胞瘤非常敏感（灵敏度可达 70% ～90%） 100 美元
- U/A：血尿提示肾母细胞瘤 18 美元
- 神经母细胞瘤比其他肿瘤更易导致贫血 38 美元
- 尿中儿茶酚胺增高对诊断神经母细胞瘤特异性更好 125 美元

影像学检查

➡ **腹部平片**：可以看到扩张的肠段或腹部包块（如神经母细胞瘤的钙化灶） 156 美元
➡ **肠道造影**：钡剂或水溶性造影显示的断层解剖，可以看到先天性巨结肠症的狭窄段和移行段 250 美元
➡ **B 超**：方便、快捷。对原发性肿瘤定位较准，能看到肿瘤周围血管，判断肿瘤为囊性或实性 800 美元
➡ **MRI**：无辐射，常用于评估准备手术患者的肿瘤浸润程度、血管受累情况及肿瘤分期 900 美元

临床实例	医学知识

肾母细胞瘤

病因及发病机制 肾母细胞瘤（或 Wilms 瘤）是一种起源于后肾胚基的恶性肿瘤，会压迫肾组织致肾盂肾盏变形。

临床表现 大部分患儿小于 15 岁，仅以腹部包块为主要表现。有的患儿会有镜下或肉眼血尿（偶尔由轻微外伤诱发）。当肿瘤压迫左精索内静脉时，会导致左侧精索静脉曲张。通常是在父母给孩子洗澡时发现腹部不对称而发觉包块的。

诊断 肾母细胞瘤没有特异的血液或尿液检测诊断。虽然 MRI 敏感性很高，但 CT 是主要的影像学检查方法，B 超和 MRI 可判断血管受压情况。

处理 手术切除和临床分期化疗是主要的治疗方法。无法完全切除的肿瘤先进行活检，根据结果行化疗和放疗，最后手术切除剩余的肿瘤。术后的化疗和放疗取决于肿瘤的分期。而某些特殊的病例需行双肾切除。参见 Sabiston 71，Becker 58。

神经母细胞瘤

病因及发病机制 起源于神经嵴，病因转归多种多样，有的能自发消退，有的能成为成熟的良性肿瘤，具体的病因不明，可能发生于交感神经束生长迁移过程中的任何位置，其中又以肾脏髓质多发。

临床表现 大部分好发于 10 岁左右患儿，可触及腹部包块，质硬，有压痛，患儿常伴体重下降，低热，25% 的患儿会有血压升高。肿瘤转移到不同位置以及产生不同的血管活性物质，则会引起不同的症状。

诊断 留存 24 小时尿液进行检测，可发现其儿茶酚胺及代谢产物明显增高。50% 患儿腹部 X 线可发现点状钙化灶。CT 和 MRI 也可用于辅助诊断肿瘤的远处转移。确诊则必须活检，取足够大的组织进行多项生物及基因的检查。

处理 手术切除是恶性程度较低的肿瘤有效的治疗方法，也是迄今为止包括其他肿瘤在内的重要治疗方法。大部分患儿需要长期化疗，危重患儿还需放疗及骨髓移植。**参见 Sabiston 71，Becker 58。**

肝母细胞瘤

病因及发病机制 病因不清，起源于胚胎细胞，通常由不同种类的细胞组成。在某些染色体异常的综合征中发病率高。常表现为巨大的实质性肿块，肿块中心有自发性坏死，可通过肝静脉系统转移至肺。

临床表现 初期出现无症状腹块，随病情进展伴发腹痛、消瘦、恶心、呕吐等症状。

诊断 约 90% 患儿有甲胎蛋白升高。CT 和 MRI 能直接观察肿瘤及其范围，对手术切除范围有指导意义。胸部及大脑 CT 能发现转移灶。

处理 大约 50% 的患儿能够一期切除。手术方式包括肝叶切除和肝脏多叶切除术，活检术后化疗能使肿瘤组织明显萎缩。对于无法通过手术切除、又无转移灶的患儿可行肝移植。

先天性巨结肠 (Hirschsprung's Disease，赫什朋病)

病因及发病机制 先天性巨结肠是由于远端肠管神经节细胞缺乏，从而导致肠管不能正常蠕动，粪便无法排出所致。明确的病因还不清楚，该病常伴有其他遗传缺陷。

临床表现 虽然任何年龄都可发病，但大部分患儿自出生就开始便秘，或生后两天内胎粪未排，应高度怀疑先天性巨结肠症。大部分患儿在出生后 6 个月内可以确诊。常出现的症状包括便秘、发育不良、腹胀及小肠结肠炎。

诊断 腹部 X 线可以显示病变肠管远端及扩张肠管。钡剂灌肠则可显示移行段，但新生儿不建议做。直肠黏膜活检是诊断的"金标准"，可直接在病房进行，能看到增大的神经纤维束及神经节的缺如。

处理　通过手术，将正常、有神经节细胞分布的肠管与近肛门处吻合。有多种手术方式可进行，现在这些术式都采用腹腔镜或经肛门拖出。多数采用一期手术治疗，但也有一些患儿需先行结肠或回肠造瘘。参见 Sabiston 71，Becker 57。

少见病

a. **肾盂积水和多囊肾**：肾盂积水多由于肾盂输尿管连接处梗阻、输尿管囊肿/输尿管膀胱出口单侧或双侧梗阻等导致。B 超能显示呈囊性扩张的肾盏包绕着与之相连的肾盂，肾盂也呈囊性扩张。

b. **粪石**：功能性便秘的患儿肠道中粪便积存形成，通过腹部触诊可触及。

c. **卵巢肿瘤**：女孩体内罕见，一旦发生，则形成巨大肿块，表现为下腹部巨大包块。

实践基础上的学习和提升：发病率和死亡率的自评量表

并发症	肾母细胞瘤，已破裂
类型	操作失误；可预防
手术名称	肾母细胞瘤根治术
疾病名称	4 个月大男婴，肾母细胞瘤
病情简介	根治术中肿瘤破裂
干预措施	无
治疗效果	患儿肿瘤恶性程度更高，需要腹部放疗及更大剂量的化疗
危险因素	巨大肿瘤
如何处理危险因素	小心谨慎处理肾脏
处理过程中发生了什么	当一名外科医生牵拉肿瘤时，另一名医生进行分离。在操作的过程中，肿瘤出现破裂，破碎的肿瘤组织和血液流到手术野中。

是否还有其他处理方式	进行大范围的切除,这样肿瘤组织所受的压力就小些。外科医生应告诉麻醉医生有必要进行完全的肌肉松弛麻醉。最后,牵拉肿瘤组织的手指应该均匀分布于组织以降低局部压力。
处理方式不同带来的结果是否不同	如果肿瘤组织没有破裂,化疗的剂量及时间可能更少一些,也不需要进行放疗。生存期也会更长一些。

沟通技巧

处理对未知结局的恐惧

　　与因腹部肿块就诊患儿的父母进行初次交流是非常困难的,因为所考虑到的疾病范围十分广,与之对应的处理治疗方式也非常不同,患儿亲属因此会十分忧虑和紧张。向患儿亲属阐述可能出现的各种结果及预期疗效,也会使他们畏惧。虽然一些疾病是致命的,但是向患儿亲属强调对于大多数的疾病,我们都有很好的治疗方法,这些治疗方法都是经过多年发展的,这一点十分重要。向患儿亲属保证我们会与他们保持联系,一旦找到更好的治疗方法会及时通知他们。

职业素养

培养敬业精神

　　处理因别的医务人员失误导致的病情拖延经常会遇到这种情况:一位因腹部肿块入院的患儿常有拖延病情的病史。这种情况常常使患儿亲属或者首诊医师感到内疚。不要去责怪任何人,把重点放在积极的一面,这一点很重要。对参与患儿的治疗过程的所有人都应该去信任和尊重。

基于系统的实践

保持工作和现实生活之间的平衡

作为社区里唯一一个小儿外科医生，经过一整天及夜班的繁忙，你处理的患儿包括一个 Wilms' 瘤，一个食管气管瘘，两个腹股沟斜疝，两例急诊阑尾切除术。对你来说，回到家后，脑中只有睡觉、吃饭以及休息。但是对你的家人，意味着妈妈（或爸爸）回家了。

如何成为一个合格的母亲、父亲、丈夫、妻子或者伙伴，同时也是一个伟大的医生？这个问题并非微不足道。外科工作消耗了许多人的青春。不幸的是，这样的人生观却带来了高离婚率、未履行父母的义务以及对生活不满的一代外科医生。没有一个课程能教你如何在生活中保持不同角色间的平衡，但是保持这种平衡却是至关重要的。你是否在工作上花费太多的时间，在家里脾气十分暴躁？你是否经常取消或者推迟家庭活动，并且振振有词？或者，当你经过一段时间休假却发现很长一段时间没有进行职业继续教育或阅读学术期刊了。花上一段时间找出自己还需要什么、还想要什么。你要意识到你的同事和其他人可能同样遇到工作与生活上的矛盾。将你个人目标和职业目标按照优先顺序写在一张纸上，并制定计划实现这些目标。每个月回顾并修订这些计划。

你曾经有机会去评估一个小儿外科的患者吗？你与患者之间的沟通程度如何？与患儿亲属之间呢？通过第36页的"能力自评量表"回顾患者的病情，该表格同时也可以在本书的网站上下载 Word 版本，网址为 www.studentconsult.com，该版本可以进行下载和打印。

医者金鉴：小儿外科

病例分析

1) 早产 4 周的女婴，在脐右侧有一个小的腹壁缺损，一些肠祥通过这个缺损突出腹壁。这些肠段肠壁增厚，还有一个明显的盲端。

患儿的诊断是什么？你最担心的是什么？在患儿住院期间，她可能遇到的最大的困难是什么？

2) 孕 37 周的新生儿由于极度呼吸困难需要行气管插管。尽管进行了有创通气及相关医疗支持，他仍出现酸中毒及循环充盈不足。腹部呈现"舟状腹"。

最有可能的诊断是什么？如何证实这个诊断？在最初的治疗当中最重要的一步是什么？

3) 2 岁的女孩，出现腹痛、发热，最高体温 38.5℃。4 天前出现"胃肠型感冒"同时伴有脱水症状。母亲诉 2 天前患儿出现呕吐及剧烈的腹痛，腹痛发作时，患儿蜷缩着下肢。疼痛发作期间患儿精神怠倦。肠蠕动正常，肠内容物为血液和黏液的混合物。腹部微胀，右侧稍硬，但没有腹膜炎刺激征。

最有可能的诊断是什么？为什么患儿肠腔内含有血液？该患儿如何治疗？

4) 早产 1 个月出生的 9 个月大的男孩，在过去的 4 小时里逐渐变得局促不安，发现他右侧腹股沟及阴囊肿胀。其亲属诉患儿有过非胆汁性呕吐。患儿明显烦躁。腹部稍胀但不硬。从右侧腹股沟至阴囊可触及质硬包块。

与该患儿发病的胚胎学依据是什么？什么器官或者组织处在危险之中？该患者如何治疗？

5) 急诊室来了一个 2 岁男孩，下消化道大量出血。之前没有任何腹部不适。体检发现患儿脸色苍白，低血压。电子肠镜显示栗色的血凝块。

在早期治疗该患儿的过程中最需要考虑的治疗措施是什么？最有可能的诊断是什么？这个患儿可能出现的其他的并发症是什么？

6) 急诊室来了一个 6 周大的新生儿，患儿哭闹，询问病史得知几个小时前出现数次胆汁性呕吐，此前从没有出现过类似症状。

患儿腹软、腹部不胀，但是仍有不适、哭闹，他的父母不能使他平静下来。

在评估这个患儿情况的过程中最重要的考虑因素是什么？最需要做什么诊断性的检查？

7）儿科医生发现一 2 岁大患儿右侧腹部出现一肿块，肿块质硬，表面光滑且位置固定。家长诉在过去的 2 周里，患儿变得烦躁不安，且出现了无法解释的低热和高血压。

可能的诊断有哪些？最有可能是什么疾病？这个患儿进行检查需要进行哪些检查以进行病情的分析研究？

8）1 个月大的新生儿，伴有黄疸，其亲属诉患儿粪便呈白色。体检发现患儿肝脏增大、质地变硬。血清胆红素（总胆红素/直接胆红素）为 16/9 mg/dL，AST 为 100 IU/L，ALT 为 120 IU/L，GGT 为 200 IU/L。

可能的诊断有哪些？还需要做什么检查以确诊？

纪念

Philip J. Wolfson，医学博士，Jefferson 医学院外科教授，一位杰出的小儿外科医生及外科教育家。就在他不幸逝世之前，还在为本书的编撰工作呕心沥血。之前他写过一些关于"未公开课程"的文章，阐述了一些主治医师和住院医师的行医方面的弊端有可能阻碍正确的医学行为的教育[1]。Wolfson 教授指出，医学生经常对医疗行为中的不规范的做法及没有尽到最有效的医疗救治的做法感到困惑，同时也对此无能为力。他提倡学生将这些弊端揭露出来，尽管有些无礼。在 Wolfson 医生看来，这种方法不仅仅是一个更好的教学形式，更是保障患者安全、使患者得到最好的医疗服务的关键。下面就是 Wlofson 医生在小儿外科领域的一些经验之谈，对我们来说可谓是无价之宝。

参考文献

1. FOCUS on Surgical Education. Association for Surgical，2007

下面的病例讨论由宾夕法尼亚州费城 Jefferson 医学院外科学教授、医学博士 Philip J. Wolfson 医生编写。

答案1

这个小孩患有腹裂,这是一种先天性疾病。患儿由于脐带一侧的腹壁存在缺损,部分内脏通过缺损穿过腹壁。与脐膨出不同,该病腹壁缺损是没有膜结构覆盖的,暴露的肠管会增粗、水肿,并引起肠管的慢性炎症反应,即使后期进行手术修补,肠管的功能也不会立刻恢复。腹裂常伴有的小肠闭锁畸形,就如同该病例中的患儿,从突出的肠祥出现小肠盲端可以看出,该患儿还伴有小肠闭锁。这种情况的患儿常常面临许多危险,包括突出的内脏出现局部缺血、体液的流失和体温的下降、以及感染。突出的肠祥必须置于患儿正上方,或者将患儿保持侧卧位,肠祥置于同一边,这样能够防止肠祥扭曲而出现缺血坏死。同时肠管要保持湿润,并将整个腹部包裹在无菌的塑料薄膜中;同时进行静脉输液保持体液平衡、广谱抗生素抗感染及通过鼻腔插入胃管进行,胃肠减压。

答案2

该患儿最有可能为先天性膈疝。当新生儿出现呼吸困难、舟状腹时,应首先考虑此病。胸部 X 线检查(CXR)能够显示肠管通过疝孔进入到胸腔中(对于不常见的右侧膈疝,CXR 可能显示为右侧胸腔的一个占位,即肝脏通过疝孔进入到胸腔)、纵隔偏移以及膈肌显影缺失。由于进入胸腔的肠段(或肝脏)挤压肺脏,加上肺脏本身发育不良,患儿出生不久就会出现呼吸困难,而膈疝本身的机械作用对呼吸的影响不是主要的。因此,在患儿出现呼吸不畅的时候,需要及早进行膈疝修补术。但在手术前,需要患儿的身体状况保持稳定,这就需要几天的时间进行调整。通过气管插管进行正压通气,能够防止患儿出现严重的缺氧以及酸中毒,但要注意呼吸机的设定要在最低状态。如有必要,可使用外源性表面活性物质及吸入性一氧化氮。如果这些措施都没有用,可以通过体外膜肺氧合进行治疗。

答案3

如果 6 个月到 2 或 3 岁小孩出现不明原因的腹痛,应考虑肠套叠的可能。这个病例中的患儿出现该病的典型症状包括间断性腹痛、激惹及嗜睡等，呕吐及果酱样粪便等症状更支持了该病的诊断。血便是由于肠套叠引起的肠系膜血管受压，进而导致肠黏膜缺血。采用静脉输液、结合抗生素治疗。需要进行气钡灌肠，这不仅可以诊断该病，而且可以达到治疗的效果。或者，通过超声检查可以进行筛查该病。

答案 4

这个患儿为腹股沟斜疝，该病是由于鞘状突未闭而导致的。一旦发生嵌顿，不仅仅是小肠可能发生缺血性坏死，由于精索血管受压，睾丸也容易发生坏死。出现急症时先试着通过手法复位，后期再行择期手术治疗，该方法往往在儿童患者身上有效。手法复位的禁忌证包括腹膜炎、覆盖疝囊的皮肤的改变（出现红斑、变色、水肿等），预示着疝囊内容物已经发生坏死。

答案 5

任何出现胃肠道大量出血的患者需要静脉输液补充循环血量（通常用乳酸林格氏溶液）以及输血治疗（采用大孔径的输液器）。小儿出现无痛性的、大量的下消化道出血，最常见的疾病为伴有异位胃黏膜的梅克尔憩室。梅克尔憩室其他的并发症包括炎症和小肠梗阻。

答案 6

任何小于 1 岁的患儿出现胆汁性呕吐，应考虑到小肠扭转的可能，该病如果不进行正确的认识和合理的处理，后果会很严重。早期进行体检可能没有什么异常，腹部平片也没有什么特别——随着时间推移，患儿如果出现腹膜炎，此时再去抢救小肠可能就太晚了。口服对比剂行上消化道造影能够显示 Treitz 韧带的位置。如果有证据表明患儿为肠旋转不良，应立即手术治疗。

答案 7

该患儿可能为神经母细胞瘤，Wilm 氏瘤，肝母细胞瘤或者肾盂积水。鉴于患儿的全身系统的症状及高血压、肿块位置固定等表现，高度怀疑为神经母细胞瘤。患儿应行血常规、大便常规、尿常规检查，血清甲胎蛋白检测、尿儿茶酚胺水平检测。尽管腹部平片及超声检查可能有助于诊断，但腹部 CT 和 MRI 检查对诊断更有意义，它能够显示肿瘤组织的具体细节，包括原发灶和转移灶。

答案8

对于一个没有进食过母乳，没有明显的潜在疾病的婴幼儿来说，血液中直接胆红素升高可能的原因包括胆道闭锁、新生儿肝炎、胆道发育不良、胆总管囊肿、α1-抗胰蛋白酶缺乏以及胎儿期子宫内病毒感染。接下来的工作包括肝功能全套检测、弓形体病、其他病毒、风疹、巨细胞病毒、单纯疱疹病毒（TORCH）检测、α1-抗胰蛋白酶水平检测及腹部超声检查。如果这些检查结果均为阴性，可再行肝胆核素扫描（检查前给予适量镇静药），如果检查发现无胆汁分泌到消化道中，就应怀疑患儿是否有胆道闭锁，进而通过肝组织活检及剖腹探查来诊断治疗。

（雷海燕、汤绍涛　译）

第十一部分
移植病例

章节编辑：
Hilary A. Sanfey MB, BCh

目 录

第70章
病例51：肝移植评估

Hilary A. Sanfey MB, BCh

病例51：患者，男，45岁，肝功能异常，有重度嗜酒史。拟行肝移植术前评估。

诊疗思路

当需要对一位患者做肝移植术前评估时，以下部分要注意：肝功能衰竭的原因、患者的年龄和合并症。还应评估患者是否有滥用药物史及精神状态以明确患者是否为合适的受体。

患者诊疗

临床思维

- 评估肝移植受体的重要性：确定有不可逆的肝脏疾病。对其他常规的治疗手段无效的终末期疾病。评估病情的严重性——需要做移植，但尚未致命。
- 确认有无移植禁忌证，绝对禁忌证包括明确的肝外转移灶、活动性感染及滥用药物。

病史

- 询问终末期肝病的症状，包括肝性脑病、腹水、上消化道出血、瘙痒、睡眠模式改变、震颤。获取详尽的药物滥用史，包括饮酒及毒品的使用。
- 详细询问既往史及手术史，特别是有无恶性疾病及活动性感染史。

体格检查

- 全面体查。同时关注上消化道的检查。注意有无以下体征：黄疸、搔痕、震颤、腹水、海蛇头、肝掌、蜘蛛痣、肝脾肿大。

实验室检查

编者注：心、肝、肾移植前的检查通常包括以下 4 个方面。

- 相容性检测。
- 评估患者的当前生理功能。
- 评估患者的免疫系统及有无潜在感染的可能性。
- 筛选未发现的恶性疾病(因移植患者术后需要使用免疫抑制剂)。

(1)相容性检测

- ABO 血型   30 美元

(2)生理功能

- 血常规、代谢功能检测、肝功能   84 美元
- 凝血酶原时间评估凝血功能   25 美元
- 心电图检查(若需要可加做心功能评估)50 美元(500 美元)

(3)免疫状态及潜在感染检测

- 迟发性皮肤敏感试验(Anergypanel)，PPD，HIV   115 美元
- 胸片   136 美元
- 尿、大便、血培养排除有无感染   45 美元
- 肝炎检测(乙肝和丙肝)   65 美元

(4)筛选恶性疾病

- 前列腺肿瘤标志物(大于 50 岁男性)排除前列腺癌 65 美元
- 腹部磁共振血管成像了解肝解剖及有无肿瘤   2500 美元
- 甲胎蛋白筛选肝细胞癌   62 美元
- 巴氏涂片和乳腺拍片筛查子宫颈癌和乳腺癌(大于 40 岁女性)   125 美元

患者的既往病史可提供需要的进一步检查。

肝功能的解读

胆红素升高	碱性磷酸酶升高	AST 升高	ALT 升高	白蛋白降低	国际标准化比值升高	γ - GT 升高
提示肝细胞疾病或胆汁淤积；非结合胆红素升高提示溶血	提示胆汁淤积	提示肝细胞疾病。ALT < AST 出现在酒精性肝脏疾病		提示肝合成功能及凝血功能下降。两者同时存在提示严重的终末期肝病		与碱性磷酸酶升高意义同，滥用酒精者升高

临床实例	医学知识

常见的慢性肝脏疾病

肝硬化:很多原因可造成的、以桥接纤维化和肝结节再生为特征的肝脏病变。**参见 Sabiston 28,53;Becker 18,67。**

肝硬化原因	诊断	在行肝移植患者中的比例
丙型肝炎	血清学检测阳性	40%
	病史	15%
原发性胆汁性肝硬化	抗线粒体抗体阳性,碱性磷酸酶和总胆红素明显增高	4%
原发性硬化性胆管炎	影像学的慢性胆管损伤	5%
自身免疫性肝炎	多见于女性,与自身抗体有关	7%
乙型肝炎	HBV 的血清标记物阳性	5%~10%
特发性	特发性或先天性疾病	15%

少见病

a. 非酒精性脂肪肝炎(NASH):NASH 或非酒精性肝肥大是与酒精无关的肝脂肪变。是最常见的特发性肝硬化的原因。**参见 Sabiston 53。**

b. 多囊肝:一种遗传性疾病,以多发大小不一的囊肿遍布全肝为特征。绝大多数为隐形遗传性疾病。部分患者合并有多囊肾。**参见 Sabiston 52,Becker 18。**

医学知识	肝移植

外科解剖

■ 几乎都是原位移植:移植肝放置于病肝所在部位。

■ 通常包括 5 个独立的吻合:肝上下腔静脉,肝下下腔静脉,门静脉,肝动脉,胆管。

■ 供体的胆囊需切除。

排斥反应

急性排斥反应：40%～60%的病例可出现，多发生在术后7～14天。临床表现为肝功能异常并出现右上腹痛，胆红素和碱性磷酸酶及 ALT、AST 增高。还可能出现发热、肝肿大、厌食。通常需要大剂量激素冲击治疗。

慢性排斥反应：是晚期移植物功能丧失的主要原因。发生率约5%。与肾移植一样，无有效治疗手段。有时需要行肝穿刺来鉴别诊断。

其他要点

受体的移植顺序需行 MELD(终末期肝病模型，model for end-stage liver disease)评分，可评估未移植的患者死亡风险。无需行供受体的交叉配血。供受体的型号必须相匹配。

参见 Sabiston 28，Becker 67。

实践基础上的学习和提升：循证医学

题目
使用他克莫司作为原位肝移植的免疫抑制剂 –1000 例随访

作者
Jain A, Reyes J, Kashyap R, Rohal S, Abu-Elmagd K, Starzl T, Fung J

参见
Annals of Surgery, 1999, 230(3)：441 –448

问题
肝移植术后，患者需要终身服用免疫抑制剂。长期随访其安全性及有效性十分重要。

干预
单中心 1,000 例肝移植患者应用他克莫司的 10 年随访。

证据质量
对照组数据为服用环孢霉素的患者。

结局/效应

目前6年生存率为68.1%，与其他时间组有显著性差异。肝移植术后1年，感染、疾病复发、恶性肿瘤复发和心血管事件是移植物功能丧失或死亡的最重要原因。2年以上发生急性排斥反应的几率大约是每年3%。82例恶性疾病患者中，41例伴淋巴结增生。小儿的远期效果优于成人。

历史意义/评论

本文是关于他克莫司最大的系列研究。为后环孢霉素时代提供了研究模板。

沟通技巧

获得移植患者的同意

鉴于多数患者伴有肝性脑病，要取得手术同意建议和患者亲属谈话。谈话内容包括清晰讲述每一个可能出现的风险类别，同时，给患者及亲属提问的机会。需要交代的风险包括麻醉风险、外科风险、与移植手术相关的风险、术后的免疫抑制问题以及可能作为移植的备选患者等等。

职业素养

社会公正原则

移植患者在等待序列上仅以疾病严重程度优先。没有任何一个患者在基于病因、年龄、性别、民族、种族等比别的患者更"值得"优先手术。由于大量肝衰竭的患者是滥用酒精或因静脉注射毒品而感染丙肝，这些患者应在移植之前有一段时间的完全戒断康复治疗。还应避免依据病因来判断手术价值。

基于系统的实践

国家运作：UNOS 系统

起源和概要

国家器官分享网络（The United Network for Organ Sharing, UNOS）是政府运行的协调、管理及分配人实体器官的机构。

肝移植

2002 年，UNOS 决定采用 MELD 评分来判断病情的严重程度并依此分配器官（www.unos.org/resources/meldPeldCalculator.asp）。目前政策仍将急性功能衰竭或肝移植术后 1 周原发性移植物无功能作为等待名单里的紧急状态。非紧急状态者均按 MELD 评分排序。器官首先给实施供体手术医疗单位所在的当地受体。若当地无合适受体，则提供给周边的区域直至分配至全国。MELD 评分基于以下三个变量：胆红素、血清肌酐、和国际标准化比值。

肾移植

1984 年，UNOS 建立了一套评分系统来决定尸体肾供体的分配，平衡了公平（等待时间）和医学获益（HLA 匹配）。这套系统几经修改调整增加了种族和生物学差异，以及等待名单上的受体和供体之间的越来越严重的不平衡。

心脏移植

1999 年，UNOS 依据受体优先状态、供体和潜在受体的地理距离和等待名单上的时间来分配供体。

（熊俊 译）

第71章
病例52：肾脏移植评估

Nicole D. Figueredo MD, James Lim MD
& FranciscoBadosa MD

病例52：患者，女，46 岁，因肾小球肾炎致终末期肾功能衰竭，透析 3 年，拟行肾脏移植。

诊疗思路

当医生想对一名终末期肾衰竭（End stage renal disease, ESRD）患者做肾移植评估时，医生应尽量确保患者对肾移植有全面的了解。多数 ESRD 患者此时虽然已经知道自己的病情，且多有透析的经历，但医生仍需确认每位患者对 ESRD、肾移植的了解和选择以及对移植相关问题有否全面的认识。不仅如此，医生也应回顾患者的血液透析、腹膜透析病史，评价其接受活体供肾或尸体供肾的可能性。

患者诊疗

临床思维

所有需要或将要接受透析、肌酐清除率等于或低于 20 mL/min 的 ESRD 患者，应接受肾脏移植评估。评估内容包括：

- 无绝对禁忌证（详见下文）。
- 可以耐受手术和麻醉。
- 精神状态稳定，具有一定的依从性。
- 能够同时了解肾脏移植相比透析的风险和益处。

肾脏移植的绝对禁忌证包括：

- 难以（通过药物或手术）控制的活动性感染（如 HIV、乙肝、活动期结核）
- 严重、活动性的心肺疾病（患者难以耐受外科手术）
- 精神状态不稳定（比如药瘾或者依从性差的患者）
- 近期有恶性肿瘤病史。

病史

- 医生需要询问 ESRD 患者的原发病：是否有糖尿病、高血压、反复发作的泌尿系感染/肾盂肾炎、多囊肾、肾小球肾炎、自身免疫性或家族遗传性疾病。
- 检查有无潜在的 HLA 致敏因素：既往有无器官移植病史，怀孕次数，是否有输血史。
- 询问并发症，特别是感染性疾病的病史[巨细胞病毒（CMV）、乙/丙肝病毒、HIV、泌尿系感染、结核]、恶性肿瘤、心血管、呼吸系统、血液病或精神病史。
- 既往手术史，包括血管或泌尿外科手术，有无任何出血、血栓形成或者麻醉相关的并发症。
- 了解患者的家族情况，评估有无潜在的活体器官供体。
- 了解患者的透析病史、服药史、过敏史。

体格检查

- 全面的体检。
- 检查鼻窦、牙齿和插管部位有无感染。
- 供肾将移植到髂血管，所以需要重点检查下肢有无外周血管疾病。

实验室检查

编者按：肾移植术前检查分 4 大类：

1. **组织相容性检查**
   - ABO 血型检查，HLA－A，HLA－B，HLA－DR，群体反应性抗体，淋巴毒试验　　　　　　　　　　　　　240 美元
2. **详细体检**
   - 全血细胞计数、肝肾功能、血糖、血电解质　　　　21 美元
   - 心电图（必要时行全面的心血管评估）　50 美元/500 美元
   - 口腔检查（包括近年的检查结果）　　　　　　　　50 美元
   - 排泄性膀胱尿道造影（若有泌尿系疾病相关症状）
     　　　　　　　　　　　　　　　　　　　　　　　250 美元
   - 肾脏超声检查　　　　　　　　　　　　　　　　185 美元
3. **检查患者免疫状态及有无潜伏感染**
   - 迟发性皮肤敏感试验、结核菌素试验、HIV 检测　115 美元
   - 胸部 X 线检查　　　　　　　　　　　　　　　136 美元

- 尿/痰/血培养，排除感染   45 美元
- 肝炎病毒（乙/丙肝）   65 美元
- HBsAg，HBsAb 和 HBcAb；丙肝病毒抗体及滴度定量

                                                      65 美元
- 巨细胞病毒（IgG 和 IgM 滴度）   45 美元

4. 筛查恶性肿瘤
- 前列腺特异性抗原（男性，年龄 >50 岁）   65 美元
- 宫颈涂片/乳腺照片（女性，年龄 >40 岁）   125 美元
- 结肠镜检（男女不限，年龄 >50 岁）   625 美元

临床实例	医学知识

终末期肾病的常见原因

慢性肾衰竭是数月或数年、缓慢进展的肾脏功能减退。肾功能减少到正常的 10% 或更少为严重的肾功能不全。**参见** Sabiston 28，Becker 67。

美国的 ESRD 病因	占所有 ESRD 透析者的比例（%）
糖尿病肾病	40
高血压	28
肾小球肾炎	12
囊性肾病	3
其他	18

临床选择

移植评估，不仅是为将患者纳入等待名单，也要让患者知道所有的选择，并决定适合患者的最佳治疗方式。对于许多年老或者单身的患者来说，透析能够为他们提供社交的机会，但对于其他人来说，透析则给生活带来了极大的不便。应告知患者，如果他们选择移植，供体多种多样，等待供肾时间也不尽相同。所有选项的优缺点都应告知患者。这些选项包括：

- 血液透析
- 腹膜透析

- 亲属/非亲属活体供肾移植
- 尸体供肾移植
- 边缘供体肾移植

参见 Sabiston 28，Becker 67。

糖尿病患者的肾脏移植

　　合并有 1 型糖尿病的 ESRD 患者，需要考虑胰肾联合移植（simultaneous pancreas-kidney transplantation，SPK），或者肾移植后再行胰腺移植（pancreas after kidney tranplantation，PAK）。SPK 优点在于仅需一次手术，且因为胰肾均来源于同一供体，免疫排斥容易控制。相反，因为器官短缺和等待时间过长，如果有活体供肾，则应该先行活体供肾移植，然后再等待尸体供胰。

　　PAK 的 1 年和 3 年器官存活率曾明显低于 SPK，但近几年来，PAK 的存活率明显提高，这使活体供肾 + PAK，成为 SPK 的有效替代方法。**参见 Sabiston 28，Becker 67。**

医学知识　　　　　　　　　　　　　　　　　　　肾脏移植

外科解剖
- 移植肾通常放在腹膜外。
- 肾动脉吻合至髂外动脉；肾静脉吻合至髂外静脉。
- 若受体体重 <20 kg，移植肾宜放在腹膜内。
- 通常不需切除自体肾脏。

免疫抑制
　　免疫抑制药物一般包括一种钙调神经磷酸酶抑制剂比如 FK506（普乐可复或他克莫司），和骁悉（霉酚酸酯），+/- 口服激素（泼尼松）。

其他相关药物
- 环孢素：钙调神经磷酸酶抑制药
- 赛尼哌（daclizumab），达利珠单抗（basiliximab）：抗白介素 -2 受体抗体，多用于排斥反应发生后
- 兔抗人胸腺细胞球蛋白（RATG）：T 细胞多克隆抗体

- OKT3：T 细胞单克隆抗体
- 西罗莫司(Sirolimus)：关键性的调节性激酶抑制剂

排斥反应

- **超急性排斥反应：** 受体血液循环中的抗体，在肾脏再灌注后数分钟至数小时内，引起不可逆转的肾脏损害。如果供受体组织相容性试验阴性，则罕见发生。
- **加速排斥反应：** 发生于移植术后 24 小时至 4 天，受体因输血、器官移植或怀孕史，在本次肾移植前已致敏。
- **急性排斥反应：** 发生于肾移植术后数天至数星期。约 90% 以上为细胞介导，治疗较容易。而余下的 5% ~ 10% 为抗体介导。
- **慢性排斥反应：** 发生于术后数月至数年，表现为移植肾功能进行性减退。多因素所致。

其他重要信息

- 肾小球滤过率少于 20mL/min 者应纳入肾脏移植等待名单
- 活体供肾的受体预后优于尸体供肾——拥有更好的移植物/供体/长期存活率。
- 肾脏移植受体相比透析维持者，存活时间更长，且生存质量更高。

参见 Sabiston 28，Becker 67。

实践基础上的学习和提升：循证医学

题目

肾移植后改善长期预后的策略

作者

Pascual M，Theruvath T，Kawai T，Tolkoff-Rubin N，Cosimi AB

参见

New England Journal of Medicine，2002，346(8)：580 – 590

问题

虽然移植肾长期存活有所改善，但是慢性排斥反应和带功死亡仍然是每年 3% ~5% 移植肾丢失的首要原因。因此，寻找改善长期预后的策略成为肾移植中的首要问题。

干预

探讨导致长期移植肾失功的原因，寻找改善受体长期存活和生存期的策略。

证据质量

回顾文献和历史观点

历史意见/评论

这篇文章提供了远期移植肾丢失原因的详尽分析结果，且评述了以诱导免疫耐受为最终目标的未来防治策略。

沟通技巧

报告同事的行为

　　严重医疗差错的一个主要原因就是同事间隐瞒病情风险和（或）同事的不当行为。保持沉默在此时是致命的。最近有研究表明一半以上参加调查的健康工作者曾注意到同事的不当行为，包括违规操作、过失或是偷工减料等。同时，该研究发现他们中的大多数人不会与过错方讨论此事或是向上级汇报。健康工作者必须意识到他们首先要忠诚于自己的职业。对同事不负责任行为的沉默，将会给患者带来灾难性的后果。

职业素养

社会正义的原则：致力于提高获得保健的途径

　　患者在完成移植评估后，将作为潜在受体被纳入移植等待名单。不能在年龄、性别、种族或是疾病严重程度等方面带有偏见。同样，除非患者有明确的禁忌证或是难以耐受外科手术，否则不应拒绝他们的移植要求。

　　社会和医院都不应该鼓励有偿捐献。经济或是社会利益为目的的器官捐献在美国被明令禁止，但是在其他许多地方仍然存在，并且经常导致犯罪。非常重要的是，必须明确活体亲属和非亲属器官捐献确实是无偿的。正因为如此，供受体在移植术前都需要接受心理评估。

基于系统的实践

国家相关法规：报销

医疗保险接受的肾脏移植患者一般在术前都接受过透析。作为 ESRD 患者，他们都享有医疗保险。医疗保险是为老年人和残疾人设立的联邦保险项目。作为约翰逊总统"伟大社会"计划的一部分，医疗保险项目于 1965 年启动。对象是无雇主资助的老年人和残疾人。这个项目由联邦医疗保险和联邦医疗辅助计划服务中心（centers for medicare and medicaid services，CMS）管理，包括 4 个部分，2006 年该项目花费 4000 亿美元。

医疗保险 A 部分：涵盖住院治疗，是以诊断相关分类系统（diagnosis related groups，DRGs）为中心。DRGs 于 1983 年启用，是以"发病率"为基础的支付体系。DRG 代码表示该患者的诊断；根据该住院患者的 DRG 代码，医院得到相应的收入。

医疗保险 B 部分：涵盖门诊、门诊治疗和耐用医疗设备的花费。根据现时程序技术（CPT）代码支付给医生；这些代码中，有一套评估和管理（E&M）代码，可以提供患者看病 5 个不同的等级。

医疗保险 C 部分：即医疗保险优势，旧称"医疗保险 + 选择"，包含在 1997 年颁布的平衡预算法案内。它允许医疗保险接受者选择由私人提供。这些计划是经典的 HMO 类型，能够通过限制资金提供者的覆盖节约金钱。节约的钱随后被用于提供更好的预防医疗和药物治疗。患者必须参加 A 和 B 部分后才能进入 C 部分。

医疗保险 D 部分：2003 年立法颁布，是医疗保险中的处方药部分。直到现在，医疗保险还不能覆盖医院或者诊所外开具的处方药。与 C 部分类似，D 部分被私人保险项目采用，由 CMS 报销。除具有双重资格（同时享有医疗保险和医疗辅助）以外，医疗保险接受者必须参加 D 部分。关于 D 部分有很大争议，因为法律规定政府不能对药物进行降价以扩大销量。另外，D 部分涵盖范围有漏洞：包括低于 2250 美元和高于 5100 美元的药物，但不包括 2251 ～ 5099 美元之间的。

（王振迪 译）

第 72 章
病例 53：心脏移植评估

Jaromir Kohout MD & Louis Samuels MD

病例 53：患者，男，55 岁，患严重冠状动脉疾病，有长期大量吸烟史，此次因急性心肌梗死入院，且无法经皮介入行血管再通，遂将患者送入手术室，准备行冠状动脉旁路血管移植术（冠状动脉搭桥手术），但患者在手术室出现严重心源性休克，且对药物治疗无反应，置入心室辅助装置。现患者入住 ICU，等待心脏移植。

诊疗思路

当我去看一个等待心脏移植的患者时，我会关注患者心力衰竭的病因、患者年龄、合并症及危险因素，我还会评估患者的超声心动图、冠状动脉造影以及正在使用的所有血管活性药物和机械性循环支持的类型。我会考虑包括新近药物、介入及移植以外的手术治疗等所有可能的措施。

患者诊疗

临床思维

评估患者行心脏移植时，要关注以下几点：

- 评估心力衰竭的严重性。根据移植后预计的生存期及生活质量决定移植受者的优先顺序。
- 明确心脏移植的主要禁忌证，如明确的肺动脉高压、新生物、HIV、依从性不佳以及存在不适合移植的心理社会因素。

病史

- 适合心脏移植的受者通常表现为纽约心脏协会（NYHA）Ⅲ级症状（活动明显受限，仅休息时无不适）或Ⅳ级症状（患者只能卧床或静坐休息，任何物理活动均带来不适，休息时亦有症状）。
- 2001 年，美国心脏学院和美国心脏学会发布了心力衰竭患者新的分级系统，将心力衰竭分为 A 到 D 级，并将它与 NYHA 功能分级系统联合使用。

- C级患者表现为充血性心力衰竭（CHF）的症状，并具有潜在的结构性心脏病变。
- D级患者表现为终末期充血性心力衰竭，需频繁住院或特殊治疗如置入左心室辅助装置、人工心脏、肌力输注、心脏移植或临终关怀。

体格检查

- 需进行详细的体格检查，尤其是心力衰竭相关的症状和体征。失代偿性左心力衰竭的体征包括心尖搏动异常（通常因心脏扩大向左移动）、奔马律（病理性第三心音）、第四心音、肺水肿导致的肺底湿啰音。第二心音的肺动脉瓣部分增强也提示左心功能失代偿。左心力衰竭的最常见症状为气短。
- 右心力衰竭的体征包括末梢水肿、夜尿增多（因腿部抬高增加动脉回流）、颈静脉怒张、肝肿大、肝颈静脉回流征阳性、右心室增大。右心力衰竭最常见的症状为肿胀和疲劳。
- 多数患者通常同时表现出左心和右心功能不全的症状和体征。

实验室检查

1. **相容性测试**
   - 血型，抗体筛查，全血细胞计数，HLA分型和交叉配型（确定捐赠者后进行）。 240美元

2. **生理状况评估**
   - 全血细胞计数观察有无贫血、血小板减少。 21美元
   - 综合代谢评估。 30美元
   - 胸片和肺功能检查。 190美元
   - 心电图、超声心动图、左右心导管检查、冠状动脉造影评估心脏疾病。 2500美元
   - 心房钠尿肽（BNP）。 50美元
   - 尿液分析和肌酐清除率。 85美元

3. **免疫状况评估及隐性感染检测**
   - 变应性检测，结核菌素试验，HIV检测 115美元
   - 尿、痰、血培养以排除感染 45美元
   - 肝炎病毒分析（HBV/HCV）：HBsAg，HBsAb，HBcAb；HCV抗体；HCV – RNA 65美元
   - 巨细胞病毒（IgG，IgM滴度） 45美元

4. 筛查潜在恶性疾病
- 前列腺特异性抗原（>50 岁男性）排除前列腺癌　　65 美元
- 子宫颈抹片检查/乳房 X 线检查（>40 岁女性）排除恶性疾病　　125 美元
- 结肠镜检查（>50 岁）　　625 美元

实验室检查

　　心房钠尿肽（BNP）是评估心力衰竭患者的关键检查。BNP水平超过 100 pg/mL 诊断心力衰竭的特异性超过 95%，敏感性超过 98%。

　　最大摄氧量（V_{O_2}峰值）：此参数可为心脏衰竭患者提供最客观的功能评估，也是判断何时进行心脏移植的一个重要预测因子。其测定方法是：在运动过程中，使用能迅速响应的呼吸分析仪，测定 O_2 和 CO_2 浓度。V_{O_2} 峰值达到 14 mL/kg 时，移植后生存时间可以得到最明显的改善。

临床实例　　　　　　　　　　　　　　　　　　医学知识

　　需要心脏移植的疾病可分为三大类：

　　1. **缺血性心肌病（50% 的患者）**：冠心病所致心力衰竭，无法经皮介入行血管再通或冠状动脉搭桥，且对可耐受的最大剂量药物治疗无反应。

　　2. **特发性心肌病（45% 的患者）**：特发性心肌病的患者冠状动脉通畅，心脏扩大病因不明，目前的研究表明为原发性或反应性的心肌细胞病变。

　　3. **其他原因（10% 的患者）**：包括肥厚性心肌病、糖尿病性心脏病变、瓣膜性心肌病、病毒性心肌炎、中毒性心肌病（化疗）或浸润性心肌病（伯克氏病或淀粉样变性）。

　　参见 Sabiston 60。

医学知识   心脏移植

手术解剖

- 供体上腔静脉结扎。
- 分离肺动脉和主动脉远端至瓣膜，移除受体心脏。
- 如果供体心脏卵圆孔未闭，将其关闭。
- 几乎均是行原位移植。
- Shumway 医生创立的双心房技术是标准手术，包含四个吻合：左心房、右心房、肺动脉、升主动脉。
- 下腔静脉技术包含 6 个吻合：双侧肺静脉、上下腔静脉、升主动脉、左右心房。

免疫抑制剂

通常使用下列药物进行长期免疫抑制治疗：

- 依赖钙调蛋白的磷酸酯酶抑制剂（如：环孢素 A 或 FK506）。
- 嘌呤类似物（如硫唑嘌呤或麦考酚酯）。
- 类固醇（例如泼尼松）。

需了解的药物

- **环孢素 A**：1982 年起作为免疫抑制剂，极大地改善了移植效果。最初分离自挪威的土壤，该土壤含有多孔木霉。环孢素 A 通过抑制淋巴因子白细胞介素－2 的产生优先抑制 T 淋巴细胞的活化。副作用包括细微的手震颤、多毛、牙龈增生、食欲增加和高脂血症。它的主要副作用是收缩入球小动脉，这将导致高血压。

- **FK506**：商品名普乐可复（他克莫司），于 1984 年从日本土壤样品的发酵液中被发现，该土壤中含有筑波链霉菌。其免疫抑制活性类似于环孢素 A，但副作用更少。可引起震颤（但少有肾毒性，也不会导致多毛症）、牙龈增生、高脂血症或食欲增加。

- **硫唑嘌呤（依木兰）**：经过修饰的巯基嘌呤，毒性更低。巯基嘌呤被用来治疗髓系白血病，1959 年在兔模型中也观察到可延长移植皮肤的存活，于 1962 年被用作移植后的免疫抑制剂。它可抑制细胞分裂和核苷酸代谢，该药在 1969 年至 1996 年间很受欢迎，直至麦考酚酯的出现。

- **麦考酚酯**：商品名骁悉，作用类似硫唑嘌呤，但主要影响淋巴细胞和抑制多数其他快速分裂的细胞如骨髓和肠上皮。它还抑制 cAMP 脱氢酶，这对重新合成 cAMP 至关重要。
- **泼尼松**：较早用于移植领域抗排斥反应。类固醇可使循环 T 细胞从血管内向淋巴组织移行，并抑制 T 细胞生成淋巴因子，从而抑制巨噬细胞增殖和淋巴细胞应答。目前类固醇的使用逐渐减量，非类固醇类免疫抑制剂越来越受欢迎，从而避免了长期使用类固醇带来的副作用。

排斥反应

- 急性排斥反应由 T 细胞介导，表现为微小的、不典型的症状和体征，很容易被忽视。
- 急性排斥反应在最初几个月最常见，不超过移植后一年。内皮细胞活检可明确诊断。

其他关键问题

- 受供者体型匹配很重要，身高比体重的匹配更重要。
- 移植过程中低温可起到很好的保存作用。
- 围术期右心室的衰竭几乎占到所有并发症的一半。

参见 Sabiston 28，Becker 67。

实践基础上的学习和提升：循证医学

题目
心脏移植的过去、现在和将来

作者
Hunt SA

参见
New England Journal of Medicine, 2006, 355(3)：231 - 235.

问题
由于早期心脏移植患者只能存活数天或数周，因此人们对心脏移植不太感兴趣。

干预措施

数十年的密集研究、更有效的免疫抑制剂、危重症监护的进步以及器官保存方法的发展使得心脏移植的效果大大提高，目前，心脏移植的 1 年生存率已达到87%。

证据质量

系统综述＋历史回顾。

历史意义/评论

关于心脏移植的卓越的令人关注的历史性回顾。

职业素养

承诺诚实地与患者交流及保护患者隐私

在医生与移植患者的沟通中，诚实和保护患者隐私是普遍原则，这点会经常被测试。

应做到诚实。心脏移植的患者通常对于与他们疾病相关的治疗方案和预后的知识极其丰富，可能会询问很难的问题，您不可能回答出患者的所有问题，不管你的水平有多高。当你不知道一个问题的答案时，最好告诉患者，你会寻求帮助并获得答案。

照顾心脏移植患者时，要始终注意保护患者隐私，不仅仅是你的患者(受体)的隐私，还有捐赠者的隐私。移植外科医生给受者关于供体的信息是非常有限的，不应该向受者提供关于供体的死亡、性别、年龄、地址等详细信息。

沟通技巧

书面沟通通常很有帮助

最好有书面材料向等待心脏移植的患者解释整个过程。书面和口头沟通可以相辅相成，可以使患者有多种渠道获取信息。

有插图的小册子通常可以用来给患者解释大多数标准的手术过程。我们建议医生在与待移植的患者讨论手术同意之前，给他们分发此类材料。

术后，我们鼓励所有患者在医生查房之前，准备一个疑问清单。这可使我们有计划的查看患者、询问病情、聆听疑问并作出解答。

基于系统的实践

减少医疗差错

在美国，医疗差错是第八大死因，每年导致44000人死亡(医学学会报告)。估计可以预防的不良事件每年约花费170亿到290亿美元。即使是最好的程序和保健团队也无法完全避免人为和系统错误，而且，随时随地均可能发生差错，这使得要减少错误极具挑战性。

卫生保健专业人员的一项调查显示，不报告医疗差错原因众多，包括担心责任重大、声誉受损，担心失去工作、行医资格和市场等。医生不能明确是系统因素还是人为因素导致的不良事件，这将增加此类事件的发生率。在沟通中，要重视和勇于承担差错、采纳措施、避免指责、鼓励诚实、系统整合、改进过程。

参考文献

1. Weissman JS, Annas CL, Epstein AM, et al. Views from hospital leaders. JAMA, 2005, 293: 1359 – 1366.

医者金鉴：移植

章节回顾

对以下列出的临床疑难问题进行考虑，并参考其后专家教授对此作出的讨论。

1）一个18岁的女孩因不小心摄入了一瓶泰诺后发生急性肝衰竭而被收住入院。她承认那时在与其男朋友发生争吵后正觉得心烦。入院时，她已经出现Ⅱ级肝性脑病（昏睡，但可以唤醒），并伴有转氨酶升高，酸中毒，INR=4.5。主治医生认为应该考虑对该患者进行肝移植的相关评估。

对该病例而言，考虑的重点是什么？

2）一个31岁的女性在分娩出一个健康的男孩后立刻出现充血性心力衰竭。其孕史除最初的3个月有较剧烈的呕吐外，其他并无特殊。分娩当天，患者出现严重的低血压和呼吸窘迫，并需要机械通气。心脏超声检查显示左心室功能不全，射血分数仅为15%。

该患者的心力衰竭应该与什么疾病相鉴别？

围产期心肌病的自然史如何，我们该如何做出诊断？如果患者心力衰竭的症状加重且以常规治疗手段无法维持，她是否应视为心脏移植的候选人？

讨论：Hilary A. Sanfey（医学学士，外科学学士，弗吉尼亚大学外科学教授）和 Louis Samuels（医学博士，Lankenau 医院心脏移植科主任，Wynnewood，宾夕法尼亚州）

答案1

肝脏移植的必要性：一个入院时有酸中毒，肝性脑病且 PT 延长的患者若不行移植，死亡率可达 95%。

自杀的意图：有人会认为企图自杀的患者不应该获得供肝这一稀有的资源。就该患者而言，除标准的病史询问、体格检查和实验室检查外，还应请精神科医生进行会诊。除患者有既往过量用药、抑郁或有意义的精神病病史外，否则，这应视为一次冲动行为，并将患者记入移植的等候名单。

随访：在移植术后，患者须接受心理咨询和支持至少 1 年。

答案2

围产期心肌病：该患者的发病时间对围产期心肌病来说是典型的。围产期心肌病是妊娠最后 1 个月或产后 5 个月内发生的病因不明的扩张型心肌病。该病在美国的患病率约每 1300 到 15000 次活产 1 例。该病在多次生产的妇女中更常见，且据报道更常发于双胎妊娠和先兆子痫的妇女。其治疗应根据患者的心力衰竭的严重程度而定。一般利尿药、硝酸甘油和地高辛治疗有效。应在产后给予血管紧张素转换酶抑制药或血管紧张素受体阻滞药的治疗。

该患者在产后 1 个月时因进行性恶化的心脏功能而返回医院治疗。她接受了一个左心室辅助装置（left ventricular assist device，LVAD）的置入作为心脏移植前的过渡治疗手段（左心室辅助装置是一个置入胸腔的以辅助心脏泵血功能的机械泵。此装置最初用于移植前的过渡治疗，以支持衰竭的心脏功能直到得到心脏供体进行移植。装置可用于支持单侧或双侧心室）。

该患者在置入 LVAD 的 1 个月后成功接受了心脏移植。康复后，该类患者应接受相关咨询以避免再次妊娠并应考虑接受永久性的节育措施。

（孙平、熊俊　译）

第十二部分
重症监护

章节编辑：
Thomas A. Santora MD

第73章
外科重症监护导论

Thomas A. Santora MD

　　ICU是一个令人望而生畏的地方，尤其是对于那些缺乏相关知识和经验的人来说。ICU中的患者多有潜在的危及生命的多系统疾病，最先进的技术均被用于他们的治疗。进入ICU轮转前进行的准备包括回顾基本的生理学和病理生理学知识，熟悉使用的仪器设备和记录信息的规范以及习惯用系统的方法来解决问题。在系统方法中，认为患者的疾病是各个系统器官功能障碍的综合。这有助于简化复杂的、有时看起来混乱和困难的情况。ICU诊治的艺术即在于视患者为一个整体，将各个功能不全的器官和系统的疗效整合以达到全面的治疗效果。

　　每个ICU都会使用流程图来记录患者生理指标随时间变化的情况及其与介入操作的关系。每个机构的流程图会有细微的不同。这些表格通常是用系统的方法来组织患者的信息。在ICU尽早地获得成功的一个关键就是知道如何解读这些流程图。图73-1为此类流程图的一例。作为练习，我们提供了见习医学生背诵的基本数据，并与住院医生的更为老练的汇报进行比较。后者是你应该学习的模板。你可以用这些例子来学习在ICU的流程图上如何阅读、解释和整合重要的信息。

患者信息：23岁；腹部枪弹伤，小肠切除术，结肠造瘘术 以及左髂总动脉修补术后
合并症：静脉药物滥用
体重：90 kg

术后第3天
静脉通路：D5/1/2 NS + 20KCl iv 175mL/hr

药物：硫酸镁，劳拉西泮
抗生素：头孢唑林，甲硝唑

Time	Temp	HR	Bp	R	Tube feeds	IV totals	Urine output	NG	BM	pH	pO$_2$ pCO$_2$ HCO$_3$	HB/Crit	WBC	Lytes Na K Cl HCO$_3$	Glu	Bun Cr	PT PTT INR
	VS				Input		Output			ABG							
4am	98.9	124	132/76	18	40	175	50	600	0	7.56	132 32 30	8.8/25	16.3	134 2.9 100 29	98	28 0.9	
10am	100.0	126	128/74	20	0	175	45	800	0								

PA Catheter

PA	PAO$_2$	CO	CI

Vent Settings

Mode	R	Vt	PEEP	FiO$_2$
A/C	10	700	5	.4

图73-1 能力总医院ICU的流程图示例

ICU 流程图解读和汇报

医学生

- 23 岁男性，因枪弹伤伤及左髂总动脉，小肠和结肠行腹腔探查术，今术后第 3 天。
- T_{max} 为 37.8℃，心动过速，其余生命体征平稳，尿量 40 ~ 50 mL/h。鼻胃管引流量大。
- 体格检查提示两肺底部呼吸音降低，伤口敷料干燥，造瘘口无引流物引出。
- 实验室检查提示低钾，pH 偏碱，BUN 偏高。
- 由于鼻胃管引流量较大，鼻饲已经暂停。患者已开始接受补钾治疗。

总住院医生

- 23 岁男性，因枪弹伤行剖腹探查术，今术后第 3 天。术中发现：左髂总动脉的切割伤遂行血管补片修补术；小肠多处损伤遂切除 1 英尺中段回肠，以及由于广泛降结肠损伤行 Hartmann 术，并放置一空肠造口管。估计失血量为 2500 mL，因此接受了 2 个单位红细胞悬液的输注。皮下伤口已用干湿敷料包扎。目前仍继续抗感染治疗。
- 患者发热，仍然有心动过速，尿量正常上限。体检显示黏膜干燥，四肢温热，呼吸音清，腹部稍膨隆，未闻及肠鸣音，腹部轻压痛，左上腹有一造瘘口，未见引流液。
- 患者有浓缩性碱血症，这部分原因是由于鼻胃管大量的液体丢失所致。鼻胃管大量的引流量可能与鼻饲管的反流相关，需考虑是否有麻痹性肠梗阻，或是小肠吻合口水肿引起部分肠梗阻。因此，目前先停止鼻饲。
- 给予患者输注生理盐水（20 mL/kg）以补充血容量，暂停鼻饲，调整鼻胃管出口的位置，补钾以降低心肌兴奋性。为纠正 pH，将呼吸机通气模式切换成间歇指令通气（IMV），以降低每分钟通气量和 CO_2 的消除量。

（叶马栋　译）

第 74 章
体液失衡及电解质紊乱

Jennifer L. Denne MD

参见病例

1. 患者，男，24 岁，腹泻，血钠 149 mmol/L
2. 患者，男，24 岁，脑部创伤，血钠 154 mmol/L
3. 患者，女，60 岁，肺部肿块，血钠 129 mmol/L
4. 患者，男，75 岁，充血性心力衰竭，血钠 130 mmol/L
5. 患者，男，32 岁，腹部手术后，血钾 2.8 mmol/L
6. 患者，男，45 岁，昏迷 40 小时，血钾 6.0 mmol/L
7. 患者，女，34 岁，甲状腺切除术后，血钙 1.50 mmol/L
8. 患者，男，52 岁，肾衰竭，血磷 1.97 mmol/L

诊疗思路

当需要去评估一位"电解质紊乱"的患者时，我首先考虑患者的细胞外液量。我需要弄清楚患者是高血容量、正常血容量或者低血容量。这样我就可以更加容易的找到电解质紊乱的原因。

临床思维

当遇到体液失衡或电解质紊乱的患者我们应该考虑以下几个方面：
(1) 患者的血容量如何（高血容量、正常血容量、低血容量）？
(2) 这个患者是否有生命危险？
(3) 是否有其他功能紊乱？
(4) 为了明确诊断何种检查最有效？

病例 1

24 岁男性患者因急性阑尾炎行阑尾切除术后出现暴发性腹泻 3 天。患者行青霉素静脉注射 3 天。今晨实验室检查发现血钠 149 mmol/L。

诊断：

患者可能为抗生素相关性腹泻或难辨芽胞梭状杆菌相关性腹泻。粪便中钠浓度为 40 mmol/L，因此，患者正在丢失低渗性液体，患者属于低容量性高钠血症。

医学知识

正常血钠浓度为 138 ~ 145 mmol/L。血清钠浓度高于 145 mmol/L 称为高钠血症。

进行仔细的病史询问及体格检查对于判断患者的细胞外液量是非常有必要的。急性的体重增加或者出现外周水肿提示患者细胞外液量增加。密切观察心率、血压、尿量同样有助于判断患者体液量。患者无任何心力衰竭迹象而出现心率增快、血压下降和尿量减少时，提示患者体液量减少。

重点： 低血容量性高钠血症最严重的后果是重要器官的低灌注，这可能导致休克和细胞脱水，以致出现精神状态改变、癫痫发作或局灶性神经功能障碍。

对于低血容量性高钠血症最重要的处理是补足细胞外液量，保证重要器官的灌注量。应使用等渗盐水，如 0.9% 氯化钠注射液或乳酸林格氏液。必须正确计算液体的丢失量，以纠正低血容量状态。

液体总量占体型偏瘦男性患者的 60%，占体型偏瘦女性患者 50%。当出现低容量性高钠血症时，液体总量减少 10%，即低血容量性高钠血症患者的体液总量只占男性患者体重 50%，只占女性患者体重的 40%。患者失水量应该是正常体液总量和目前体液总量之差。目前体液总量 = 正常体液总量 × 3（140/目前 P_{NA}）

正常体液总量

男性：正常体液总量（L）= 0.6 × 体重（kg）

女性：正常体液总量（L）= 0.55 × 体重（kg）

病例 2

24 岁男性患者因机动车交通事故导致脑部大面积损伤，患者血流动力学稳定，脑部 CT 显示硬膜下血肿，无正中线偏移。患者转入 ICU 密切观察。入院 24 小时后尿量增加，为每小时 300 mL。

患者生命体征稳定，无外周水肿表现，血清钠为 154 mmol/L。

诊断：

患者在无任何外周血量增加或减少的情况下出现高钠血症。最常见的是尿崩症，提示肾脏尿浓缩障碍。

医学知识

尿崩症为抗利尿激素（Antidiuretic Hormone，ADH）分泌不足或抗利尿激素无应答引起的患者排泄大量低渗性尿液。抗利尿激素是一种由垂体后叶分泌，作用在肾脏集合管使原尿浓缩的激素。在尿崩症中，患者不能重吸收血钠，主要发生于有严重脑损伤的患者。肾源性尿崩症常和某些药物或放射对比剂有关。

尿崩症患者丢失大量游离水，所以治疗措施主要是补充游离水的量。游离水的丢失量采用上述方法计算，补充应缓慢进行以防止脑水肿。若患者为中枢性尿崩，可给予抗利尿激素或其类似物（DDAVP）。

高血容量性高钠血症并不常见，多为摄入大量高渗性液体所致。如给予患者大量的高渗盐水或碳酸氢钠溶液时等。通常正常的肾脏功能可以排出体内过多的盐和水。参见 Sabiston 5；Becker 6，34。

病例 3

60 岁女性患者以呼吸急促入院，有 25 年的吸烟史，胸部 X 线检查提示右肺叶有一不明团块影，怀疑肺癌可能。行常规实验室检查，血钠 129 mmol/L，患者血容量正常。

诊断：

低钠血症的管理同样也应确定患者的容量状态。本例患者在细胞外液量正常的情况下出现低钠血症。主要原因是 ADH 分泌异常和急性水中毒。肺癌可出现类癌综合征，如分泌 ADH 等。

抗利尿激素分泌异常综合征（Syndrome of inappropriate secretion of antidiuretic hormone，SIADH）常见于癌症、感染或近期有手术史的患者，这类患者的血容量多无异常。

医学知识

重点：检查尿量和尿渗透压有助于区分两个常见的正常容量性低钠血症：SIADH 和精神性口渴（急性水中毒）。SIADH 患者，在无刺激情况（高渗透压、低血容量）下仍分泌 ADH，致患者出现尿液浓缩（尿液渗透压 >300mOsm/kg，K）和低血浆渗透压（血浆渗透压 <290mOsm/kg，K）。急性水中毒常见于精神疾病的患者在短时间内大量饮水，这类患者的尿钠含量和渗透压降低，同时血浆渗透压正常或降低。治疗采取限制水的摄入，对于严重患者可用高渗盐水。

急救要点：血浆中脂类和血浆蛋白的增加可以降低检测血钠的浓度，这种情况叫做假性血钠降低。参见 Sabiston 5；Becker 6，34。

病例 4

患者，男，75 岁，因双侧胸腔积液放置胸腔引流管，入院时出现充血性心力衰竭，表现为呼吸急促，体格检查发现双侧胸腔爆破音、双下肢水肿。血钠浓度 130 mmol/L。

诊断：

由双肺爆破音及双下肢水肿可判断患者为高容量性低钠血症，同时患者有充血性心力衰竭。

医学知识

要点：高容量性低钠血症包括水和钠的摄入量增加，但水的摄入大于钠摄入。尿中血钠含量有助于判断低钠原因。心力衰竭和肝衰竭患者，尿钠低于 20 mmol/L；肾衰竭患者尿钠浓度高于 20 mmol/L。治疗措施为利尿。

低钠血症的主要并发症是脑水肿，脑水肿可以引起代谢性脑病，甚至死亡。需要注意的是，另一种称为脑桥中央髓鞘溶解症的代谢性脑病常由于快速纠正低钠血症导致。这种神经病变是极其严重的。因此，低钠血症应该使用等渗溶液通过几天时间缓慢纠正。参见 Sabiston 5，Becker 6。

病例 5

患者，男，35 岁，因交通事故行剖腹探查术，术中发现患者需行脾脏切除及多段小肠切除术。在入院第 1~3 天行大容量复苏治疗。现为入院第 5 天。过去 48 小时患者液体量为 6.5L。行利尿治疗，利尿效果良好，住院第 7 天血钾浓度为 2.8 mmol/L。

诊断：

患者低钾血症是由于利尿导致的肾脏丢失钾离子过多，袢利尿药阻碍了肾脏对钾离子的重吸收，如呋塞米（速尿）。

医学知识

在体内，虽然只有 2% 的钾离子存在于细胞外液，但是细胞内和细胞外钾离子的浓度是固定的。所以，当血浆（细胞外液）钾离子低于正常值时，身体就会表现出一定的低钾症状。肾脏通过控制对钾离子的分泌来控制血浆钾的浓度。

血清钾离子浓度低于 3.5 mmol/L 称为低钾血症。体内血钾含量下降或细胞外液钾离子移入细胞内均可引起低钾血症。

鉴别诊断：

细胞外钾转移到细胞内导致相对性细胞外低钾（ECF）	体内钾离子含量减少
β 受体激动药	利尿治疗
碱中毒	低镁血症
低体温	腹泻
胰岛素	

中轻度低钾血症常无症状，但是严重的低钾血症可引起肌肉无力、精神状态改变甚至心律不齐。

如果低钾的原因为钾离子细胞内移，首先要纠正引起钾离子内移的原因。如果低钾的原因为身体钾离子消耗过多，治疗则为补充钾离子。

　　体内钾离子的浓度常受镁离子浓度的影响,有时只有纠正了镁离子浓度,才能纠正钾离子浓度。**参见 Sabiston 5,Becker 6。**

病例 6

　　一个 45 岁的男性由其家人带到急诊科。他们说该患者前两晚喝了很多酒,而今早,他们发现他昏厥在椅子里,约 40 小时。患者在急诊科接受了复苏治疗并恢复了知觉。其血清钾浓度是 6.0 mmol/L,肌酐浓度是 3.6 mmol/L。

诊断:

　　该患者喝醉了并在同一个地方失去知觉约 2 天。他存在脱水和急性肾衰竭,这导致他的血清钾浓度升高。

医学知识

　　要点:高钾血症(血清钾浓度 5.5 mmol/L)可由钾离子自细胞外移或肾脏排泄障碍引起。一个可以有助于鉴别这两种情况的简单测试是检测尿钾水平。当肾脏排泄功能不正常时,尿钾浓度会在较低水平(30 mmol/L)。如果高钾血症是由于细胞内钾向细胞外转移的话,尿钾浓度应大于 30 mmol/L。

　　引起细胞内钾向细胞外转移从而导致高钾血症的原因有很多。代谢性酸中毒可导致细胞释放钾增加。肌肉细胞死亡可释放大量钾入血。而一些药物,如 β 受体拮抗药和洋地黄类药物可通过促进细胞内钾外移而引起高钾血症。

　　引起高钾血症的肾脏排钾功能受损可能是由肾功能不全,肾上腺功能不全或由某些药物引起。肾上腺功能不全可导致醛固酮水平降低而引起高钾血症,因为醛固酮在一般情况下可增强肾脏对钾的排泄。而某些药物通常可通过抑制肾素－血管紧张素－醛固酮系统而引起肾脏排钾障碍。这些药物包括 ACEIs、潴钾利尿药、NSAIDs 和肝素。

　　紧急处理:如果一个患者临床上无导致高钾血症的理由,联系实验室检查样本是否存在溶血是明智的。在静脉采血的过程中及采血后红细胞的裂解可引起血清钾水平的假性升高。对于高钾血症，血清钾浓度低于 6.0 mmol/L 时患者甚少出现临床表现，而钾浓度大于或等于 6.0 mmol/L 时患者则可开始出现心电图的改变，包括 T 波高尖、PR 间期改变、P 波消失和 QRS 波群增宽。最终，高钾血症可进展至心律失常、心脏停搏和死亡。

在处理高钾血症患者的过程中，最重要的一步是行心电图检查。如果患者有心电图改变，首要步骤是使用氯化钙，因钙可直接拮抗钾对细胞膜的作用。如未发现心电图的改变，则可通过增强钾的清除或促进钾向细胞内转移的方法降低血清的钾水平。聚苯乙烯磺酸钙（Kayexalate）可与钾结合并增加钾从胃肠道的排泄。袢利尿药也可通过抑制 Henle 袢的钠钾泵而增加钾的排泄。如果患者存在肾衰竭，则可使用血液透析，可数分钟内降低其血钾水平。而促进钾向细胞内转移也是有效的策略，但效果较短暂。胰岛素可降低血钾，但在给予胰岛素的同时也须同时给予葡萄糖以避免低血糖。碳酸氢钠也可以促进钾向细胞内转移。参见 Sabiston 5，Becker 6。

病例 7

患者，女，34 岁，患者因增大的甲状腺肿行全甲状腺切除术。术后复查自诉口周麻木，行相关实验室检查钙为 1.50 mmol/L，余检查结果均正常。

诊断：

该患者患有继发于甲状旁腺功能减退的低钙血症，这是全甲状腺切除损害甲状旁腺和（或）其血供而导致的并发症。甲状旁腺激素对调节钙水平有重要作用。

医学知识

要点：体内 99% 的钙存在于骨骼。钙在血液凝固，平滑肌和心肌收缩等细胞功能中起重要作用。体内 60% 的循环钙与蛋白质结合，40% 为离子化。当离子化钙减少时即可表现为低钙血症。

常见的低钙血症可发生于甲状旁腺功能减退、碱中毒、输血、服用某些药物、肾功能不全、胰腺炎。碱中毒时钙可能与白蛋白结合，从而使得离子钙减少。患者输血时，钙与库存血中的柠檬酸盐结合。这种低钙血症为一过性。肾衰竭中因双肾不能排泄磷酸盐而抑制甲状旁腺功能，因而产生低钙血症。

低钙血症临床主要表现在循环及神经系统。严重的低钙血症可表现为低血压、低排血量和心律异常。神经症状可表现为反射亢进、痉挛、强直性肌肉收缩。

Chvostek's 征和 Trousseau's 征是低钙血症两种典型的临床表现。用示指轻敲患者耳前方的面颊，这里是面神经经过的地方，用以检查 Chvostek's 征，阳性表现为患者眼部、嘴部和鼻部肌肉收缩。检查 Trousseau's 征则用止血带或血压带紧压前臂后放松，阳性体征表现为手腕痉挛。两者均为继发于低钙血症的手足抽搐的表现。参见 Sabiston 5，37；Becker 6，32。

病例 8

患者，男，52 岁，因足底痛性溃疡急诊就诊，既往有肾衰竭史和糖尿病史，患者一直行血液透析替代治疗，但因足部疼痛，患者耽误近两次的透析治疗；糖尿性足部溃疡处发生二重感染。实验室检查：WBC 24×10^9/L，肌酐 1078 μmmol/L，钙 1.69 mmol/L，钾 1.69 mmol/L，磷 1.97 mmol/L，镁 1.90 mmol/L。

诊断：

患者白细胞升高的原因是足部感染，其他实验室检查的异常结果可用患者肾衰竭耽误透析治疗来解释。肾脏调节钾、磷、镁的水平，而对于肾衰竭患者，透析是这些离子排出的唯一途径。

医学知识

高镁血症仅仅在肾衰竭患者中常见，多在使用外源性含镁药物（如含镁的抗酸药）条件下发生。镁能阻断心肌细胞钙内移，镁含量过高导致反射减弱，损害心脏功能，严重时会导致心脏停搏或心脏骤停。轻度高镁血症应予以静脉输液联合袢利尿药治疗。重度高镁血症，宜采用血液透析清除镁，以有效降低体内镁总含量。静脉滴注钙可快速对抗镁对心肌的影响。

　　高磷血症最常见于肾功能不全或肾衰竭，可无明显体征。治疗上，既可以采用透析增加磷的排出，也可以口服硫糖铝或含铝抗酸药促进磷的结合，减少肠道磷的吸收。**参见 Sabiston 5，Becker 6**。

（张卫杰、熊俊　译）

第 75 章
酸碱平衡

Thomas J. Meyer MD

参见病例

1. 患者，男，40 岁，败血症伴低血压
2. 患者，女，45 岁，术后肠梗阻，鼻胃管引流
3. 患者，男，24 岁，阿司匹林中毒后神志不清，呼吸急促

诊疗思路

　　要评估某个患者的酸碱失衡，最重要的第一步是确保能实时获得血气分析和基础代谢资料。单靠患者的二氧化碳浓度不足以确定酸碱平衡状态。一旦知道 pH 后，就可以计算出患者是酸中毒还是碱中毒，以及这种异常的代偿程度。

临床思维

处理酸碱问题时，通常遵循下列 7 个步骤：

1. **要有正确的信息**：获取血气分析和代谢检查资料。
2. **数据是否合理**？下面是核对数据是否合理的一个方法：

$$H^+浓度 = 24 \times PCO_2/测得的 HCO_3$$

记住对数关系：

H^+ 浓度	等于	pH
30		7.50
40		7.40
50		7.30

如果数字看起来不合理，就重复实验室检查。

3. 根据 pH，患者是酸血症还是碱血症？这是导致疾病的原发问题或机制。

4. 能用 PCO_2 来解释 pH 吗？记住这个关系：PCO_2 急性改变每 10 mmHg，导致 pH 值反比变化 0.08。

5. 一定要计算阴离子间隙：

$$阴离子间隙 = Na^+ - (HCO_3^- + Cl^-)$$

正常阴离子间隙 = 12 ± 2。

导致阴离子间隙增高的所有原因均为异常！

6. 如果有代谢性酸中毒，PCO_2 代偿合适吗？（记住，在代谢性酸中毒时，呼吸频率会增加，导致 PCO_2 降低，使 pH 趋于正常。）

预期 $PCO_2 = HCO_3(1.5) + 8$（变异性 ±2）

7A. 如果阴离子间隙增高，改变后的净值或"代尔塔间隙"是什么？

从 12 开始阴离子间隙每增加 1 个单位，HCO_3^- 就会减少 1 个单位。因此，可以确定患者在患病前其 HCO_3^- 浓度是多少。这允许确定开始时很隐匿的酸碱异常。例如，如果患者的阴离子间隙是 20，测得的 HCO_3^- 为 24：

$$代尔塔间隙 = 20 - 12 = 8$$

那么得病前患者的 HCO_3^- 是：

$$24 + 8 = 32$$

患者在患病前有代谢性碱中毒并代谢性酸中毒。

7B. 如果患者有代谢性碱中毒，怎么判断正常的呼吸代偿？换句话说，在代谢性碱中毒的情况下能否预测 PCO_2 能升到多高？PCO_2 的变化是 HCO_3^- 变化的 0.7 倍。如果 HCO_3^- 是 42，假定正常 HCO_3^- 是 24，CHO_3^- 的变化是：

$$42 - 24 = 18$$

因此 PCO_2 的变化是 $0.7 \times 18 = 12.6$。假定开始的 PCO_2 为 40，预测 PCO_2 将上升至 52.6（如果 HCO_3^- 为 42）。

病例 1

患者，男，40 岁，被送至急诊科时的体温为 39℃，并有低血压。患者 2 年前受枪伤致脊髓损伤后一直住在辅助生活中心。患者有下腹部导管，几个月未更换。

查体见患者呼吸急促，血压 80/50 mmHg，心率 120 次/分，出汗。心肺检查正常。因患者感觉缺失，腹部情况难以评估。下腹部见导管放置。尿液脓浊。

实验室检查：pH 7.32，PCO_2 24 mmHg，PO_2 80 mmHg，Na^+ 128 mmol/L，Cl^- 100 mmol/L，HCO_3^- 12 mmol/L，肌酐 265.2 μmmol/L。

诊断思路

尿脓毒症并代谢性酸中毒；评估酸碱状态的步骤：

(1) 有恰当的数据。

(2) H^+ 浓度 = 24 × (24/12) = 48。pH 合适。

(3) pH 显示酸血症。

(4) 用 PCO_2 不能解释 pH——PCO_2 低使 pH 成碱性。

a. 患者有代谢性酸中毒。

(5) 阴离子间隙[128 - (100 + 12)]升高至 16。

a. 患者有阴离子间隙升高的代谢性酸中毒。

(6) 预测 PCO_2 = [12(1.5) + 8 ± 2] 或者 26 ± 2。

b. 患者得到的 PCO_2 是 24，符合代谢性酸中毒。

(7) 阴离子间隙变化或者"代尔塔间隙"是 16 - 12 = 4。

a. 因此患者的 HCO_3^- 是从发病前的 12 + 4 即 16 开始的。这个数字太低，但与患者此次急性酸中毒前潜在的非阴离子间隙酸中毒是一致的。

b. 因乳酸盐导致的阴离子间隙增高性代谢性酸中毒。

c. 因肾脏慢性丢失 HCO_3^- 导致的非阴离子间隙代谢性酸中毒。

本例患者有尿脓毒症，以及乳酸盐增加引起的阴离子间隙升高性代谢性酸中毒。PCO_2 降低是对酸中毒有良好呼吸代偿的结果。在发病前，患者存在 HCO_3^- 低下或者非阴离子间隙性酸中毒。这可能是通过肾脏慢慢丢失的结果。

监护警语：引起代谢性酸中毒增加的所有病因都是不好的！如果患者的阴离子间隙升高，查清楚为何升高才能决定治疗。

病例2

患者，女，45岁，一周前因车祸致硬膜下血肿和脾破裂而送入医院。患者在手术室行脾切除，继而产生术后肠梗阻，导致大量的鼻胃管引流。患者现体温为39℃，胸片显示肺炎。血压偏低，为90/50 mmHg，心率115次/分，呼吸20次/分，用呼吸机。

实验室检查：pH 7.52，PCO_2 52 mmHg，吸入40%氧浓度时PO_2 90 mmHg，Na^+ 128 mmol/L，Cl^- 84 mmol/L，HCO_3^- 42 mmol/L。

诊断思路

呼吸机相关性肺炎并碱中毒；评估酸碱状态的步骤：

（1）有足够的资料。

（2）$H^+ = 24 \times (52/42) = 29.7$。与pH相适应。

（3）pH显示碱血症。

（4）pH不能用PCO_2解释。PCO_2升高会导致酸血症。

a. 原发问题是代谢性碱中毒。

（5）阴离子间隙是$144 - (84 + 42) = 18$。这个数值是升高的。

a. 患者也存在阴离子间隙升高性代谢性酸中毒。

6. 呼吸应答或PCO_2升高是否恰当？

PCO_2的升高是HCO_3^-变化值的0.7倍。在本例中，PCO_2的变化是$42 - 24 = 18$。

因此预测PCO_2升高$0.7 \times 18 = 12.6$。PCO_2是52.6，在本病例中是合适的。

（7）阴离子间隙的变化是$18 - 12 = 6$。在发生酸中毒前患者的HCO_3^-实际上是$42 + 6 = 48$。

a. 从鼻胃管丢失Cl^-引起的原发性代谢性碱中毒。

b. 代偿良好的呼吸性酸中毒。

c. 阴离子间隙升高性代谢性酸中毒。

医学知识

在本例中，患者长时间使用鼻胃管吸引，导致胃盐酸的丢失，造成 Cl^- 不足，但因肾吸收而致 HCO_3^- 升高。这是医源性代谢性酸中毒的经典病因。如果没有计算阴离子间隙，那么，就有可能错过本患者中正在发生的阴离子间隙升高性代谢性酸中毒。记住阴离子间隙代谢性酸中毒的原因有个有用的助记符：MUDPLIES：

Methanol（甲醇）；Uremia（尿毒症）；Diabetic ketoacidosis（糖尿病酮症酸中毒）；Paraldehyde（聚乙醛）；Infection or INH（感染或异烟肼）；Lactic acidosis（乳酸酸中毒）；Ethanol（乙醇）；Salicylates（水杨酸盐）

参见 Sabiston 5，Becker 6。

病例3

患者，男，24 岁，博士研究生在读，因亲属发现其神志不清，呼吸急促急诊入院。因做博士研究不顺利而压力很大。实际上，因为他的研究失败，他很快就会从研究计划中被解除。亲属认为其有自杀行为。他们在其床下发现了一个阿司匹林空瓶。

患者呼吸急促，神志不清。除了昏迷外，并没有局灶性神经功能损害。瞳孔不呈针尖状，对光反射存在；双肺呼吸音清；心率正常，律齐无杂音；腹软无压痛；四肢正常。

实验室检查：pH 7.54，PCO_2 12 mmHg，PO_2 106 mmHg（室内空气），Na^+ 140 mmol/L，Cl^- 106 mmol/L，HCO_3^- 10 mmol/L。

诊断思路

ASA（阿司匹林）过量。

评估酸碱状态的步骤：

（1）有足够的资料。

（2）H^+ = 24 × (10/12) = 20。与 pH 相适应。

（3）pH 为碱血症。

（4）能用 PCO_2 来解释 pH 吗？

PCO_2 低，这会升高 pH。但是，pH 应能升高到 7.54 以上。

PCO_2 的变化是 $40 - 12 = 28$。pH 应该上升 $0.8 \times 28 = 22.4$。因此，预测 pH 应当是 $7.40 + 22.4 = 7.62$。

　　a. 换句话说，测得的 pH 没有高到我们在一般单纯的呼吸性碱中毒的数值。

　　b. 是否有另一种并存的病症？

　　(5) 患者是否有阴离子间隙升高？

　　a. 是的。阴离子间隙是 $140 - (106 + 10) = 24$。

　　b. 患者有并存的代谢性酸中毒。

　　(6) 因为原发病症是呼吸性碱中毒，预测 CO_2 这一步不适用。

　　(7) 阴离子间隙的变化是 $24 - 12 = 12$。得病前患者的 HCO_3^- 是 $10 + 12 = 22$。这是正常的。

最后评估：

　　a. 呼吸性碱中毒。

　　b. 阴离子间隙升高性代谢性酸中毒。

医学知识

　　患者表现为原发性呼吸性碱中毒伴有潜在的阴离子间隙升高性的代谢性酸中毒。这是阿司匹林过量的特征。血液中阿司匹林浓度升高刺激呼吸，同时也是一种未经测定的酸。

（钟涌涛　译）

第 76 章
机械通气

Rashna F. Ginwalla MD, Leah Lande MD,
John Mullarkey RRT & Thomas A. Santora MD

参见病例

1. 患者，男，80 岁，因择期腹腔镜胆囊切除术入院，发现其呼吸频率为 35 次/分。
2. 患者，男，25 岁，腹部枪伤手术后转入 ICU，需要设定合适的通气参数。
3. 患者，女，77 岁，因下消化道出血行次全结肠切除术后，准备撤离呼吸机。
4. 患者，男，42 岁，摩托车撞伤，入院后用呼吸机 4 天，产生呼吸窘迫。
5. 患者，男，57 岁，患有胰腺炎和成人呼吸窘迫综合征（ARDS）。

> ### 诊疗思路
>
> 　　在下面这些情况下，经常要我去呼吸监护室会诊：当患者需要：①紧急气管插管和机械通气；②调整已经使用的机械通气；③撤离机械通气；④处理在机械通气过程中产生的紧急问题；⑤发生了 ARDS。相应地，我们提出了上面的病例供大家思考，该如何处理上述问题。

临床思维

遇到有呼吸问题的患者时，应考虑：

1. ABC—气道（airway），呼吸（breathing）和循环（circulation）。
2. 患者是否有危及生命的疾病？
3. 肺功能障碍是否与机械通气或给氧有关？
4. 导致这些呼吸异常的潜在问题是什么？

病例 1

患者，男，80岁，因择期腹腔镜胆囊摘除术入院，发现其呼吸频率高达35次/分。患者出汗，鼻翼扇动，抓住病床一侧的扶手。其中下肺听诊有啰音。发现患者过去一周没有服用呋塞米（"利尿片"）。

诊断思路

肺充血/容量负荷过重引起的呼吸窘迫。

决定通过非重吸面罩（nonrebreather mask）给予患者100%的氧气吸入治疗，同时准备紧急气管插管以减轻患者的呼吸困难。患者插管后，转入ICU进行全面评估，包括胸片、心电图、心肌酶谱分析，以判断急性心肌梗死导致的肺充血的可能性。此外，经验性地使用呋塞米来减轻肺充血。

医学知识

满意的自发性呼吸标准为：

（1）氧气吸入充分
（2）有效排除二氧化碳
（3）保护呼吸道

如果这三个标准得不到满足，就可能需要气管插管和机械通气支持。在呼吸窘迫的情况下，需要细致的判断来确定是否需要以及何时开始机械通气。

呼吸做功增加，也称为呼吸窘迫，有下列表现：

（1）呼吸急促
（2）呼吸短浅
（3）使用到呼吸辅助肌
（4）鼻翼扇动
（5）自觉呼吸困难

血气分析虽然能提供呼吸窘迫的客观证据，但在肺功能失调的演变中是出现得比较晚的指标。决定是否行气管插管并开始机械通气应该依据对呼吸窘迫的临床识别。参见 Sabiston 24；Becker 11，12。

病例2

患者，25岁，男，因腹部枪伤而住院。给予气管插管后送手术室，对其腹部损伤立即行单纯性小肠切除术。患者带着呼吸机转入ICU，设定参数为：辅助控制（A/C）模式，呼吸频率12，潮气量（Vt）500 mL，吸入氧浓度（FIO_2）100%，呼吸末正压（PEEP）5。患者处于镇静麻痹状态。初始动脉血气分析结果：pH 7.24，$PaCO_2$ 55mmHg，PaO_2 240 mmHg，HCO_3 16 mmol/L。

诊断思路

通气不足酸中毒；氧合水平尚可接受。

（PaO_2:FIO_2 比率240；参看病例5中的ARDS讨论。）

为了纠正酸中毒，把呼吸频率调高至20，这样每分钟通气量将会从6 L/min增加至10 L/min。将吸入氧浓度调低至50，以把氧中毒的风险减少至最低。

医学知识

通气模式/设定

编者按：了解机械通气首先需要熟悉呼吸监护专业的专用术语及名词。下面列出了不同类型通气方法的名词术语，并对相关通气控制参数的设定进行概述。注意有两种基本的通气模式：容量限定（气体流量持续到达到预先设定的吸入量为止）或者压力限定（气体流量持续到达到预先设定的压力为止）。

定容通气

定容通气是把气体一直输送至达到预先设定的潮气量（V_T）；气道压力则随肺顺应性或柔韧性而改变。呼气是被动的。下列设置随呼吸机如何应对自发性吸气强度而变化。

a. CMV（控制机械通气）：提供预先设定的每分钟呼吸次数，潮气量也预先设定，与患者的呼吸强度无关。呼吸机有时间周期性，由预先设定的时间长度所触发。这种通气模式在手术室常用，因为全身麻醉剂会造成呼吸力度减弱。

b. A/C（辅助控制）：每当患者自主开始一次呼吸时，呼吸机提供预先设定的潮气量。此外，"控制"部分提供预先设定次数的呼吸作为患者自主呼吸速率达不到最佳时的保障。对每种呼吸，不管是患者自主的还是机器引发的，输送的潮气量是固定不变的。

　　c. SIMV(同步间歇指令通气)：呼吸机按预先设定的呼吸次数用预先设定的潮气量送气。如果患者在机器控制的呼吸之间采用自主呼吸，呼吸机则用预先设定好的压力提供压力支持(见下述 PSV)。这些自主呼吸的潮气量完全取决于依照既定量的压力支持患者能从呼吸机中获取多少气体。

定压通气

　　这种模式把气体送到预设的气道峰压为止，因此每次呼吸时送出的实际气体量会随肺顺应性而变化。

　　a. PVC(压力控制通气)：气流由预先设定的气道压力限制，在预先设定的时间长度(吸气时间，Ti)结束后停止供气。呼吸周期能由患者的吸气强度所启动，但同时强制执行由医生拟定的呼吸频率。无论在那种情况下，一旦呼吸被启动后，吸入流速很快达到医生拟定的压力(称为 PCV 水平)。

　　b. PSV(压力支持通气)：与 PCV 相反，此种方式没有强制呼吸。PSV 仅仅支持自主呼吸，因此要求呼吸的动力是完好的。

　　c. CPAP(持续气道正压通气)：这种模式用于帮助有自主呼吸但自己不能维持足够的呼吸动力和/或氧合能力的患者。每次呼吸及其潮气量都是患者发起的。呼吸机提供流速来给气道加压，试图给肺泡充气和/或维持肺泡的开放。CPAP 通常和 PSV 合用作为一种特定的通气策略，或用于撤离其他模式的机械通气。参见 Sabiston 24，Becker 12。

医学知识

设定呼吸机参数

　　主要参数

　　用于调节通气：

　　a. **频率**：从每分钟 8~12 次开始。这种呼吸机频率决定最少呼吸次数。

　　b. **潮气量(V$_t$)**：开始设定在 8~10 mL/kg；对急性肺损伤(ALI)或 ARDS，应该用低潮气量(6 mL/kg IBW)。

用于调节氧合：

c. FIO₂(吸氧浓度)：目标是用尽可能最低的 FIO₂ 来达到一个可接受的 PO₂(通常是 > 60 mmHg)。维持 FIO₂ >60% 超过 24 小时会增加患者氧中毒的风险和加重肺损伤。

d. PEEP*(呼气末气道正压)：它代表呼气末肺泡内的压力。PEEP 在呼气末保持肺泡张开，没有这个压力时肺泡会坍陷闭合。会厌关闭通常能维持 5cmH₂O 左右的内源性 PEEP。因此，气管插管患者的 PEEP 应设定在至少 5 cmH₂O 以上；在某些可能会造成肺泡闭合(例如 ARDS)的病理条件下，可能要用更高的 PEEP 来维持氧合。

次要参数

a. 吸呼比(I：E)：因为呼气是肺和胸壁被动性回缩引起的，通常完整的一次呼气要比吸气长 2 至 3 倍；因此，开始的吸：呼比设定在 1：2 或 1：3。

b. 吸气流速(IFR)：代表最大吸气流速。通常设定在 40 ~ 80 L/min。更大的吸气流速会导致呼气时间延长和通气时间增加；较小的吸气流速会导致呼气时间延长和增加氧合时间。

c. 波形模式：可在呼吸机上设定的两种随时间变化的气体流速模式是方型和斜型波形。方型波形由一开始就以高速并在整个吸气期不变的吸气流速形成，然后突然下降(形成一个随时间曲线形成的方型波形)。这个模式通常造成较高的气道峰压和较短的吸气时间(Ti)。斜型波形开始用高流速然后在肺部充满气体的吸气后期流速减慢。这种模式导致较低的气道峰压和较长的吸气时间。斜型模式最能代表自主呼吸时的气流模式。

医学生应该认识到呼吸机参数之间相互关联的特性。一般来讲，呼吸频率决定了一个呼吸周期的时间(完成一个呼吸所需时间)。大多数呼吸机会允许医生选择下列两种相互依赖的参数：IFR，Ti，或者 I：E(吸：呼)比例。最常见的情形是，医生决定通气模式、潮气量、呼吸频率、吸氧浓度和 PEEP 水平。在大多数医疗机构中，呼吸治疗师会按照预先设定的方案或床边需要评估设置波形模式，吸：呼比例和吸气流速。**参见 Sabiston 24，Becker 12。**

*虽然通常被称为 PEEP(呼气末气道正压)，目前芯片驱动的呼吸机通过应用持续气道正压(CPAP)来实现呼吸末压力。由于大多数呼吸机和文献仍称作"PEEP"，我们在本章中统一用这种叫法。

病例3

患者,女,77 岁,因下消化道出血行结肠次全切除术,在手术后的第二天早晨诊视。患者清醒,配合,表示她想把气管内插管拔出。她的呼吸参数是 A/C 12,潮气量 450,吸氧浓度 0.5,以及 CPAP/PEEP + 5;患者呼吸频率是 14 次/分,动脉血氧饱和度 100%。

诊断思路

结肠次全切除术后,现准备撤离呼吸机。让患者抬头离开枕头来测试她的体力——这个简单的评估提示手术室中使用的麻醉药已经代谢完了。然后要求呼吸治疗师将呼吸机的模式调到 PSV/CPAP。初始的 PSV 水平按如下方式选择:①确定想要的潮气量(通常是 7 mL/kg);②评估在辅助/控制通气模式中测得的肺顺应性(容量变化/压力变化);③依照测得的肺顺应性,按完成容量变化(Vt)所需的压力变化来设定 PSV。

医学知识

撤离机械通气

开始,或者通过检测血氧饱和度,或者通过连续动脉血气分析测定动脉氧分压,希望把吸氧浓度从 100% 减少到 35% ~45%。

一旦吸氧浓度降低(通常小于 50%),氧合水平稳定和理想,则重点应转移到通过自主呼吸增加每分通气量(V_E),减少为通气提供的机器支持。在要开始撤离呼吸机前,必须满足某些条件,包括:

- 导致气管插管/机械通气的原发病已得到解决
- 血流动力学稳定
- 动脉血氧饱和度大于 90% 至 95%
- 无心律失常
- 呼吸不费劲(没有使用辅助呼吸肌)
- 可接受的撤机指标
    - V_E 小于 10 L/min
    - 呼吸频率小于 25 次/分(最敏感的标准)
    - 潮气量大于 4 ~5 mL/kg

- 可接受的肺力学：
  - 肺活量大于 10～15 mL/kg
  - 吸气负压小于 –20 mmHg
  - 快速浅呼吸指数（RSBI*）小于 100（这里的 RSBI = RR/Vt）

  *RSBI 是拔管成功的最精确预测指标。

没有公认的标准方法，因此，每个机构和/或医生将患者撤离呼吸机的方式会有不同。撤机试验的目标是评估在没有机械支持时患者的通气能力（克服呼吸做功）和氧合能力。撤机试验模式举例包括：

1. **PSV 加 CPAP**：选择 PSV 水平使潮气量达到 5～7 mL/kg；CPAP 通常设定在 5。然后减少 PSV 水平，必要时应有序地减少，到 5 cm H_2O。通常认为 PSV 5 cm 是用以克服气管内导管（RTT）和呼吸机管道通路造成的额外呼吸功所需要的最小压力支持。这种压力维持最少 30 分钟后，评估相关撤机指标。如果机械通气已经用得较久了，导致呼吸肌的功能减退，一个更长时间的呼吸撤离试验（可长达 2 小时）可能更保险。

2. **导管试验（T-piece trial）**：断开呼吸机，只是通过导管为患者提供湿化的气体约 30 分钟，此后检查撤机指标。用这种方法，患者不仅需要克服内源性的呼吸功，也同时要克服 ETT/气体管道产生的呼吸功。这对评估有左心室功能异常患者特别有用，这些患者的心排出量甚至会因最小量的正压通气而增加。**参见 Sabiston 24，Becker 12**。

病例 4

患者，男，42 岁，摩托车撞车入院 4 天后使用呼吸机时产生呼吸窘迫。呼吸机参数为：A/C 16，Vt 800，FIO_2 0.5，CPAP +5；RR 42 次/分，SaO_2 78%，BP 88/62 mmHg，以及 HR 137 次/分。患者汗出，右侧呼吸音减弱。

诊断思路

呼吸机引起的右侧气胸。寻找颈静脉怒张、气管左移来支持这个假设诊断。由于临床病情严重恶化，拟在锁骨中线第 2 肋间隙放置 16 号导管进行右胸穿刺减压。减压后，心肺功能改善，可相对从容地进行胸腔置管来更有效地治疗气胸。

医学知识

机械通气的并发症

- **呼吸机引起的肺损伤（ventilator indnced lung injury，VILI）：**

  - **压力损伤／容量损伤：** 穿越肺部的高压能引起肺泡的机械性损坏，造成肉眼可见的气体泄漏。这些可表现为气胸，气纵隔，或皮下气肿。

  - **不张性肺损伤（也称肺泡开闭）：** 由于肺泡反复开闭可引起机械性切变，对肺组织产生应激，可导致个别肺泡单元的损伤，造成气体交换障碍。

  - **生物性损伤：** 肺应激增加能诱导和释放各种炎症介质（例如白介素−6，细胞间黏附分子−1，α−干扰素）。由异常的通气力学诱导的这些介质本身能导致急性肺损伤。

- **呼吸机相关性肺炎（Ventilator associated pneumonia，VAP）：** VAP的风险随机械通气时间的增加而增加。早期发生的 VAP 定义为气管插管后 24～72 小时内发生的肺炎，而且最常与插管时产生的吸入有关。致病菌包括苯唑西林敏感的金黄色葡萄球菌，流感嗜血杆菌和肺炎链球菌。这个时期后发生的 VAP 称迟发性VAP，通常由更耐药的微生物引起，包括耐甲氧西林金黄色葡萄球菌（MRSA），铜绿假单胞菌，不动杆菌属以及肠杆菌属。

病例 5

患者，男，58 岁，体重 80 kg，因腹痛 3 天由亲戚送入急诊科。患者有血流动力学性休克，败血症和可能的吸入性肺炎。剖腹探查发现憩室穿孔并弥漫性腹膜炎，行 Hartman 手术。在术后第 2 天，呼吸机设定是 A/C 16，Vt 800，FIO$_2$ 100%，CPAP +5；动脉血气分析显示 pH 7.32，PCO$_2$ 48 mmHg，PO$_2$ 51 mmHg；胸片提示弥漫性肺泡浸润。

诊断思路

本病例为 ARDS，目前最紧迫的问题是严重低氧血症。虽然手术和抗生素是解决败血症所产生的继发肺部损伤的最关键步骤，但需要改变呼吸机设定以加强氧合作用。将 Vt 减少至 500（大约 6 mL/kg IBW），增加 A/C 频率至 26，把 PEEP 增至 +7.5。然后继续以 2.5 cm 的梯度增加 PEEP，努力降低吸氧浓度至较小的毒性范围（目标≤60%）。

医学知识

ARDS 的病理生理学被认为是系统性地激活了循环中的中性细胞，这些中性细胞与肺毛细血管的内皮细胞黏附在一起，释放蛋白水解酶和有毒性的氧代谢产物，导致内皮屏障的破坏，使得液体和富含蛋白的残渣渗入到肺泡内。这个过程导致肺泡坍陷，在肺底部更明显。ARDS 的这种分布导致广泛的分流生理机制[低 V/Q（通气/血流）比例]和严重的低氧血症。ARDS 的病因包括：

- 肺吸入
- 血流动力学性休克
- 败血症
- 肺炎
- 肺挫伤
- 体外循环
- 颅内高压
- 羊水栓塞
- 长骨骨折致脂肪栓塞

表 76-1 罗列了 1994 年美国欧洲共识大会委员会定义的 ARDS/急性肺损伤（ALI）诊断标准。

ALI 和 ARDS 的死亡率达到 40% ~50%，有趣的是，常常不是由于顽固的呼吸衰竭，而是由于多脏器功能衰竭，或者严重的系统性炎症反应综合征。

为 ARDS/ALI 患者进行机械通气时，必须认识到有加重肺部损伤的可能；因此，治疗方案采用了最大限度减少呼吸机诱导的肺损伤（VILI）的方法。这个肺保护策略包括：

- 用小潮气量（Vt）（6 mL/kg IBW）进行通气，以限制肺泡的牵拉。
- 控制最大通气压力（<40 cmH$_2$O）
- 增加呼吸频率和 PEEP 以维持气道平均压力，预防肺泡过度充气放气。
- 比较宽松的高碳酸血症，以允许使用较低的潮气量。

处理 ARDS 的目标是：①预防医源性损害；②减少肺水量；③维持组织氧合能力。高水平的 PEEP 已经被用于减少因顺应性降低了的肺泡反复充气和坍陷而造成的损伤。用 PEEP 让肺泡充气和维持肺泡不坍陷是为了保存 V/Q 关系中的通气部分，使分流最小化，以及改善氧合。**参见 Sabiston 24，Becker 12。**

表76-1　成人呼吸窘迫综合征(ARDS)/急性肺损伤(ALI)诊断标准	
参数	ARDS
发作	急性发作
临床环境	优先处理
气体交换	$PaO_2/FIO_2 < 300$(ALI)；< 200(ARDS)
肺部影像学	胸片示双侧弥漫性浸润
肺毛细血管楔压	≤18 mmHg
肺顺应性 = 交换容积/交换压力	< 30 mL/cm H_2O（正常 50~80 mL/cm H_2O）

由 Bernard GR，Artigas A，Brigham KL 等修订，美国欧洲共识大会委员会关于 ARDS 的定义，发生机制，相关结局及临床试验的协调，Am J Respir Crit Care Med 1994；149(3 Pt 1)：818 – 824.

（钟涌涛　译）

第 77 章
休克：处理原则

Thomas A. Santora MD & Dipin Gupta MD

参见病例

1. 患者，男，21 岁，左胸枪伤，躁动不安。
2. 患者，男，33 岁，车祸，Bp 94/40 mmHg，心率 52 次/分，昏迷。
3. 患者，男，57 岁，胸痛，Bp 88/64 mmHg，心率 143 次/分，呼吸 36 次/分。
4. 患者，女，88 岁，神志改变，Bp 100/44 mmHg，心率 96 次/分，呼吸 28 次/分。

鉴别诊断

心肌梗死	肺炎	胃食管分流
肺栓塞	气胸	术后焦虑

诊疗思路

　　当评估一个危重患者时，休克机制应该为首先考虑的通常引起急速恶化的机制。如果有休克存在，导致患者就诊的一系列事件常能为潜在的病因提供线索。在考虑经验性复苏时，最关键是要确定内源性的心功能异常是否为休克的病因，因为所有其他引起休克的病因开始都是用扩容的方法治疗。

患者诊疗

临床思维

* 诊断时须考虑到严重的肌肉骨骼损伤患者很容易失去基本生命体征。切记，关注基本生命体征。

病史

在治疗 ICU 患者时要问的问题：

- 患者存在休克机制吗？
- 这种休克可能属于哪一类(病因)？
- 需要用什么样的办法来复苏(逆转)这个血流动力学异常？
- 侵入性的血流动力学监测会有助于这种休克的诊断吗？对这种休克如何处理？

休克是一种循环平衡稳态的急剧变化，由此导致器官和细胞营养灌注的减少。因为活细胞需要持续不断的养料供应，用以产生能量来完成其各自功能，当细胞得不到其产能所必需的前提(主要是氧气)时，细胞则启用效率较低的无氧产能方式，细胞的产能减少，并产生出终端产物——**乳酸**。如果灌注的中断严重且持久，那么甚至这种无效率的无氧能量生产都将停止，细胞不能产生维持保全生命的功能所需要的能量。休克机制可以从各个器官内细胞功能的减退所造成的器官损害中看出来。

最早和最常见的生命体征异常是**心动过速**。这个体征是非特异性的。**低血压**，通常认为是收缩压低于 90 mmHg，在休克过程中出现得稍晚一些(在出血性疾病中失血超过 30% ~ 40%；更多信息参见 ATLS 文献)。临床医生必须明白单靠生命体征作为休克监视方案的局限性。随着细胞的能量生产日趋依赖无氧路径，乳酸的产生增加，导致可测得到的碱缺失和**碳酸氢盐碱少**。评估这些指标将有助于确定休克状态。

病例 1

患者，男，21 岁，因左胸枪伤被送至急诊科。初始生命体征：BP 100/90 mmHg，HR 124 次/分，R 28 次/分。体检发现其躁动不安，不能配合，呼吸有酒精气味，左锁骨中线第 3 肋间隙见一小子弹伤口，左侧呼吸音减弱，气管向右侧移位，颈静脉怒张。

诊断思路

患者处于休克状态！其休克(脏器灌注不足)表现为烦躁，不配合(中枢神经系统)和生命体征异常(心率呼吸加快)。休克机制不及时识别会导致患者死亡！

监护警示

考虑可能最快置患者于死地的问题，首先评估这些问题！乙醇对中枢神经系统的影响可能为干扰因素，在把上述体征归咎于酒精中毒前，必须评估/排除休克的可能性。

医学知识

休克的病因可归入循环系统三个基本要素之一异常。循环系统由一个泵(心脏)、管道(血管)和血液(血管内容量)组成。设立分类系统的目的是为了解潜在的致病过程，或者描述临床检查时患者的征象(四肢冷或热)。出血性或低血容量性休克是因为血管外容量的丢失。心源性休克是因为内源性的心肌功能失常，或者是缺血性(心肌梗死)或非缺血性的，或者因为静脉回流受阻而引起的心脏功能性损害。在血管扩张性休克中，血管功能异常导致器官的血流分配受损。血管扩张，在神经源性休克中是因缺乏正常交感神经张力而引起的，在过敏性休克中是因缓激肽和组织胺释放而引起的，在中毒性休克中是因血管活性细胞因子大量涌现而引起的。知晓紧急事件产生前的病史能明确休克的潜在病因。

冷休克	热休克
出血性，低血容量性	中毒性
心源性	神经源性
内源性(心肌性)	
外源性(限制性)	过敏性
填塞	
张力性气胸	
肺栓塞	

血流动力学指标的定义

除了传统的生命体征外，下列是心血管系统功能的有用指标：

1. 脉压差 = 收缩压和舒张压之间的差异——低血容量时减低，主动脉反流或败血症时增高。

2. 平均动脉压(MAP) = 舒张压 + 1/3 脉压差——代表周围血流的真实驱动压力，当压力波形向远端移动时保持不变。

3. 中心静脉压(CVP) = 右心房内测得的血压——正常范围是 1 ~ 6 mmHg。

4. 肺动脉闭塞压(PaOP，也称为"契嵌压") = 用气囊阻塞前进方向血流时测得的肺血管床压力，因此能反映左心房/左心室的压力。心舒张末时的读数代表左心室的前负荷；正常范围是 8 ~ 16 mmHg。

5. 心搏量(SV) = 心脏在收缩期心室泵出的血量——正常范围是 40 ~ 70 mL/搏。

6. 心排出量(CO)＝心搏量×心率。

7. 心脏指数(CI)＝心排出量÷体表面积——正常范围是 2.4～4.0 L/min·m²

8. 外周血管阻力(SVR)＝计算得出的数值，接近克服左心室泵血的前负荷。$SVR = [(MAP - CVP)/CO] \times 80$——正常范围 7000～1600 dyn·s/cm²。

9. 氧供(DO_2I)：是指组织在单位时间内能获取氧的量；等于心脏指数和动脉血氧含量的乘积，$DO_2 = Cl \times CaO_2 \times 10$。

正常值：520～720 mL/(min·m²)。10. 耗氧量(VO_2I)是指单位时间全身组织消耗氧的总量，它决定于机体组织的功能代谢状态。$VO_2 = CI \times (CaO_2 - CvO_2) \approx Cl \times 1.38 \times Hb \times (SaO_2 - SvO_2)[mL/(min·m²)]$，正常值为 110～180 mL/(min·m²)。

血流动力学参数：每一种类型的休克有其自己的血流动力学参数：

休克	心排出量	肺动脉闭塞压	外周血管阻力
心源性	低	高	高
出血性	低	低	高
中毒性	高	低	低
过敏性	高	低	低
神经源性	高/正常	低	低

参见 Sabiston 24；Becker 11，12。

病例 2

患者，男，33 岁，戴头盔骑摩托车时与小车相撞。目击者说患者被撞飞约 9 m 远。在医疗救护人员到达时，患者昏迷，濒死呼吸。予以气管插管，保护脊柱转运。到达急诊科时，生命体征是 Bp 94/40 mmHg，HR 52 次/分，呼吸用急救气囊控制。检查发现上腹部和四肢擦伤，呼吸音对等，心音良好，轻度腹部胀气，无肠鸣音，身体干暖，四肢不能活动，对疼痛刺激只有面部痛苦表情。

诊断思路

患者属于血管扩张性休克。舒张压低，心率慢，四肢瘫软无知觉，可能的病因是神经性的。在急性损伤时，对潜在的出血性原因也必须进行调查。

医学知识

低血压状态下不见心动过速是神经源性休克的常见指征——脊髓的破坏打断了交感神经的心脏加速器。有可能被用 β 受体阻滞药的患者以及年长患者的心率误导，年长者可能有传导阻滞限制了心率加快。

在所有的休克机制中，除了内源性心脏功能异常，总有绝对或相对的低容量血症。在出血性或低血容量性休克中，容量已从循环中丢失。在分配性或血管舒张性休克中，血管舒张造成更大的容量，导致相抵的低血容量血症。在阻塞性休克中，血管内的容量因为升高的颈心脏压力不能到达心脏。

因此，除内源性休克外，所有休克的复苏方法首先是扩容。用 20 mL/kg 体重的等渗溶液（即，0.9% 氯化钠注射液或乳酸林格氏液）或者 7 mL/kg 体重的重胶体溶液（即羟乙基淀粉或 5% 球蛋白）进行快速适量补液。复苏的目标是逆转低灌注体征。用于指示复苏效果的临床指标包括血压恢复正常，心动过速解除，神志状态改善，少尿纠正（尿量 > 0.5 mL/kg·h。参见 Sabiston 24；Becker11，12。

病例 3

患者，男，57 岁，就诊时主诉在重体力活动后"好像有一头大象压在胸口"。查体发现患者明显焦虑，汗出，呼吸费劲。生命体征是 Bp 88/64 mmHg，HR 143 次/分，R 36 次/分。体检发现患者意识模糊，未见局灶性神经系统异常，胸背听诊有啰音，室性奔马律，四肢黏腻发凉。

诊断思路

患者因急性心肌梗死而处于心源性休克状态。可以用 12 导联心电图确诊，表现为胸导联新的 Q 波和"墓碑"样 ST 抬高（这个取名似也代表不良预后）。

改善血流动力学的措施包括：（1）气管插管和正压通气，这样能减少呼吸做功（胸部的正压导致（a）回流到右心的静脉血减少，因此减轻中央充血，和（b）主动脉透壁压力减小，这能减少左心室泵血时的阻力。（2）静脉注射袢利尿药（例如，呋塞米），能够先造成动脉血管舒张（减低主动脉阻力），再通过利尿作用减少循环容量(3)使用硝酸甘油(舌下，静脉或皮下注射)，能造成静脉舒张(减少静脉回流)以及冠状动脉舒张(增加心肌血流量)。(4)使用阿司匹林或全身抗凝剂肝素(减少冠状动脉循环中的血栓的形成)。(5)正性肌力药物(如多巴胺、米力农)，刺激心肌、增强心肌收缩的力度。正性肌力药物的使用在心肌缺血时应谨慎，因为这些药物增加心肌耗氧量。

对内源性心功能失常(最常见是由于左心室功能丧失 40% 以上)，恰当的治疗措施是增加收缩效率和/或减轻左心室射血阻力。当患者就诊时主诉胸前区疼痛(有伴或不伴左肩或下颌区放射痛)、气短、汗出时应考虑内源性心功能失常可能是休克的病因。查体能见到颈静脉怒张并伴有第三、第四心音奔马律，心电图有心肌缺血的改变[T 波倒置，ST 段抬高，反映心脏血管栓塞的相关导联上的 Q 波(右冠状动脉的 II，III 和 aVF 导联；左前降支的 V2～V5 导联；回旋支的 I，aVL 和 V6 导联)]。心肌缺血的诊断通过升高的肌酸激酶同工酶(CKMB)和肌钙蛋白 I 来确诊。

基于系统的实践

急性心肌梗死时出现的心源性休克是现代医学中最具挑战性的临床案例。除了上面所述的标准治疗措施外，其中的许多患者会需要血管重建手术来恢复心肌的血流。大多数医院已经建立起一支快速应对团队来实现上述治疗，必要时，实施高级干预措施，包括(1)心导管血管成形术/植入支架，和如果患者仍处于休克状态，放置主动脉球囊反搏。(2)急诊冠状动脉搭桥术(CABG)。(3)如果在某一医疗机构中不能及时实施上述治疗时，就用静脉溶栓。

病例4

患者，女，88 岁，住在养老院，就诊时神志改变。养老院工作人员说在过去 1 周中，该高血压患者吃得不多，变得更加沉默寡言。生命体征：Bp 100/44 mmHg，HR 96 次/分，R 28 次/分，T 34.6℃。检查发现其疲倦乏力，无太大痛苦，四肢温暖干燥，呼吸音清，心律齐，右侧肋椎压痛，腹部无压痛，肠鸣音不亢进。

进一步检查发现少量"脏"尿,镜检有细胞管型,白细胞 $3.6 \times 10^9/L$,血糖 20.9 mmol/L。诊断:尿路感染引起的中毒性休克(尿脓毒症)。尽管用了广谱抗生素,静脉输液(乳酸林格氏液)以及点滴胰岛素,少尿和低血压仍然持续。肺动脉导管(PAC)插管发现心排出量为 3.8 L/min,肺动脉楔压为 3 mmHg,外周血管阻力为 650 阻力单位。

诊断思路

血管内容量缺失引起的中毒性休克。额外的乳酸林格氏液输液(20 mL/kg)取得了进一步改善:心排出量 10.4 L/min,肺动脉楔压 16 mmHg,外周血管阻力 1050 阻力单位,血压 146/76 mmHg,心率 72 次/分,尿量 0.7 mL/kg·h。

要点

侵入性血流动力学监测:

- 需要波形分析指导床边肺动脉导管插管。
- 心排出量能区分低流量(冷休克)和高流量(热休克),见本章病例 1。
- 肺动脉阻塞压(PAOP,以前叫作肺动脉楔压)能用于区分两种不同原因的冷休克。

PAC 最有用的指征是区分心源性和出血性/低血容量性休克,以及评估血管内容量状态。

重要的辨别因素是肺动脉阻塞压——在心源性休克中压力高,而在出血性/低血容量性休克中压力低。对血流动力学数据的分析发现,冷休克的指标与热休克的指标相比有很大相同。虽然差别很大,但因为其他临床表现也有很大差别,PAC 并不常用于热休克或冷休克的诊断;相反,PAC 在热休克中用于最优化和最大化心排出量。

医学知识

为支持低血压患者，先考虑容量；如果给予快速补液后(20～40 mL/kg 胶体溶液)低血压持续，则用血管收缩药物，如去甲肾上腺素，肾上腺素，新福林，或者可加用多巴胺。

监护警示

如果血管内容量不足，使用血管收缩剂来支持血压可能导致器官灌注减少。

（钟涌涛　译）

第 78 章
凝血和输血

Rohit A. Patel MD & Kevin M. Bradley MD

参见病例

1. 患者，男，22 岁，术前评估出血风险
2. 患者，女，55 岁，跌倒后表皮损伤进行性出血
3. 患者，女，76 岁，消化道出血合并房颤
4. 患者，男，47 岁，鼻出血且易瘀青
5. 患者，男，57 岁，重症肺炎合并出血

诊疗思路

鉴别出血的来源是有一定的难度的。我试图排除手术可纠正的病因，且总将出血后的血流动力学改变纳入考虑范围。通过了解相关病史，包括家族史、用药史，全面的体格检查以及适当的实验室检查，大部分凝血异常的病因都可找到。

临床思维

在 ICU 遇到凝血和输血问题时，做到以下明确的几点会有助于你的临床思维过程。

(1) 描述正常的止血过程。
(2) 确定评估凝血功能的常用检查方法。
(3) 找到常见的凝血障碍处理方法。
(4) 识别血小板减少的病因并描述其治疗方法。
(5) 警惕肝素诱导的血小板减少症并发血栓形成（HITT）。
(6) 列出可用于输注的血制品，注意每种产品可能的并发症。

凝血

医学知识

正常的凝血平衡是一个生理过程，损伤的血管促进凝血，而完好的血管抑制凝血。正常的止血过程可人为地分为两期，一期和二期。

初级止血过程（一期止血）

- 血管收缩
- 被激活的血小板黏附于损伤的血管壁
- 血小板聚集—激活的血小板相互黏附
- 血小板黏附和血小板聚集共同形成一个血小板栓来封堵损伤的血管来阻止出血。

次级止血过程（二期止血）

通过激活的凝血级联反应（可通过内源性、外源性或共同途径）产生纤维蛋白沉积使血小板栓更稳定。

凝血过程的组成

外源性系统：损伤的组织释放 III 因子，和 Ca^{2+} 一起激活 VII 因子，启动外源性凝血机制。

内源性系统：激活的血小板产生 XII 因子，进一步激活 XI 因子，启动内源性凝血机制。

活化的 VII 因子和 XI 因子都能激活 X 因子，从而促进级联反应。常见的途径由活化的 X 因子（Xa）启动，导致纤维蛋白的产生。Xa 激活凝血酶原激活物，后者把凝血酶原转化为凝血酶，而凝血酶又把纤维蛋白原转化为纤维蛋白。

纤维蛋白开始形成一个较疏松的网，最终在 XIII 因子的影响下形成一个更加致密的网。血小板和红细胞被这个网拦截而形成血凝块。

内源性途径通过活化部分凝血活酶时间（APTT）来检测。外源性途径通过凝血酶原时间（PT）来检测。

- **凝血抑制因子**：将凝血局限于损伤组织附近
  - 抗凝血酶 III
  - 肝素辅因子 II
  - α_2 - 巨球蛋白
  - 蛋白 C 和蛋白 S

- **纤溶系统**：纤溶系统的作用是消化过多的纤维蛋白沉积来防止血管系统的血栓形成。纤维蛋白降解产物［FDP，也称纤维蛋白分解产物（FSP）或降解二聚体（D-dimer）］可作为纤溶活性的检测指标。**参见** Sabiston 6，24；Becker 8，9。

病例 1

患者，男，22 岁，因拟行腹股沟疝修补术就诊。

诊断

常规术前评估。

医学知识

为评估这个患者的围术期出血风险，应确定患者的相关病史特征和体格检查。提示有出血倾向的病史特征包括：

- 凝血障碍的特征
  - 内脏、肌肉或关节出血，刷牙后牙龈出血
  - 术后或创伤后出血
  - 局部加压不能有效阻止微小出血的病史
- 血小板异常的特征
  - 紫癜、瘀斑、鼻出血、消化道出血或表皮破损出血
  - 术后或创伤后立刻出血
  - 影响血小板功能的用药史（阿司匹林、布洛芬、氯吡格雷）
  - 局部加压止血史
- 血管壁异常的特征
  - 同一部位反复出血
  - 局部加压有效止血

提示易出血倾向的体检发现：
- 紫癜、瘀青、瘀斑
- 关节腔积血，尤其是因子Ⅷ缺乏导致的膝关节积血
- 毛细血管扩张
- 肝病体征

■　肝脾肿大和淋巴结肿大

评估潜在出血异常的初步实验室检查

血液筛查包括活化部分凝血活酶时间（APTT，正常 27～36 秒）、凝血酶原时间［PT，正常 11～14 秒，也可表示为国际标准比值（INR），正常为 0.9～1.2］和全血细胞计数。**参见 Sabiston 6，24；Becker 8。**

病例 2

患者，女，55 岁，既往有明显的高血压、糖尿病以及冠心病病史，在一次滑倒后前臂和膝盖擦伤部位出血不止。她的血小板计数为 $80 \times 10^9/L$，凝血时间正常。

诊断

血小板减少引起的出血。血小板异常可以广义地分为数量异常和功能异常。数量异常可通过血小板计数来评估，功能异常则需要通过一系列的功能检测来评估，包括出血时间、聚集实验、血块收缩试验。

医学知识

血小板减少症是指血小板计数低于 $100 \times 10^9/L$。

原因

■　生成减少
　　■　骨髓再生障碍（如药物诱导）
　　■　骨髓纤维变性（如骨髓纤维化）
　　■　骨髓浸润（如白血病、骨髓瘤、恶性肿瘤）
　　■　底物缺乏（如维生素 B_{12} 和叶酸缺乏）
■　破坏增加
　　■　非免疫性［如血管炎、弥散性血管内凝血（disseminated intravascular coagulation，DIC）］
　　■　免疫性（如病毒、药物、ITP、肝素诱导的血小板减少症）
■　脾功能亢进（如淋巴瘤、骨髓增生异常、门静脉高压）

严重分级

■　$150 \times 10^9/L \sim 450 \times 10^9/L$ = 正常

- 少于 $100 \times 10^9/L$ = 血小板减少症
- 少于 $50 \times 10^9/L$ = 创伤后出血风险
- 少于 $20 \times 10^9/L$ = 自发性出血风险

总的来说，血小板计数 $200 \times 10^9/L$ 或以上常常可以维持正常的凝血功能。如果一个渗血患者血小板计数及凝血功能正常，可能提示有血小板功能异常。阿司匹林和/或氯吡格雷的摄入能降低心肌梗死和卒中的风险，然而其同时也增加了血小板相关性出血的风险。阿司匹林通过作用于环氧化酶途径可引起不可逆的血小板功能异常。阿司匹林的影响可能在用药 7 ~ 10 天后显现出来。对于出血的患者，血小板输注可能是必要的。其他非甾体类药（如布洛芬）引起的血小板功能异常是可逆的。**参见 Sabiston 6，24；Becker 8。**

病例 3

一位 76 岁的女性患者，在使用肝素预防系统性栓塞后原本已经控制的房颤再次发作。患者出现鲜红色直肠出血，由你来进行评估。实验室检查结果如下：血红蛋白 9，血小板 $170 \times 10^9/L$，INR 1.0，APTT >110 秒。近期的结肠镜检查提示有肠憩室。

诊断

肝素过量。应该密切监测该患者的血流动力学，建立大静脉通道，抽血检测血型和交叉配血。立即停用肝素的使用，新鲜冷冻血浆（FFP）不能纠正肝素的抗凝作用。必要时可用硫酸鱼精蛋白逆转肝素诱导的凝血异常。

病例 4

患者，男，47 岁，自发性鼻出血，伴有皮肤下易瘀青史。体格检查发现患者体型消瘦，腹部隆起，腹部液波震颤阳性。他承认有多年的大量饮酒史。他的血小板计数为 $189 \times 10^9/L$，INR 4.2，APTT 35 秒。

诊断

腹部膨隆和液波震颤阳性提示有腹水，进一步提示肝硬化及其导致的凝血异常是出血的可能原因。常有 INR 升高而不伴有 APTT 延长。除了Ⅷ因子以外，所有凝血因子都是在肝脏合成。随着肝脏疾病的进展，维生素 K 依赖因子(Ⅱ、Ⅶ、Ⅺ、Ⅹ因子)和Ⅴ因子首先出现活性降低。在肝硬化患者，新鲜冷冻血浆输注可用于补充维生素 K 依赖因子，但只有活动性出血的患者才有必要输注。

病例 5

　　患者，男，57 岁，因为重症肺炎行气管插管 10 天，现鼻胃管引流出咖啡样液体。进一步的体格检查发现鼻孔有渗血，前臂的静脉通道部位也有一些渗血。

诊断

　　DIC。这个患者有多部位的出血，伴有其他部位的止血延迟或无效止血(静脉通道部位、或以前的止血伤口)。这种合并有感染病史的病理性出血提示 DIC，也称为消耗性凝血病。DIC 的实验室检查可发现血小板减少、凝血时间延长、纤维蛋白降解产物增多以及纤维蛋白原减少。

　　正常凝血时，同时激活了凝血途径和抗凝因子，尤其是抗凝血酶Ⅲ，通常能限制血凝块，使其只在血管损伤部位形成。对凝血的病理性刺激打破了这一平衡，引起控制机制的紊乱，产生过多的血管内血栓，导致 DIC。随着这一病理性凝血过程的进展，凝血因子被耗尽，并可能引起终末器官缺血。在凝血因子被耗尽的情况下，任何创伤继发的纤溶活化都会导致出血(止血功能失调)。

处理

　　DIC 是一种潜在疾病的并发症，而不是一种原发病。首要的治疗是要去除原发病因(如停用可疑药物、治疗败血症的原发灶)。另外，必要时可行凝血因子和血小板替代治疗。

输血

以下是可用于输注的血制品：

- **全血**，包含红细胞、血浆和血小板。临床可用的全血的唯一来源是自体献血。捐献的血液均行成分分离后用于输注：

- **压积红细胞**   最常用于提升携氧能力。每个单位有大约300mL，其中含有200mL红细胞。一个单位压积红细胞可以提高血红蛋白浓度约1g/dL，提高红细胞压积约3%。压积红细胞常用于有症状的或者严重的贫血（Hb < 70 g/L）或在急性出血时作为替代治疗。红细胞在冷藏时保质期为42天。

- **新鲜冷冻血浆（FFP）**   是在6小时内从血液中分离出来，包含正常水平的所有凝血因子。其最主要用于凝血因子的替代治疗。FFP没有浓缩，量约225mL。一旦解冻，FFP必须马上使用。

- **冷沉淀**   从新鲜血浆提取而来。当新鲜冷冻血浆被解冻时，一些因子如Ⅷ因子、血管性血友病因子、纤维蛋白原、纤粘蛋白不溶解，可以分离出来重新冻存。冷沉淀最主要是其纤维蛋白原成分发挥作用，也可用于特殊因子的替代治疗，特别是Ⅷ因子。

- **血小板**   从捐献的全血的血浆中提取出来。浓缩血小板保存期很短，在持续震动，恒温22℃时也只能保存5天。血小板用于治疗或预防血小板减少症或血小板功能异常时的出血。一人份血小板可以提升血小板浓度 $10 \times 10^9/L$。

并发症

输血反应

- **急性溶血性输血反应**   多是由于ABO血型不符导致。发生的概率约为1 : 25000。这当中大部分由于记录错误和标本混淆导致。输血后患者立刻出现恶心、呕吐、发热、寒战、腰痛、腹痛、头痛、呼吸困难、低血压和心动过速。典型的症状是红色的尿液，是由于血管内溶血导致尿液中出现游离血红蛋白。Coombs' 实验是阳性的，血浆里出现游离血红蛋白。治疗包括立即停止输血，输注晶体液（冲洗经过肾脏的游离血红蛋白）以及其他必要的心肺支持治疗。这样的反应应该向血库报告，留取受者的血标本以及有问题的剩余血制品。

- **发热、非溶血性输血反应**   其产生可能有两种机制：供者白细胞的细胞因子，或者受者对于供者白细胞抗原存在抗体。在输血后出现体温升高至少1℃，且排除红细胞溶血可能可确诊。

治疗包括停止输血、使用退热药、送血标本来排除急性溶血可能。

■ **输血相关性急性肺损伤（TRALI）** 是供者血液中的抗白细胞抗体与受者的白细胞发生反应。白细胞聚集在肺毛细血管引起肺泡炎、非心源性肺水肿以及急性呼吸窘迫综合症。最典型的症状是血氧饱和度低。TRALI 更常见于输注 FFP 或其他富含血浆的血制品后。治疗包括停止输血、提供心肺支持治疗。

实践学习与提高

尽管血库血量最近有所增长，对于血制品的需求仍然很高。应该禁止滥用血液及血制品，不仅是因为其珍贵，也是为了降低潜在的病毒传播以及输血反应的风险。对于血红蛋白浓度 >70 g/L 的贫血患者，我们常不建议输血，除非是高危患者（有冠心病或者严重的动脉粥样硬化）或者是有进行性失血。在这些贫血患者，优化血容量、补充铁剂可能就可以避免输血。

（孙平、熊俊 译）

第 79 章
危重患者感染：原则和管理

Christina M. Rose PharmD, BCPS
& Aditi Madabhushi MD

参见病例

1. 患者，男，45 岁，因肠外营养感染
2. 患者，女，78 岁，因长期机械通气感染
3. 患者，女，58 岁，因憩室穿孔行哈特曼手术（Hartman's procedure）后感染

诊疗思路

当我评估一个感染患者以决定如何抗感染治疗时，我总是问：“可能的感染源在哪里？”确定患者是社区获得性感染还是医院获得性感染，以及患者是否有免疫力非常重要。经验性抗感染治疗需使用广谱抗生素以覆盖可能感染源的最常见病原体。在 ICU 遇到的许多感染中，经验性治疗通常需要多种抗菌药物。一旦通过培养加药敏确定了致病菌，需重新评估抗感染方案，改用窄谱但能覆盖病原体的抗生素。窄谱抗生素可将耐药的可能性降至最低。如果可能，我喜欢使用性价比高且安全的药物。

临床思维

当治疗一个感染患者时我会考虑这些问题：

1. 是什么主观/客观的信息让我考虑这个患者存在感染？
2. 可能的感染源是什么？
3. 导致感染最可能的病原体是什么？
4. 什么抗生素是最佳选择，以覆盖这种可能的病原体？
5. 是否需要进行某些药物/手术干预以控制感染源？

当检查一个伴有感染的重症患者时，找出所有可能的感染源是

非常重要的。如果导致感染的原因可以被消除的话，控制病因最为理想——拔除中心静脉插管，脓肿引流，切除污染的异物，手术切除坏死或失活的组织。

对于重症患者而言，感染的早期，症状、体征可能并无特异性——仅仅是高热，白细胞增多，或轻度心动过速。其他感染的体征包括精神状态改变，糖代谢异常（高血糖症），白细胞减少，低体温，或者手术部位的红肿。低血压是感染的晚期征象。关键是要早期发现感染征象并尽快开始治疗以减少对全身的影响。

医院获得性感染的患者通常比较危重，可能需要转 ICU。很多这种患者需延长住院时间并接受多种抗生素治疗。因此这类患者的感染通常是由多重耐药菌导致或者属于二重感染。院内获得性感染的常见细菌包括耐甲氧西林金黄色葡萄球菌，耐氨苄西林和万古霉素的肠球菌（耐万古霉素肠球菌，VRE），假单胞菌属和不动杆菌属。我们应该根据药敏结果选择抗生素，或者依据医院甚至科室独特的抗菌谱选择敏感抗生素，前提是已有精确的数据表明该抗菌谱已经覆盖本单位多种病原体。

病例 1

患者，男，45 岁，体重为 72 kg，有很长的克罗恩病病史。因为顽固性的腹泻住院，后因血流动力学不稳转入 ICU。置入中心静脉导管（CVC）以监测血流动力学变化并进行全胃肠外营养。他开始出现发热，最高达 104.5 华氏度（40℃），白细胞计数达到 35×10^9/L，已经做了血、尿、痰液的培养。胸片无阳性发现。他开始使用万古霉素静注 1g/12h，以及头孢吡肟静注 2g/12h。

明确诊断

这个患者最可能是血管内导管相关感染，所以移除 CVC。

医学知识

血管内导管相关感染是发病和死亡的重要原因。对于非皮下埋置的、短期置入的导管，最最常见的感染途径是皮肤上的微生物，从导管置入部位进入导管，并延伸至导管的血管内部分。要诊断血管内导管相关感染，必须满足以下任意一条：

（1）留置导管的半定量细菌培养结果阳性[大于等于15菌落形成单位（CFU）]

（2）中心静脉置管培养阳性，同时外周血培养检出同样的病原体。

如果患者有置管部位皮肤发红或化脓或者有脓毒症的临床征象，需拔出导管并对其做培养。在有发热但是没有休克体征的患者当中，如果血培养的结果阴性，而高度怀疑中心静脉置管感染可能时，可以在导丝导引下置换导管，然后对导管尖端定量培养。如果培养发现菌落大于15CFU，那么应该拔除替换的导管。最常见的微生物包括：凝固酶阴性的金黄色葡萄球菌，需氧的革兰阴性杆菌，以及念珠菌属。对于金葡菌和念珠菌属感染的患者强烈建议拔出CVC，如果CVC必需，则在开始抗菌治疗后更换置管位置。

通常先进行经验性抗感染治疗，这种经验治疗通常取决于患者病情的轻重和感染耐药菌的风险。在耐甲氧西林金葡菌高流行地区，推荐使用万古霉素。而如果患者病情严重或者免疫能力低下，那么需要使用广谱抗菌药物。另外，对抗菌药物无效，长期胃肠外营养，长期使用广谱抗生素，以及免疫力低下的患者，要考虑真菌感染。**参见 Sabiston 14；Becker 10，12。**

病例 2

患者，女，78岁，因慢性阻塞性肺部疾病（COPD）恶化入住ICU。在急诊室进行气管插管并开始雾化吸入支气管扩张药，以及甲泼尼龙60mg静脉注射，每6小时一次。10天后，依然在使用机械通气，气道分泌物变成了脓性的黏稠液体。

明确诊断

诊断是呼吸机相关性肺炎（VAP），如果患者住进ICU并进行气管插管超过3到5天，应该开始使用抗生素，覆盖院内获得性感染的病原体。

医学知识

持续机械通气的患者发生 VAP 的风险会不断增加，多机械通气一天，风险增加 1% ~3%。研究表明，如果经验性的抗菌药物治疗没有覆盖到导致这种肺炎的病菌，那么患者的预后会比较差。因此，推荐三联用药，一种覆盖耐甲氧西林金葡菌，两种覆盖革兰阴性菌包括铜绿假单胞菌，不动杆菌属，肠杆菌属和克雷伯菌属。推荐万古霉素加上一种抗铜绿假单胞菌的 β - 内酰胺类抗生素，加上氨基苷类或抗铜绿假单胞菌的氟喹诺酮类(环丙沙星，左氧氟沙星)两种中任意一种。最关键是要取来自气管深部的吸取物或者来自支气管镜检查的呼吸道样本进行培养，以在结果回报后换用针对明确致病菌的窄谱抗生素。参见 Sabiston 14，Becker 10。

病例3

患者，女，58 岁，既往除了肠憩室外没有重大病史，因憩室穿孔行哈特曼手术后入住 ICU。术后 10 天开始出现发热，体温达 101.4 华氏度(38.5℃)，白细胞升高，白细胞计数达 26 × 10^9/L。体格检查除了腹部压痛和肠鸣音减弱外没有其他阳性体征。手术部位干净。然后开始经验性使用万古霉素(1.0g，iv，每 12 小时一次)和哌拉西林他唑巴坦(4.5g，iv，每 8 小时一次)。

明确诊断

腹膜炎还是腹腔脓肿？腹部和盆部的 CT 提示左下腹积液，位置固定，伴腹腔脓肿。遂行腹腔经皮穿刺引流，感染中毒症状在 2 天内消退。

医学知识

腹腔感染即腹膜对微生物及其毒素的炎症反应，并导致腹腔内的脓性渗出。腹腔感染可从局限性炎症到灾难性的全身反应，引起多器官功能障碍。降低死亡率最重要的方法是控制病因——尽快去除感染源。

治疗的目的是通过手术或经皮穿刺引流联合合适的抗生素，来消除和控制持续的细菌感染。由胃肠道的疾病或者损伤穿孔引起的感染往往涉及到肠杆菌属，链球菌属，肠球菌属，大肠埃希菌和厌氧菌如脆弱拟杆菌。

重要警示：除非强烈怀疑有吻合口瘘，否则不应在腹部手术后 5~7 天内为了明确有无积液行腹部 CT 检查。脓肿的形成通常需要 1 周左右，但是积液通常在术后早期的扫描中发现。CT 证实积液的存在反而可能多余，错误的干预如抗感染和/或经皮穿刺引流术，可能会分别导致多重耐药菌感染或医源性损伤。**参见** Sabiston 14，Becker 10。

（孙平、熊俊　译）

第 80 章
ICU 的营养支持

Sharon Del Bono RD, *CNSD*, *LDN*
& Julia M. Toto MD

参见病例

1. 患者，男，24 岁，颅脑枪伤
2. 患者，男，73 岁，肿瘤恶液质
3. 患者，女，30 岁，克罗恩肠病术后肠瘘

诊疗思路

　　评价 ICU 患者营养状态时，鉴别患者全身疾病情况属于长期的或急性的生理过程尤为重要。给予营食支持前必须充分衡量其利弊，若利大于弊，则着手决定用何种方法最佳。营养干预的最终目标是达至预计机体能量所需，为机体代谢氮平衡提供充足的蛋白质。

临床思维

当我会诊一个患者的营养支持问题时，我会考虑以下问题：

* 该患者是否已经存在营养不良？
* 是否有营养支持的指征，且能改善预后吗？
* 什么是最适当的途径：肠内或肠外营养？
* 营养支持的目标是什么？
* 如何评估营养是否达标？
* 营养支持有什么潜在的并发症？

营养支持人群

* 血流动力学稳定或已充分复苏
* 预期 5 天以上不能进食的重症患者
* 消化和吸收功能障碍者

病例 1

患者，男，24 岁，因头部枪伤，神经外科行双侧去骨瓣减压术。术后重症且稳定状态转入外科 ICU 予呼吸机支持治疗。

诊断

因颅脑损伤，机体分解代谢加剧，导致获得性营养不良。予留置胃管给予肠内营养。起始营养状态示水、电解质，肝功能，甘油三酯均在正常范围。白蛋白为 2.8 g/dL，前白蛋白为 10.6 mg/dL。平常体重为 75 kg，身高 175 cm。

医学知识

初始营养的评估

大多数重症患者仅需 25 ~ 30 kcal/(kg·d)。简单的评估方法一般需要营养支持参与者制定营养支持的初始方案。

蛋白需求

在 ICU，蛋白需求较平常状态高 0.8 ~ 1.0g/(kg·d)。应激或重症患者需要 1.5 ~ 2.0g/(kg·d)。严重分解代谢异常患者需加额外蛋白。

营养物质

在决定了热卡和蛋白需要量后，方可计算蛋白质，碳水化合物及脂肪的成分。商用营养素因三大元素含量有差异，全肠外营养(TPN)液可分别计算适应营养所需。一般来说，碳水化合物构成能量需求的 60% ~ 70%，脂肪占 20% ~ 30%，剩余的为蛋白质。

能量需求评估

能量需求应因患者年龄，性别，BMI，病程，疾病严重程度而异。多元方程可用以预测基础能量代谢所需，最常用的为 Harris-Benedict 方程，即使用性别(男 > 女)、身高、体重及年龄。

基础能量消耗(BEE)

男性：$66 + 13.8$[体重(kg)] $+ 5$[身高(cm)] $- 6.8$(年龄)

女性：$65.5 + 9.6$[体重(kg)] $+ 1.85$[身高(cm)] $- 4.7$(年龄)

能量消耗值可通过 BEE 与"应激因子"的乘积估算。"应激因子"在多数疾病(急性胰腺炎,脓毒症,瘘)为 1.5 ~ 2.0。**参见 Sabiston 7；Becker 7，12。**

病例 1 (续)

1 周后,患者前白蛋白由 10.6 mg/dL 降至 7.6 mg/dL(正常范围为 17 ~ 40 mg/dL),24 小时尿毒氮提示患者氮分解较前加剧。因此,该患者为负氮平衡状态,蛋白质热量摄入不足。给予增大胃管注入蛋白质量,额外 15g 蛋白质,约 2.5g 氮。

诊断

负氮平衡。

医学知识

血清蛋白质水平监测常用于评估 ICU 患者营养状态。包括白蛋白,前白蛋白,其他可反映疾病严重程度的蛋白质及其他在肝合成代谢非营养物质的改变。血清白蛋白,前白蛋白,视黄醛结合蛋白常在临床上用于评估内脏蛋白质复制水平。因血清前白蛋白半衰期约 48 小时,可作为用于衡量蛋白质是否供给充足的脏器蛋白质。白蛋白半衰期约 3 周,因此,可作为慢性蛋白质热量营养状态(PCM)的评估。

病例 2

患者,男,73 岁,因恶心呕吐几天急诊求诊。胃肠蠕动已停止 3 天。追问病史,患者出现便秘、贫血及体重 4 个月下降 13 kg。梗阻检查提示完全性巨大肠道梗阻。术中发现乙状结肠巨大肿物伴梗阻。予施行 Hartmann(乙状结肠切除术,结肠残端成形)术。术中放置胃造瘘管,以便于术后肠内营养支持。术后初查营养指标如下:白蛋白 20 g/L,前白蛋白 77 mg/L,肝功能及甘油三酯水平在正常范围。术后,患者仍需要呼吸机支持维持呼吸,但已进行呼吸机撤机试验,准备拔管。慢性营养不良加上急性应激,宜早期进行肠内营养支持。管饲前血电解质水平在正常范围内。管饲后 24 小时,患者血钾为 2.9 mmol/L,镁 2.4 mmol/L,血磷 1.1 mmol/L。当天患者出现心动过速,脱机试验失败。

诊断

再喂养综合征。

医学知识

首次营养支持目标以及再喂养综合征

危重患者营养支持目标包括维持体重,支持免疫功能及加速伤口愈合。所以,危重患者营养支持策略应为保存维持。已有持久性营养不良患者是再喂养综合征易发人群。

- 病因:经过一段时间相对或绝对禁食后,患者主要供能物质由脂肪转变成碳水化合物。
- 给予首次营养支持后,通过代谢途径,可能引起患者胰岛素水平升高,导致电解质细胞间转移。
- 血浆中,血磷,镁离子水平可能降低至危险程度。

处于再喂养综合征风险的患者,其首次营养支持应采取保守的治疗策略。再喂养综合征可能会引起充血性心力衰竭、脱水、水中毒、低血压、肾前性氮质血症、呼吸抑制,甚至猝死。对再喂养综合征高危患者的热量原则是:低热量,缓增加。及时监测血钾、血磷及镁离子水平并及时补充至关重要。即使采取保守策略,上述患者仍可能遭受再喂养综合征。低磷血症可导致脱机试验失败,磷是膈肌供能所需的 ATP 之合成的必备成分。再喂养综合征时,低镁血症及低钾血症常见,因钾及镁为组织合成所必需。

病例 3

患者,女,30 岁,有克罗恩肠病病史,为解除肠梗阻,行部分小肠切除术,术后并发肠外瘘。她的治疗措施包括禁食,局部伤口处理,以及肠外营养。中央静脉管已放置,以便于进行全肠外营养。她的初始营养指标为白蛋白 32 g/L,前白蛋白 105 mg/L。

诊断

蛋白及热量营养不良。

患者的营养需要估计为 25 ~ 30 kcal/kg, 蛋白质 1.5 ~ 2.0 g/kg。为了避免血糖及血电解质的大幅波动(比如, 再喂养综合征), 首次全肠外营养只包含 150 g 碳水化合物以及营养目标半量的蛋白质及脂肪。

全肠外营养后第 2 天, 给予营养目标所需要蛋白质及热量的全量供给。营养配方中碳水化合物增加至 250g。由于肠外瘘, 患者仍然禁食, 予全肠外营养支持。住院的 3 周, 患者甘油三酯及肝功能水平处于正常范围, 前白蛋白水平每周递增。

患者带全肠外营养出院。当肠外瘘愈合, 允许患者开始进食, 并停止全肠外营养。

医学知识

肠外营养

肠外营养是通过静脉输注给予患者所需营养素的一种方式。肠外营养可能通过外周静脉或中央静脉进行。外周静脉肠外营养适用于非严重营养不良, 并可承受大量液体输注的患者, 肠外营养时间不超过 2 周。相对于全肠外营养, 外周静脉肠外营养只限低浓度的葡萄糖及氨基酸。

全肠外营养可满足患者 100% 的热量及蛋白质需求。所谓的三合一全肠外营养配方(碳水化合物, 脂肪和蛋白质) 容许临床医生更改三种营养素之间的比例, 以满足不同患者的需要。大部分全肠外营养溶液使用浓缩的碳水化合物以提供患者所需要的大部分热量需求。因此, 全肠外营养溶液均为高渗, 输注必须使用管径大, 流量高的中央静脉。

全肠外营养配方的计算

蛋白质 1 ~ 1.5 g/kg;

热量 25 ~ 30 kcal/kg, 60% 碳水化合物加上 40% 脂肪供能。首日半量。

肠外营养指征

■ 肠内营养失败。

- 肠内营养为禁忌或由于疾病或治疗所导致的肠道功能严重破坏,包括麻痹性肠梗阻,无法进行肠内营养的小肠梗阻,肠系膜缺血,无法放置至瘘管远端的胃肠瘘。

全肠外营养的潜在并发症
- 导管相关性脓毒症
- 中央静脉血栓形成
- 高血糖
- 高血脂
- 电解质紊乱
- 脂肪肝
- 胆汁淤积,瘀胆,胆石症
- 胃肠萎缩
- 损害免疫功能

参见 Sabiston 7,Becker 7。

(谈雅莉 译)

第81章
多系统器官功能衰竭

Mark J. Seamon MD & Abhijit S. Pathak MD

参见病例

1. 患者，男，58岁，因急性胰腺炎继发多系统器官衰竭（multiple system organ failure，MSOF）。
2. 患者，男，22岁，多发枪击伤，在大量输血后继发MSOF。
3. 患者，女，75岁，食管切除术后合并肺部感染、脓毒症并继发MSOF。

诊疗思路

多系统器官衰竭

　　每当需要评估患者是否发生MSOF时，我更倾向于挖掘感染或者炎症的诱因，它们可能触发并加剧MSOF的发生与发展。临床医生应更详细询问病史，并进行全面的体格检查。若患者的临床情况无法配合病史收集，需仔细回顾患者的本次和既往的就医记录，向患者亲属了解病情。另外还需考虑患者的饮食嗜好对疾病的影响，如吸烟可能诱发慢性梗阻性肺部疾病（COPD），酗酒可能加速肝硬化的进展。

临床思维

当面对危重症患者时，我常提醒自己以下问题：

- 患者是否已经发生MSOF？
- 如已经发生MSOF，其潜在诱因是什么？
- 目前需进行哪些检查来明确诱因？
- 该如何治疗导致MSOF的病因？
- 该如何支持MSOF受累器官或系统的功能？

医学知识

定义

- 器官功能不全/衰竭——急症患者器官功能受累，需要紧急干预。
  - 通常由炎症因子级联反应导致。
  - 感染或全身炎症可能触发该免疫反应。
- MSOF 指两个或两个以上器官或系统同时或序贯发生功能衰竭。
  - 感染或者脓毒症（sepsis）可导致 MSOF，但 MSOF 也可能发生在没有临床感染证据的情况下；
  - 总的来说，MSOF 的死亡率与衰竭器官的增加直接相关；
  - MSOF 是手术后或外伤后患者后期死亡的首要原因。

病因学

- "双重打击学说"
  - 初始诱因触发免疫系统和炎症反应；
  - 第二次打击使预激的炎性细胞进一步激活，全身炎症反应加剧、免疫失协调，MSOF 随即发生。

症状和体征

- 根据受影响的器官系统不同而表现不同：
  - 神经系统：谵妄，昏迷。
  - 心血管：低血压，心动过速。
  - 肺脏：呼吸急促，低氧，需呼吸支持。
  - 胃肠道：腹胀，肠梗阻。
  - 肾脏：少尿，电解质紊乱，肾衰竭。
  - 血液系统：凝血功能障碍，贫血，血小板减少。
  - 免疫：脓毒症，发热，白细胞增多或者减少。

参见 Sabiston 24。

病例 1

患者，男，58 岁，因神志模糊、腹痛倒地急诊入院。既往有酗酒史。入急诊室时的监护数据：体温 38.9℃，心率 122 次/分，呼吸 28 次/分，血压 90/48 mmHg。体格检查：患者神志模糊,对疼痛刺激有反应。腹部弥散性触痛,以上腹部为著。实验室检查:淀粉酶 10000 单位,白细胞 $18 \times 10^9/L$,谷草转氨酶 300 U/L,乳酸脱氢酶 376 U/L,葡萄糖 17.2 mmol/L。胸部摄片提示左侧胸腔积液,12 导联心电图显示心动过速。

初步诊断

　　酒精性胰腺炎。此时的治疗重点是液体复苏。首先,进行气道评估——患者是否足够清醒能保护他或她的气道? 其次,开放两处大的静脉通道,静脉快速补液(通常为生理盐水或者乳酸林格氏液)。放置导尿管监测尿量。只有经过充分的液体复苏,维持血流动力学相对稳定,才能进行下一步诊断和评估。此时行腹部 CT 检查,显示严重的胰腺炎症,伴有缺血和坏死。只有经过早期积极的复苏,才能避免炎症因子的扩散和器官功能不全的发生。

医学知识

　　MSOF 在 20 世纪 70 年代早期第一次被提出,被认为是进展性的器官衰竭综合征。过去,MSOF 的发生可能快速导致危重患者的死亡,但随着近年来理论认识的扩展和新技术的应用,危重患者的死亡率明显下降。尽管如此,其死亡率仍高达 40% ~ 100% ,是重症监护病房(ICU)患者延迟死亡的首要病因。

　　MSOF 是大量内源性炎症因子释放、加剧炎症反应的结果。尽管感染和脓毒症常与 MSOF 合并发生,但并不是 MSOF 发生的必要条件。非感染组织损伤(如:缺血肢体的再灌注)可能激发同样的炎症级联反应,进而导致 MSOF。事实上,抗体介导的人体免疫系统、补体、纤维蛋白溶解级联反应等,都在 MSOF 的发病机制中扮演着关键角色。巨噬细胞、血小板、多形核白细胞(PMNs)和内皮细胞都能对炎症反应起到促进作用。在损伤部位最先被发现的免疫细胞类型是 PMNs。PMNs 能够释放纤溶酶,氧自由基,血管活性物质和内皮因子。而在 MSOF 病程早期,巨噬细胞即释放促炎症因子,包括肿瘤坏死因子 - α(TNF - α)和白介素 - 1(IL - 1)。所有这些炎症因子都可以扩大并加剧炎症反应,最终在易感患者中导致 MSOF。

　　在心血管系统,炎症因子的作用表现为扩张血管、心排出量增加和系统血管阻力下降。这种高代谢状态可导致组织氧供增加，细胞利用和氧摄取受到损害。血管扩张、通透性改变导致组织间隙增大，有效血浆容量减少，进而导致中心静脉压力下降和少尿。除了肾前性的低灌注因素外，少尿的原因还可能与内源性肾单位功能不全和急性肾小管坏死有关。

胃肠道系统被认为是"多系统器官衰竭发动机"，肠道菌群移位是 MSOF 发病机制的重要学说之一。肠道菌群或者内毒素在通过血流播散之前可能通过内皮黏液移位至邻近的淋巴结。MSOF 中常见的低血压会加重细菌移位，系统低灌注可进一步导致肠道血管收缩和肠管缺血。如果患者曾接受长时间的复苏，再灌注损伤和炎症因子、毒性氧自由基的释放是必然发生的。在 MSOF 中避免胃肠功能不全的最好方法是提供足够的营养。理想情况下，如果患者复苏成功且不需要血管活性药物维持系统血压，则尽量采用肠内营养。参见 Sabiston 24。

病例2

患者，男，22 岁，因"多发枪伤"被警察送往急诊室。后急诊行右侧髂动脉、髂静脉修复术，术中输注了 32 单位红细胞。术后第 3 天，患者出现低氧血症，胸片显示双肺弥漫性絮状阴影。

初步诊断

急性呼吸窘迫综合征(ARDS)。

医学知识

在 MSOF 中，肺是最常见的受累器官。肺功能不全往往是 MSOF 的第一个症状。肺损伤可以是由肺炎、吸入损伤或误吸等内源性因素导致肺泡的直接损伤；也可能是因脓毒症、输血、胰腺炎等外源性因素促使炎症因子释放，间接导致血管内皮的损伤。液体和炎症细胞进入肺泡、肺组织微血管血栓形成和氧自由基释放都可导致肺功能不全进行性加重，最终出现低氧血症、通气/血流比值失调和肺顺应性下降等。

病例 2 中的这位多发枪伤的患者，出血本身激活补体级联反应，造成组胺、花生四烯酸代谢产物、TNF－α 和 IL－1 增加。

病例3

患者，女，75岁，由于食管癌行食管癌根治术，术中行单肺通气时出现了误吸，术后患者被送至ICU病房。术后她带气管导管行机械通气2周。期间出现体温升高，低血压，低氧血症。患者进而出现少尿，并需要多巴胺维持血压。

初步诊断

进展性MSOF。

医学知识

MSOF有两种常见的模式。第一种模式中，肺是初始损伤部位，肺功能不全常伴随血液系统异常出现，肝、肾衰竭发生较晚；第二种模式以患者没有经过充分的复苏为特征，肺损伤伴随早期出现的肝、肾衰竭。无论器官功能不全属于哪一种模式，患者死亡率都与受累器官系统的数目相关。

通过掰手指就可帮助我们记住如何预测MSOF患者死亡率：

- 1个器官系统衰竭：死亡率20%；
- 2个器官系统衰竭：死亡率40%；
- 3个器官系统衰竭：死亡率60%；
- 4个器官系统衰竭：死亡率80%；
- 年龄超过65岁的患者死亡率增加20%。

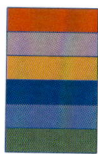

如果你有机会参与管理与治疗ICU患者，建议你通过本书第36页的自评量表（Competency Self-Assessment Form）来复习患者病程，该表格的word文档也可以在www.studentconsult.com网站中获得。需特别注意医疗团队与患者、护士及患者亲属的沟通，以及沟通可能对患者管理与治疗带来的影响。ICU病房管理的复杂性和治疗患者的挑战性是否能刺激你拓展医学知识呢？

危重症医学练习：危重患者的综合管理

鉴别下列病例中出现的临床问题，并按处理的轻重缓急进行排序，然后将你的观点与我们邀请的本领域专家的分析进行比较。

病例1	发现问题 处理排序
63 岁女性因"腹部疼痛 3 天，神智进行性改变"急症入院，既往有酗酒史。	● _____（ ）
监护数据：T 38.5℃，P 124 次/分，R 32 次/分，Bp 80/60mmHg。	● _____（ ）
体格检查：肺部呼吸音清晰。	● _____（ ）
腹部：弥散性压痛和反跳痛。	● _____（ ）
立位腹部 X 线片：游离气体。	● _____（ ）
实验室检查：Na 142 mmol/L, Cl 96 mmol/L, K 3.0 mmol/L, HCO_3^- 16 mmol/L。	● _____（ ）
血气分析：pH 7.30，PO_2 87mmHg，PCO_2 36 mmHg	● _____（ ）
白蛋白 1.9 mmol/L	

问题(1)	治疗措施：
问题(2)	治疗措施：
问题(3)	治疗措施：
问题(4)	治疗措施：
问题(5)	治疗措施：

教授评估

病例1

发现患者存在的问题	优先处理排序
低血容量	（1）
呼吸窘迫	（2）
脓毒症/气腹	（3）
酸碱平衡失调	（4）
低钾血症	（5）
神志改变，疑似脑血管疾病	（6）
营养不良	（7）

病例讨论（Thomas A. Santora 博士，外科教授，宾夕法尼亚州费城坦普尔大学医学院）

这位患者具有腹部手术指征，腹部情况已造成感染性休克。最紧急的措施是准备手术探查。

问题 1：血容量不足

分析： 内脏穿孔已经造成腹膜炎症和细胞外液"扣押"，从而导致血管内容量缺失。容量复苏非常关键，且需在使用麻醉药品之前就进行，这是由于大部分麻醉药都可造成不同程度的血管扩张。若在低血容量状态下诱导，有加重低血压和低灌注的风险。临床上可使用"倾斜实验"来评估液体缺失程度。在仰卧位和直立位各得到一组血压和心率值，将直立位血压和心率值与仰卧位的基础值相比较后，可相应采取不同干预措施：

是否存在液体缺失	倾斜试验结果	＊机体总水分缺失比例
否	没有改变	0%
是	没有改变	5%
是	心率改变 >10	10%
是	舒张压改变 >10	15%
是	收缩压改变 >20	20%

＊机体总水分定义为：男性体重（kg）的 60%，女性体重的 55%。

治疗措施： 容量复苏需使用等渗晶体液，理想情况下可使用近似正常血浆浓度的混合电解质溶液。临床上使用最多的是乳酸林格氏液。鉴于患者的低血压状态，需立即开放两处大静脉通道，以最快的速度输注乳酸林格氏液，初始输液量为 20 mL/kg 体重。理想的 24 小时补液方案为：第一个 8 个小时补充液体缺失量的一半，剩下的在接下来 16 小时内给予。同时考虑到患者存在腹腔游离气体、体检腹部触痛，需紧急手术腹腔探查以控制发病根源。手术时机应选择在充分补液、保证足够的器官灌注的条件下。尿量是反映器官灌注的间接指标，如果尿量正常，那么肾脏的灌注（同样对于其他脏器）可被认为是足够的。

问题2：呼吸窘迫

分析： 患者目前已存在呼吸急促，可能进展为呼吸窘迫，但也可能与代谢性酸中毒和体温升高相关的 CO_2 增加的呼吸代偿有关。

治疗措施： 首先在保证液体复苏的前提下，密切监测呼吸情况，尽量避免早期气管插管。在容量不足的情况下，诱导药物的扩血管作用和正压通气导致的静脉回流减少，都将导致低血压和低组织灌注的进一步恶化。

问题3：脓毒症

分析： 患者存在腹腔游离气体，剖腹探查、明确病因是紧急且必要的。除了可能存在的结肠问题（如憩室炎、癌症穿孔等），考虑到患者的酗酒史，也不能排除胃溃疡穿孔的可能。

治疗措施： 除了手术治疗，经验性抗生素治疗应覆盖肠杆菌属及厌氧菌。通常使用的药物为优立新（氨苄西林/舒巴克坦），对青霉素过敏的患者则选用盐酸环丙沙星制剂（环丙沙星）/克林霉素。

问题4：酸碱失衡

分析： 代谢性酸中毒伴随阴离子间隙升高，并通过呼吸代偿。阴离子间隙 $[142 - (96 + 16) = 30 \text{ mmol/L}]$ 与低组织灌注、乳酸产物合成增加有关。

治疗措施： 监测血乳酸水平可用来评估复苏的效果。补充液体缺失所使用的乳酸林格氏液含有 28 mmol 的乳酸，它将代谢成碳酸氢盐来抵抗缓冲碱。严重酸中毒时使用碳酸氢盐的指征是 pH 小于 7.20。

问题5：低钾血症

分析：在酸中毒情况下，细胞内钾离子转移到细胞外用于氢离子交换，这常常掩盖了缺钾的程度。

治疗措施：使用乳酸林格氏液作为复苏液体，每升液体中含有 4 mmol 的钾。此外，可在每 100 mL 5% 葡萄糖注射液中加入 10～20 mmol 氯化钾（KCl）输注，直到血钾恢复正常。

问题6：神志改变；疑似脑血管疾病

分析：患者目前的神志状态考虑为感染性脑病，但低血压状态同样可增加脑组织缺血的潜在危险。

治疗措施：术后密切观察神经系统检查。若术后 48～72 小时神志始终没有改善，应行头部 CT 检查排除脑血管意外的可能。

问题7：营养不良

分析：急性腹腔感染、低蛋白血症和酗酒史都会提高营养不良发生的可能（慢性＋获得性）。

治疗措施：留置肠内营养管预备术后肠内营养补给。

病例 2	发现问题　处理排序
患者，男，68 岁，7 cm 长腹主动脉瘤修补术后 3 天。患者出现嗜睡，腹部疼痛，合并呼吸短促。	● _____（　）
	● _____（　）
护士发现患者有少量血性腹泻便。	● _____（　）
监护数据：Bp 88/42 mmHg，P 132 次/分，呼吸频率 29 次/分，口腔温度 39℃。	● _____（　）
血气分析：pH 7.33，PCO_2 28 mmHg，PO_2 64 mmHg。	● _____（　）
白细胞计数 $24.6 \times 10^9/L$。	● _____（　）
血红蛋白 96 g/L，钠 134 mmol/L，钾 6.1 mmol/L。	● _____（　）

问题（1）	治疗措施：
问题（2）	治疗措施：
问题（3）	治疗措施：
问题（4）	治疗措施：
问题（5）	治疗措施：

教授评估

发现患者存在的问题	优先处理排序
呼吸功能不全	（1）
休克	（2）
酸中毒	（3）
感染	（4）
出血	（5）
神志恶化	（6）
高钾血症	（7）
营养不良	（8）

病例讨论（Miren A. Schinco 博士，外科副教授，佛罗里达州杰克逊维尔佛罗里达大学）

患者在腹主动脉瘤修补术后继发结肠缺血，这与细胞外液"扣押"和脓毒症导致的低灌注有关。目前最紧迫的措施是液体复苏以纠正组织灌注不足，评估并确定诊断，做好再次手术的准备。

问题 1：呼吸功能不全

分析： 患者呼吸短促考虑为机体对代谢酸中毒的呼吸代偿。另外，发热导致代谢需求提高会增加 CO_2 的产生及排出。而腹部疼痛使患者不敢深吸气，也会出现呼吸浅快。

治疗措施： 可考虑早期行气管插管控制呼吸，有助于更好的代偿酸中毒，并在已出现氧供减少的情况下尽可能降低氧耗。根据患者病情，呼吸和神志的进一步恶化都可能导致紧急插管，提前在一个更加可控、半选择的情况下执行气管插管是目前的最佳选择。

问题2：休克

分析： 主动脉手术后出现的血流改变可导致结肠血流变慢，尤其是乙状结肠（腹主动脉瘤修补术中结扎肠系膜下动脉，使左侧结肠和乙状结肠血供不足的风险进一步增加）。肠系膜缺血将造成液体"扣押"，血管内液体减少。此外，结肠黏膜屏障的破坏极大地增加了肠道细菌移位的可能，进而导致菌血症和脓毒症的发生，这将进一步导致血管内液体丢失。液体"扣押"导致的血管内液体丢失与大量失血一样，都会导致血流动力学不稳定。快速的容量复苏以纠正低灌注状态至关重要。持续的低灌注状态将导致病情恶化，并提高患者死亡率。在麻醉诱导前须给予充分补液，大部分麻醉药的血管扩张作用会使低血容量患者的血流动力学进一步恶化。

治疗措施： 液体复苏首选等渗性晶体液。临床上一般选择乳酸林格氏液和生理盐水，而乳酸林格氏液优于生理盐水。因为乳酸林格氏液更接近于人体正常血浆离子成分，不会像生理盐水那样造成非阴离子间隙高氯血症代谢性酸中毒。液体复苏的初始补液量为2000 mL，建立2条大静脉通道尽可能快的输注。初始补液结束后再次评估患者，通常需要补充更多的液体。

对于这种患者，需加强血流动力学监测，以及时、连续、有效的评估患者的血容量状态和心脏功能。经皮放置肺动脉导管可监测心脏负荷（肺小动脉楔压和心脏舒张末期容量），及心脏泵血功能（心脏指数）。该患者目前的血流动力学状况是低血容量的结果，是否存在心脏功能不全还需进一步评估。

问题3：酸中毒

分析： 由于低灌注和乳酸产物的大量生成，目前患者存在显著的代谢失衡。结肠缺血本身可导致代谢变化，但全身灌注不足造成的组织缺氧对代谢的影响更显著。

治疗措施： 灌注不足得到纠正后，酸中毒也可相应好转。监测乳酸水平可反映复苏效果。

当使用乳酸林格氏液复苏时，乳酸被肝脏转化成碳酸氢盐（28 mmol/L）。尽管给予酸中毒患者更多的乳酸存在争论，但肝脏功能正常的情况下，乳酸能迅速有效地转化成碳酸氢盐。

问题 4：感染

分析：该患者诊断考虑为结肠缺血。即使缺血仅局限于黏膜层，但是肠道黏膜屏障仍被破坏。这将导致肠道细菌移位，并可经血流播散。致病菌常见为革兰阴性菌、厌氧菌和肠球菌。

治疗措施：对于这位患者，早期经验性抗生素治疗是必要的。可供选择的抗生素包括优立新(氨苄西林/舒巴克坦)，或对青霉素过敏患者使用氟喹诺酮(环丙沙星或左氧氟沙星)加灭滴灵(甲硝唑)。

除了抢先抗生素疗法外，可行床边结肠镜检查明确诊断，通常病变部位在乙状结肠。如果结肠镜发现黏膜缺血，那么持续的 ICU 护理监测就足够；如果结肠色泽变黑，存在透壁坏死指征，则需尽快手术干预。

问题 5：出血

分析：患者的血性腹泻便提示存在黏膜缺血脱落，但通常不会造成大出血。

治疗措施：监测血红蛋白和血细胞比容可反映是否存在失血。同时监测凝血功能(PT/INR 和 PTT)，以排除凝血功能障碍。

问题 6：高钾血症

分析：高钾血症与代谢失衡导致的离子转移有关。由于酸中毒引起的细胞外氢离子浓度增加，则驱动氢离子转移至细胞内，同时细胞内钾离子转移至细胞外以保持跨膜电压平衡。

治疗措施：随着酸中毒的纠正，高钾血症可得到解决。须注意的是，复苏使用的乳酸林格氏液中包含钾离子，每升液体提供 4 mmol 钾。在复苏过程中，应持续监测心电图和血钾。

问题 7：神志状态改变

分析：该患者的神志改变是由多因素造成的。低血压和组织低灌注使脑组织血流相应减少，出现嗜睡和中枢神经系统抑制。脓毒症可导致中毒性代谢性脑病。另外在持续低血压状态时不能排除脑缺血，但该患者并不存在相对应的定位体征。

治疗措施：随着灌注不足的纠正和感染的控制，患者神志状态可逐步改善，但仍须密切监测神志和神经系统体征。若神志始终没有改善，可做头部 CT 排除脑血管意外。

问题8：营养不良

分析： 患者极有可能已经持续几天没得到营养供给了。同时脓毒症也会增加代谢需求。

治疗措施： 可在手术中放置幽门下肠内营养管（通过幽门到达十二指肠或小肠）。一旦复苏成功，肠内营养应该在术后早期开始。若相对低灌注尚未改善，肠内营养会增加代谢需求，甚至肠系膜缺血，故在复苏未充分前暂时不给予肠内营养。对这位患者，全胃肠外营养是不合适的。

病例2	发现问题 处理排序
患者，男，62岁，车祸后出现右腹弥漫性压痛。	
监护数据：Bp 76/40 mmHg，P 142 次/分，呼吸频率 25 次/分。	
创伤重点超声评估法（FAST）提示腹腔积血。	
紧急手术剖腹探查，术中见肝脏顶叶大片星状撕裂伤，并大量出血。采用 Pringle 法行肝门阻断下清创性肝叶修补术后仍出血，在肝周纱垫填塞后出血情况得到控制。	● _____（ ） ● _____（ ） ● _____（ ）
术中输注晶体液 2100 mL，压缩红细胞 18 单位，新鲜冷冻血浆 6 单位，血小板 2 人份。	● _____（ ）
术后送 ICU 监护治疗，入 ICU 时监护数据：血压 86/50 mmHg，P 138 次/分，机械通气，呼吸频率 18 次/分。	● _____（ ） ● _____（ ）
检查：患者镇静状态，呼吸音粗糙，四肢湿冷，少尿，肛温 33.3℃。	● _____（ ）
血气分析：pH 7.18，PCO_2 54 mmHg，PO_2 49 mmHg，乳酸 3 mmol/L，血红蛋白 9.9 g/dL，PT/APTT 21 s/46 s，INR 2.56，血小板 87×10^9/L。	

问题（1）	治疗措施：
问题（2）	治疗措施：
问题（3）	治疗措施：
问题（4）	治疗措施：
问题（5）	治疗措施：

教授评估

发现患者存在的问题	优先处理排序
休克	（1）
低氧血症	（2）
酸中毒	（3）
凝血功能障碍	（4）
低体温	（5）
后续外科治疗	（6）

病例讨论（Lewis j. Kaplan 博士，外科副教授，康涅狄格州纽黑文耶鲁大学）

该患者因腹部闭合性损伤导致失血性休克、酸中毒、凝血功能障碍和低体温，而且手术探查和肝周填塞极有可能影响肝静脉或者肝后腔静脉（Pringle 法未能成功控制出血）。本次病例讨论希望人为地将各种治疗干预分割成独立部分，再区分优先次序。在临床实践中，即使医师可能将精力更多的放在处理某一个或几个问题上，各种治疗手段都是同时实施的。这个患者的治疗原则是：病理异常改善的越快，生存的可能性越大。

问题 1：休克

分析： 休克常伴有细胞水平氧输送和氧利用障碍，因此休克影响机体的每个系统。纠正失血性休克的关键因素是充分止血。手术医生认为在患者离开手术室前出血已经得到了控制，但术后仍须警惕再次出血。扩容治疗可提高平均动脉压和平均静脉压，但可能导致血凝块破裂脱落，或影响手术填塞压迫血管的效果。

复温和纠正酸中毒都会导致血管扩张，已收缩的血管有可能再次出血，若继续出血会导致腹腔筋膜室综合征。

治疗措施：纠正休克应该从血浆扩容开始。液体选择为等渗液体，如乳酸林格氏液，Normosol R。普通生理盐水(0.9%氯化钠溶液)会导致高氯血症代谢性酸中毒，复苏时应避免大量使用。

复苏的胶体液选择包括6%的羟乙基淀粉(人造血浆溶液)和新鲜冰冻血浆。在这个病例中，新鲜冰冻血浆更适合，由于酸中毒、血液稀释(大容量晶体复苏)、凝血因子消耗(损伤部位凝血)和丢失(出血)，患者已出现凝血功能障碍，新鲜冰冻血浆有助于纠正凝血功能障碍。纠正休克要求足够的氧输送以支持细胞呼吸和氧化磷酸化。

问题2：低氧血症

分析：纠正休克需要充分的氧输送。氧气在有氧呼吸产生ATP时起到重要作用。低氧时，糖酵解最后产生的丙酮由乳酸代替，进而导致乳酸酸中毒。

治疗措施：纠正休克可提高循环血容量，同时增加了肺血流量。肺血流量增加可改善肺部气体交换，纠正通气/血流比值失调。

问题3：酸中毒

分析：酸中毒对患者酶动力学产生危害。增加的氢离子浓度损害了多种酶的作用，包括ATP酶、丝氨酸蛋白相关凝血因子、糖酵解和三羧酸循环。因此，酸中毒会影响能量产生和利用过程及凝血过程。此外在严重酸中毒时，心脏收缩功能将下降。

治疗措施：纠正低灌注相关的酸中毒涉及到许多因素。纠正出血和低体温是必要的，但如果选择会导致高氯血症代谢性酸中毒的复苏液体，则可能加重酸中毒。在这个病例中患者到达ICU已经存在高氯血症代谢性酸中毒(给予2100 mL晶体液复苏)。对于这个病例纠正酸中毒有两种方法：①静脉提供不含氯离子的液体，如5%葡萄糖注射液中加75～150 mmol/L的碳酸氢钠；②pH小于7.25时单次静脉推注碳酸氢钠。当然纠正pH正常化或者最优化二氧化碳含量是互补的治疗措施。

问题4：凝血功能障碍

分析：凝血过程依赖于完整的凝血系统。由于这位患者行了肝周填塞，填塞物需要在凝血功能障碍纠正时再次手术取出。

治疗措施：纠正凝血功能障碍需要控制出血、治疗低体温、补充凝血因子和优化凝血辅助因子。出血控制已经在上文讨论过，纠正低体温会在后面涉及。

新鲜冰冻血浆最常在创伤相关性凝血功能障碍中使用，活化Ⅶ因子是另一种治疗选择。纤维蛋白原是凝血的必要成分。纤维蛋白原水平低于 150 mg% 可导致凝血功能不全，且仅靠输注新鲜冰冻血浆也无法纠正，这时可输注冷沉淀（富含纤维蛋白原的血液成分制品）。

血液凝固是一系列酶促生化反应过程，依赖于多种辅助因子以达到最佳活性。钙和镁是这个过程中必需的辅助因子。氯化钙和硫酸镁是临床首选的钙、镁补充剂。

问题 5：低体温

分析：低体温会降低酶的活性。不同于移植前供体器官的低温保护和溺水患者的低温，失血性休克时的全身体温降低对机体通常是有害的。

治疗措施：①提高环境温度以减少热量丢失；②所有的静脉液体或者血制品应该通过加温装置输注；③机械通气的气体加温；④使用有效的体外加温装置，如 Bair Hugger 空气对流加温毯或加温水垫，都能有效提高患者的体温。如果需要更快地复温，可考虑使用加温的乳酸林格氏液进行体内空腔（胃，胸膜腔，膀胱）灌注。

问题 6：后续外科治疗

分析：后续外科治疗包括去除肝周填塞物，寻找其他损伤，重建腹壁。同时放置肠内营养管，尽快恢复营养的供给。再次手术的时机选择建立在患者存在的上述各个问题是否得到纠正。

治疗措施：再次手术探查需以尽量降低手术损害为原则。由于怀疑该患者存在肝静脉和（或）肝后下腔静脉损伤，那么须做好腔静脉分流的手术准备。同时为排除肝动脉损伤，术前需行肝动脉造影检查。

对于腹壁开放患者（腹内损伤已控制），有多种方法可用以恢复腹壁完整性。包括直接关腹、永久性网片或临时性网片关腹（防止出现疝），非蜂窝状的人类真皮（作为再生组织框架）等。最终选择依赖于患者本身的损伤部位、伤口形状和数量，及手术医生的临床经验。

（袁茵　译）

第十三部分
能力：挑战与患者观点

章节编辑：
Linnea S. Hauge PhD

目 录

第 82 章
伊拉克经历：
医生职责在战区是否适用

Paul J. Schenarts MD

派到战区的外科医生会面临很多挑战。医生职责规定了适用的基础外伤护理，不过在战火中外科医生能达到这些标准吗？这篇文章的目的是探讨战争中外科医生面临的挑战。

不断改变和相互矛盾的责任

"亦医亦兵"的概念貌似与医生的职业责任和操守直接冲突。士兵的职责是强制实施政府政策，万不得已不排除使用杀伤性武器。另一方面，外科医生还负责使用医疗技能挽救生命。可能存在潜在矛盾的另一个领域涉及到决策的制定。军令实施的架构意味着纪律和不灵活，而外科科学的进步以及高难度手术的实施却基于灵活性和新思路。在这些明显的冲突下，一名高水平的外科医生也可以是一名高水平的战士吗？

因任务的差别、战争阶段的不同以及战术形式的各异，在战区外科医生的角色和职责可能非常不一样。在战争初期，外科医生的工作重点往往着重于救治战争中的外伤患者。随着战争的推进，外科医生的使命也许演变为通过给当地居民提供基础的医疗服务以及部分外科手术来赢得民心。在其他时间，战伤外科医生或许会发觉战况状况取得优先，他/她首先是一名战士，其次才是医生。例如，假设你去一个当地村庄执行任务，在为其提供基本医疗服务的途中被埋伏着的小型武器和火箭推进榴弹袭击，致使几名战士受伤，其中一名有生命危险。记住你作为医生和其他士兵的唯一区别是防弹衣下那枚小小的领章。在这种情况下，对于伤员、对于你自己、对于你后方的家人、对于你的战友、对于受伤的敌方士兵，你的义务和责任是什么？作为外科医生，你应当反击吗？你要如何平衡反击敌军和救治伤员的责任？

资源的局限

在战区，医疗资源显然会短缺。资源的有限性造成伤员的救治类选法，不光战伤外科医生熟知，普通外科医生也了解。可是完成治疗类选后资源的有限性对于医疗实施的影响又何在？这样的环境下有效合理的救治方案又是怎样的？普通的标准可以适用于战区吗？

资源的有限性同时也会影响军队赢得百姓民意的能力。在这群人中最常用的急救标准是看伤病是否危及生命、是否需要截肢或影响视力。遵循这个标准，你是会去治疗一个急性阑尾炎患者还是一个肺炎患者？为了解答这个问题，我们需要考虑实施或者不实施治疗对这个症状的自然病程发展。救治当地居民的时候，必须要考虑到第一次手术后还需要进行哪些步骤。对一个当地人实施复杂手术或许是恰当的，但如果没有长期机械呼吸机、没有康复系统、没有造瘘设备会怎样？决定救治方案是否适用的另一个需要考虑的因素是其可持续性。当救治措施因为供给不足或者被其他人员接受而被迫中断时又会产生什么样的影响？你为当地居民提供的医疗不得不取消，接受帮助的人会感谢你还是憎恨你？万一他们愤怒的话，又会有什么样的潜在后果？

对敌军伤病员的救治

普通外科医生有责任救治所有患者，不管他们受伤的原因是什么。这样的情况下患者对医生构成直接威胁是很罕见的。但是，在战区就不一定了。考虑到激动的情绪、个人的敏感易受伤和对身着同样制服战友的战友之情，很容易就会有偏颇——愿意先救治战友而不是敌军伤员。但是，第一和第二日内瓦公约阐明，无论敌我，医生应当采用治疗类选法，根据资源的有无以及标准临床基准为依据来进行救治。达到这些标准是国际法所要求的，其隐含的意思是我们应善待俘虏，同样作为回报，我们的俘虏也会被善待。该公约是否适用于非正规军队，比方说叛军？在这种情况下是不是应当用其他的惯例或者是盟约来作为外科医生的指导？是很投入地救治还是临床适用的普通救治就足够了？所遭受的人身威胁是否会改变投入程度？如果答案是肯定的，那么这样做是恰当的反应吗？

战斗员

由于战争的目标是使用武力赢得胜利，战斗员的需求时常会优先于医疗的需求。普通外科医生的生活围绕着病患，战斗员的生活聚焦在弹药的供给、基地的防卫、军事情报、粮草以及掩体或军营。在战区，一个前方作战基地大体像一个村子一样运行，伤病员只是其中很少的一部分。因此，战伤外科医生时常需要为伤员代言或者给非医务的战斗员提供医疗方面的建议。这就要求他们具有谈判技巧和能够清楚地阐明一个非情绪化的论据的能力。万一步兵高层命令外科团队进驻他的地盘，但其实有更需要这个外科团队的地方呢？一个普通外科医生可能会义愤填膺，越级去寻求解决方法，但在部队上，这种越级就非常欠妥当。

阶段总结后的行动

在两军交战的情况下提供医疗护理是一件很复杂的事情。不过只有通过审核系统问题及改善表现才能使战时外科进步。部队有一个程序叫做"After Action Report"，能十分便利地被翻译成个人医护评估或大的系统问题评估。这个程序可以书面记录，所以经验教训可以被记录下来并有效地与大家沟通。如果你要检讨一个有重大伤亡的战事后你的团队对于救治16名伤员的表现，你会采取什么方式？你会如何定义"成功"？

因此，战时环境会对外科医生造成很多常规医生不会遇到的挑战，尤其是角色冲突、资源局限以及多层面的表现评估。临床的能力在战区适用，但必须根据这个特殊的环境来做调整。

（王斌、熊俊　译）

第 83 章
患者保健与体系实践能力之间的潜在矛盾

Donald M. Jacobs MD

　　你走进诊疗室，向史密斯太太和她的家人介绍自己，然后坐下来开始询问与史密斯夫人疾病相关的细节。在我们的医疗保健系统，这是一个常见的会面，这种会面每天发生数千次。从纯粹意义上看，这是非常简单的会面。你为史密斯夫人治疗疾病，提供适当的信息，并安排进一步的检查和治疗。但患者的期望是，你会尽一切可能采取合适的方法来治疗她，而不用担心成本。当你生病时，是没有时间去想节约成本的问题的，对吗？而且，她的医疗费不用自己承担，而是由保险公司来承担。

　　对医生来说，幸运的是，在这些诊疗过程中我们的角色很清楚。但是美国现实的医疗保健系统有能力为社会提供更好更多的医疗服务吗？这并不像看上去那么容易。作为医生，我们的责任之一就是执行医疗体系的政策，我们不仅要关心史密斯太太，还要考虑所有其他的患者，我们要让我们的医疗系统能够为每个人提供医疗服务。

　　在卫生保健和卫生政策方面，没有什么比医患之间的关系更重要。个人的需求常常与社会的需求并不完全一致，这种情况下我们是先考虑个人需求还是社会需求？这种进退两难的处境需要认真沟通以及掌握熟练的沟通技巧。与患者进行有效的沟通，提倡他们使用保险或使用工伤保险。在卫生系统的发展中，成为脆弱医患关系的知识渊博的发言人。

　　作为医疗服务者，你还有一个重要的角色就是"教师"——你必须能够和愿意解释为什么你不安排检查或提供他们认为应该得到的服务。这些决定必须基于可靠的证据，是合适的及符合成本效益的做法。对于那些因为自身保险合同内容限制或缺乏健康保险的患者，在医疗相关方面，我们应同样做到知无不言、毫无隐瞒。

　　作为医生，我们其中一个重要角色是帮助确定和保护适度医疗的界线。虽然对大多数患者来说，我们提供的医疗服务能够满足他们的需要，但我们目前仍以公然和微妙的方式"定量供应"医疗资源。美国拥有世界上最昂贵的卫生保健系统，比医疗投入第二高的工业社会多50%的人均支出，然而我们仍远远落后于许多标准的人口卫生统计数据。几乎六分之一的公民没有保险，还有其他无数需要卫生服务但缺乏公民身份和医疗保险的人群。这是件复杂的事情，尽管当前美国国债（撰写本文时）高达8.5万亿美元，美国政府仍只支付约1.6万亿美元的45%用于美国一年的医疗保健。

　　作为医生，我们必须接受公开讨论如何降低医疗费用并为每个人提供医保。我们需要并愿意自律管理医疗资金，通过一种有效、开放、诚实的方法来平衡患者需要和社会需要。个人需要和社会需要之间的平衡不明朗，对组建合适的基本健康福利缺乏共识，当前制度下严重失衡的经济模型对于我们是极大的挑战。但如果我们作为医生不站出来接受这项挑战，一直保护我们与患者关系的完整性，不敢设想，谁将会站出来以及这样做会有什么样的结果。

问题讨论

　　1. 45岁的史密斯夫人，因为她新诊断的乳腺癌来找你就诊。你知道她的医疗保险承担不起双侧乳房切除加重建手术，以及健侧乳房小肿块的体检和乳房X线片检查的费用。她比较倾向于切除双侧乳房，因为她害怕另外一侧的乳房也患上癌症。

　　a. 关于她可享受的医疗权限，你准备告诉她哪些内容？你会告诉她在她的医保涵盖范围内的一些可选择的项目吗？

　　b. 你在帮助史密斯夫人和保险公司方面打交道上有哪些责任和义务？

　　2. 假如你是一家独立心脏科专科机构的首席医疗执行官，你有一个6人的心脏专家医疗小组，这个小组大部分的收入都来自于心脏导管介入治疗。你所在区域的一个大型的放射学研究小组，刚好开展了一项高科技的成像技术，能够以非侵入的方式获得高质量的精确的冠状动脉成像。考虑到可预计的患者对此技术的需求，你的机构无法承受这样的扫描仪。

　　a. 当患者被引荐至医疗小组成员之一时，关于诊断，你对患者有何种建议？

　　b. 真的应该由"自由市场"决定是否应该竞争性购置扫描仪吗？哪怕这意味着低利用率以及少得可怜的投资回报？

　　c. 在决定某些合理的开支时，社区应扮演何种角色？

　　3. 医疗保险和医疗补助服务中心刚刚削减了美联邦的医疗补

助开支，你所在的州则提高了参保资格限制，从而导致一些弱势患者和家庭失去了保障。

a. 作为一名医生，在影响关于医疗保险覆盖面的公共政策方面你能起到什么作用？你如何最有效地贯彻执行这一政策？

4. "紧急医疗护理和劳动法"要求医院的急诊部门必须为所有急诊患者提供紧急的医疗评估和医疗处置。

a. 在独立的紧急救护系统中，财政和医疗救治方面存在哪些矛盾和分歧？

（许涛　译）

第 84 章
无输血医学：信仰和能力的碰撞

Philip Craig Wry MD

　　信仰和医学的碰撞常对医生的诊疗措施、职业素养、基于系统的实践和沟通技巧提出挑战。比如，耶和华见证人教（Jehorah's Witnesses）成员的信仰让他们不接受任何血液的基本成分（红细胞、白细胞、血小板和血浆）。那些强烈坚持其宗教信仰的人宁愿面对死亡也不愿意输血。耶和华见证人教徒通常会接受除输血外的所有其他治疗，并一贯要求高质量的治疗。

　　专业精神在忠诚和负责地履行职责的同时，医生要坚持伦理原则并对不同文化和信仰的患者人群保持敏感和同情。

　　对信仰耶和华见证人教的患者，甚至与常规医疗措施有矛盾时，医生也有责任对患者的宗教信仰保持敏感。当医生觉得患者在常规措施不能挽救其生命时（而输血可能挽救患者生命），会出现伦理困境。患者的意愿要取代医生任何自私的想法，比如害怕患者死亡或法律后果。医生要向患者讲明风险并表示尊重，避免重复讨论患者用或者不用血制品的后果。

　　从个人角度来讲，我也有遇到过如果输血可能就会活下来的患者，有时我会收到家庭成员的感谢信，感谢我让他的家人能坚持宗教信仰并有尊严地死去，而不是质疑和提醒他有可能避免死亡。

　　在管理无输血治疗的患者时，医生要改变他们的临床措施。要集中采集贫血病史，是先天性还是获得性的，有无出血性疾病，有无异常出血，有无终末期器官功能疾病如肝或肾功能不全。医生也要询问关于有无影响凝血的药物，如阿司匹林、NSAIDs、华法林、肝素、氯吡格雷、维生素 E、β–内酰胺类抗生素。也要询问关于遗传性出血性疾病和异常出血的家族史。仔细体格检查寻找有无紫癜、瘀点、瘀斑、毛细血管扩张、肝脏肿大、脾脏肿大、维生素缺乏的体征以及肝肾疾病的后遗症。

　　促红细胞生成素是红细胞生成的主要调控因子，是众所周知的最有益的血液保护药物。在所有无输血治疗的患者有贫血和出血情况时，都要考虑用促红细胞生成素。

无输血治疗的外科和麻醉管理也有很多进展并有利于保存血液，不进行输血都能完成像肝移植这样的大手术。新进展包括微创腹腔镜手术、内镜手术、激光手术、经导管的手术、栓塞手术和血管造影术，以及不停跳的心脏血管重建术、细胞保护、自体血回输和急性等容性血液稀释技术。

特殊器械如超声刀能同时切开和止血。外用药物、组织粘合剂、纤维蛋白胶能减少出血。促凝药物在出血患者中尤为有用。许多信仰耶和华见证人教的患者都能接受抑肽酶（Trasylol）、氨基己酸、醋酸去氨加压素、氨甲环酸、重组凝血因子Ⅶa、维生素 K 和血管收缩剂等。

医院和 ICU 对无输血治疗患者的管理集中在减少医源性失血。只进行基本的血液检查，使用儿科专用试管，每个标本行多项检查。因此，封闭式的标本检测系统可以减少标本浪费。即时微量标本检测设备、脉搏血氧计、早期拔除动脉和中心静脉插管等措施已用来减少医源性失血。

当处理无输血患者时需要多学科团队路径。该路径要求具备高效的人际关系和沟通技巧，以保障在各专业人员和患者及家属之间准确和互相尊重地交流信息。

这个路径包含多项服务，包括无输血治疗协调人、会诊专家、手术室成员、抽血医生。作为重症治疗的主治医生，按多个专家要求协调并将抽血量减至最少是一个艰巨的任务。对于不必要的抽血采样，医生要担负起"看门人"的责任。

对于那些宗教信仰禁止输血的患者，医生可从当地、国际上、网络上获得大量资源。医院信息服务部门监管着耶和华见证人教的医院联系委员会的国际网络。现在美国约有 120 个这样的委员会，国际上约有 1600 个。该患者和医生援助服务团体的成员维护着来自高级别杂志关于输血替代药物文献的庞大数据库。这个委员会由那些经过挑选的能无偿提供服务且能全天待命的部长组成（电话718 – 560 – 4300）。

（帅晓明　译）

第 85 章
患者的观点

Linnea S. Hauge PhD

这不是一个庆祝就业周年纪念日的常规仪式。作为一个和外科医生一同工作了 7 年的教育专家,最合适的庆祝方式可能是一个手术——我的手术。在外科任期内,我不止一次地拿自己需要强力镇静剂开玩笑。现在,在术前准备区里,一个年轻的麻醉实习生在他的第一次静脉穿刺里给了我一剂哌替啶(杜冷丁)。在我询问他的经验时他很大方。一个外科实习生收走我的眼镜,接着一个能轻松完成术前准备工作的高年资住院医生跟我讲治疗计划的变更并安抚我的情绪。他们很难相信一个他们所认识的、看上去很健康的人,因乳腺癌要接受病灶切除加腋窝淋巴结清扫,我也很难相信。但是,我作为患者的经历包含了我外科教育事业初期中一些最好的课程。

我一直为我和家人的健康感到幸运,我知道身体健康至关重要,我常提醒家人和朋友要健康饮食和运动。尽管我的专业是运动科学,而直到进入外科教育工作,我才领会到健康的重要。我观摩的第一个手术是用一个 12 平方英寸的补片修补一个肥胖女性的复发性疝,她的腹壁肌肉薄弱已不能起到正常功能,我能记得这个苯乙烯外科替代品给我的惊异。这似乎也是一个例子,医学进展强化了静态生活方式。

我注意到,我的患者经历因我是 Rush(美国芝加哥拉什大学医学中心)的员工而缓和,我一个最好的朋友告诉我诊断的结果。关于如何把坏消息告诉患者,这应该被将来的外科医生视为一个优秀范例。尽管面对乳腺癌诊断的挑战,但这次作为患者的经历非常有意义,可以了解在患者的医疗保健中什么是最重要的第一手资料。我曾试着了解其他人的健康观念,他们常忽视健康带来的益处:能去想去的地方;因为不需要看医生、不需要治疗或依赖他人帮助而能掌握自己的计划;能不受限制地运动;享受钟爱的食物。

从一线的职员到医生,我发现简洁、真实和有礼貌的沟通很重要。对大多数患者来说,都是第一次进入医疗保健系统,等待进行每一步都有特殊指示的 CT 或放射检查。而作为医务人员，你可能每天都要重复一些句子或词语，于是在表达它们时听起来像是支离破碎的机械行为。要知道这是患者第一次听到你的这些重要信息，与每个患者交流时要保持高度的同情心和耐心。在这些沟通过程中，一线的医务人员——办事员、负责人、接待人员——在设定语气和告知基本信息中发挥了重要作用。

因为在医院工作，每天完成放射治疗对我来说并不困难，但我很快就认识到一个典型患者所面临的困难。每天往返于医院会让人筋疲力尽，尤其是涉及到家人和交通工具。我现在更清楚作为医务人员，理解患者在接受治疗和应对疾病时的背景的重要性。

医疗和外科训练的最重要的特征之一是经验，而这有时却会成为富有同情的交流的障碍。你见过的患者越多，你就会变得越不敏感。有时对高效率工作来说不敏感是必需的，但过分的不敏感可能会干扰你提供最佳诊疗措施的效率。当你进行培训时，要确认资源和策略来帮助你维持经验的价值和接诊第一个患者时的同情心之间的平衡。

讨论问题：

1. 卫生保健机构如何将服务与维系客户健康结合起来？
2. 什么是健康？医生如何影响患者的健康观念和行为？
3. 想象你是一个刚被诊断为癌症的患者，即将接受治疗，在和你遇到的每一个医务人员交流时，什么对你最重要？
4. 作为一名医生，你如何影响每个患者与所有医务人员交流的质量？

（帅晓明　译）

第 86 章
冠状动脉血管旁路移植术和能力

Barry D. Mann MD

当我开始撰写《外科医生临床基本功》时，我没有想到会接受冠状动脉血管旁路移植（以下简称冠状动脉搭桥术）。从我当外科实习生到现在 31 年，我作为术者和助手参加过上万次手术，这是我第一次作为患者接受冠状动脉搭桥术。这次经历让我对 ACGME 提出的 6 项核心能力及其重要性有了新的认识。作为外科患者的经历让我对每种能力都进行了深入观察。

"嗨，巴里，我知道你可能要出去'聚会'，我只想让你知道明天我会好好照顾你，所以睡个好觉。一切都会好的，明天早上见。"

手术前夜从应答器里收到这个消息多么让人舒服呀！随后我知道 S 医生给他所有的患者都打电话。并没有因为我是他们同事就把我排除在外。关于人际关系和沟通技巧还需要我解释更多吗？

实践基础上的学习和提升的精髓是在外科日常实践中采用反应和评估机制。当新观念无论何时以何种形式出现，医生都要对它们保持高度注意。这几年我意识到在跑步机上即使速度越来越慢，我也有像"世界末日似的感觉"——是的，这是个明显的拒绝——我现在认识到它的力量。我的职业生涯中很大部分兴趣在乳腺外科，我每年不止一次会遇到因巨大菜花样肿块来寻求治疗建议的女性。我发现自己非常想知道"这个患者是怎么想的？"我现在清楚地了解拒绝是不想面对问题，尽管有严重的冠状动脉疾病和高胆固醇血症的家族史，我也知道它会向何处发展——但我就是没有准备去面对它。幸运的是我还没有心肌损害。现在我能清楚地认识到当初的拒绝是多么荒唐，并意识到我为此承担了极大的不必要的风险。我作为一个患者的经历在我的外科实践中成了一个有力的反应机制。对我自己拒绝的深刻理解能帮助我确认患者的拒绝并对之做出反应。

一旦我克服了拒绝的力量，我就进入到系统内，并和其他患者有不同的期望。因为知道我不能耐受运动激发试验，我说服我的心脏医生在行心脏导管之前直接行 CT 血管造影。除了显示右支、左前降支和旋动脉几乎完全阻塞以外，CT 血管造影还显示了两个肝脏结节（在 CT 片的下方），基于 CT 影像不能明确其性质（囊性或实质性）。直到第二天早上行核磁共振证实为良性囊肿，我还在担心我的命运不仅是需要冠状动脉搭桥，可能更坏。作为医院系统"内部人员"，我能加快我的诊疗进程，并且只为诊断严重程度的不确定性而烦恼了约 20 小时。我知道这不是典型的患者经历，但这个过程却让我体会到了患者在评估过程中由于例行等待而产生的焦虑。作为患者的经历让我知道为了患者需要应该让我们的系统尽可能地有效工作。

医学知识的进展日益影响着医生的实践和患者诊疗。我从普通外科行业不停地跳跃至心胸外科行搭桥术的同事那里得到了医学知识，这的确让我的恢复过程更轻松。如果患者诊疗是一块布，而医学知识是其框架，那么这块布是由富有奉献精神、同情心和专业精神的护士纺织而成。作为同事，我非常感谢他们的技术和专长。他们的卓越让我更深刻地认识到在提供最佳诊疗措施时每个团队成员的价值。

很多年前，作为一个接受培训的外科医生，我知道了冠状动脉搭桥术是一个让人兴奋的治疗冠状动脉疾病的新手段。几十年后，作为一个患者，我通过冠状动脉搭桥术学到了关于患者诊疗的重要课程。

（帅晓明　译）

第87章
职业水准面临的商业挑战

Robert E. Booth, *Jr. MD*

"专业水准"是指精通某职业所需的定义该职业的复杂的知识与技能。而它同时也意味着对于专业能力、从业诚信、道德准则和利他主义精神的义务承担以及对社会的承诺，从而保证这些品质的贯彻。

许多医生选择投身医疗事业，因为他们自认为会在代表病患采取医疗手段或作决策的时候可以享有相对的自主权。现如今这一特权岌岌可危，外部压力(其中以经济和法律因素为主导)对专业水准摧枯拉朽。医患关系恶化，公众信任被毁，学术和教育媒介受损，我们的专业在监督本行业的过程中只能变成一种被动的声音。

急剧减少的医保报销是对我们专业水准最严重和最直接的经济压力。而这，是由操控医疗行业的外部机构强制执行的。比方说，Medicare 的保险报销从 1991 年开始缩减，虽然医疗手段越来越好，越来越快，疗效持续性也越来越强，医保支付却逐年减少。这往往等同于给那些仍想为长者提供医疗服务的医生泼冷水。

一些外科医生试图建立自己的从业风格，维持自己的职业水准，而他们则要面临若干外部经济效益方面的挑战。比方说，如何同 HMO(健康维护组织)交涉就是其中一个挑战。HMO 乐于同一些从业已久的、业务较多的医生合作。对于初出茅庐的医生来说，你可能就要任 HMO 宰割，报销比例大概只有 Medicare(老年保健医疗制)的几分之一。退出规定的费用补偿计划是方法之一，但是这样做对于大多数利他型医生来说，本质上似乎有悖于希波克拉底准则。即便如此，一些大夫仍然深信这个策略是他们能维持生计的唯一出路。

Stark 法不允许医生推荐在 Medicare 或 Medicaid 支付范围内且和自己有财务瓜葛的特定医疗项目。例如该法律规定不许医生推荐病患去和自己有经济利益的医疗机构拍 X 线片。此法彰显公众对医生日益加剧的不信任。

源自财务破产程序的另一个难题是"pay-for-performance(绩效

工资）"概念指导下的"医疗报销看具体疗效"。疗效本身固然重要，不过判断疗效好坏的方法目前尚处于起始阶段，现阶段更基于患者的满意程度而不是扎扎实实的疗效。当然也不能忽视疗效与患者满意之间的厉害关系。从某种程度上讲，没有良好的疗效，也就谈不上患者的满意。由于医疗经济目前是一场"零和"游戏，很难让人相信我们能够做到给高水平的医生更丰厚的待遇。在宾夕法尼亚州的一种报纸杂志上进行披露医疗效果的做法有时反而起到坏作用，有悖初衷。外科大夫有时候会特意规避危险性大或者复杂的治疗手段，以免万一不成功会影响到他们的名誉和收入。这个是出发点积极的政策在经济规律驱动下适得其反的又一事例。

与医疗产业的关系是专业水准与经济规律交汇的另一个窗口。以前设计新型的医疗设备或器械的医生能够从知识产权方面得到经济效益，但现在越来越可能被质疑有"利益冲突"而遭到审查。随着国家科研经费的日益减少，很多科技进步现在源自医药工业。工业和医疗的相互融合会继续对医疗革新起重要的作用。

最后的一个忧虑是医疗广告的兴起。医生做广告以前是业界禁忌，不过现在越来越流行了。最争先的医疗机构雄心勃勃地做科普讲座、专题广告，还通过大广告牌、报纸、电视和收音机广告时段来宣传他们的医疗机构。宣传和诱导编得十分巧妙，只强调积极有效的部分，好多情况下其实会给我们从前引以为傲的专业水准带来耻辱。

对医生和社会最大的难题还是目前的医疗疏失。其经济根源来自于医闹及其律师可能拿到的暴利回馈，这类事件会一直影响生物学和科技的相互关系。目前全美国只有38个州采纳了民事侵权行为改革。在尚未改革的州，极大的财务获利和其不良后果仍会持续。在意的和利他主义的医生要团结起来，共同抵御经济上、政治上对我们的职业和专业水准的挑战。

参考文献

1. Cruess R. Teaching professionalism. CORR, 2006, 449: 177–185.

（熊 俊 译）

第十四部分
手术介绍

章节编辑：
Robert D. Smink, Jr. MD &
Douglas S. Smink MD, MPH

手术介绍

Robert D. Smink, Jr. MD
& Douglas S. Smink MD, MPH

　　该部分是特殊手术的介绍,是用来帮助第三年的医学生增强记忆的。它是帮助学生为参加各种手术作准备的指南,并通过预期的潜在并发症来指导学生进行术前治疗,而不是手术技巧图谱或"菜谱"。

　　手术部分采用 ACGME 规定的 6 个能力作为其指导原则。每个手术都按"适应证"(医学知识和诊疗措施),"主要步骤"(诊疗措施),"并发症"(实践基础上的学习和提升),"需要了解的知识"(医学知识),"问题讨论"(沟通技巧和职业素养)和"CPT 编码和赔偿"(基于系统的实践)。限于篇幅,我们选择医学生在外科见习期间可能会遇到的常见手术。因此,有些 10 年前很常见而现在很少采用的手术并不包含在内,如迷走神经切断术和胃窦切除术。其中有大量微创手术既是对年轻术者的锻炼,也反映了外科艺术向微创方向的演变。当你进行外科轮转时,我们希望你发现尽管外科技巧在不断进步,外科医生献身于临床诊疗的主题仍然不变。

所有术后患者都需考虑的并发症

无论外科医生做何种手术或技巧如何，所有外科手术都有潜在并发症。有些并发症属于特定手术，在特定手术的内容中讨论。表 14 – 1 中的并发症可发生于任何手术。由于排版需要，我们将这些常见并发症以表格形式列出，与后面特定手术格式一样。可以得出的结论是，预见这些并发症而且遵循推荐的方法可以尽力避免它们。

表 14 – 1 可预见的潜在并发症	
● 感染	➡ 无菌技术、恰当的预防性使用抗生素
● 出血	➡ 严格止血
● 心脏并发症	➡ 术前评估、术中监测、β 受体阻滞药
● 肺炎、肺不张	➡ 早期活动、鼓励咳嗽、深呼吸、适当止痛
● 静脉血栓、肺栓塞	➡ 早期活动、肢体加压设备、高危患者皮下使用肝素
● 尿路感染、尿潴留	➡ 早期活动、避免膀胱过度扩张、早期拔除导尿管

手术1：乳腺活检

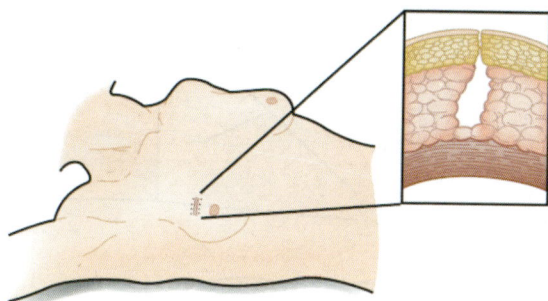

乳腺活检。关闭皮肤伤口，深部组织可由血清样液体充填。

适应证
- 可触及诊断不明的乳腺肿块
- 乳腺影像学检查异常
- 良性肿瘤
- 乳头溢液

需要了解的医学知识
- 活检的乳腺需具备的摄影指征及资料
- 乳腺摄影中所发现有钙化的可疑特征

主要步骤
1. 设计切口的方向
2. 恶性肿瘤时广泛切除的设计

可预见的潜在并发症
- 血肿 ➡ 严格止血
- 外观不佳 ➡ 设计切口及其长度

问题讨论
- 在处理影像学异常时如何使用活检？

乳腺活检	诊断 611.72	CPT 编码 19120	250～450 美元
	诊断 793.80	CPT 编码 19125	250～450 美元

说明：这是国际疾病分类编码 ICD-9 的表示方式，我们现在用 ICD-10。

手术 2：部分乳腺切除术（病灶切除术）

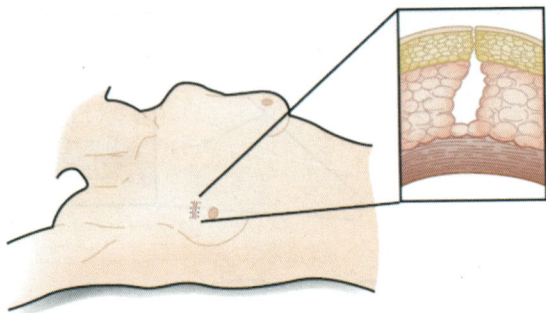

部分乳腺切除术和乳腺活检术的概念是相同的，但要注意适当的外科切缘。对侵袭性癌，部分乳腺切除同时要行前哨淋巴结活检（见手术 3）。

适应证
- 侵袭性乳腺癌
- 原位导管癌（ductal carcinoma in situ，DCIS）

需要了解的医学知识
- 保留乳腺的禁忌证
- 乳腺癌分期
- Van Nuys 标准（原位导管癌）

主要步骤
1. 设计切口，确保切除且外观合意
2. 切除病灶，大体切缘合适
3. 病理诊断
4. 关闭切口

可预见的潜在并发症
- 血肿 ➡ 严格止血
- 切缘不够 ➡ 对切除组织行大体检查和病理检查

问题讨论
- 何为侵袭性癌切除的合理切缘？

部分乳腺切除术
诊断 174.9 和 233.0　CPT 编码 19301　300～525 美元

手术3：前哨淋巴结活检术

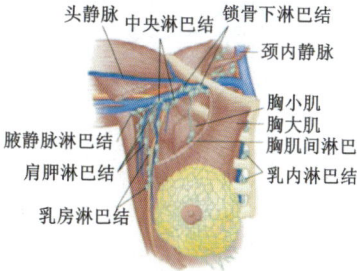

乳腺和腋窝结构

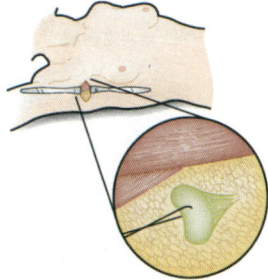

前哨淋巴结活检；确认"蓝色淋巴结"

适应证

- 临床检查腋窝淋巴结阴性的侵袭性乳腺癌
- 有计划的导管原位癌乳腺切除术

需要了解的医学知识

- 前哨淋巴结理论
- 乳腺的淋巴引流

主要步骤

1. 注射放射性胶体和蓝色染料
2. 确认"热点"
3. 设计超过"热点"区的切口
4. 确认前哨淋巴结（"热"淋巴结或蓝色淋巴结）
5. 对淋巴结行病理检查，如前哨淋巴结为恶性，行腋窝清扫术

可预见的潜在并发症

- 蓝色染料过敏　　➡ 只用放射性胶体
- 血清肿　　　　　➡ 结扎大的淋巴管

问题讨论

- 从优点和假阴性率两方面比较前哨淋巴结活检术和腋窝清扫术
- 为什么使用放射性胶体，蓝色染料，或一起使用两者？
- 在乳腺何处进行注射？

前哨淋巴结活检　诊断 174.9　CPT 编码 38525　200～450 美元

手术 4：腋窝淋巴结清扫术

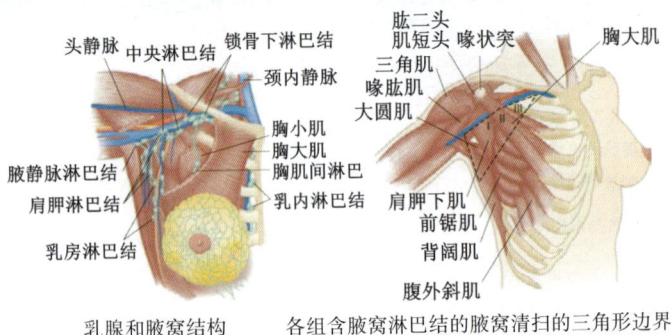

乳腺和腋窝结构　　各组含腋窝淋巴结的腋窝清扫的三角形边界

适应证

- 前哨淋巴结阳性的乳腺癌或临床检查腋窝淋巴结阳性

需要了解的医学知识

- 了解胸长神经、胸背神经和肋间臂神经的功能
- Ⅰ、Ⅱ、Ⅲ组腋窝淋巴结
- 腋窝的界限

主要步骤

1. 沿腋窝皮肤皱褶切开
2. 确认腋静脉
3. 确认胸长、胸背、胸内侧、肋间臂神经
4. 确认胸大肌、胸小肌和背阔肌
5. 适当保护神经，清扫腋窝Ⅰ、Ⅱ组淋巴结

可预见的潜在并发症

- 血清肿　　　　　➡ 封闭吸引引流
- "冰冻"肩　　　　➡ 术后物理治疗
- 血清肿　　　　　➡ 避免胸长神经损伤
- 淋巴水肿（后期）➡ 了解并发症

问题讨论

- 为何不清扫第三组淋巴结？
- 为什么要考虑保留肋间臂神经？

腋窝淋巴结清扫　　诊断 174.9　　CPT 编码 38745　　720～840 美元

手术5：乳腺全切除术（单纯乳腺切除术）

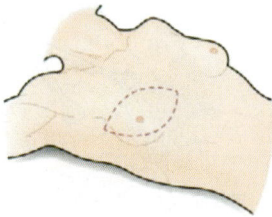

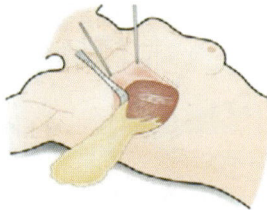

皮肤切口　　　　　　从内侧到外侧切除乳腺

适应证

- 乳腺癌——侵袭性或导管原位癌
- 预防性手术（高风险患者）

需要了解的医学知识

- 侵袭性乳腺癌的不同类型
- 乳腺癌分期
- 预防性乳腺切除的适应证
- 乳腺切除的解剖界限

主要步骤

1. 做包含乳头乳晕的切口
2. 游离上下缘皮瓣
3. 确认锁骨、胸骨、背阔肌和腹直肌
4. 连同胸大肌前筋膜一起切除乳腺

可预见的潜在并发症

- 血清肿 ➡ 封闭吸引引流
- 皮瓣坏死 ➡ 避免张力、游离薄皮瓣

问题讨论

- 预防性乳腺切除后，是否可能患乳腺癌？为什么？
- 辅助化疗的适应证是什么？
- 乳房重建的适应证和时机是什么？有哪些手术方式？

乳腺全切除术
诊断 174.9 和 233.0　CPT 编码 19303　400～800 美元

手术6：甲状腺切除术

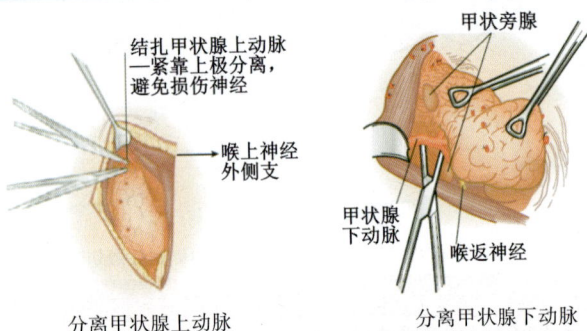

结扎甲状腺上动脉
—紧靠上极分离，
避免损伤神经

→ 喉上神经
外侧支

分离甲状腺上动脉

甲状旁腺

甲状腺
下动脉

喉返神经

分离甲状腺下动脉

适应证

- 质硬结节(考虑恶性)
- 甲状腺功能亢进(如 Graves' 病)
- 产生压迫症状的甲状腺肿

需要了解的医学知识

- 甲状腺的血供
- 喉返神经的紧迫
- 甲状旁腺的正常和异常位置
- 甲状腺和甲状旁腺的胚胎学

主要步骤

1. 做领状切口
2. 游离颈阔肌皮瓣
3. 游离颈部筋膜
4. 游离颈前肌群
5. 分离甲状腺中静脉
6. 分离甲状腺上血管
7. 确认喉返神经、甲状旁腺
8. 分离甲状腺下血管
9. 从气管上切除腺体
10. 分离甲状腺峡部

可预见的潜在并发症

- 甲状旁腺功能减退
- 喉返神经损伤

➡ 保留甲状旁腺及其血供
➡ 直视并保护神经

问题讨论

- 甲状腺全切除和部分切除的适应证各是什么？

甲状腺切除术　诊断 240.9　CPT 编码 60240　800～1,100 美元

手术7：甲状旁腺切除术

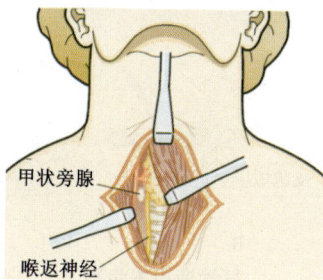

显露甲状旁腺

适应证

- 原发性甲状旁腺功能亢进——腺瘤、增生
- 三发性甲状旁腺功能亢进症

需要了解的医学知识

- 甲状旁腺的正常和异位位置
- 胚胎学和血供
- 原发性、继发性和三发性甲状旁腺功能亢进症的原因

主要步骤

1. 显露见手术6
2. 确认异常的甲状旁腺并切除
3. 如为腺瘤，切除病变；如为增生，行甲状旁腺全切除加腺体种植或行3½腺体切除

可预见的潜在并发症

- 喉返神经损伤   ➡ 确认并保护神经
- 甲状旁腺功能亢进复发   ➡ 切除所有异常腺体
- 低钙血症   ➡ 术后监测血钙

问题讨论

- 何种影像学检查能对甲状旁腺腺瘤定位？
- 甲状旁腺全切除加腺体种植或行3½腺体切除的优缺点各是什么？

甲状旁腺切除术

诊断 252.00   CPT 编码 60500   500～1,100 美元

手术 8：气管造口术

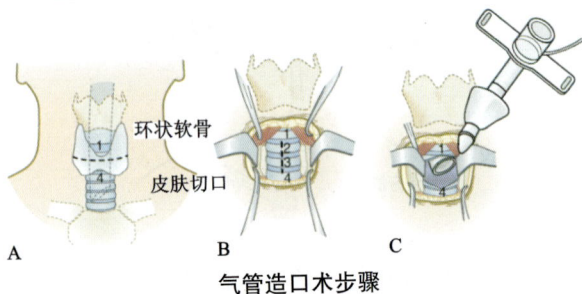

环状软骨

皮肤切口

A　　　　　B　　　　　C

气管造口术步骤

适应证

- 持续通气不足
- 急性气道阻塞

需要了解的医学知识

- 甲状腺和环状软骨与气管的关系
- 外科建立气道的适应证
- 环状软骨切开术

主要步骤

1. 做小领状切口
2. 分离颈前筋膜
3. 确认气管和环状软骨
4. 牵开/分离甲状腺峡部
5. 切开第二或第三气管环
6. 扩张切口
7. 插入气管造口套（导）管
8. 连接呼吸机并保护导管

可预见的潜在并发症

- 气道损失　➡　与麻醉师沟通
- 气管－无名动脉瘘　➡　将气管造口置于气管上段
- 气管狭窄（迟发）　➡　避开第一气管环

问题讨论

- 气管造口能否促进撤除呼吸机？
- 气管切口应该是垂直的还是水平的？

气管造口术
诊断 518.82 和 786.85　CPT 编码 31600　90～250 美元

手术 9：开放腹股沟疝修补术

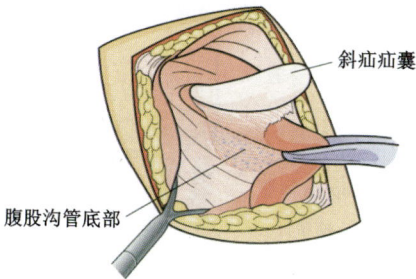

斜疝疝囊

腹股沟管底部

注意斜疝疝囊位于腹壁下动脉外侧（图中未显示）的精索前内侧，而直疝是由于腹壁下动脉内侧腹股沟管的薄弱。

适应证

- 择期手术：健康患者出现疝
- 急症手术：嵌顿或绞窄的症状

需要了解的医学知识

- 腹股沟斜疝和直疝的区别
- 前腹壁的肌肉层次
- 髂腹下、髂腹股沟、生殖股神经的位置和功能
- 精索的内容和睾丸的血供

主要步骤

1. 分离腹外斜肌腱膜，游离精索
2. 如为斜疝，游离疝囊并在内环处结扎（"高位游离疝囊"）
3. 重建腹股沟管后壁（采用或不采用补片）
4. 将精索还至解剖位置并关闭腹外斜肌腱膜

可预见的潜在并发症

- 复发　　　　➡　确认斜疝；仔细重建腹股沟管后壁
- 慢性疼痛　　➡　避免损伤外周神经和耻骨
- 缺血性睾丸炎　➡　游离和保护精索

问题讨论

- 修补腹股沟疝是否需要补片？
- 何为滑疝，其意义是什么？

腹股沟疝　诊断 550.90　CPT 编码 49505　420～600 美元

手术10：腹腔镜腹股沟疝修补术

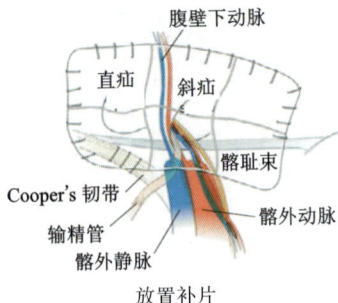

放置补片

适应证

- 双侧腹股沟疝
- 选择性的单侧腹股沟疝
- 复发性腹股沟疝

需要了解的医学知识

- 脐韧带、腹直肌鞘的解剖
- 直疝、斜疝、股疝的位置
- 腹股沟区域的腹膜前解剖

主要步骤

1. 做脐部切口，在腹直肌和腹直肌后鞘之间扩张出间隙
2. 腹膜前间隙充气
3. 确认 Cooper's 韧带
4. 从精索上游离疝囊
5. 从内环处拖回疝囊（如为斜疝）
6. 固定补片

可预见的潜在并发症

- 髂血管损伤　➡ 避免向深部分离
- 疝复发　➡ 游离腹膜，放置合适大小的补片
- 膀胱损伤　➡ 术前排空膀胱或留置尿管

问题讨论

- 与腹腔镜手术相比，开放手术的优点是什么？
- 比较经腹腔或完全腹膜外途径腹腔镜修补术

诊断 550.90 和 550.91　CPT 编码 49650 和 49651　350～700 美元

手术 11：腹腔镜腹壁疝修补术

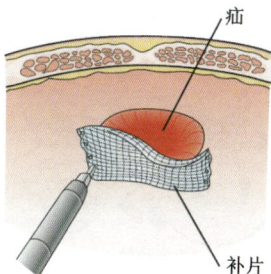

在腹腔镜下将补片置于前腹壁疝缺损处

适应证

- 腹壁(切口)疝
- 大的脐疝(>4 cm)

需要了解的医学知识

- 前腹壁的层次

主要步骤

1. 腹腔充气
2. 松解前腹壁的粘连
3. 确认疝的缺损
4. 测量补片大小，使之覆盖所有边缘 3 ~ 4 cm
5. 放置并固定补片

可预见的潜在并发症

- 肠管损伤　➡ 粘连松解时避免电灼；仔细检查肠管
- 疝复发　➡ 补片适当的覆盖；每隔 3 ~ 4 cm 经筋膜缝合

问题讨论

- 比较 Veress 针和 Hassan 技术进腹
- 腹腔镜手术的优点

腹腔镜腹壁疝
诊断553.20 和 553.21　CPT 编码 49659　675 ~ 725 美元

手术 12：脾切除术

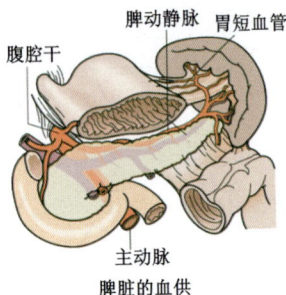

脾动静脉　胃短血管
腹腔干
主动脉
脾脏的血供

适应证

- 脾脏损伤(脾碎裂)
- 球形红细胞增多症
- 有症状的脾肿大
- 血液疾病适应证
- 特发性血小板减少性紫癜

需要了解的医学知识

- 脾脏的血供和韧带
- 脾切除后凶险性感染(overwhelming postsplenectomy sepsis, OPSS)的原因和风险
- 血液性疾病行脾切除的适应证

主要步骤

1. 上腹部正中或肋缘下切口(注意：也可行腹腔镜下脾切除术)
2. 在小网膜囊内结扎脾动脉(只在选择性的病例)
3. 游离韧带附着——膈、肾、结肠、胃短血管
4. 在脾门处结扎或切割闭合器切断血管

可预见的潜在并发症

- 出血 → 仔细处理脾脏并确认脾动脉和胃短血管
- 胰瘘 → 确认和保护胰尾
- OPSS → 接种芽胞菌疫苗；对患者进行症状和早期治疗必要性教育
- 胃损伤 → 仔细结扎胃短血管

问题讨论

- 外伤时保留脾脏的优点是什么？
- 手术后患者何时需接种疫苗？

脾切除术　诊断 287.01　CPT 编码 38100　400～750 美元

手术 13：胃大部切除术

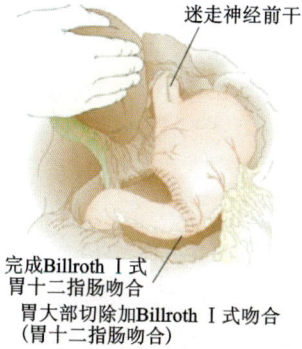

完成Billroth Ⅰ式
胃十二指肠吻合
胃大部切除加Billroth Ⅰ式吻合
（胃十二指肠吻合）

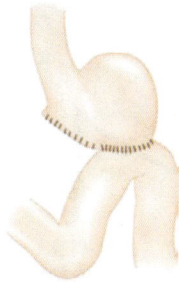

胃大部切除加Billroth Ⅱ式吻合
（胃空肠吻合）

适应证

- 胃癌
- 难治性应激性溃疡出血
- 消化性溃疡——出血、穿孔、梗阻、难治性溃疡

需要了解的医学知识

- 胃的解剖和十二指肠血供
- 迷走神经的解剖
- 胃癌的分期
- 重建的手术方式：Billroth Ⅰ式和Ⅱ式，Roux-en-Y 术式

主要步骤

1. 做上腹部正中切口
2. 确定切除的范围
3. 结扎血管
4. 切除大部分胃
5. 关闭十二指肠残端
6. 消化道重建
7. 行迷走神经切断（消化性溃疡）

可预见的潜在并发症

- 十二指肠残端瘘 ➡ 仔细关闭十二指肠残端
- 溃疡复发 ➡ 适当的迷走神经切断和胃窦切除
- 胆汁反流性胃炎 ➡ Roux-en-Y 吻合术
- 贫血（晚期） ➡ 补充铁和维生素 B_{12}

问题讨论

- 行胃窦切除和迷走神经切断如何减少胃酸？
- 迷走神经切断有哪些不同类型？

胃大部切除术　诊断 151.9　CPT 编码 43632　1800～2000 美元

手术 14：腹腔镜胃旁路手术

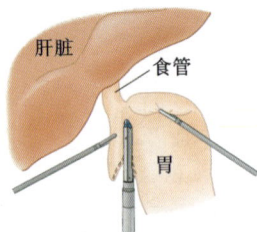

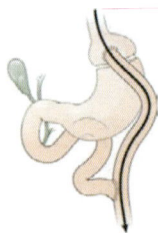

做一 30mL 胃囊　　　　　　完成 Roux-en-Y 胃旁路手术

适应证

- 病态肥胖
- BMI >40
- BMI >35 合并肥胖相关伴发病(糖尿病、高血压病、高脂血症、睡眠呼吸暂停综合征等)

需要了解的医学知识

- Roux-en-Y 的解剖
- 肥胖的伴发病
- 胃旁路手术后的维生素缺乏

主要步骤

1. 确认 Treitz 韧带
2. 切断距 Treitz 韧带 50 cm 处的空肠
3. 在距切断空肠 75～150 cm 处行空肠吻合
4. 完成胃小囊
5. 完成胃空肠吻合(胃与 Roux 支)

可预见的潜在并发症

- 吻合口瘘　➡　术中检测瘘(内镜、充气和/或亚甲蓝试验)
- 维生素缺乏　➡　补充维生素
- 深静脉血栓　➡　预防性抗凝,早期活动

问题讨论

- 比较腹腔镜和剖腹胃旁路手术

胃旁路手术	诊断 278.01	CPT 编码 43846	1400 美元

手术 15：腹腔镜可调节胃绑带术

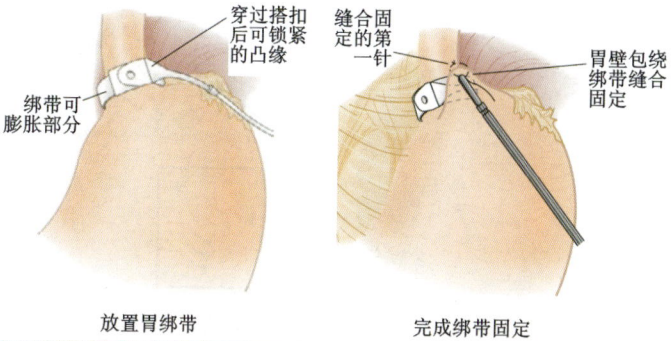

放置胃绑带   完成绑带固定

适应证
• 病态肥胖
• BMI > 40
• BMI > 35 合并肥胖相关伴发病(糖尿病、高血压病、高脂血症、睡眠呼吸暂停综合征等)

需要了解的医学知识
• 近端胃，胃食管结合部、膈肌角的解剖

主要步骤
1. 在 His 角分离腹膜
2. 切开肝胃韧带
3. 将器械通过胃后方
4. 放置并固定绑带
5. 将泵体固定于前腹壁筋膜上

可预见的潜在并发症	
• 损伤胃后壁大血管	➡ 在胃后方仔细分离
• 绑带滑脱	➡ 将胃折叠覆盖绑带

问题讨论
• 与胃旁路手术相比，胃绑带手术的优点是什么?

腹腔镜胃绑带术

诊断 278.01   CPT 编码 43770   940 ~ 1200 美元

手术 16：腹腔镜胃底折叠术

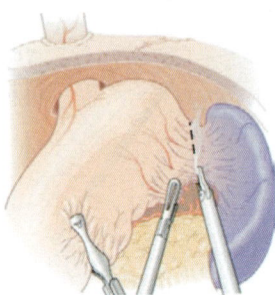

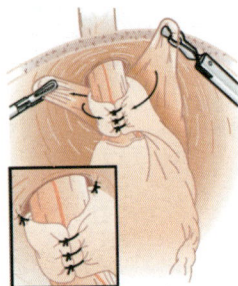

游离胃短血管　　　　　　完成胃底 Nissen 折叠

适应证

- 有症状的胃食管反流
- 食管旁疝，2 型或 3 型

需要了解的医学知识

- 胃的血供
- 食管旁疝的类型
- Barrett's 食管的风险
- 胃底折叠的类型
- 胃食管反流患者的检查（上消化道内镜、pH 监测、食管测压）

主要步骤

1. 分离膈肌角
2. 确认迷走神经
3. 疝囊复位（如果有食管旁疝）
4. 分离胃短血管
5. 关闭膈肌食管裂孔
6. 完成胃底折叠

可预见的潜在并发症

- 食管漏　　➡　游离膈肌角，而不是食管
- 折叠滑脱　➡　缝合围绕远端食管
- 复发食管裂孔疝　➡　放置补片（有争议）

问题讨论

- Barrett's 食管患者的筛查和治疗

腹腔镜胃底折叠
诊断 555.3 和 530.87　　CPT 编码 43280　　920～1250 美元

手术 17：溃疡穿孔的 Graham 修补术

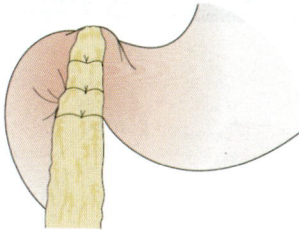

Graham 修补：关闭溃疡穿孔并用大网膜覆盖

适应证

- 十二指肠溃疡穿孔

需要了解的医学知识

- 消化性溃疡的风险因素
- 十二指肠的解剖和血供
- 了解十二指肠的第一部分在腹腔内，解释为什么十二指肠前壁穿孔会有游离气体
- 胃酸分泌的生理和减少胃酸分泌的外科手段
- 因有潜在恶性的可能，胃溃疡穿孔需要活检

主要步骤

1. 做上腹部正中切口
2. 缝合穿孔并用大网膜保护
3. 大量生理盐水腹腔冲洗

可预见的潜在并发症

- 腹腔脓肿   ➡ 大量冲洗，抗生素
- 胃输出道梗阻   ➡ 避免十二指肠狭窄
- 复发穿孔   ➡ 清除幽门螺杆菌，减少胃酸分泌

问题讨论

- 在溃疡穿孔时行确定性溃疡手术的时机是什么？
- 在处理胃溃疡和十二指肠溃疡时有什么不同？

胃修补术　诊断 531.0　CPT 编码 43840　750～1100 美元

手术 18：十二指肠溃疡出血缝合术
（迷走神经切断加幽门成型术）

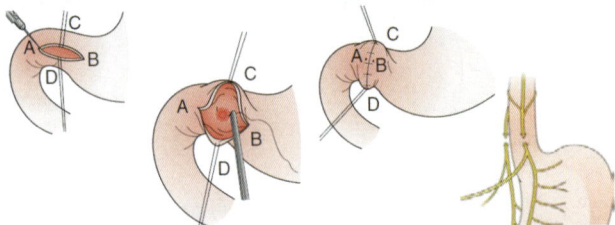

缝合十二指肠后壁溃疡 　　横行关闭十二指肠加迷走神经干切断

适应证

- 十二指肠溃疡出血

需要了解的医学知识

- 消化性溃疡的风险因素
- 十二指肠的解剖和血供
- 了解胃、十二指肠动脉的位置，解释为什么十二指肠后壁溃疡表现为出血
- 胃酸分泌的生理；减少胃酸分泌的外科方法
- 控制出血的内镜和介入方法

主要步骤

1. 上腹部正中切口
2. 幽门纵行切开，深度缝合溃疡，横行关闭十二指肠（幽门成型术）
3. 可考虑行迷走神经切断术

可预见的潜在并发症

- 胃输出道梗阻　　➡　避免使十二指肠狭窄
- 再发出血　　➡　清除幽门螺杆菌，减少胃酸分泌

问题讨论

- 溃疡出血患者的手术适应证有哪些？
- 在溃疡出血时何时需要行减少胃酸分泌的手术？
- 什么是迷走神经切断术后综合征？

迷走神经切断和幽门成型切除术
诊断 532.00　CPT 编码 43640　1250 美元

手术 19：小肠切除术

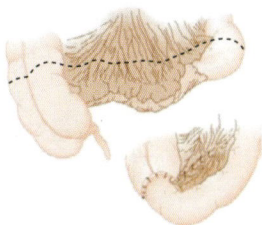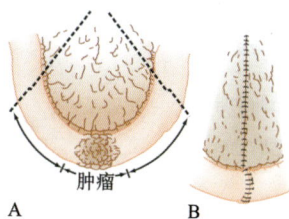

肿瘤

A   B

回盲部切除   小肠切除

适应证

- 克罗恩病
- 缺血性肠病
- 小肠肿瘤
- 分离粘连时肠管损伤

需要了解的医学知识

- 小肠的血供
- 评估肠管活性的标准

主要步骤

1. 判断近端和远端切除界限
2. 切断肠管
3. 切断系膜
4. 完成吻合
5. 关闭系膜孔

可预见的潜在并发症

- 感染   ➡ 避免肠内容物外溢
- 吻合口裂开   ➡ 吻合口血供好、无张力
- 麻痹性肠梗阻/阻塞   ➡ 减少处理肠管

问题讨论

- 不同吻合方法的优点有哪些？
- 比较吻合器吻合与缝合吻合
- 比较单层吻合与两层吻合

小肠切除　诊断 555.0　CPT 编码 44120　700～1,200 美元

手术 20：右半结肠切除术

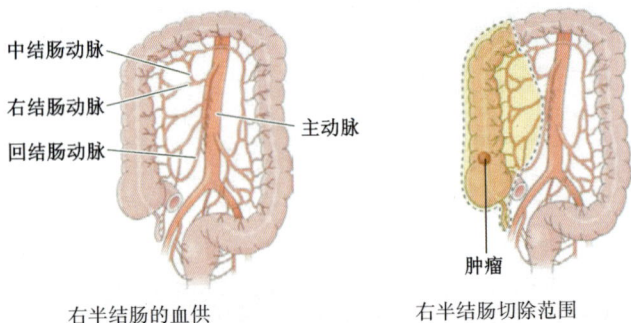

中结肠动脉
右结肠动脉
回结肠动脉
主动脉

肿瘤

右半结肠的血供   右半结肠切除范围

适应证

- 右侧结肠癌
- 无蒂息肉
- 克罗恩病
- 动静脉畸形出血

需要了解的医学知识

- 右半结肠的血供
- 回盲瓣的解剖
- 不同的吻合方法

主要步骤

1. 下腹正中切口或右侧横切口
2. 游离右半结肠并保护输尿管、下腔静脉和十二指肠
3. 结扎回结肠动脉，右结肠动脉
4. 切除末端回肠 8 ~ 10 cm 至横结肠中段
5. 肠管吻合，缝合系膜

可预见的潜在并发症

- 输尿管损伤 ➡ 确认和保护输尿管
- 吻合口瘘 ➡ 吻合口血供好，无张力
- 伤口感染 ➡ 术前使用抗生素，避免粪便外溢

问题讨论

- 吻合肠管末端管腔大小的不同时如何纠正？

右半切除术　诊断 153.6　CPT 编码 44160　920 ~ 1,600 美元

手术 21：左半结肠切除术和低位前切除术

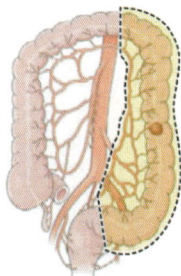

肿瘤

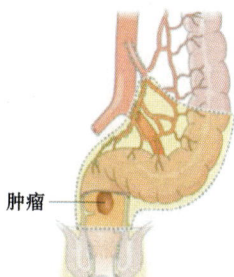

左结肠切除　　　　低位前切除（切除乙状结肠和直肠上段）

适应证

- 结直肠癌
- 乙状结肠憩室
- 其他左半结肠病变

需要了解的医学知识

- 结肠和直肠的血供
- 输尿管的解剖
- 淋巴血管引流
- 憩室炎的外科适应证

主要步骤

1. 正中切口
2. 游离脾曲
3. 游离左半结肠
4. 保护输尿管
5. 游离直肠
6. 结扎肠系膜下动脉
7. 切断结肠
8. 完成吻合

可预见的潜在并发症

- 输尿管损伤 → 确认和保护输尿管
- 吻合口瘘 → 吻合口血供好，无张力
- 盆腔脓肿 → 肠道准备，避免粪便外溢

问题讨论

- 结肠手术时肠道准备的重要性是什么？
- 何为左半结肠的"转折点"区域？

左半结肠切除术
诊断 153.9 和 154.1　CPT 编码 44140 和 44146　1000～2000 美元

手术 22：腹腔镜结肠切除术

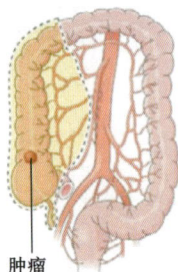

肿瘤

右半结肠切除　　　　　　　　乙状结肠切除

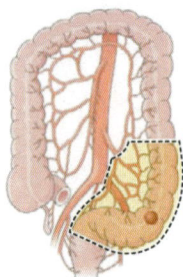

适应证

- 憩室炎
- 结肠息肉
- 结肠癌

需要了解的医学知识

- 结肠的血供
- 输尿管的解剖

主要步骤

1. 建立气腹
2. 探查肝脏
3. 游离拟切除的结肠
4. 切断系膜和血管
5. 切断结肠
6. 完成吻合
7. 移除标本

可预见的潜在并发症

- 肠管损伤　　➡　分离粘连时避免电凝
- 吻合口瘘　　➡　避免组织缺血和张力

问题讨论

- 比较剖开腹和腹腔镜手术，尤其是伤口并发症和肿瘤复发。

腹腔镜结肠切除术　诊断 562.11，211.3 或 153.9
CPT 编码 44204，44205 或 44207　1000～1500 美元

手术 23：结肠造口术和回肠造口术

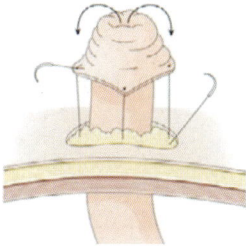

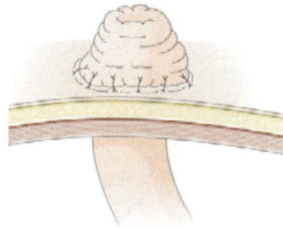

Brooke 造口的缝线   完成 Brooke 造口

适应证

- 临时性转流肠内容物的需要
- 因需隔绝或无直肠肛管的永久性需要

需要了解的医学知识

- 造口的类型(袢式造口、末端造口、双筒造口)

主要步骤

- 袢式造口
  1. 将肠袢拖出腹腔外
  2. 将小棒穿过肠系膜的切开处
  3. 将小棒固定与皮肤表面
  4. 切开肠管前壁
- 末端造口(Brooke 造口)
  1. 游离肠管并拖出腹腔外
  2. 造口成形(见上图)

可预见的潜在并发症

- 造口坏死 ➡ 减少张力，保护血供
- 造口回缩 ➡ 无张力地将肠管提出腹腔外
- 造口周围皮炎 ➡ 使造口外翻，恰当使用造口袋
- 造口旁疝 ➡ 使造口穿过腹直肌

问题讨论

- 如何确定皮肤上造口的位置？

肠造口术 诊断 V55.2，V55.4 CPT 编码 44310，44320 850 美元

手术 24：开腹阑尾切除术

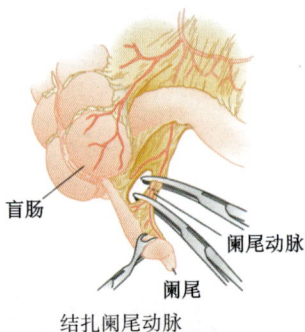

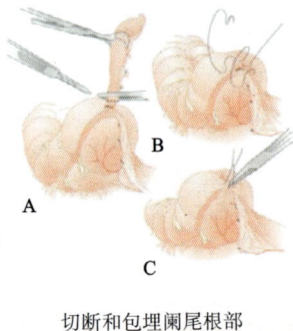

盲肠

阑尾动脉

阑尾

结扎阑尾动脉

A

B

C

切断和包埋阑尾根部

适应证

* 临床病史或 CT 扫描符合急性阑尾炎

需要了解的医学知识

* 腹壁肌肉的解剖
* 阑尾的血供
* 阑尾炎的病理生理
* 麦氏点的位置
* 与疾病进展相关的症状

主要步骤

1. 麦氏点切口，分离肌肉
2. 游离盲肠和阑尾
3. 结扎阑尾根部和阑尾系膜
4. 包埋阑尾根部

可预见的潜在并发症

* 腹腔脓肿　　➡ 使用抗生素，引流积液
* 盲肠瘘　　　➡ 仔细关闭阑尾残端

问题讨论

* 阑尾炎穿孔时你是否关闭切口？

阑尾切除术　诊断 540.9　CPT 编码 44950　540～875 美元

手术25：腹腔镜阑尾切除术

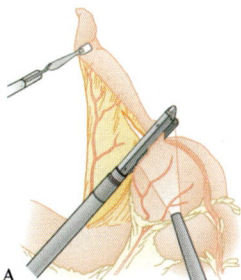

A　　分离阑尾根部　　　　　B　　分离阑尾系膜

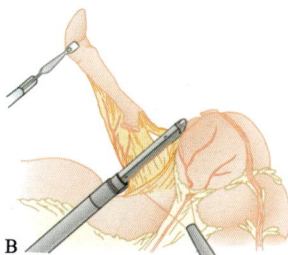

适应证

- 与剖腹阑尾切除术相同
- 对诊断不明确的肥胖女性患者尤为有用

需要了解的医学知识

- 阑尾、盲肠和阑尾动脉的解剖
- 腹腔镜的禁忌证

主要步骤

1. 脐部切口：建立气腹，置入 10 mm 的穿刺器
2. 放置另外两个穿刺器，一个在耻骨上
3. 分离阑尾根部
4. 切断阑尾根部
5. 切断阑尾系膜
6. 取出阑尾标本

可预见的潜在并发症

- 伤口感染　　　➡ 将阑尾置入标本袋取出
- 脓肿　　　　　➡ 仔细处理阑尾；冲洗

问题讨论

- 与剖腹阑尾切除术相比，腹腔镜阑尾切除术有什么优点？

腹腔镜阑尾切除术
诊断 540.9　CPT 编码 44970　450～600 美元

手术 26：痔切除术

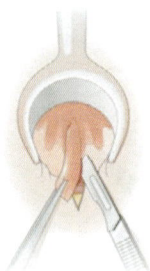

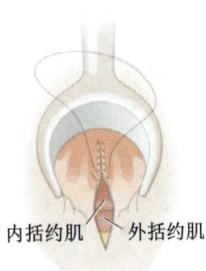

内括约肌　外括约肌

切除痔疮　　　　　　　　　　关闭缺损

适应证

- 有症状的 3 度或 4 度痔

需要了解的医学知识

- 内痔和外痔的区别
- 痔的分度
- 血管和神经支配

主要步骤

1. 俯卧或仰卧位
2. 用手扩张肛管
3. 确认原发性的痔块
4. 切除每个痔块
5. 缝合肛管边缘内部的缺损
6. 让肛管边缘外部缺损开放

可预见的潜在并发症

- 出血　　➡ 严格止血
- 肛门狭窄　　➡ 避免过多的切除肛门皮肤
- 粪便阻塞　　➡ 术后大便软化剂和缓泻剂

问题讨论

- 如何处理门静脉高压症患者的痔？
- 如何处理血栓性外痔？
- 如何处理出血性内痔？

部分乳腺切除术
诊断 174.9 和 233.0　CPT 编码 19301　300～525 美元

手术 27：腹腔镜胆囊切除术

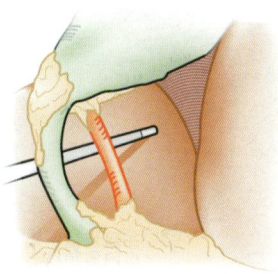

完成 Calot 三角分离　　　　在夹子间切断胆囊管

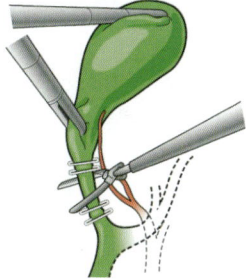

适应证

- 胆绞痛
- 急性和慢性胆囊炎

需要了解的医学知识

- 胆绞痛和急性胆囊炎的区别
- Calot 三角的解剖和常见变异

主要步骤

1. 向外侧向上牵引胆囊，显露胆囊三角
2. 分离并清楚确认胆囊管和胆囊动脉
3. 分离胆囊管和胆囊动脉
4. 从肝床上游离胆囊（逆行分离）
5. 从脐部或上腹部戳孔取出胆囊

可预见的潜在并发症

- 胆瘘　　➡　仔细关闭胆囊管残端
- 胆总管损伤　➡　仔细的解剖评估；有怀疑时行胆道造影

问题讨论

- 医生在何时需要将腹腔镜胆囊切除转为开腹胆囊切除？

腹腔镜胆囊切除术
诊断 574.20　CPT 编码 47562　500～700 美元

手术 28：胆总管探查术

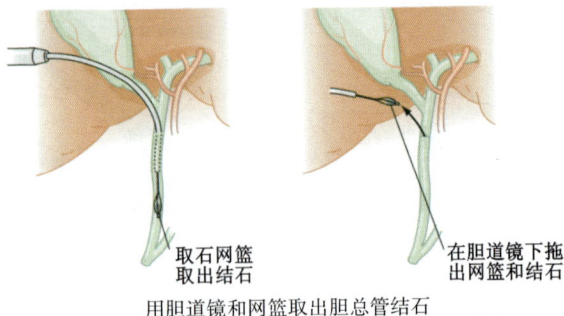

取石网篮取出结石   在胆道镜下拖出网篮和结石

用胆道镜和网篮取出胆总管结石

适应证

- 胆总管结石
- 诊断不明的胆道梗阻

需要了解的医学知识

- 肝外胆道系统的解剖
- 胆总管与十二指肠、胰头的关系

主要步骤

1. 确认胆总管；如有胆囊和胆囊管可沿其寻找，否则要从外侧开始分离
2. 行"Kocher 手法"（游离十二指肠和胰头）
3. 缝合牵引线，切开胆总管（常纵行切开）
4. 采用方法取石——吸引、冲洗、胆道镜、气囊导管
5. 放置 T 形管，缝合胆管
6. 胆管造影证实结石是否取尽

可预见的潜在并发症

- 胰腺炎 ➡ 减少壶腹部的操作
- 结石残留 ➡ 胆道镜，并行胆道造影
- 胆管狭窄 ➡ 缝合时避免缩窄胆管

问题讨论

- 如何管理 T 形管？   • 如何处理残余结石？

胆总管探查术	诊断 574.30	CPT 编码 47420	1200～100 美元
	诊断 574.30	CPT 编码 47610	1000～1200 美元

手术 29：肝叶切除术

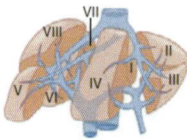

肝脏解剖分段

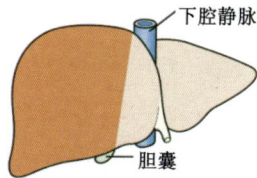

肝右叶（Ⅴ-Ⅷ段）

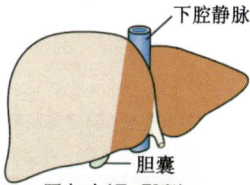

肝左叶（Ⅱ-Ⅳ段）

适应证

- 少于 3 个结节的结直肠癌肝转移
- 原发性肝癌

需要了解的医学知识

- 肝脏韧带的解剖
- 肝段的解剖
- 肝脏动脉和静脉的解剖，包括门静脉

主要步骤

1. 双侧肋缘下切口向上延伸，或正中切口
2. 腹腔探查以排除肝外病灶
3. 结扎相应肝动脉、胆管和门静脉
4. 按预切线分离肝实质
5. 结扎或切缝器切断肝静脉

可预见的潜在并发症

- 肝下脓肿 ➡ 封闭吸引引流
- 胆瘘 ➡ 持续封闭吸引引流

问题讨论

- 在肝脏外科手术中超声波检查为什么很有用？

肝叶切除术
诊断 197.7 和 155.2　　CPT 编码 47120　　1,600～2,000 美元

手术 30：Whipple 手术（胰十二指肠切除术）

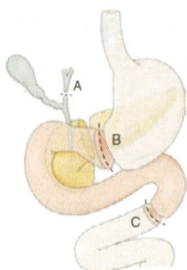

Whipple 手术的切除范围

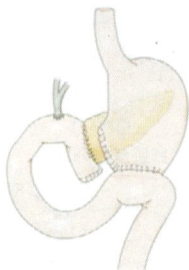

手术完成（胰腺空肠吻合、胆总管空肠吻合、胃空肠吻合）

适应证

- 证实为胰头、十二指肠或壶腹部癌
- 高度怀疑胰腺癌

需要了解的医学知识

- 环绕胰头的血管解剖
- 无痛性黄疸患者的检查

主要步骤

1. 双侧肋缘下或上腹部正中切口
2. 证实其可切除性（无肝外病灶或主要血管侵犯）
3. Kocher 手法（游离十二指肠和胰头）
4. 分离胆总管
5. 在门静脉和肠系膜上静脉前方建立平面
6. 游离远端胃
7. 游离 Treitz 韧带远端空肠
8. 在门静脉前方分离胰腺
9. 结扎到肠系膜上静脉的静脉分支
10. 骨骼化肝动脉
11. 解剖重建
12. 肝管空肠吻合
13. 胰管空肠吻合
14. 胃空肠吻合

可预见的潜在并发症

- 出血 ➡ 仔细分离门静脉和肠系膜上静脉周围，缝扎胃、十二指肠动脉
- 胰腺空肠瘘 ➡ 胰管内放置支架，闭式引流控制瘘
- 其他吻合口瘘 ➡ 吻合口血供良好无张力
- 营养不良 ➡ 留置空肠营养管

问题讨论

- 如何处理不可切除的胰腺癌？
- 胰腺癌采用 Whipple 手术的存活率如何？

Whipple 手术 诊断 157.9 CPT 编码 48150 2000~3500 美元

手术 31：远端胰腺切除术

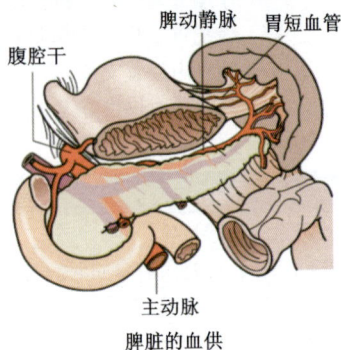

脾脏的血供

腹腔干　脾动静脉　胃短血管　主动脉

适应证

- 远端胰腺肿瘤——良性或恶性肿瘤

需要了解的医学知识

- 胰腺和脾脏的解剖和血供
- 胰腺肿瘤的类型

主要步骤

1. 左肋缘下或上腹正中切口
2. 游离脾脏（见手术 12，脾切除术）
3. 进入胰尾外侧后腹膜
4. 游离至肠系膜上动脉水平
5. 结扎脾动脉和脾静脉
6. 用切缝器横断胰腺

可预见的潜在并发症

- 出血 ➡ 严格止血
- 胰瘘或假性囊肿 ➡ 仔细闭合胰腺残端

问题讨论

- 远端胰腺切除是否必须行脾切除？

远端胰腺切除术　诊断 157.9　CPT 编码 48140　700～1700 美元

手术 32：肺叶切除术

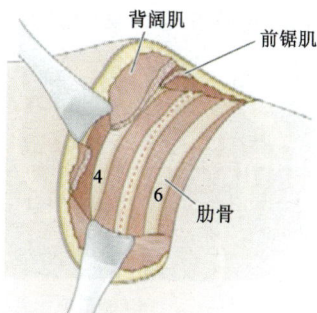

背阔肌
前锯肌
4
6 肋骨
后外侧开胸

适应证

- 侵犯一叶的原发性肺癌，肺储备充分
- 顽固性肺叶感染，药物治疗无效

需要了解的医学知识

- 肺动脉和静脉的解剖
- 支气管和肺叶的解剖

主要步骤

1. 后外侧开胸
2. 分离下肺韧带，游离纵隔胸膜及其反折
3. 结扎分离拟切除肺叶的肺动脉分支
4. 结扎分离拟切除肺叶的肺静脉分支
5. 切缝器切断闭合拟切除肺叶的支气管
6. 原发性肺癌行纵隔淋巴结清扫
7. 放置胸管并关胸

可预见的潜在并发症

- 肺炎 ➡ 止痛、活动、诱导型肺计量器
- 术后心律失常 ➡ β 受体阻滞药
- 持续漏气 ➡ 仔细关闭支气管及所有肺实质断面

问题讨论

- 如何对常规胸片上发现的实质性肺结节进行检查？

肺叶切除术 诊断 162.9 CPT 编码 32480 1300～1800 美元

手术 33：动脉瘤腔内修复术（EVAR）

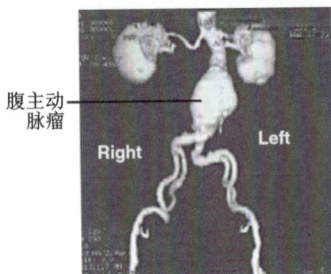

腹主动脉瘤

CT 血管成像显示腹
主动脉、肾脏、动脉瘤

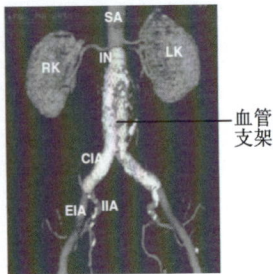

血管支架

CT 血管成像显示腹主动脉
瘤和髂血管的血管内支架

适应证

- 超过 5.5cm 的肾下的腹主动脉瘤
- 腹主动脉瘤破裂

需要了解的医学知识

- 腹主动脉瘤的病因和自然史
- 腹主动脉瘤的影像学评估
- 动脉瘤腔内修复术的解剖问题
- 腹主动脉的分支
- 血管内瘘的类型

主要步骤

1. 显露股动脉
2. 逆行性股动脉插管
3. 血管造影确认肾动脉
4. 展开血管支架
5. 完成血管造影

可预见的潜在并发症

- 近端 I 型内瘘 ➡ 近端颈部的准确大小
- 外周栓塞 ➡ 充分的肝素化和冲洗
- 围术期肾灌流不足 ➡ 谨慎使用碘化造影剂，容量复苏

问题讨论

- 如何诊治血管内瘘？
- 现在 EVAR 是否是标准治疗措施？
- 开放修复腹主动脉瘤的适应证是什么？

腔内动脉瘤修复术　诊断 441.4　CPT 编码 34802　2500 美元

手术 34：颈动脉内膜切除术

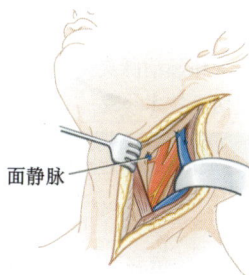

舌下神经　枕动脉

面静脉

横断面静脉并牵开颈内
静脉后暴露颈动脉分叉处

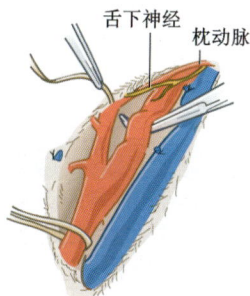

在病变颈动脉段
上下端穿过牵引带

适应证

- 有症状的颈动脉狭窄且狭窄程度超过 70%
- 短暂性脑缺血发作
- 大脑半球卒中的恢复期
- 卒中的进展期
- 无症状的颈动脉狭窄，且狭窄程度超过 75%

需要了解的医学知识

- 对颈动脉分叉的影像学评估，如超声检查、CT 血管成像、磁共振血管成像、常规血管造影
- 颈动脉分叉的解剖，包括毗邻的神经
- 颈动脉狭窄导致卒中的风险
- 颈动脉内膜切除术的长期效果

主要步骤

1. 沿胸锁乳突肌内侧的斜切口
2. 游离颈总动脉、颈内动脉和颈外动脉
3. 在交叉夹闭前行肝素化
4. 夹闭颈动脉以判断大脑的耐受性
5. 动脉切开，内膜切除，修补血管成形
6. 证实手术效果

可预见的潜在并发症

- 迷走神经损伤 ➡ 确认和保护神经
- 舌下神经损伤 ➡ 确认和保护神经
- 术中栓子 ➡ 精细分离技术和颈动脉夹闭开放顺序
- 术后栓塞 ➡ 精细的内膜切除技术

问题讨论

- 颈丛神经阻滞麻醉或全麻是否更可取?
- 术中分流的适应证是什么?
- 应用颈动脉支架是否比颈动脉内膜切除更好?

颈动脉内膜切除术
诊断 433.10　CPT 编码 35301　1100~1700 美元

手术 35：股腘动脉旁路移植术

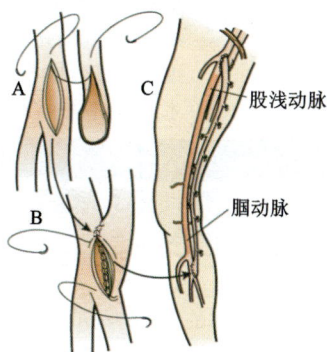

股浅动脉

腘动脉

股腘动脉旁路术血管吻合完成

适应证

- 外周血管阻塞性疾病（POVD）伴坏疽、缺血性溃疡、静息痛
- 间歇性跛行、股浅动脉明显狭窄或阻塞

需要了解的医学知识

- POVD 的风险因素
- 下肢的动脉、肌肉、神经解剖
- 体检时缺血的体征
- 评估 POVD 的检查方法
- 间歇性跛行的自然史

主要步骤

1. 腹股沟和大腿中部切口
2. 游离股总动脉、股浅动脉和股深动脉
3. 获取大隐静脉血管段（如不可行，用 PTEE 人工血管）
4. 建立股动脉和腘动脉之间的皮下隧道
5. 将大隐静脉逆向穿过隧道
6. 完成近端和远端血管吻合
7. 确认移植血管中有足够的血流

可预见的潜在并发症

- 外周栓塞 ➡ 足够的肝素化和冲洗
- 移植血管血栓 ➡ 确认有足够的流入量和流出量，细致的缝合技术
- 围术期心肌梗死 ➡ 术前评估心血管情况

问题讨论

- 与人工血管相比，自体静脉的优点有哪些？
- 长期开放血管的预期是什么？

股腘动脉旁路移植术
诊断 444.22 CPT 编码 35556 1100 ~ 1700 美元

手术 36：建立血液透析通道

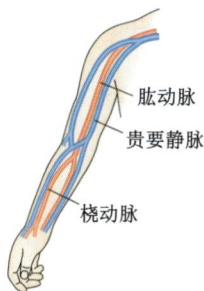

动静脉瘘的常用部位

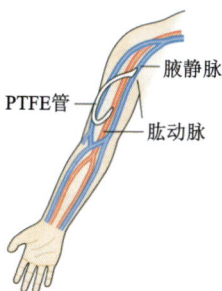

上臂人工血管

适应证

- 需行血液透析

需要了解的医学知识

- 透析的适应证
- 腹膜透析的适应证
- 动静脉瘘可选择的部位

主要步骤

- 桡动脉头静脉瘘
  1. 在腕部游离桡动脉和头静脉
  2. 将静脉扩张至合适的直径（3 mm）
  3. 完成侧侧吻合或端端吻合

- 臂动脉腋静脉间置人工血管（常为 PTFE 管）
  1. 游离血管
  2. 建立血管之间的皮下隧道
  3. 将人工血管穿过隧道
  4. 完成端侧吻合

可预见的潜在并发症

- 血栓　　　　　　➡ 细致的吻合技术
- 感染（后期）　　➡ 如果可能，避免用 PTFE 管
- 窃血综合征　　　➡ 避免动脉吻合过大

问题讨论

- 采用何种透析途径？为什么？
- 动静脉瘘或人工血管手术后多久可以开始进行透析？

透析通道　诊断 585.6　CPT 编码 36821，36830　500～980 美元

手术 37：放置植入性静脉输液泵

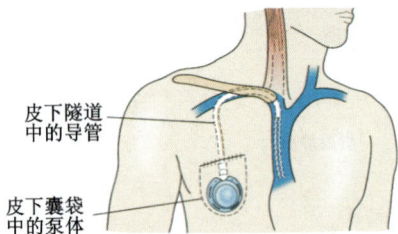

皮下隧道
中的导管

皮下囊袋
中的泵体

经右锁骨下静脉放置的静脉输液泵

适应证

- 需要持续频繁使用的静脉通道
- 外周静脉通道情况差

需要了解的医学知识

- Seldinger 技术
- 锁骨下静脉、颈内静脉和上腔静脉的解剖

主要步骤

1. 经皮锁骨下或颈内静脉插管
2. 将导丝送入上腔静脉，并使用 X 线证实
3. 在前胸壁制作安放泵体的皮下囊袋
4. 放置泵体，将导管经皮下隧道引至导丝穿刺点
5. 采用 Seldinger 技术将导管送入上腔静脉
6. 确定位置合适、功能良好
7. 将泵体固定于皮下囊袋

可预见的潜在并发症

- 气胸 ➡ 仔细穿刺锁骨下静脉
- 动脉损伤 ➡ 仔细穿刺锁骨下静脉
- 中心静脉穿孔 ➡ 插入扩张器时避免暴力
- 血栓和感染 ➡ 在某些患者中不可避免

问题讨论

- 如何诊断和处理气胸？

输液泵植入 诊断 199.1 CPT 编码 36561 300～1400 美元

（韩宇、帅晓明 译）

译后记

初接此书翻译的任务，激动同时也有压力，翻译专业书相当有难度，在医学书里，翻译的"信、达、雅"三个标准中，信是最重要的。一个概念的错误可能造成整篇的问题。且因为此书面对的是刚到临床工作的医生，基于此，译者的选择标准是高年资副高职称以上的专家为主体，且必须在临床一线工作并有带教经验，愿意从事此项无报酬工作的同仁。因此，我通过线上及线下，按不同的专业招募到几十个同道，通过试译后遴选出了目前的译者。为保证文字的准确性，特别是部分章节涉及到美国的宗教等情况，又请了几位在美国生活多年且是英语专业的朋友进行把关，以免犯一些常识性的硬伤。最终几易其稿，方成此书。

感谢两位副主译，付必莽副教授和帅晓明副教授，是他们高效的工作及高度的热情令我有信心完成此书。同时感谢我的朋友吴一白，她不计回报地多次校稿让书稿更加精准。另有多位丁香园论坛里素未谋面的朋友伸出无私援手支持本书出版，在此一并致谢。

当然，更要感谢丁香园论坛，是他们找到这么好的书稿，让我们有机会学习到美国的以外科基本功为基础的医学教育模式。相信《外科医生临床基本功》一书对外科实习生和低年资的住院医生有所裨益，同时也将为临床带教老师带来一种可以借鉴的思路。

是为记。

熊俊

2014 年 5 月

图书在版编目（CIP）数据

外科医生临床基本功／（美）门柏瑞（Mann, B. D.）主编，熊俊译.
—长沙：中南大学出版社，2013.12（2021.6 重印）

（美国医生技能训练丛书）

ISBN 978-7-5487-1027-1

Ⅰ. 外…　Ⅱ. ①门…②熊…　Ⅲ. 外科学　Ⅳ. R6

中国版本图书馆 CIP 数据核字（2014）第 000001 号

湖南省版权局著作权合同登记
图字：18-2014-119 号

外科医生临床基本功

（美）门柏瑞（Barry D. Mann）　主编

熊　俊　主译

□本书策划	茬璐琪　昌　兰　陈海波
□责任编辑	李　娴　郭　驰
□责任印制	易红卫
□出版发行	中南大学出版社
	社址：长沙市麓山南路　　　　邮编：410083
	发行科电话：0731-88876770　　传真：0731-88710482
□印　　装	湖南鑫成印刷有限公司

□开　　本	889 mm×1194 mm　1/32　□印张 23.25　□字数 749 千字
□版　　次	2014 年 6 月第 1 版　□2021 年 6 月第 3 次印刷
□书　　号	ISBN 978-7-5487-1027-1
□定　　价	168.00 元

Surgery A Competency – Based Companion, 1/E
Barry D. Mann
ISBN – 13: 9781416037477
ISBN – 10: 1416037470
Copyright © 2009 by Saunders, an imprint of Elsevier Inc. All rights reserved.

Authorized Simplified Chinese translation from English language edition published by Elsevier Inc.

Copyright © 2014 by Elsevier (Singapore) Pte Ltd. All rights reserved.

Elsevier (Singapore) Pte Ltd.
3 Killiney Road
#08 – 01 Winsland House I
Singapore 239519
Tel: (65) 6349 – 0200
Fax: (65) 6733 – 1817

First Published 2014
2014 年初版